Maisie Hill

Superpower Periode

Maisie Hill

Superpower Periode

Wie Sie Ihren Zyklus richtig verstehen und seinen Rhythmus für sich nutzen

Aus dem Englischen übersetzt
von Beate Brandt

VAK Verlags GmbH
Kirchzarten bei Freiburg

Titel der englischen Originalausgabe:
Period Power

ISBN der Originalausgabe 978-1-47296361-1
Published by Arrangement with Maisie Hill.
Dieses Werk wurde vermittelt durch die Literarische Agentur
Thomas Schlück GmbH, 30161 Hannover

Verlag und Autorin haben sich um eine geschlechtergerechte Sprache bemüht. Die englische Sprache kennt keine weiblichen und männlichen Formen von Substantiven, für die Übersetzung mussten daher Anpassungen vorgenommen werden. Aus Gründen der besseren Lesbarkeit und aufgrund des Themas wurde im Text häufig die weibliche Form gewählt; alle Angaben beziehen sich selbstverständlich auf Angehörige aller Geschlechter.

Bibliografische Information der Deutschen Nationalbibliothek
Die Deutsche Nationalbibliothek verzeichnet diese Publikation in der Deutschen Nationalbibliografie; detaillierte bibliografische Daten sind im Internet über http://dnb.d-nb.de abrufbar.

VAK Verlags GmbH
Eschbachstraße 5
79199 Kirchzarten
Deutschland
info@vakverlag.de
www.vakverlag.de

5. Auflage 2025

Übersetzung: Beate Brandt
Lektorat: Nadine Britsch
Illustrationen: Jasmine Parker
Layout: Richard Kiefer
Umschlag: Favoritbüro, München
Satz & Druck: Friedrich Pustet GmbH & Co. KG, Regensburg
Printed in Germany
ISBN: 978-3-86731-230-1

Für Mama, die den Samen für dieses Buch gelegt hat.
Und für Christine, die ihn zum Leben erweckt hat.

Wie Sie dieses Buch am besten lesen

Im ersten Teil geht es vor allem darum, Ihren Körper zu verstehen. Ich habe mich bemüht, die wichtigsten Punkte so aufzubereiten, dass das Ganze hoffentlich wenig mit den langweiligen oder verklausulierten Informationen zu tun hat, an die Sie sich vielleicht noch aus dem Biologieunterricht in der Schule erinnern. Sollten Ihnen die Informationen im Moment trotzdem zu sehr nach Fachchinesisch klingen, ist es vollkommen in Ordnung, wenn Sie zum zweiten Teil vorspringen, damit Sie die Zyklusstrategie gleich für sich nutzen können. Bei Bedarf können Sie immer noch bestimmte Dinge gezielt im ersten Teil nachlesen. Am Ende des Buchs finden Sie zudem ein Glossar, in dem Sie einzelne Begriffe nachschlagen können.

Hinweise des Verlags

Dieses Buch dient der Information über Möglichkeiten der Gesundheitsvorsorge. Wer diese Informationen anwendet, tut dies in eigener Verantwortung. Autorin und Verlag beabsichtigen nicht, Diagnosen zu stellen oder Therapieempfehlungen zu geben. Die vorgestellten Vorgehensweisen sind nicht als Ersatz für professionelle Behandlung bei ernsthaften Beschwerden zu verstehen.

Inhaltsverzeichnis

Einleitung

In meinem Beruf als Gesundheitsexpertin für Frauen werden mir jede Menge Fragen gestellt – Fragen, mit denen sich meine Klientinnen teilweise herumschlagen, seit sie 13 waren und auf die sie mit 30 noch immer keine befriedigende Antwort erhalten haben. Die meisten davon beginnen mit „Warum", beispielsweise:

- Warum ist meine Blutung so schmerzhaft / kurz / leicht / lang / schwer?
- Warum bekomme ich meine Regel so häufig / unregelmäßig / selten?
- Warum habe ich keine Menstruation mehr?
- Warum fühle ich mich in der einen Woche großartig und in der nächsten schrecklich?
- Warum ist meine Scheide so trocken / feucht / empfindlich?
- Warum habe ich manchmal / immer Schmerzen beim Sex?
- Warum will ich gar keinen Sex haben?
- Warum habe ich ständig Lust auf Sex?
- Warum bin ich dauernd müde?
- Warum bin ich manchmal so aufgebläht, dass ich zwei Kleidergrößen mehr brauche?
- Warum bin ich so ängstlich, gestresst, schlecht gelaunt?
- *Und warum bin ich so wütend und aggressiv*?

Die Antwort auf all diese Fragen ist im Grunde die gleiche – es sind Ihre Hormone. Einmal abgesehen vielleicht von der Wut, die Sie spüren, denn diese könnte durchaus damit zu tun haben, dass Frauen in unserer Gesellschaft den Großteil der unbezahlten Arbeit und emotionalen Leistung erbringen, und all das kostet Kraft. Deshalb versuchen Ihre Hormone, Sie auf diese ungerechte Verteilung aufmerksam zu machen.

Hormone beherrschen das Leben aller Menschen – nicht nur das von Frauen. Es handelt sich um chemische Botenstoffe, die von Drüsen im Körper abgegeben werden und dann durch den Blutkreislauf zu bestimmten Organen und Geweben wandern. Dort stoßen sie bestimmte

Prozesse an, die unser Verhalten und unsere Gesundheit steuern. Wenn Sie „hangry" sind (eine Zusammensetzung aus den engl. Begriffen *angry* für wütend und *hungry* für hungrig), dann sagen sie Ihnen, dass Sie etwas essen sollen. Sind Sie im Stress, dann bringen sie das Herz dazu, schneller zu pumpen, damit Sie entweder in den Kampfmodus gehen oder die Flucht ergreifen können. Und am Ende des Tages geben sie das Signal, dass es Zeit ist, ins Bett zu gehen. Hormone kontrollieren auch Ihren Zyklus und bewirken oder tragen dazu bei, dass Energieniveau, Stimmung und sexuelle Lust schwanken und sich Ihr Körper und Ihr Verhalten im Verlauf eines jeden Menstruationszyklus immer wieder verändern.

In den folgenden Kapiteln werde ich Ihnen alle Informationen geben, die Sie benötigen, um Ihren Zyklus zu verstehen. Mehr noch, Sie erhalten praktische Vorschläge, wie Sie Ihre Symptome lindern können. Wir werden wichtige Meilensteine und Themen im Leben einer Frau betrachten, wie die Teenagerzeit, den Einsatz hormoneller Verhütungsmittel, Unfruchtbarkeit, Mutterschaft und die Jahre rund um die Menopause (die sogenannten perimenopausalen Jahre). All dies gehört zur *Zyklusstrategie*, die Sie schon bald als Ihre Geheimwaffe zu schätzen wissen werden, wenn es um die Verbesserung Ihrer Beziehungen, Ihrer Karriere und Ihrer Gesundheit geht.

Sie werden entdecken, wie Sie Ihr tägliches Leben *bestmöglich* in Einklang mit Ihrem Zyklus führen können. Dabei erwartet natürlich niemand, dass Sie in der Lage sind, Ihren Alltag komplett an Ihren jeweiligen Zustand anzupassen, denn das wäre wohl kaum realistisch. Aber ich bin zuversichtlich, dass Sie hier und da kleine Veränderungen vornehmen können, und sollte das einmal nicht klappen, gibt es immer noch Ausgleichsmöglichkeiten, die die schwierigeren Tage zumindest ein wenig erleichtern. Zumindest aber wissen Sie, was los ist, und spenden sich selbst Trost und liebevolle Zuwendung, anstatt sich niederzumachen. Ich empfinde die *Zyklusstrategie* als wirkliche Unterstützung, weil sie eine Blaupause vorgibt, wie wir mit unseren eigenen Erfahrungen auf diesem Gebiet umgehen können, wie auch immer diese aussehen mögen, und wir so in Zukunft gut mit unserem Zyklus leben können.

Bevor wir beginnen, möchte ich hier noch kurz einige Dinge klarstellen. In diesem Buch geht es um das Verbessern der hormonellen und

Menstruationsgesundheit. Ich bin eine überzeugte Anhängerin der gesundheitlichen Vorteile, die ein Menstruationszyklus mit sich bringt, und ich glaube, dass er sich positiv auf Ihr Leben auswirken kann. Trotzdem erlaube ich mir kein Urteil über Frauen, die hormonell verhüten, was beispielsweise bei der Pille bewirkt, dass der Menstruationszyklus ausgeschaltet wird. Bedenklich finde ich allerdings, dass die Pille zur Behandlung von Störungen des Menstruationszyklus eingesetzt wird, denn sie kann möglicherweise zwar die Symptome lindern, behandelt aber nicht die zugrunde liegenden Probleme. Dennoch bleibt alles, was Sie für Ihre geistige oder körperliche Gesundheit tun, allein Ihre Entscheidung. Es ist Ihr Körper und Ihr Leben und ich möchte Sie ermutigen, auf Ihre innere Weisheit und Körperintelligenz zu hören.

Das vorliegende Buch ist ein sachbezogener Ratgeber zum Thema Hormone und Zyklus. Es zeigt anhand von wissenschaftlichen Grundlagen auf, warum jeder Zyklus Ihnen eine ganze Reihe von Superkräften beschert und wo die Fallstricke sind, auf die Sie achten sollten. Wir sind alle verschieden, und die Wissenschaft kann keine Antworten auf alle Fragen liefern, aber ein neugieriger und entdeckungsfreudiger Geist vielleicht schon!

Natürlich tut sich in der Forschung mehr, als ich hier wiedergeben kann. Ich musste daher bewusst entscheiden, was ich in dieses Buch aufnehme und was nicht. Wenn ich Ihnen sage, dass man schon allein über ein Thema dieses Buchs eine ganze Doktorarbeit schreiben kann, dann haben Sie einen ungefähren Begriff davon, was ich alles auslassen musste. Natürlich steht es Ihnen frei, auf Grundlage der hier enthaltenen Informationen loszugehen und eigene Forschungen anzustellen! Hierfür wird der Anhang mit den Ressourcen und Referenzen besonders hilfreich sein.

Sie erhalten mit diesem Buch jede Menge praktische Werkzeuge, um die tief greifende innere Arbeit zu tun, die notwendig ist, um sich den Herausforderungen des Lebens zu stellen, einschließlich der Anforderungen, die es mit sich bringt, eine Karriere zu haben und sie mit Ihren Beziehungen und vielleicht einer Mutterschaft in Einklang zu bringen. In diesem Buch mache ich keine Annahmen darüber, ob Sie in einer Beziehung leben oder Kinder haben (möchten). Ich gehe auch nicht davon aus, dass Sie sich selbst notwendigerweise als weiblich empfinden.

Die meisten Bücher über Fortpflanzung und Sexualität benutzen immer noch cissexuelle (Anm. d. Übers.: Der Begriff *Cissexualität*, auch *Zissexualität* oder *Cisgender,* steht für Menschen, die mit einem bestimmten biologischen Geschlecht geboren werden und sich auch damit identifizieren, im Gegensatz zum *Transgender.*) Begriffe und Bezugsrahmen, etwa das Bezeichnen von Hormonen als „männlich“ oder „weiblich“ oder aller Menschen mit einer Gebärmutter als „Frauen“, was problematisch ist. Wenn wir Testosteron beispielsweise als männliches Hormon bezeichnen, dann ordnen wir alles, womit es in Verbindung gebracht wird – Ehrgeiz, sexuelles Verlangen und Muskelmasse – Männern zu, und das tut all jenen mit einem weiblichen Fortpflanzungssystem unrecht, weil diese Faktoren auch in unserem Leben eine wichtige Rolle spielen. Nicht jeder Mensch, der eine Frau ist, verfügt über einen Menstruationszyklus oder eine Gebärmutter, und ebenso ist nicht jeder Mensch, der menstruiert oder eine Gebärmutter besitzt, eine Frau. Es ist mir wichtig zu respektieren, dass Menschen aller Geschlechtsidentitäten einen Menstruationszyklus haben können. Daher habe ich möglichst auf den Einsatz von Pronomen verzichtet, um eine inklusive Sprache zu verwenden, die diese Diversität widerspiegelt. Der hierfür von mir teilweise verwendete Begriff der „menstruierenden Person“ ist nicht immer ideal, denn wenn Sie gerade nicht Ihre Regel haben, dann fühlen Sie sich womöglich nicht angesprochen. Auch kann es sein, dass Menschen sich auf eine Körperfunktion reduziert fühlen. „Menschen mit Periode“ klingt vielleicht ein wenig besser, auch wenn es das zuvor angesprochene Problem nicht löst. In den Fällen, in denen ich die Worte „Mädchen“ oder „Frau“ verwende, spiegele ich damit entweder die Sprache der zitierten Forschungen wider (hier wollte ich nicht sprachlich eingreifen, da es praktisch keine Forschungsergebnisse zu Menstruation und Transgendern gibt), oder ich verwende sie, um das Patriarchat zu verdeutlichen. Ich hoffe, dass meine Sprachwahl so ausgewogen und inklusiv ist, wie es meiner Intention entspricht.

In jedem Fall gehe ich davon aus, dass Sie jemand sind, der es verdient zu erfahren, was sich Monat für Monat in Ihrem Körper abspielt, und dass Ihnen daran liegt, Ihr Leben einfacher und angenehmer zu gestalten. Wenn Sie sich bewusst durch Ihren Menstruationszyklus zu bewegen wissen, dann sind Sie im Fluss. Ich bin mit dem Glauben aufgewachsen, dass meine biologische Ausstattung mir im Leben eher im Weg stehen und Ärger bescheren würde. Ich lernte nicht, meinem Körper zu vertrauen. Dieses Buch erwuchs aus dem Wunsch, gegen diese Überzeugungen anzugehen und zu zeigen, dass unsere Physiologie eine Superkraft ist und uns keineswegs ausbremsen muss. Der Menstruationszyklus wird nur selten beachtet, aber ich hoffe, dass Sie am Ende dieses Buchs erkannt haben werden, dass er das am wenigsten genutzte und geschätzte Werkzeug zur Verbesserung unseres Lebens darstellt.

Ja, wir sind hormongesteuerte Wesen – und das ist auch gut so.

Meine eigene Geschichte

Ich hatte früher mit extremen Regelschmerzen zu kämpfen, und wenn ich extrem sage, dann meine ich das genau so. Ich musste mich an öffentlichen Orten auf den Boden legen, weil ich nicht mehr stehen konnte. Ich wusste oft nicht, wie ich es nach Hause schaffen sollte, wo ich mich verkriechen konnte. Regelmäßig wachte ich mit extremen Schmerzen auf und ließ mir um zwei Uhr nachts heiße Bäder ein, während ich verzweifelt darauf wartete, dass die Schmerztabletten endlich wirkten. Manchmal hatte ich das Gefühl, mein Steißbein und meine Hüften würden unter dem Druck zerbrechen. Ich habe mir drei Monate in Folge die Haut so stark verbrannt, dass ich Brandblasen bekam, weil eine heiße Wärmflasche das einzige Mittel war, das bei den rasenden Schmerzen wenigstens etwas zu helfen schien. Es gab Momente, in denen ich kurz davor stand, den Rettungsdienst zu rufen und die Sanitäter um Morphium anzubetteln.

Ich habe Jahre damit verbracht, diesen Schmerz zu heilen – am Anfang eher halbherzig, dann nahezu mit Besessenheit. Akupunktur, chinesische Kräuter, westliche Kräuter, Osteopathie, Reflexzonenmassage, Massage, Homöopathie, Ernährung, Achtsamkeit für den Menstruationszyklus, kognitive Verhaltenstherapie, Psychotherapie, Heilung durch Handauflegen, Yoga, Scheidung, Masturbation … Ich habe wirklich nichts ausgelassen. Ich habe flehentlich um Schmerzlinderung gebeten, im Stillen und bei Ärzten. Ich habe Unmengen von Schmerzmitteln genommen und muss sagen: ein Hoch auf alle Schmerzmittel, seien sie natürlich oder pharmazeutisch. Ich weiß nicht, was ich ohne sie getan hätte.

In den vergangenen fünf Jahren haben mich Regelschmerzen nicht mehr belastet. Mein eigener Heilungsweg war auch der Grund, warum ich es mir zur Aufgabe gemacht habe, andere Menschen dabei zu unterstützen, ihre Menstruations- und Hormonprobleme zu verstehen. Inspiriert wurde ich dabei von den weisen Frauen, von denen ich behandelt wurde und deren Therapieformen mich fasziniert haben. Ich habe mittlerweile einen Bachelor in Akupunktur sowie Diplome in Arvigo®-Therapie (Arvigo Techniques of Maya Abdominal Therapy®, kurz ATMAT, eine Form der Unterleibsmassage, siehe Seite 343), Aromatherapie und Reflexzonenmassage. Dann bin ich noch – wissbegierig, wie ich nun einmal bin – bei verschiedenen weltweit führenden Vertretern des wachsenden Felds der *Menstrualität* in die Lehre gegangen und habe erfahren, wie Ernährung und Lebensweise unseren Zyklus beeinflussen können und welche psychologischen Auswirkungen er hat.

Nach und nach konzentrierten sich mein persönliches ebenso wie mein Berufsleben immer stärker auf die Menstruationsgesundheit, und weil ich mich ja sozusagen selbst in den Dienst der Sache gestellt und so viele verschiedene Wege ausprobiert hatte, um meine eigene Gesundheit zu verbessern, wusste ich, wie ich Ratsuchenden helfen konnte und welche Techniken für ihre spezielle Situation oder ihren Zustand geeignet sein könnten. Der eine Ansatz aber, der sich für alle am einfachsten und effektivsten umsetzen ließ, war das Wissen darum, was tatsächlich in einem Menstruationszyklus abläuft und wie man seinen Alltag möglichst gut auf die eigenen Rhythmen und Bedürfnisse abstimmt. Immer wieder wurde ich gebeten, Diagramme zu zeichnen und Stichpunkte zu notieren, damit diese mit Freunden geteilt werden konnten. Aus diesem Grund begann ich irgendwann, neben meiner Einzelarbeit auch Workshops zur Menstruationsgesundheit zu geben. Hier wurde es dann erst richtig interessant, und meine Arbeit nahm neue Dimensionen an, denn es ist etwas sehr Machtvolles und Beeindruckendes, in einer Gruppe von Frauen zusammenzusitzen und gemeinsam die jeweiligen Zyklen zu erforschen. Die Teilnehmerinnen weinten. Ich weinte. Wir äußerten unsere Wut darüber, dass niemand uns diese wichtigen Informationen gegeben hatte, als wir vierzehn waren, oder dreißig, oder vierzig. In einigen Fällen sogar fünfzig. Es gab Frauen, die darum trauerten, aufgrund der Menopause keine Blutungen mehr zu bekommen, sodass sie das Wissen nicht mehr aktiv anwenden konnten. Aber sie zeigten auch Erleichterung, weil sie endlich verstanden, was während ihrer Menstruationsjahre abgelaufen war. Wir trauerten auch darum, dass niemand unsere Mütter aufgeklärt hatte, sodass sie ihrerseits nichts an uns hatten weitergeben können. Wir entdeckten die Themen, die uns miteinander verbanden – die eigene Geschichte und die der anderen waren oft ähnlich. Immer mehr Frauen kontaktierten mich und wollten liebend gerne zu einem Workshop kommen, aber die Entfernung sei einfach zu groß. Alle fragten sie, ob es noch einen anderen Weg gebe, mit mir zu arbeiten. Und so entstand die Idee zu diesem Buch.

Die Zeiten ändern sich

Die Idee, dass die Periode eine Art Zeugnis über die Gesamtgesundheit abgeben kann, stammt vom American College of Obstetricians and Gynecologists (ACOG), der größten gynäkologisch-geburtshilflichen Fachgesellschaft in den USA. Im Jahr 2015 empfahl die ACOG, dass der Menstruationszyklus als eine Art fünfter Vitalwert angesehen werden sollte, wenn es um die Gesundheit menstruierender Teenager geht, wobei einige Experten die Meinung vertraten, dass dies auf das gesamte gebärfähige Alter einer Frau ausgedehnt werden sollte, und dem kann ich absolut zustimmen.

Die Medienorganisation NPR (National Public Radio) ernannte das Jahr 2015 zum „Jahr der Periode", weil sich die Verwendung des Wortes „Menstruation" in den Nachrichtenbeiträgen zwischen 2010 und 2015 verdreifacht hatte, vor allem dank so prominenter Beiträge wie jenem über die Zensur eines Fotos von Rupi Kaur, das sie auf einem Bett liegend zeigt mit Blutflecken auf ihrer Hose und dem Laken, oder dem Marathonlauf von Kiran Gandhi in London, bei dem sie nichts tat, um ihre Blutung zu stoppen. Und dann war da noch die Reaktion auf Donald Trumps spöttische Bemerkung über Megyn Kelly, die die Bewegung *#PeriodsAreNotAnInsult* ins Leben rief. Gleichzeitig wurden die Rufe zur Abschaffung der Steuer auf Tampons, Binden und andere Menstruationsprodukte immer lauter. Schließlich ist es wirklich unverständlich, dass Tampons besteuert werden, Orangenkekse und Viagra aber nicht.

(Die Aussage betrifft UK; in Deutschland werden seit 2020 Menstruationsprodukte nur noch mit 7 statt 19 Prozent besteuert; Anm. d. Übers.)

Es geht also voran. Nach einem erfolgreichen Pilotversuch hat die schottische Regierung mehr als 500 000 britische Pfund für einen Plan ausgegeben, demzufolge Haushalte mit niedrigem Einkommen kostenlos Menstruationsartikel erhalten, und vor Kurzem wurde damit begonnen, sie an Schüler und Studenten an allen Schulen, Colleges und Universitäten auszugeben. Leider haben die konservative Regierung in England und das englische Kultusministerium nicht mitgezogen.

Die Kampagne *#freeperiods*, angeführt von der Teenager-Aktivistin Amika George, erhielt massive öffentliche Unterstützung, und nach einer von der Organisation The Pink Protest organisierten Demonstration vor dem Parlament in London verpflichtete sich die Regierung tatsächlich, Mittel in Höhe von 15 Millionen britischen Pfund bereitzustellen, um die Periodenarmut in Großbritannien anzugehen – ein wahrhaft unglaubliches Ergebnis. Doch obwohl gleichzeitig angekündigt wurde, auch die Tampon-Steuer abzuschaffen, und der britische Ärzteverband (BMA) einen Antrag zur Beendigung der Periodenarmut unterstützte, besteht die Steuer immer noch.

Zum Glück gibt es einige Politiker, die sich dafür einsetzen, dass das Thema auf dem Tisch bleibt. Die Abgeordnete Danielle Rowley stand kürzlich im britischen Parlament auf und verkündete, dass sie gerade ihre Tage habe (Faustcheck, Schwester!). In den USA war der demokratische Abgeordnete Sean Maloney aus New York schockiert, als die Verwaltung ihm Kosten in Höhe von 37,16 US-Dollar nicht erstattete, die in seinem Büro für Tampons für Mitarbeiter und Besucher angefallen waren. Laut Mahoney sollten wir „damit aufhören, so zu tun, als wäre der tägliche Bedarf einer Frau etwas, mit dem wir nicht umgehen können." Männer, die sich für die Sache einsetzen wollen, dürfen sich gerne ein Beispiel an Maloney nehmen!

Eine zunehmende Zahl an Universitäten und Unternehmen stellt Studenten, Mitarbeitern und Besuchern kostenlose Menstruationsprodukte zur Verfügung. Kenia und Uganda haben ihre Steuern auf Menstruationsprodukte abgeschafft und Indien hat die 12-Prozent-Steuer auf Binden gekippt. In Kanada wurde die Mehrwertsteuer auf Binden und

Tampons 2015 abgeschafft, ebenso wie in sechs US-Bundesstaaten, und es sieht so aus, als würde Australien in Kürze nachziehen.

Das sind durchaus Fortschritte, aber sie reichen nicht aus, denn es geht nicht nur um den Zugang zu Produkten, der vereinfacht werden muss. Wenn wir daran arbeiten wollen, die Scham und den Makel zu beseitigen, die häufig noch immer mit der Regelblutung verbunden sind, dann müssen wir weiter gehen. Wir müssen den Zugang zu Informationen und Bildung verbessern und lernen, eine andere Sprache zu verwenden, wenn wir über die Menstruation sprechen. In unserer Gesellschaft ist es die Schwangerschaft, und folglich das Fehlen einer Blutung, die gefeiert wird, und solange wir als reine „Fortpflanzungsgefäße" betrachtet werden, bleibt unsere Menstruation etwas Ekliges und Verborgenes, ein Zeichen unserer Unfähigkeit, uns fortzupflanzen, statt unsere Fähigkeit als „Zuchtstuten" zu erfüllen. Bei dem Stigma, das die Sprache und das Verhalten rund um die Periode dominiert, geht es vor allem um die Scham über einen fehlgeschlagenen Zyklus. Wenn Menstruationsartikel als *weibliche Hygieneprodukte* bezeichnet werden, dann lässt sich daraus ableiten, dass wir wohl schmutzig und unhygienisch sind. Und dann gibt es da noch die neue Tampon-Produktlinie von Tampax® mit dem Namen „Pure and Clean" – denn auch wenn man einen Tampon benutzt, kann man ein braves Mädchen sein, Jungfrau bleiben, wie es sich gehört, und dazu noch sauber und rein sein.

Einige Unternehmen nehmen zugegebenermaßen Tabus in Angriff. Erstaunlicherweise ist niemals eine tatsächliche Damenbinde in einer Anzeige aufgetaucht, bis Bodyform® im Jahr 2016 eine echte zeigte. Gleichzeitig räumte die Firma mit dem Mythos der blauen Ersatzflüssigkeit auf, und zeigte eine rote Flüssigkeit, ebenso wie Blut, das am Bein einer Frau entlanglief, während sie duschte. In Indien gibt es den Mythos, dass Mädchen und Frauen während ihrer Periode eingelegtes Gemüse verderben lassen können. Folglich stieß die Werbekampagne *#touchthepickle* für Binden von Procter & Gamble mit dem Markennamen Whisper® auf viel Aufmerksamkeit und gewann sogar einen Preis in Cannes. Dennoch sollten wir wachsam bleiben, wenn Unternehmen unter dem Deckmantel des Aktivismus mitmischen wollen. Als die Procter & Gamble-Marke Always® in einer (Marketing-) Kampagne ankündigte, der Periodenarmut ein Ende setzen zu wollen, indem für jede im April 2018 gekaufte Packung Always-Ultra-Binden die läppische Spende von einer Binde ermöglicht werden sollte (die Kampagne ging tatsächlich nur über einen Monat!), wurde dem Unternehmen zu Recht vorgeworfen, aus Armut Profit schlagen zu wollen. Gabby Edlin, Gründerin von Bloody Good Period – einer Organisation, die gespendete Menstruationsartikel an Asylsuchende, Flüchtlinge und alle weitergibt, die sie sich sonst nicht leisten könnten – kommentierte die Kampagne so: „Sie erheben nicht ihre Stimme. Sie setzen Periodenarmut lediglich als Marketingwerkzeug ein. … Weniger hätten sie gar nicht tun können." Im Gegensatz dazu stehen Unternehmen wie Hey Girls, Conscious Period und Ruby Cup, die für jedes gekaufte Produkt das gleiche Produkt einmal spenden. Die Firma The Cup Effect verkauft Menstruationstassen auf gemeinnütziger Basis und für jede gekaufte Tasse werden zwei Tassen an Menschen gespendet, die unter Periodenarmut leiden.

Wie also ändern wir die Weise, in der man über die Blutung spricht? Wir müssen unsere Geschichten erzählen, denn es sind vor allem Gespräche, die die Menstruationsbewegung voranbringen. Je häufiger wir über unsere Erfahrungen und Probleme sprechen, umso weniger lassen sie sich ignorieren. Es ist nicht hinnehmbar, dass Menstruationszyklen ausgeblendet oder abqualifiziert werden, weil sie nur eine Hälfte der Bevölkerung betreffen. Menschen mit einer Gebärmutter sind keine Randgruppe.

In ihrem ausgesprochen amüsanten und zutreffenden Essay aus dem Jahr 1978 mit dem Titel „Wenn Männer menstruieren könnten" beschreibt die Autorin, Aktivistin und Feministin Gloria Steinem, dass „die Menstruation zu einem beneidenswerten maskulinen Ereignis würde – Männer würden prahlen, wie lange und wie viel sie bluten." Und es gäbe sicher ein passendes Emoji dazu – etwas, das die Hilfsorganisation Plan UK fordert, um das Gespräch über die Regel zu fördern. In ihrer Begründung gibt die Organisation an, dass „Frauen und Mädchen im 21. Jahrhundert immer noch nicht die am schnellsten wachsende globale Sprache nutzen können, um über ihre Periode zu reden." Sicherlich würde ein roter Tropfen – das von Plan UK vorgeschlagene Emoji – häufiger genutzt als ein schwebender Mann im Raumanzug? (Den roten Tropfen gibt es inzwischen; Anm. d. Übers.)

Ein einfacher Akt der Revolution besteht darin, mehr über den eigenen Körper zu lernen, seinen Zyklus näher zu erkunden und die eigene Gesundheit selbst in die Hand zu nehmen. Experten in Hormon- und Reproduktionsgesundheit können dabei ebenso wie die wachsende Anzahl an medizinischen Hilfsgeräten, die mittlerweile auf dem Markt sind, eine große Hilfe darstellen, aber Sie benötigen sie nicht wirklich, um sich selbst kennen zu lernen. Alles, was Sie benötigen, sind Informationen, damit Sie verstehen lernen, was in Ihrem Körper vor sich geht, und dazu noch einen Stift und Papier, damit Sie festhalten können, wie Sie sich jeweils fühlen. Wenn Sie außerdem Buch darüber führen möchten, wie sich Ihre Körpertemperatur im Verlauf eines Zyklus verändert, damit Sie Ihren Eisprung bestimmen können, benötigen Sie zusätzlich ein digitales Thermometer.

Unsere Körper sind lange Zeit gegen uns eingesetzt worden und haben uns Positionen mit Einfluss und Macht verwehrt, aber eine Trendwende hat eingesetzt, und es ist an der Zeit, einen Nutzen aus dem zu ziehen, was unsere Hormone für uns tun können.

TEIL I

LERNEN SIE SICH SELBST KENNEN

Sich selbst zu kennen, ist der Beginn aller Weisheit.
– Aristoteles –

Ich möchte Ihnen alle Informationen an die Hand geben, die Sie benötigen, um Ihren Köper und Menstruationszyklus zu verstehen, also lassen Sie uns bei den Grundlagen beginnen, die Sie bereits im Sexualkundeunterricht in der Schule hätten lernen sollen, wahrscheinlich aber nicht gelernt haben.

Sie haben ein Recht, Ihren Körper zu kennen und zu verstehen. Wenn Sie über alles, was mit der Menstruation zu tun hat, Bescheid wissen, wird es Ihnen wesentlich leichter fallen festzustellen, wann etwas nicht ganz in Ordnung ist. Zu verstehen, wie alles funktioniert, hilft die „angelernte" Scham zu überwinden, die viele von uns in Bezug auf unsere – normalerweise sehr gesunden und normalen – Körperfunktionen empfinden.

Außerdem ist Ihr Körper natürlich großartig und faszinierend und er ist es wert, kennengelernt zu werden! Sind Sie bereit, einen Blick unter die Motorhaube zu werfen?

Kapitel I

Die berühmt-berüchtigte Vagina

Reisen wir doch einmal zurück in der Zeit bis zu dem Punkt, als Sie ein frisch befruchtetes Ei im Inneren Ihrer Mutter waren, ein unglaubliches Bündel sich entwickelnder Zellen. Als Ihre Eltern Sie zeugten und ihre Erbanlagen aufeinander trafen und sich vermischten, wurde Ihr genetisches Geschlecht entweder als weiblich oder männlich festgelegt. Wenn es um die sexuelle Entwicklung geht, ist das frühe Genitalsystem in den ersten sechs Wochen bei beiden Geschlechtern nahezu gleich – etwas, das meine Klientinnen immer wieder erstaunt und Sie vielleicht auch. Wenn Sie genauer sehen möchten, wie sich die weiblichen und männlichen Genitalien im Verlauf der Schwangerschaft entwickeln und differenzieren, dann schauen Sie sich die Zeichnung auf der übernächsten Seite an.

In der siebten Schwangerschaftswoche beginnen Embryonen, die dazu bestimmt sind, männliche Genitalien zu entwickeln, mit der Bildung von Hoden und der Abgabe von testikulären Hormonen, die eine Maskulinisierung der äußeren Geschlechtsorgane bewirken. In der Folge schließen sich verschiedene Falten, was einen verräterischen Saum hinterlässt, der den ganzen Penis hinunter über die Mitte des Hodensacks bis hin zum Anus verläuft und ein Leben lang sichtbar bleibt. Ein weiteres Hormon hindert männliche Embryonen daran, weibliche Fortpflanzungsstrukturen zu entwickeln, während bei den weiblichen Embryonen das Fehlen genau dieser Hormone die Entwicklung von Gebärmutter, Muttermund und Eileitern ermöglicht. Bei den äußeren Geschlechtsmerkmalen wird der Genitalhöcker, der bei männlichen Embryonen zur Eichel des Penis wird – auch *Glans penis* genannt – zur *Glans clitoralis* oder Klitoriseichel bei Frauen. Die genitalen Falten verschmelzen nicht wie bei den männlichen Embryonen, sondern bilden stattdessen die inneren Schamlippen (*Labia minora*). Die labioskrotalen

Schwellungen werden zu den äußeren Schamlippen (*Labia majora*). Im Grunde genommen haben Frauen und Männer also die gleiche „Ausrüstung" und sehen zu Beginn auch im Genitalbereich gleich aus, bis dann ein männlicher Embryo in der Frühschwangerschaft aufgrund bestimmter Hormone männliche Genitalien entwickelt. Ein weiblicher Embryo setzt die Entwicklung einfach weiter fort. Wenn ein Mensch zu einem späteren Zeitpunkt in seinem Leben eine geschlechtliche Identität hat, die nicht den Genitalien entspricht, mit denen er geboren wurde, kann er eine operative Geschlechtsumwandlung veranlassen und aus dem Penis kann eine Klitoris werden oder umgekehrt. Ist die moderne Medizin nicht wunderbar?

Eine Tour rund um Ihre Vagina

Da Sie nun wissen, wie alles begann und auf welche Weise Sie zu Ihrer genitalen Ausstattung gekommen sind, wollen wir einmal einen näheren Blick auf all das werfen, was Sie da unten so haben. Und wenn Sie gleich mitschauen möchten, schnappen Sie sich einen Spiegel und los geht's!

Vulva

Kennen Sie Ihre?

Und wissen Sie, wo sie sich befindet? Die britische Hilfsorganisation The Eve Appeal fand heraus, dass 60 Prozent der von ihr befragten Britinnen nicht in der Lage waren, die Vulva auf einem medizinischen Diagramm zu finden[1]. Eigentlich kein Wunder, wenn man sich vor Augen führt, wie unzureichend unser Sexualkundeunterricht in der Regel ist. Um gar nicht erst lange drumherum zu reden: Mit dem Begriff Vulva – oder auch Scham – bezeichnet man die gesamten äußeren Genitalien, einschließlich des Schamhügels (das ist der Hügel aus Fettgewebe, der sich über Ihrem Schambein befindet und mit Schamhaar bewachsen ist), der inneren und äußeren Schamlippen, der Klitoris mit ihrer wunderhübschen Haube, des Damms und der Öffnungen von Vagina (Scheide) und Harnröhre (wo der Urin austritt).

Was die meisten von uns als *Vagina* bezeichnen, ist also eigentlich die *Vulva*. Die Scheide ist die innen liegende Röhre, die Ihre äußeren

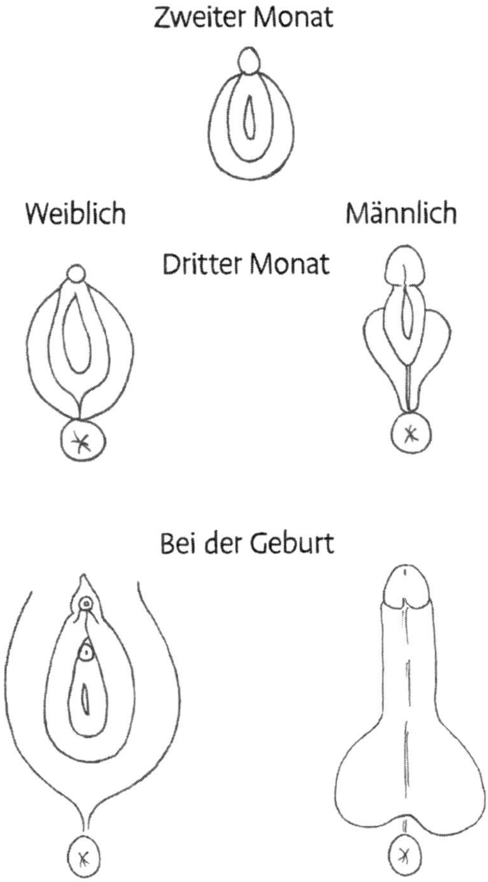

Genitalien – Ihre Vulva also – mit Ihrer Gebärmutter, dem *Uterus*, verbindet. Es ist die einzige Öffnung, die sichtbar ist, wenn man die Schamlippen auseinander schiebt. Können Sie sich vorstellen, dass ein Mann, oder auch eine Frau, die verschiedenen Teile verwechselt, die das männliche Genital ausmachen? Ich glaube kaum; also sollten wir tun, was wir tun können, um unsere Körper für uns zu erobern, indem wir die richtige Terminologie verwenden.

Nun, da Sie wissen, was die Vulva tatsächlich ist, sollten wir einen genaueren Blick auf ihre einzelnen Teile werfen. Beginnen wir doch gleich ganz oben mit meinem Lieblingsteil, der Klitoris.

Klitoris

Bei Ihrer Klitoris, die mit der erstaunlichen Anzahl von 8.000 Nervenenden ausgestattet ist (das sind doppelt so viele wie beim männlichen Äquivalent, der Eichel), geht es vor allem um Lust. *Ihre Lust.* Während der Penis verschiedene Funktionen erfüllt – Wasserlassen, Ejakulation, Penetration und körperliche Empfindungen – ist die Klitoris das einzige Organ, das allein der sexuellen Stimulierung und Erregung dient. Und zwar weil wir – wer hätte es gedacht! – mehr sind als Brutmaschinen.

Die Klitoris ist für das menschliche Auge nur zum Teil sichtbar, und zwar nicht, weil sie vielleicht gerade unter ihrer Haube steckt, sondern weil die Klitoris im Grunde wie ein Eisberg zu einem großen Teil verborgen ist. Sie ist nämlich gar nicht „erbsengroß", wie Lexika und medizinische Fachtexte uns glauben machen wollen (wenn die Klitoris überhaupt in ihnen vorkommt), sondern verfügt tatsächlich über eine Länge von 7 bis 12 Zentimetern. Der Teil, der uns am vertrautesten ist, ist die Klitoriseichel oder *Glans clitoris*, die sich am oberen Ende der Vulva befindet.

Wo also steckt der Rest?

Dank der australischen Urologin Helen O'Connell, die die äußere *und innere* Klitoris in ihrer Gesamtheit kartiert hat, wissen wir mittlerweile, dass an ihr wesentlich mehr dran ist, als es zunächst den Anschein hat. Innen liegt ein Schwellkörper, der *Bulbus vestibuli*, der sich bis weit in die Vagina hinein erstreckt (einige Experten glauben, dass hier der berühmte G-Punkt angesiedelt sein könnte), und es gibt zwei Schenkel (*Crus clitoridis*), die die Öffnung zu Ihrer Vagina auskleiden. Schenkel und Schwellkörper sind mit Muskelgewebe überzogen, das in puncto Erregung und Orgasmus eine entscheidende Rolle spielt, indem es die Spannung und die willkürlichen Kontraktionen hervorruft, die Sie wahrscheinlich kennen.

Und wissen Sie, wann genau Helen O'Connell diese Entdeckung gemacht hat? 1998.

Ja, Sie haben richtig gelesen, *1998.* Wir kennen die kompletten Ausmaße der Klitoris seit 20 Jahren, und immer noch gibt es wissenschaftliche Texte und Artikel, die sie als „kleine Erbse" beschreiben. Gerne fällt auch der Begriff „phallusähnlich", wobei ich eingedenk der Tatsache,

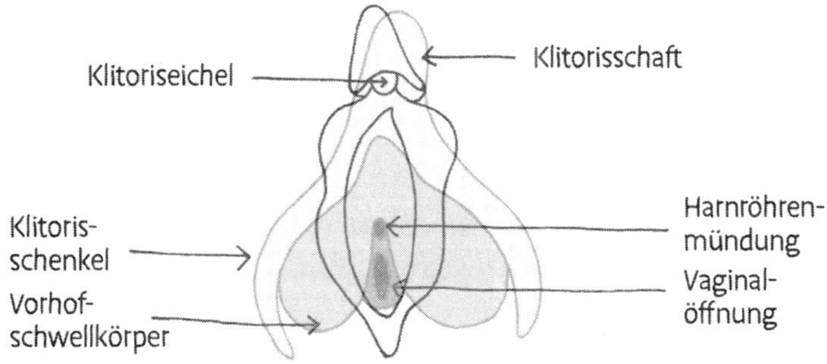

dass die Klitoris in ihrer Gesamtheit größer ist als der durchschnittliche nicht erigierte Penis, eher die Sichtweise vertrete, dass der Penis eine kleine Klitoris ist.

Die Klitoriseichel kann zwischen 0,5 und 3 Zentimetern lang sein und besitzt (ähnlich der Vorhaut am Penis) eine Haube, die je nach der wunderbaren und einzigartigen Konfiguration verschiedener Geschlechtsteile verschiedene Größen aufweisen kann. Die Haube, die auch als Klitorisvorhaut bezeichnet wird, kann von Ihnen oder Ihrem Sexualpartner zurückgezogen werden oder sie tut dies auch von selbst, wenn Sie erregt sind. Im Erregungszustand schwillt die Klitoris an und die Eichel wird dadurch häufig besser sichtbar und ist leichter zu finden. Einige wenige Klitorides (ja genau, das ist der Plural) sind nicht komplett sichtbar, häufig aufgrund von Verklebungen. In solchen Fällen klebt die Innenseite der Haube an der Klitoris fest. Je nachdem wie stark dies der Fall ist, bleibt die Klitoris ständig verdeckt, was zu Reizungen, Schmerzen, Infektionen und sexuellen Funktionsstörungen führen kann, zum Beispiel weniger ausgeprägtem Empfinden und verhaltenen Orgasmen beziehungsweise gar keinen. Sollten Sie davon betroffen sein, dann wenden Sie sich bitte an einen Facharzt, der auf derlei Symptome spezialisiert ist und solche Verklebungen zu diagnostizieren weiß, denn laut einer Studie litt eine von fünf Frauen, die eine gynäkologische Fachpraxis aufsuchten, unter einer mehr oder weniger ausgeprägten Form von Verklebung.[2] Wenn Verklebungen an der Klitoris Probleme verursachen, kann ein kleiner Eingriff unter lokaler Betäubung Abhilfe schaffen.

Die Größe der Klitoris ist nicht nur von Frau zu Frau verschieden, sondern ändert sich auch im Verlauf des Lebens. Eine kleine Studie fand heraus, dass sie sogar im Verlauf eines Menstruationszyklus die Größe ändert.[3] Rund um den Eisprung wuchs ihr Volumen um 20 Prozent und nahm dann kurz vor der Menstruation wieder ab. Eine andere Studie entdeckte, dass die Klitoris durch die Einnahme hormoneller Verhütungsmittel schrumpfen kann.[4] Folgeuntersuchungen ergaben, dass von 40 Frauen, die entweder die Pille nahmen oder einen Vaginalring benutzten, dies bei allen mit einer Verkleinerung der Klitoris einherging.[5] Tja, Klitorisschwund lässt sich wohl nicht leugnen. Aber die Klitoris wächst auch mit dem Alter, speziell nach der Hormonumstellung, die die Menopause mit sich bringt. Wie auch immer Ihre Klitoris aussieht, sie ist wunderschön und verdient Ihre Liebe und Wertschätzung, genau wie der Rest Ihres Körpers.

Wenn die bloße Penetration Sie nicht zum Orgasmus bringt, dann stehen Sie damit nicht alleine da – nur rund 18 Prozent der Frauen erreichen allein dadurch einen Orgasmus, während die große Mehrheit von uns dafür eine Stimulierung der Klitoris benötigt.[6] Kein Wunder eigentlich, denn schließlich ist es die Klitoris und nicht die Vagina, die vollgepackt ist mit Nervenenden. Da wir nun zudem die vollständige Anatomie der Klitoris kennen, glauben einige Experten, dass „vaginale Orgasmen" und „G-Punkt-Orgasmen" im Grunde klitorale Orgasmen sind – es handelt sich einfach nur um solche, an denen die innen liegenden Teile der Klitoris beteiligt sind.

Trotz des Wissens und der Tatsache, dass sich die meisten von uns beim Masturbieren rein auf die Klitoris konzentrieren, geht es bei heterosexuellem Sex zu einem großen Teil um die vaginale Penetration, was erklärt, warum es so große Unterschiede zwischen den Orgasmen von Männern und Frauen gibt. Stellen Sie sich einmal vor, die Dinge wären umgekehrt und wir würden dem Penis nur eine kurze oberflächliche Beachtung schenken, bevor unsere Aufmerksamkeit zu Hoden oder Oberschenkeln wanderte, und wir würden ganz selbstverständlich von den Männern erwarten, dass dies sie zum Orgasmus brächte – ob sich ein Mann das wohl gefallen lassen würde? Wahrscheinlich nicht, warum also sollten wir es tun? Wenn wir erregt sind, werden wir feucht, aber wussten Sie schon, dass wir auch steif werden? Die Klitoris erigiert nämlich auch und diese Erektionen treten sogar während der Nacht auf. Sie können auf diese Weise im Schlaf bis zu acht Erektionen pro Nacht haben.[7]

Schamlippen

Unabhängig davon, was medizinische oder pornografische Abbildungen uns glauben machen wollen, sind Schamlippen keineswegs symmetrisch und weisen eine ganz unterschiedliche Dicke, Länge, Form, Behaarung und Farbe auf. Alle Varianten sind normal und großartig.

Labia ist der lateinische Plural für Lippen. Die äußeren Schamlippen (*Labia majora*) liegen, wie der Name schon sagt, außen. Sie sind fülliger als die inneren und dienen als schützendes Kissen, das beispielsweise beim Fahrradfahren äußerst nützlich ist. Außerdem besitzen sie im Gegensatz zu den inneren Schamlippen Haarfollikel. Die Schambehaarung an den äußeren Schamlippen dient dem Schutz. Sie hilft Hautabschürfungen zu vermeiden und ist sozusagen die erste Verteidigungslinie gegen Invasoren. Ganz ähnlich wie die Haare in der Nase, die möglichst viele Bakterien und Schadstoffe aus der Atemluft herausfiltern, hilft die Schambehaarung dabei, das Eindringen von Bakterien zu verhindern. Ob Ihre äußeren Schamlippen dichten oder eher spärlichen Haarwuchs aufweisen, hängt damit zusammen, wie viele Haarfollikel Sie dort besitzen.

Ihre inneren Schamlippen liegen – richtig geraten! – weiter innen. Bei einigen sind sie sozusagen verborgen und werden erst beim Auseinanderziehen der äußeren Schamlippen sichtbar. Es kann aber auch sein, dass sie deutlich erkennbar sind und über die äußeren herausragen. Alles ganz normal und wunderbar.

Die inneren Schamlippen sind dünner und empfindlicher als die äußeren. Dank ihrer guten Durchblutung schwellen sie an, wenn Sie erregt sind, was wiederum die Empfindsamkeit noch weiter erhöhen kann. Sie sind mit Schleimhaut bedeckt, einer Zellschicht, die sich auch an Ihren anderen Körperöffnungen findet, also an Nasenlöchern, Mund, Augen, Ohren, Anus und Harnröhre. Die Schleimhaut soll nicht nur Krankheitserreger daran hindern, in den Körper einzudringen, sondern gibt auch Flüssigkeit ab, um diese Gewebe feucht zu halten. Diese Funktion kann nachlassen, wenn während der Menopause der Östrogenspiegel sinkt, was eine mögliche Ursache für Scheidentrockenheit ist.

Weibliche Pornostars und Schauspielerinnen lassen ihre Schamlippen manchmal mithilfe von Schönheitschirurgie (der sogenannten

Labioplastik) „perfektionieren". Dann werden die Fotos meist noch digital nachbearbeitet, um das Erscheinungsbild weiblicher Genitalien zu „verbessern", sodass unsere Vorstellungen vom Aussehen der Vulva immer begrenzter werden. Womöglich denken Jungs im Teenageralter mittlerweile, dass eine unbehaarte Vulva der Normalfall ist. Natürlich bleibt es ganz Ihnen überlassen, was Sie mit Ihrem Körper tun, aber meiner Meinung nach läuft etwas verkehrt, wenn – wie es derzeit der Fall ist – die Zahl dieser Operationen stetig ansteigt und Berichten zufolge sogar schon Neunjährige Interesse daran zeigen.[8] Wenn Sie einen Eindruck davon bekommen möchten, wie extrem unterschiedlich Vulven aussehen können, dann empfehle ich Ihnen einmal einen Blick in *The Vulva Gallery* auf Instagram zu werfen. Hier finden Sie Zeichnungen von Vulven, zusammen mit den persönlichen Geschichten ihrer Besitzerinnen.

Scheidenvorhof

Wenn Sie die inneren Schamlippen auseinanderziehen, wird Ihr Scheidenvorhof sichtbar. Dabei handelt es sich um den Teil Ihrer Vulva, der zwischen Ihren Schamlippen und der Vaginalöffnung liegt. Dieser Vorhof besitzt zwei Öffnungen – die Harnröhrenöffnung und die Vaginalöffnung. Die Harnröhrenöffnung, aus der Sie pinkeln, befindet sich unterhalb der Klitoris und oberhalb der Vaginalöffnung. Auf beiden Seiten der Vaginalöffnung befinden sich die zwei Bartholin-Drüsen, die auch als große Vorhofdrüsen bezeichnet werden. Und obwohl sie groß(artig) sind – sie geben nämlich ein Sekret ab, wenn wir erregt sind –, sind sie ansonsten eher klein und für das menschliche Auge normalerweise nicht sichtbar. Von hier stammt die Flüssigkeit, wenn Sie feucht werden. Das männliche Äquivalent ist die Cowper-Drüse, die unter der Prostata sitzt und Präejakulat abgibt (ja, auch Männer werden feucht).

Ihre Skene-Drüsen, auch Paraurethraldrüsen genannt, befinden sich in der Scheidenwand, treten jedoch nahe der Harnröhrenöffnung an die Oberfläche. Sie produzieren rund ein Drittel der Flüssigkeit, die bei Erregung abgegeben wird, und wenn Sie jemals beim Orgasmus gespritzt haben, dann stammte dieses Ejakulat aus den Skene-Drüsen.

Lassen wir unsere (sowieso leicht reizbare) Harnröhrenöffnung einmal aus und stürzen uns lieber gleich ins Innere der Vagina.

Vaginalöffnung und Jungfernhäutchen

Am Eingang zur Scheide finden wir das sagenumwobene Jungfernhäutchen oder *Hymen* (sofern vorhanden), und tatsächlich gehört Vieles, was wir darüber gelernt haben, ins Reich der Legenden. Das Jungfernhäutchen ist nämlich *keineswegs* eine Art Abdichtung, die durch die erste vaginale Penetration durchbohrt wird und Sie für immer zerstört und unrein zurücklässt.

Zwar deckt eine geringe Anzahl von Hymen tatsächlich die gesamte Vaginalöffnung ab (wodurch der Abfluss von Menstruationsblut erschwert wird und meist eine Operation erforderlich ist), aber die meisten Häutchen verfügen über eine Öffnung in der Mitte oder viele kleine Öffnungen (so ähnlich wie bei der Tülle einer Gießkanne). Einige sehen ein wenig aus wie Fransen, die die Vaginalöffnung zum Teil abdecken. Wieder andere verkümmern und sind im Jugendalter bereits verschwunden oder reißen leicht durch Bewegung und Sport oder die Verwendung von Tampons. Es gibt auch robuste Modelle, die sich dehnen und an das Einführen von Fingern, Tampons und Penissen gewöhnen und sich schließlich zurückbilden. Nur ein geringer Teil besteht auch später im Leben noch, und einige von uns werden sogar ganz ohne Hymen geboren.

Das Hymen ist einfach eine dünne Membran am Rand der Vaginalöffnung, auf das viele Kulturen aus Gründen, die sich mir noch nicht erschlossen haben, großen Wert legen – einen so großen, dass sogar Hymenalrekonstruktionen zur Wiederherstellung der Jungfräulichkeit angeboten werden.

Ihr Jungfernhäutchen ist kein begehrter Preis für Ihren Ehemann in Ihrer Hochzeitsnacht – es sei denn, Sie möchten das so. Es ist einfach nur ein Stück Gewebe, das sich bis dahin wahrscheinlich schon von selbst verabschiedet hat.

Vagina

Ihre Vagina, also die Scheide, ist eine Röhre, die Ihre Vulva (also die äußeren Genitalien) mit Ihrer Gebärmutter (dem Uterus) verbindet. Sie ist von außen nicht sichtbar und in einem 45-Grad-Winkel nach hinten

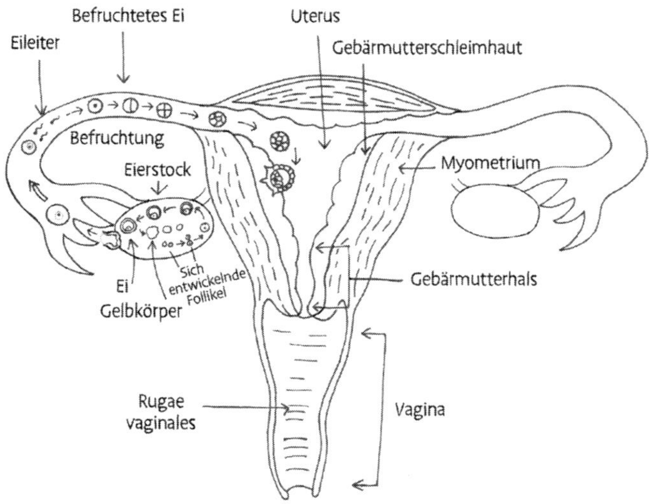
Befruchtetes Ei
Uterus
Eileiter
Gebärmutterschleimhaut
Befruchtung
Eierstock
Myometrium
Sich entwickelnde Follikel
Ei
Gelbkörper
Gebärmutterhals
Rugae vaginales
Vagina

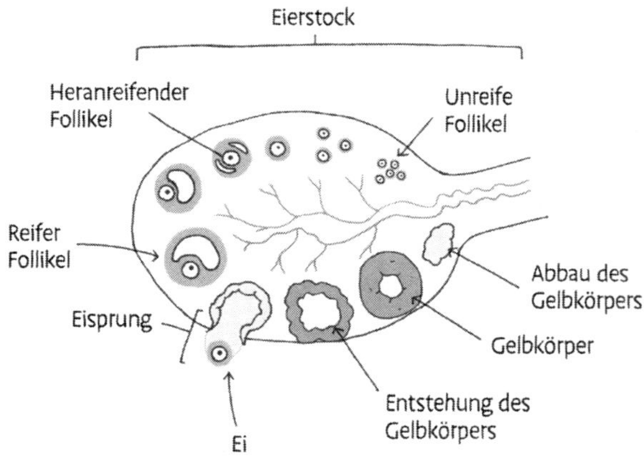
Eierstock
Heranreifender Follikel
Unreife Follikel
Reifer Follikel
Abbau des Gelbkörpers
Eisprung
Gelbkörper
Entstehung des Gelbkörpers
Ei

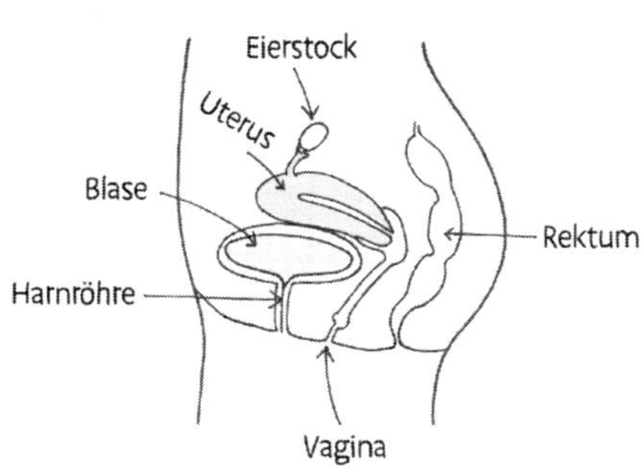
Eierstock
Uterus
Blase
Rektum
Harnröhre
Vagina

Richtung Po geneigt. Die vordere Wand ist dabei etwas kürzer als die hintere. Ihre Blase befindet sich vor Vagina und Uterus und das Rektum (der hinterste Abschnitt des Dickdarms) dahinter.

Die Vagina ist kein klaffendes Loch, das darauf wartet gefüllt zu werden. Es ist eher so, dass die Scheidenwände einander berühren, sofern sich nicht etwas – ein Finger, ein Tampon, ein Penis, ein Sexspielzeug oder ein Baby – in der Vagina befindet. Die Oberfläche der Vagina ist mit Rillen bedeckt, die man *Rugae* nennt und die Sie mit dem Finger fühlen können. Die *Rugae* sorgen dafür, dass die Scheide hochelastisch und dehnbar ist, was den Effekt hat, dass der Muttermund höher gezogen wird, wenn Sie erregt sind. Zu bestimmten Zeiten im Menstruationszyklus – ebenso wie in der Pubertät, nachdem Sie ein Baby bekommen haben, in der Stillzeit und nach der Menopause – kann es vorkommen, dass die Scheide sich aufgrund eines niedrigen Östrogenspiegels trocken anfühlt. Scheidentrockenheit kann auch durch Rauchen, Medikamente mit antiöstrogener Wirkung und das Sjögren-Syndrom hervorgerufen werden – eine Autoimmunerkrankung, die häufig mit rheumatischen Beschwerden und Lupus einhergeht und Schleimhäute wie die von Augen, Mund und Vagina austrocknet. Ihre Vagina ist nicht mit vielen Nerven ausgestattet (sonst wäre das Kinderkriegen noch schmerzhafter) und eine ihrer Aufgaben besteht darin, zu verhindern, dass Krankheitserreger in die Gebärmutter gelangen. Das tut sie rein physisch, indem die Scheidenwände eng gegeneinander gepresst werden, und chemisch durch die Produktion von *Lactobacillus acidophilus,* den gesunden Bakterien, die beispielsweise in probiotischen Nahrungsergänzungsmitteln und Joghurt enthalten sind. Diese Bakterien geben Milchsäure und Wasserstoffperoxid ab und tragen so dazu bei, ein saures Milieu mit einem pH-Wert von 4,9 bis 3,5 zu schaffen, in dem möglichst wenige Krankheitserreger überleben und in die Gebärmutter eindringen können. Genau wie Ihr Darm über ein eigenes Ökosystem an freundlichen Bakterien verfügt, tut dies auch Ihre Vagina, und wenn das System aus dem Gleichgewicht gerät, leiden Sie eventuell unter wiederkehrenden Pilzinfektionen und bakterieller Vaginose. Die Scheide muss nicht gereinigt oder ausgespült werden, im Gegenteil – der Einsatz von vaginalen Reinigungsprodukten oder Intimduschen kann das Bakteriengleichgewicht zerstören und Schaden anrichten. Das Fehlen einer gesunden Scheidenflora kann zu entzündlichen Beckenerkrankungen, bakterieller Vaginose, Geschlechtskrankheiten, Fehlgeburten, Eileiterschwangerschaften, Frühgeburten und Gebärmutterhalskrebs beitragen.[9]

Gebärmutterhals

Am oberen Ende der Scheide befindet sich der Eingang zur Gebärmutter, der Gebärmutterhals. Er ist ein bisschen wie ein Tor, da sein Job die meiste Zeit Ihres Lebens darin besteht, geschlossen zu bleiben. Er öffnet sich nur zur Zeit des Eisprungs, um das Eindringen von Spermien zu ermöglichen, bei der Menstruation zum Abfluss des Blutes und während der Geburt, damit ein Baby das Licht der Welt erblicken kann.

Ihr Gebärmutterhals ist der am niedrigsten gelegene und engste Teil der Gebärmutter. Sie können ihn mit dem Finger in der Scheide eventuell ertasten (wenn Sie sich hinhocken, geht es leichter). Er ist rund, und je nachdem, an welchem Zyklustag Sie sich befinden, kann er sich entweder ein wenig anfühlen wie eine Nase mit einem Grübchen in der Mitte oder wie geschürzte Lippen. Wenn Sie ein Kind zur Welt gebracht oder in den Wehen gelegen haben, ist das Grübchen in der Mitte ausgeprägter und sie können eventuell Ihre Fingerspitze hineinschieben.

Manchmal ist der Gebärmutterhals leicht zu ertasten, und zu anderen Zeiten ist er außer Reichweite, denn im Verlauf des Menstruationszyklus ändert sich nicht nur die Art, wie er sich anfühlt, sondern auch seine Position. Vor, während und nach der Periode steht er niedriger, sodass penetrativer Sex in bestimmten Positionen unangenehm sein kann. Um die Zeit des Eisprungs zieht sich der Gebärmutterhals ein wenig zusammen, um die Distanz zu verkürzen, die die Spermien zurücklegen müssen. Spermien erreichen bei der Ejakulation eine Geschwindigkeit von rund 45 Kilometern pro Stunde und haben daher kein Problem, den Gebärmutterhals zu erreichen. Sobald sie jedoch dort angekommen sind, müssen sie den Rest der Reise zu Ihren Eileitern antreten, wo dann eventuell eine Befruchtung stattfindet. Und auch wenn 15 bis 20 Zentimeter zunächst nicht so dramatisch klingen, ist das für eine kleine Zelle, die sich nur sehr langsam vorwärts bewegt, doch eine ganz schöne Strecke, für die ein Spermium 2 bis 7 Stunden braucht.

Also hilft der Körper ein bisschen nach, indem er den Gebärmutterhals nach oben zieht und so die Distanz verkürzt.

Der Gebärmutterhals produziert Schleim, der wie eine Schranke Infektionen verhindern soll. Während des fruchtbaren Zeitfensters vor dem Eisprung sorgt der Anstieg von Östrogen dafür, dass der Zervikalschleim an Menge und Glibberigkeit zunimmt, sodass er fast ein wenig die Konsistenz von Eiklar hat. Das erleichtert den Spermien die Fortbewegung und das Eintreten in die Gebärmutter. Im nächsten Kapitel finden Sie genaue Informationen darüber, welchen Veränderungen der Schleim unterliegt und wie Sie anhand seiner Konsistenz Ihre fruchtbaren Tage bestimmen können.

Während der Schwangerschaft produziert Ihr Gebärmutterhals Schleim, der den Eingang zum Uterus wie ein Pfropfen verschließt – eine Schutzmaßnahme gegen das Eindringen von Keimen. Während der Wehen ist es dann von großer Bedeutung, wie offen und geweitet der Muttermund ist. Tatsächlich muss der Gebärmutterhals einige Veränderungen durchlaufen, um sich bis auf 10 Zentimeter ausdehnen zu können. Er muss dünner, weicher und kürzer werden und sich in eine nach vorn gerichtete Stellung begeben. Hat sich der Muttermund auf 10 Zentimeter geweitet, ist der Gebärmutterhals komplett offen und praktisch nicht mehr vorhanden, während der obere Teil der Gebärmutter, der *Fundus*, sich vergrößert hat, damit oben am Uterus der notwendige Druck nach unten für die Geburt produziert werden kann.

Wenn Sie zur gynäkologischen Untersuchung gehen, wird ein Abstrich von der Transformationszone des Gebärmutterhalses genommen, also von dem Bereich, an dem sich am häufigsten krankhafte Zellen entwickeln, um sie auf Veränderungen zu untersuchen. Wenn anormale Zellen entdeckt werden, wird eine weitere Untersuchung empfohlen, und zwar in Form einer Biopsie, bei der eine größere Menge von Zervixzellen entnommen wird, oder man wendet ein Verfahren an, das als LLETZ-Konisation oder auch LEEP-Konisation bezeichnet wird. Diese Eingriffe werden unter örtlicher Betäubung durchgeführt und involvieren den Einsatz einer kleinen Drahtschlinge, die elektrischen Strom führt, sodass das betroffene Gewebe entfernt und die Wunde gleichzeitig versiegelt wird.

Abstriche vom Gebärmutterhals sind sehr wichtig und retten Leben, also sollten Sie Ihre Vorsorgetermine einhalten.[10] Einige weiterführende Untersuchungen können allerdings auch Nachteile haben und beispielsweise das Risiko von Frühgeburten, untergewichtigen Babys und Kaiserschnitten erhöhen. Die meisten Auffälligkeiten verschwinden in der Regel ohne Behandlung von selbst, und das durch Vorsorgeuntersuchungen geweckte erhöhte Bewusstsein für sie kann durchaus zu einer Überbehandlung führen. Genau aus diesem Grund wird die British Society for Colposcopy and Cervical Pathology demnächst ihre Richtlinien überarbeiten und unter anderem darüber diskutieren, ob einige Fälle nicht eher davon profitieren würden, wenn der PAP-Abstrich wiederholt und die Entwicklung aufmerksam beobachtet wird, anstatt sofort eine OP anzusetzen.

Gebärmutter

Ihre Gebärmutter oder *Uterus* ist ein unglaublich dynamisches Organ. Sie reagiert nicht nur extrem sensibel auf die hormonellen Signale, die sie im Verlauf eines Menstruationszyklus empfängt, sondern sie fungiert in ihren Zellen und jenen, die sie umgeben, auch selbst als hormoneller Signalgeber – all das sind kommunikative Funktionen, die lebenswichtig sind, wenn eine Empfängnis stattgefunden hat.

In Form und Größe erinnert die Gebärmutter an eine umgedrehte Birne. Sie ist etwa 7,5 Zentimeter lang und 5 Zentimeter breit, ihre Wände sind 2,5 Zentimeter dick. Vor der Gebärmutter liegt Ihre Blase und dahinter sitzt der Enddarm (Rektum).

Wenn wir Diagramme des weiblichen Fortpflanzungssystems betrachten, dann lässt uns das glauben, die Gebärmutter stünde vollkommen aufrecht und mit ausgestreckten Armen (in Form der Eileiter) da, während sie in Wahrheit eher eine bescheidene Verbeugung macht und die Arme dabei leicht nach hinten streckt. Die Gebärmutter ist zwar hohl, aber auf gleiche Weise, wie die Vaginalwände aneinander liegen, tun dies auch die Uteruswände, lediglich getrennt durch eine dünne Flüssigkeitsschicht.

Die Gebärmutter unterteilt sich in drei Bereiche. Der oberste sitzt über der Öffnung des Eileiters und wird als Fundus bezeichnet. Der mittlere Teil ist der Gebärmutterkörper und der schmalste, der Uterus und Vagina miteinander verbindet, ist der Gebärmutterhals.

Außerdem verfügt sie über drei Schichten. Die äußerste ist das dünne Perimetrium, das man auch als die Haut des Uterus bezeichnen könnte. Die mittlere Schicht, das Myometrium, besteht aus miteinander verwobenen Schichten glatter Muskulatur. Genau diese Muskelschicht kommt bei Geburt und Wehen ins Spiel und erzeugt Kontraktionswellen, die den unteren Teil der Gebärmutter nach oben ziehen und den Gebärmutterhals dazu bringen, sich zu öffnen. Die innerste Lage ist das Endometrium, die Auskleidung Ihrer Gebärmutter. Es kann sich aufgrund seiner guten Durchblutung in jedem Menstruationszyklus in Vorbereitung auf die mögliche Einnistung eines befruchteten Eis füllen und aufbauschen. Kommt es nicht zu einer Schwangerschaft, baut es sich wieder ab beziehungsweise wird von der Gebärmutter abgestoßen, wenn Sie Ihre Periode haben.

Die meisten Gebärmütter weisen eine leichte Neigung nach vorne auf und werden daher als *antevertiert* bezeichnet. Bei etwa einem Viertel von uns kippt der Uterus allerdings eher nach hinten Richtung Po und wird als *retrovertiert* bezeichnet. Ursachen hierfür können beispielsweise Endometrioseherde oder eine Beckenentzündung sein, denn beide lösen häufig Narbenbildung und Verklebungen aus. Die Gebärmutter wird dann in der nach hinten geneigten Position fixiert, was oft Beckenschmerzen hervorruft oder verschlimmert, einschließlich schmerzhafter Perioden und Schmerzen beim Sex. In einigen Fällen kann eine Gebärmutter auch die Muskeln spielen lassen – und nein, ich rede nicht vom Gewichte stemmen – und sich dadurch leicht verbiegen oder sogar nach vorne oder hinten zusammenfalten, was zu zusätzlichen Problemen führt. Ist die Gebärmutter nach hinten geneigt und faltet sich dann zusätzlich zusammen, kann der obere Teil den Mastdarm beeinflussen und Ihnen Schmerzen beim Stuhlgang bescheren. Ist die andere Richtung davon betroffen, beeinflusst es die Blase, und der zusätzliche Druck auf sie kann dazu führen, dass man häufig zur Toilette gehen muss. Blase und Uterus werden sowieso durch Bindegewebe nah beieinander gehalten – wenn sich ein Teil bewegt, tut der andere es auch.

Wenn Sie wissen oder vermuten, dass sich Ihre Gebärmutter in einer ungewöhnlichen Position befindet, können Arvigo®-Therapeuten (siehe auch Seite 343) und spezialisierte Physiotherapeuten manuell daran arbeiten, die Bänder und Muskeln zu lösen und neu auszurichten, die Ihre Gebärmutter an Ort und Stelle halten, damit sie wieder in eine optimale Position findet. In einigen Fällen allerdings ist eine Operation unumgänglich.

Manche werden bereits mit einer ungewöhnlich geformten Gebärmutter geboren. Anstatt wie eine auf dem Kopf stehende Birne auszusehen, kann der Uterus beispielsweise eine Herzform annehmen und wird dann als *Uterus bicornis* bezeichnet. Ist die Furchung leichter ausgeprägt spricht man von einem *Uterus arcuatus* („bogenförmiger Uterus"). Es kann auch vorkommen, dass sich im Zentrum der Gebärmutter eine Muskelwand bildet, die den Innenraum in zwei Teile teilt (*Uterus septus*), oder die Gebärmutter ist gleich doppelt mit zwei getrennten Kammern vorhanden (*Uterus didelphys*). In ganz seltenen Fällen entwickelt sich nur eine Seite der Gebärmutter (*Uterus unicornis*). Meist werden diese Varianten nur entdeckt, wenn aus gynäkologischen Gründen eine Ultraschalluntersuchung angezeigt ist oder Sie immer wieder Fehlgeburten erleiden. Die leichter erkennbaren Formen werden in jedem Fall bei Routine-Ultraschalluntersuchungen während der Schwangerschaft entdeckt und Betroffene bekommen zusätzliche Unterstützung, weil manche Varianten mit vorzeitigen Wehen verbunden sind.

Eileiter

Vom oberen Gebärmutterbereich gehen zwei Eileiter ab, einer rechts und einer links. Jeder ist rund 10 Zentimeter lang und besteht aus zwei Teilen: dem *Isthmus tubae uterinae (*der kurze, enge Teil, der der Gebärmutter am nächsten ist) und der *Ampulla tubae uterinae* (der breitere längere Teil des Schlauchs, der zu den Eierstöcken hinführt). Man kann sich einen Eileiter wie einen Trichter vorstellen, dessen schmales unteres Ende an der Gebärmutter befestigt ist, während sich die breitere Öffnung in der Nähe des Eierstocks befindet. An dieser breiten Öffnung befinden sich Fransen, die als *Fimbriae tubae* bezeichnet werden. Die längste dieser Fransen ist mit dem Eierstock verbunden. Ihre Aufgabe besteht darin, das beim Eisprung aus dem Eierstock abgegebene Ei aufzufangen, woraufhin es dann seine Reise durch den Eileiter Richtung Gebärmutter antritt.

Trifft das Ei auf diesem Weg auf ein Spermium, dann findet die Befruchtung zumeist im Bereich der *Ampulla* statt. Das befruchtete Ei wandert anschließend Richtung Gebärmutter und durchquert dabei den *Isthmus*, wo seine Reise eventuell verlangsamt wird, bis ausreichend Gebärmutterschleimhaut für eine Einnistung bereitsteht und die Kommunikation zwischen dem befruchteten Ei und der Mutter beginnen kann. Bei einer von 80 Schwangerschaften nistet sich das befruchtete Ei an einer anderen Stelle als der Gebärmutterschleimhaut ein, was zu einer sogenannten ektopischen Schwangerschaft führt, die nicht lebensfähig ist und eine medizinische Intervention erfordert. Am häufigsten entstehen solche Schwangerschaften im Eileiter, und wenn sich ein befruchtetes Ei dort einnistet, wird es mithilfe von Medikamenten oder operativ entfernt, was zum Verlust des betroffenen Eileiters führen kann.

Die Hauptaufgabe der Eileiter besteht darin, den Transport zu erleichtern. Aus diesem Grund verfügen sie über Muskeln, die durch Kontraktionen eine Art wellenförmige Bewegung erzeugen, die man auch als *Peristaltik* bezeichnet (einen Begriff, den Sie vielleicht von Ihrem Darm kennen, der ähnlich funktioniert). Außerdem sind die Eileiter mit Flimmerhärchen, sogenannten *Zillien* ausgestattet, die das Ei sanft in Richtung Gebärmutter bewegen. Die Eileiter geben ebenfalls Schleim ab, der den Transport von Spermien und Ei erleichtert, in etwa so wie fließendes Wasser auf einer Wasserrutsche das Gleiten fördert. Das Rauchen von Tabak und Cannabis wirkt sich negativ auf die Beweglichkeit der Eileiter aus und erhöht das Risiko für Eileiterschwangerschaften.[11,12]

Eierstöcke

Die Eierstöcke sind zwei perlfarbene Drüsen, die etwa die Größe ungeschälter Mandeln aufweisen. Sie befinden sich an beiden Seiten der Gebärmutter, unmittelbar unter den Enden der Eileiter, und werden durch Bänder, die mit der Gebärmutter und der Beckenwand verbunden sind, an Ort und Stelle gehalten. Die Eierstöcke sind die weiblichen

Geschlechtsdrüsen, das männliche Äquivalent sind die Hoden. Die Eierstöcke erfüllen zwei Funktionen: In jedem Menstruationszyklus erzeugen sie ein reifes Ei, das beim Eisprung freigesetzt wird, und sie erzeugen Hormone wie Östradiol (die Form des Östrogens, das wir am besten kennen), Testosteron, Progesteron und Inhibin, die alle eine Rolle beim Tanz der Hormone im Menstruationszyklus spielen. Wie genau diese Rollen aussehen, schauen wir uns im nächsten Kapitel an. Konzentrieren wir uns für den Moment also auf den Vorrat an Eizellen, den die Eierstöcke enthalten.

Im Gegensatz zu den Spermien, die von der Pubertät an regelmäßig produziert werden, wird ein Mensch mit einem weiblichen Fortpflanzungssystem bereits mit der vollen Anzahl an Eizellen geboren. Das bedeutet, dass die Eizelle, aus der Sie ursprünglich stammen, bereits angelegt wurde, als Ihre Großmutter mit Ihrer Mutter schwanger war. Also hat sich ein Teil von Ihnen auch einmal im Bauch Ihrer Großmutter befunden.

Als Sie in der 20. Schwangerschaftswoche in der Gebärmutter Ihrer Mutter wuchsen, hatten Sie die Höchstzahl an Eizellen oder *Oozyten* erreicht – erstaunliche sieben Millionen! Von der 24. Woche an nahm die Anzahl der Eizellen allerdings rapide ab, sodass bei Ihrer Geburt noch rund eine Million vorhanden waren und zu Beginn der Pubertät noch etwa 400 000. Die winzigen unreifen Eier, die es nicht bis zur Pubertät schaffen, werden abgebaut und vom Körper absorbiert. Ab der Pubertät beginnen jeden Tag einige Follikel zu wachsen und in jedem befindet sich ein unreifes Ei, sodass es einen ständigen Fluss an sich entwickelnden Follikeln gibt, die mehrere Entwicklungsstadien durchlaufen, bevor sie den Reifepunkt erreichen und sich entscheidet, ob sie als Bewerber für den Eisprung in Frage kommen oder nicht. Nur etwa 400 werden als reife Eier beim Eisprung freigesetzt, was in etwa der Zahl der Perioden entspricht, die Sie in Ihrem Leben haben werden. Die restlichen werden den Anforderungen nicht gerecht und durchlaufen einen Prozess, der als Atresie bezeichnet wird und bei dem in jedem Zyklus Tausende von Follikeln absterben. Vielleicht finden Sie die Vorstellung deprimierend, dass nur 0,1 Prozent des Materials, mit dem Sie ins Leben gestartet sind, genutzt wird – ich hingegen finde es unglaublich, dass unser Körper sich so viel Mühe gibt, hochwertige

Eizellen auszuwählen. Ein menschliches Lebewesen zu erschaffen, heranwachsen zu lassen und großzuziehen, ist eine massive biologische Investition, also ist es durchaus sinnvoll, dass hinter dem Ganzen ein strenges Auswahlverfahren von Mutter Natur steckt.

Das war also unser Kurztrip durch das Fortpflanzungssystem. Schauen wir uns als Nächstes an, was alles während eines Menstruationszyklus geschieht.

Kapitel 2

Flecken im Schlüpfer

In Ihrem Menstruationszyklus gibt es zwei zentrale Momente: die Menstruation (der Abfluss und die Bewegung von Blut) und die Ovulation (die Freisetzung und Bewegung einer Eizelle).

Die zwei Pole von Menstruation und Ovulation bestimmen die beiden Hauptphasen Ihres Menstruationszyklus. Mit dem ersten Zyklustag – dem Tag, an dem Ihre Blutung beginnt –, startet die Follikelphase, die bis zum Eisprung, der Ovulation, andauert. Man nennt diese erste Zyklushälfte die Follikelphase, weil dies der Abschnitt Ihres Zyklus ist, in dem Ihre Hormone das schnelle Wachstum von Eifollikeln bewirken, ebenso wie die Reifung der Eizelle, die in jedem Follikel enthalten ist. Die Follikelphase erreicht ihren Höhepunkt in dem Moment, in dem das Ei aus dem Follikel springt – dem Eisprung also. Wie lange diese Phase dauert, kann stark variieren, denn jeder Körper benötigt zur Ovulation eine andere Zeitspanne. In einem „Bilderbuch"-Zyklus von 28 Tagen Länge, den aber nur etwa 12,4 Prozent von uns haben[1], findet die Ovulation am 14. Tag statt. Ist Ihr Zyklus kürzer und beträgt seine Dauer beispielsweise nur 21 Tage, dann tritt der Eisprung früher ein, bei einem längeren Zyklus von 36 Tagen wahrscheinlich erst an Tag 22. Manchmal kann die Abweichung sogar noch größer sein. Wenn Sie einen kürzeren oder längeren Zyklus haben, dann sollte Ihr Arzt das beim Bestimmen Ihres Progesteronspiegels berücksichtigen. Progesteron wird in der Regel am 21. Zyklustag getestet, was bei einem 28-Tage-Zyklus passt, denn der beste Zeitpunkt liegt sieben Tage nach dem Eisprung. Bei kürzeren oder längeren Zyklen hingegen ist dieser Tag nicht der am besten geeignete. Sind Ihre Zyklen länger, sollten Sie dies im Falle einer Schwangerschaft dringend Ihrer Hebamme und Ihrem Gynäkologen mitteilen, denn häufig kommt gegen Ende der Schwangerschaft die Sorge auf, „überfällig" zu sein, und es werden eventuell völlig unnötige Maßnahmen ergriffen, um die Geburt künstlich einzuleiten. Wenn Sie Ihre Basaltemperatur aufzeichnen und wissen, wann Ihr Eisprung stattgefunden hat, dann können Sie Ihre Hebamme bitten, den Geburtstermin auf Grundlage des Eisprungs zu berechnen anstatt des Zeitpunkts der letzten Periode.

Der Eisprung markiert den Beginn der Gelbkörperphase oder der zweiten Zyklushälfte. Der Name kommt daher, dass der Follikel nach dem Sprung der Eizelle auf der Oberfläche des Eierstocks verbleibt und zum Gelbkörper oder *Corpus luteum* wird – einer temporären Drüse, die Progesteron produziert und freisetzt. Progesteron ist das Hormon, das in der zweiten Zyklushälfte das Heft in der Hand hat. Die Gelbkörperphase hat meist eine feste Länge, idealerweise etwa 14 Tage. Sie beginnt mit dem Eisprung und endet, wenn Sie Ihre Periode bekommen.

Der Ablauf Ihres Menstruationszyklus wird durch den komplexen Tanz mehrerer Hormone gesteuert:

- **Gonadotropin-freisetzendes Hormon (GnRH)**
  Das GnRH ist in Ihrem Zyklus so etwas wie der Boss. Es wird pulsativ von der Hypothalamusdrüse im Gehirn freigesetzt und dann zum Nachbarn des Hypothalamus transportiert, der Hypophyse. Diese nimmt die Meldungen des GnRH auf und setzt dann *follikelstimulierende Hormone* und *luteinisierende Hormone* frei (siehe weiter unten). Diese beiden Hormone kommunizieren mit Ihren Eierstöcken und bringen Ihre Follikel dazu, zu reifen und schließlich beim Eisprung eine Eizelle freizusetzen. Das GnRH kann man mit Meryl Streep in dem Film *Der Teufel trägt Prada* vergleichen – ihre Präsenz ist überall spürbar, nichts geschieht ohne ihr Zutun, und trotzdem sind es ihre Mitarbeiter, die die eigentliche Arbeit verrichten.
- **Follikelstimulierendes Hormon (FSH)**
  Das follikelstimulierende Hormon macht genau das, was sein Name vermuten lässt – es stimuliert die Follikel, um den darin enthaltenen Eizellen zur Reife zu verhelfen. Es betritt die Bühne, wenn der Hormonspiegel zu Beginn des Zyklus niedrig ist und regt die Follikel an, zu wachsen und zu leuchten (na gut, rein technisch gesehen leuchten sie nicht, aber ich stelle mir gerne vor, wie sie alle um Aufmerksamkeit buhlen: „Nimm mich! Nimm mich!“). Sobald das führende Follikel ausgewählt wurde

und damit beginnt, Östrogen zu produzieren, verabschiedet sich das FSH, denn sein Job ist erst einmal erledigt. Sobald die Menge des durch das reifende Follikel ausgestoßenen Östrogens eine bestimmte Schwelle erreicht, taucht das FSH aber wieder auf und wechselt sich mit dem luteinisierenden Hormon (LH) ab. Die beiden stacheln sich immer weiter an und bringen den Follikel so dazu, die Eizelle freizusetzen. Sie können sich die Rolle des FSH in etwa so vorstellen wie die von Tyra Banks in *America's Next Top Model.* Zu Beginn baut sie die Teilnehmer auf, hilft ihnen dabei, sich gut zu fühlen, und gibt ihnen alles, was sie brauchen, um zu einer gewissen Reife zu finden. Dann nimmt sie sich zurück und schaut zu, wem es tatsächlich gelingt aufzublühen, und sobald die Gewinner feststehen, tritt sie wieder auf, schwingt Lobreden und verleiht Titel, damit die Teilnehmer ihre Karriere starten können (oder in unserem Fall der Eisprung stattfindet).

- **Östrogen**
  Östradiol ist die Form von Östrogen, die von den sich entwickelnden Follikeln abgegeben wird. Es bestimmt den ersten Teil Ihres Zyklus. Östrogen hat etwas Majestätisches und ich stelle es mir gerne als die Beyoncé unter den Hormonen vor – selbstsicher, verführerisch, sinnlich, fruchtbar und fähig, komplexe Tanzchoreografien einzustudieren, weil es ihr leicht fällt, Neues zu lernen. Wenn das Östrogen die Bühne betritt, erscheinen Ihre Gesichtszüge symmetrischer[2], die Haut wird reiner, die Laune hebt sich, Ihr Gang wird aufreizender. Östrogen will Aufmerksamkeit und dass ihm die Welt zu Füßen liegt, weil es einfach so fabelhaft ist.
- **Luteinisierendes Hormon (LH)**
  Das luteinisierende Hormon ist die Kraft hinter dem letzten Moment der Ovulation. In den 24 Stunden vor dem Eisprung, wenn das Östrogen seinen Höhepunkt erreicht, regt es den Ausstoß von LH an, das wiederum den Follikel dazu bewegt, mehr Östrogen zu produzieren und zusammen mit dem FSH zum Eisprung führt. Beyoncé (alias Östrogen) mag vielleicht von außen betrachtet der Star der Show sein, aber es ist Solange Knowles (das LH), die bzw. das den Eisprung passieren lässt (oder es Jay-Z so richtig zeigt). Das LH ist auch dafür verantwortlich, den Gelbkörper am Eierstock dazu zu bringen, nach dem Eisprung Progesteron zu produzieren. Es ist der Hüter der zweiten Zyklushälfte.

- **Testosteron**
  Testosteron ist kein männliches Hormon, denn es wird von allen Menschen hergestellt. Es ist aktiv, ehrgeizig, sexy und wettbewerbsorientiert oder, anders gesagt, die Serena Williams der Hormone. Es hilft beim Aufbau und Erhalt von Muskeln und Knochendichte und kurbelt im Vorfeld des Eisprungs Ihre Libido an.
- **Progesteron**
  Ruhig, sanft und introvertiert dominiert das Progesteron die zweite Hälfte Ihres Zyklus und kann dafür verantwortlich sein, dass Sie ängstlicher sind, nahe am Wasser gebaut haben und unter Stimmungsschwankungen leiden. Es zieht die Bremse an und bringt Sie dazu, zu Hause zu bleiben und sich mit „Seelennahrung" zu trösten. Als die Kristen Stewart ihrer Fortpflanzungshormone ist es leicht reizbar, möchte nicht im Mittelpunkt stehen, läuft am liebsten in Jogginghosen durch die Gegend und bleibt daheim, um mit Freundinnen Apfelkuchen zu backen.

Das Einmaleins der Hormone

Das Wort Hormon leitet sich vom griechischen Verb *hormao* ab, das so viel bedeutet wie „anregen" oder „antreiben", und genau das tun Hormone. Es sind leistungsstarke Moleküle, die in Ihrem Blutkreislauf unterwegs sind und Botschaften an bestimmte Stellen in Ihrem Körper senden, um dort Reaktionen auszulösen, die ansonsten brachliegen würden. Einige Hormone wirken schnell und kurzfristig und lösen beispielsweise einen schnelleren Herzschlag oder schwitzige Hände aus, andere wiederum – wie solche, die Fortpflanzungs- oder Wachstumszyklen lenken – benötigen mehr Zeit, um ihre ganze Wirkung zu entfalten.
Hormone werden in Drüsen produziert, von denen sich einige in Ihrem Gehirn befinden (Hypothalamus, Hypophyse und Zirbeldrüse) und andere im Rest Ihres Körpers (Eierstöcke, Nebennieren, Schilddrüse, Nebenschilddrüsen und Bauchspeicheldrüse). In Ihrem Blut zirkulieren Hunderte von Hormonen gleichzeitig, wobei ihre jeweilige Konzentration schwankt, je nachdem, ob es Tag oder Nacht ist, wo Sie sich in Ihrem Menstruationszyklus befinden und

welche Jahreszeit herrscht. Ihre Aufgabe besteht darin, Ihren Körper im Gleichgewicht zu halten. Für jede Hormonfunktion gilt das gleiche grundlegende Muster:

- Ein Signal geht bei einer Zielzelle ein, die genau auf den Empfang dieses speziellen Signals ausgelegt ist.
- Eine chemische Reaktion findet statt.
- Eine Reaktion tritt ein.

Jedes Hormon erfüllt eine bestimmte Aufgabe, und damit es wirken kann, muss es von einer Zielzelle erkannt werden, die auf den Empfang der speziellen Botschaft des Hormons ausgelegt ist. Das wird erreicht über einen Mechanismus, bei dem das Hormon durch den Körper reist wie ein Schlüssel und nach den richtigen Rezeptoren – also Schlössern – sucht. Passen Schlüssel und Schloss zusammen, findet eine Reaktion statt und die Tür öffnet sich. Passen sie nicht, passiert auch nichts weiter.
Rezeptoren befinden sich an bestimmten Drüsen und Organen. Manche davon sind über den Körper verteilt, sodass viele Bereiche involviert sind. Das ist lebenswichtig, wenn eine größere koordinierte Reaktion erforderlich ist, beispielsweise beim Kampf-oder-Flucht-Reflex, der uns bei einer wahrgenommenen Gefahr entweder kämpfen oder weglaufen lässt.
Der Körper verfügt über mehrere Hormonschleifen, wodurch Anweisungen an diejenigen Drüsen gesendet werden, die Teil der Schleife sind. Diese Schleifen werden auch als Hormonachsen bezeichnet.

- Bei der *HHO-Achse* (HHO = Hypothalamus-Hypophyse-Ovar, engl. auch HPO für *hypothalamic-pituitary-ovarian*) instruiert der Hypothalamus die Hypophyse, Ihre Eierstöcke zur Hormonproduktion anzuregen. Über diese Achse werden der Uteruszyklus und der Ovarialzyklus gesteuert, die gleichzeitig ablaufen. Beim Ovarialzyklus geht es um die Veränderungen im Eierstock während eines Menstruationszyklus, in dem ein Follikel heranreift, der Eisprung stattfindet und der Gelbkörper gebildet wird. Beim Uteruszyklus wird die Gebärmutterschleimhaut auf die mögliche Einnistung einer befruchteten Eizelle vorbereitet, abgebaut (wenn diese Einnistung nicht stattfindet oder missglückt) und dann wieder regeneriert.

- Über die *HHN-Achse* (HHN = Hypothalamus-Hypophyse-Nebennierenrinde, engl. auch HPA für *hypothalamic-pituitary-adrenal*) instruiert der Hypothalamus die Hypophyse, die Nebennierenrinde zur Produktion von Hormonen wie Adrenalin anzuregen, das bei einer Flucht-Kampf-Reaktion freigesetzt wird. Diese Achse steuert Ihre Stressreaktion. Sie kann Ihr Fortpflanzungssystem blockieren und das Eintreten von Ovulation und Menstruation stoppen, wenn sie den Zeitpunkt als ungünstig für eine Empfängnis befindet, beispielsweise während Zeiten andauernder Belastung, bei Übertraining und / oder nicht ausreichender Nahrungszufuhr im Verhältnis zur verbrauchten Energie.
- Bei der *HHS-Achse* (HHS = Hypothalamus-Hypophyse-Schilddrüse, auch Thyreotrope Achse oder engl. HPT für *hypothalamic-pituitary-thyroid*) instruiert der Hypothalamus die Hypophyse, die Schilddrüse zur Produktion von Schilddrüsenhormonen anzuregen. Die HHO- und HHS-Achsen hängen zusammen. Wenn daher eine Unterfunktion (Hypothyreose) oder Überfunktion (Hyperthyreose) der Schilddrüse vorliegt, kommt es in der Regel auch zu Menstruationsstörungen (siehe Seite 365).
- Neben der Produktion von Hormonen verfügen diese Achsen auch über Feedback-Schleifen, sodass die Botschaft auch lauten kann, die Produktion eines Hormons zu stoppen – schließlich geht es am Ende um das Gleichgewicht.

Nun kennen Sie die Hauptakteure Ihres Menstruationszyklus, werfen wir also einmal einen Blick darauf, was in den einzelnen Phasen abläuft. Es mag so aussehen, als ob sich in diesem Kapitel alles um die

Fruchtbarkeit dreht, und das ist zu einem gewissen Grad tatsächlich so, aber Fruchtbarkeit hat nicht nur mit Empfängnis zu tun, sondern ist auch ein Zeichen für Ihre Gesamtgesundheit. Das Wissen, an welchem Zeitpunkt im Zyklus man sich befindet, geht über das Verhüten oder Erreichen einer Schwangerschaft hinaus, weil es die Fähigkeit fördert, den eigenen Körper lesen zu können. Die zweite Hälfte Ihres Zyklus umfasst meist ziemlich genau 14 Tage, den Zeitpunkt des Eisprungs zu kennen, ist also ausgesprochen nützlich, speziell wenn Ihr Zyklus nicht regelmäßig ist, denn Sie können so berechnen, wann Sie wahrscheinlich Ihre Regel bekommen. Sie hängen weniger in der Luft, haben die Kontrolle über Ihren Zyklus und können besser planen. Selbst wenn Sie über einen regelmäßigen Zyklus verfügen, gibt das Wissen, an welchem Punkt Sie sich gerade befinden, Ihnen die Möglichkeit, die körperlichen und emotionalen Erfahrungen auf Basis der hormonellen Geschehnisse besser einordnen zu können.

Wenn es darum geht, Ihren Zyklus zu überwachen, um schwanger zu werden oder eben auch nicht, dann ist es entscheidend zu wissen, wann Ihre fruchtbare Zeit ist. Die Forscherin Kerry Hampton fand heraus, dass nur 13 Prozent der Frauen, die versuchten schwanger zu werden und deshalb eine gynäkologische Beratung aufsuchten, korrekt bestimmen konnten, wann sie fruchtbar waren[3], obwohl 68 Prozent von ihnen angaben, während der fruchtbaren Zeit gezielt Sex zu haben.

Follikelphase: Von der Menstruation bis zur Ovulation

Ihre Periode und Ihr Menstruationszyklus sind ein Spiegel Ihrer Gesamtgesundheit und können durch kleine und große Ereignisse im Leben beeinflusst werden. Weihnachtliche Alkohol- und Essensexzesse, körperlich und geistig extrem fordernde Arbeitsprojekte, Schlafmangel aufgrund von Beziehungsproblemen, der Tod eines geliebten Menschen, Gewichtsverlust oder Gewichtszunahme, Reisen, das Beenden Ihrer Raucherkarriere, die Einnahme von Nahrungsergänzungsmitteln, wöchentliche Yoga-Stunden, der heiß geliebte neue Job, großartiger Sex – all das hat einen Einfluss darauf, ob Sie Ihre Tage zu früh oder zu spät bekommen, ob die Regel leicht oder heftig ausfällt und ob Sie Schmerzen haben oder sich wohl fühlen.

Doch auch wenn Sie sich bewusst sind, dass die Ereignisse in Ihrem aktuellen Zyklus einen Einfluss auf Ihre kommende Periode haben können, ist es wichtiger, noch weiter zurück zu blicken und zu schauen, was sich in früheren Zyklen getan hat. Das hat folgenden Grund: In Ihren Eierstöcken befinden sich ruhende Follikel, und jeder Follikel enthält eine unreife Eizelle. Die Follikel benötigen mehr als ein Jahr, um den Ruhezustand zu verlassen und die ovulatorische Phase zu erreichen. Etwa 190 Tage vor dem Eisprung entwickeln sie eine Blutzufuhr und beginnen auf die Umgebung zu reagieren. Wir müssen also über das hinausdenken, was uns im aktuellen Zyklus oder dem davor widerfahren ist, und die vergangenen sechs Monate betrachten.

Wenn Ihre Regel nur schwer in Gang kommt, sind Sie sich vielleicht nicht sicher, welcher Tag als der erste zählt. Der erste Tag Ihres Zyklus ist derjenige, an dem Sie Ihre Periode mit vollem Blutfluss erleben. Eine kleine Menge Blut zu entdecken, bevor die Periode „richtig" startet, zeigt das Auslaufen des vorherigen Zyklus an, selbst wenn dies für einige Tage anhält, bevor der Blutfluss zunimmt und die Regel tatsächlich beginnt. Es kann übrigens zu jedem Zeitpunkt der prämenstruellen Phase durch den Abfall des Progesteronspiegels zu solchen leichten Zwischenblutungen kommen – möglicherweise ein Zeichen dafür, dass Ihr Körper nicht ausreichend Progesteron produziert. Progesteron ist das Hormon, das Lutealphase und Schwangerschaft unterstützt. Ist der Spiegel zu niedrig, kann dies unter anderem bewirken, dass die Gebärmutterschleimhaut vorzeitig abgestoßen wird. Auch um den Zeitpunkt des Eisprungs kann es zu Schmierblutungen kommen, die anzeigen können, dass sich eine befruchtete Eizelle in der Gebärmutterschleimhaut eingenistet hat.

Nun, da Sie wissen, wie Sie Tag 1 bestimmen können, sollten wir uns noch einmal anschauen, was die Blutung überhaupt auslöst. Kurz bevor Ihre Periode beginnt, sinken – sofern Sie nicht schwanger geworden sind – Progesteron- und Östrogenspiegel und lösen die Freisetzung von Prostaglandinen aus. Diese wiederum sorgen dafür, dass sich die Blutgefäße in Ihrem Endometrium (der Gebärmutterschleimhaut) zusammenziehen, sodass die Endometrium-Zellen unter Sauerstoffmangel leiden und absterben. Die toten Zellen werden dann während Ihrer Periode abtransportiert und verlassen den Körper durch die Vagina.

Wenn krampfartige Schmerzen oder Darmkrämpfe während der Periode zu Ihrem Alltag gehören, dürfen Sie sich bei den Prostaglandinen bedanken. Sobald sie freigesetzt werden, lautet ihr Befehl an die glatte Muskulatur des Myometriums (der muskulären mittleren Schicht Ihrer Gebärmutter), sich ordentlich zusammenzuziehen. Die daraus resultierenden Kontraktionen sollen die Ausscheidung des Bluts unterstützen. Manchmal übertreiben es die Prostaglandine allerdings ein wenig, sodass der Darm sich ebenfalls angesprochen fühlt und mitmacht, und die nächste Toilette in jedem Fall die Ihrige ist.

Ihre Gebärmutterschleimhaut – auch *Endometrium* genannt – beginnt in der Regel rund 48 Stunden vor Beginn der Periode mit ihrem großen Umbauprozess. Am dritten Tag der Regel bilden sich die Rezeptoren für Östrogen und Progesteron (die Schlösser, in die die Hormone wie ein Schlüssel passen) und an Tag 6 ist der Umbau abgeschlossen. Ihr Endometrium ist nun extrem dünn und bildet eine Schicht von lediglich 4 bis 7 Millimetern.

Temperaturmessmethode

Eine kostengünstige und unkomplizierte Methode, um festzustellen, ob und wann ein Eisprung stattgefunden hat, ist das Aufzeichnen der Basaltemperatur. Gemessen wird mithilfe eines digitalen Thermometers unter der Zunge, und zwar noch vor dem Aufstehen. Ihre Basaltemperatur ist die niedrigste Temperatur, die der Körper während des Schlafs erreicht, weshalb sie nur nach mindestens drei Stunden ununterbrochenem Schlaf gemessen werden kann und noch bevor Sie am Morgen aufgestanden sind oder etwas gegessen oder getrunken haben. Vor dem Eisprung liegt die Temperatur niedriger, etwa bei 36° bis 36,5°C, um danach um 0,2°C oder mehr anzusteigen. Grund hierfür ist die Wärmewirkung des Progesterons, das nach dem Eisprung produziert wird. Bei einigen fällt die Temperatur sogar leicht vor dem Eisprung, was ein Anzeichen dafür sein kann, dass er kurz bevorsteht. Wenn keine Schwangerschaft eintritt, sinkt der Progesteronspiegel gegen Ende des Menstruationszyklus wieder und damit auch die Basaltemperatur kurz vor oder mit Beginn der Regel. Hat hingegen eine Empfängnis stattgefunden, bleibt die Temperatur erhöht und kann sogar noch weiter ansteigen.

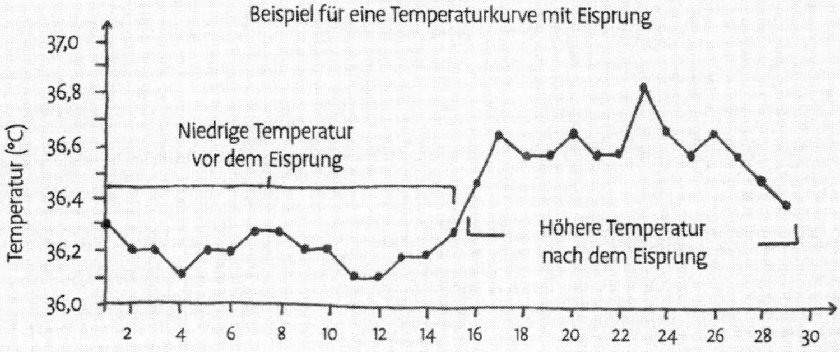

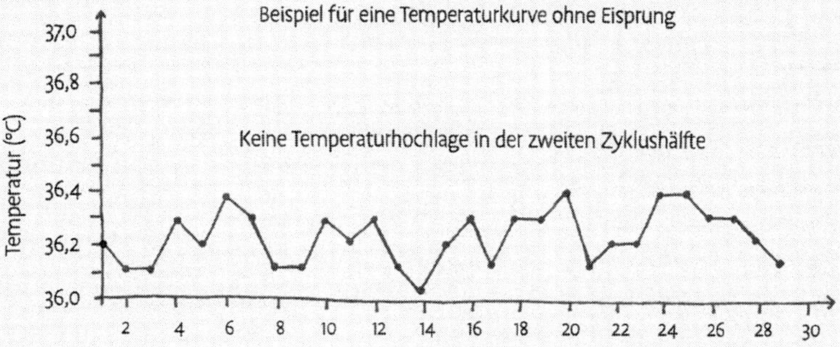

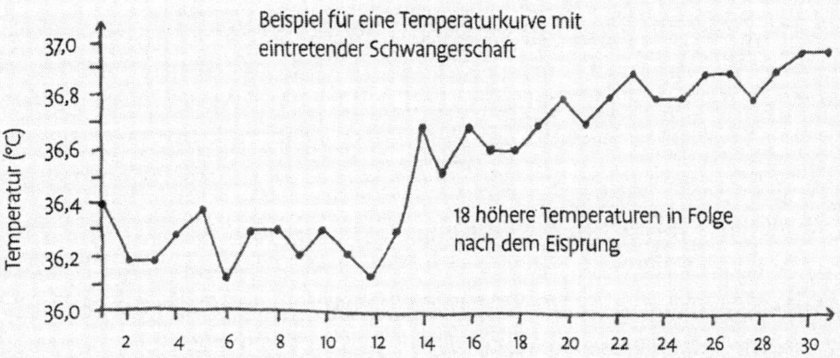

Über das Aufzeichnen der Basaltemperatur lässt sich leicht einschätzen, wann ein Eisprung stattgefunden hat, und wenn Sie Ihre Temperaturkurve für einige Monate beobachten, lernen Sie Ihren Zyklus und die Tage, an denen Sie schwanger werden können (ein Zeitraum, der auch als „fertiles Fenster" bezeichnet wird), besser kennen. Wenn Sie sich ein Kind wünschen, können Sie diesen Zeitraum nutzen, wenn nicht, sollten Sie in dieser Zeit keine Form von Geschlechtsverkehr haben, bei dem der Penis in die Vagina eindringt, oder aber eine Verhütungsmethode anwenden, etwa ein Kondom. Man geht davon aus, dass das fertile Fenster etwa 6 Tage umfasst, denn eine Eizelle ist nach dem Eisprung nur rund 12 bis 16 Stunden lebensfähig. Selbst wenn Sie in einem Zyklus zweimal ovulieren, tritt der zweite Eisprung innerhalb von 12 Stunden nach Freisetzung des ersten Eis ein. Spermien können bei Vorhandensein eines fruchtbarkeitsfördernden Zervixschleims bis zu fünf Tage in Gebärmutter und Eileiter überleben.

Bei korrekter Anwendung stellen das Messen der Morgentemperatur und das Überwachen von Zervixschleim und Muttermundposition – zusammen als symptothermale Methode bekannt – eine hoch wirksame Verhütungsmethode dar. Das Festhalten der Basaltemperatur kann aber auch schon für sich genommen wertvolle Informationen liefern, weshalb ich meine Klientinnen häufig darum bitte. Temperaturen unter 36°C weisen oft auf eine Unterfunktion der Schilddrüse hin, und Temperaturen nach dem Eisprung, die nur langsam ansteigen oder während der Lutealphase fallen, können auf einen Progesteronmangel hindeuten (mehr dazu auf Seite 205). Beide Symptome sollten untersucht werden. Festzustellen, wann der Eisprung stattfindet, kann helfen zu bestimmen, ob jemand in seinem Zyklus eher sehr früh ovuliert oder spät und ob die Lutealphase lange genug ist, was vor allem dann von Bedeutung ist, wenn eine Schwangerschaft geplant ist. Meine Klientinnen finden diese „Hausaufgabe" zumeist sehr faszinierend, vor allem jene, die unregelmäßige Zyklen haben und nun besser vorhersagen können, wann ihre Periode eintritt; wenn sie den Zeitpunkt des Eisprungs kennen, müssen sie einfach nur die Anzahl der Tage ihrer Lutealphase hinzurechnen.

Die symptothermale Methode

Wenn Sie die symptothermale Methode zur Verhütung nutzen möchten, empfehle ich Ihnen, einen Termin zur NFP-Beratung zu vereinbaren. (NFP steht für „Natürliche Familienplanung“; diese Beratung gibt es z. B. bei pro familia; Anm. d. Übers.) So lernen Sie am besten, wie man Temperaturkurven anlegt und interpretiert, bevor Sie den Sprung wagen und der Methode vertrauen. Eine solche Beratung lohnt sich auch dann, wenn Sie planen, Ihre fruchtbaren Tage mithilfe einer App oder eines Geräts zu bestimmen. Mindestens aber sollten Sie einen guten Ratgeber zum Thema lesen (weitere Informationen siehe Anhang). Ich selbst nutze die Methode seit 15 Jahren als Hauptverhütungsmittel und muss gestehen, dass ich mich nach 10 Jahren, in denen sie einwandfrei funktionierte, doch zu fragen begann, ob es eventuell daran liegen könnte, dass ich unfruchtbar bin. Seither allerdings bin ich zweimal geplant schwanger geworden und zwar jeweils schnell und problemlos, wahrscheinlich weil ich genau wusste, wann meine fruchtbaren Tage waren. Derzeit verwende ich einen Zykluscomputer mit einer Genauigkeit von mehr als 99 Prozent, mit dem ich morgens meine Temperatur messe. Das Gerät nutzt meine Temperatur, um auf der Basis der zuvor gesammelten Daten meinen Fruchtbarkeitsstatus für die nächsten 24 Stunden zu berechnen und zeigt mir dann entweder ein rotes Licht, wenn ich mich in meinem fertilen Fenster befinde, oder ein grünes, wenn dies nicht der Fall ist. Außerdem gibt es ein gelbes Licht, das anzeigt, dass das Gerät erst dabei ist, den Zyklus kennenzulernen und es noch nicht über genügend Daten verfügt, um den Fruchtbarkeitsstatus zu messen. Dieses gelbe Licht erscheint auch, wenn es eine Fluktuation in Ihrer Temperatur gibt (die Basaltemperatur kann durch das Trinken von Alkohol, Krankheiten oder Fieber beeinflusst werden). Eine gelbe Leuchtanzeige sollte immer so interpretiert werden, dass Sie im Zweifelsfall fruchtbar sind. Natürlich sollten Sie und Ihr Partner sich auf sexuell übertragbare Krankheiten testen lassen, bevor Sie sich auf Sex ohne Kondome einlassen.

Interessante Fakten über Ihre Periode

- Sie werden in Ihrem Leben rund 400 Mal Ihre Tage bekommen.
- Sie können einen Zyklus ohne Eisprung haben und trotzdem Ihre Periode bekommen.
- Wenn Sie hormonell verhüten, bekommen Sie nicht Ihre Periode, sondern Sie haben eine Abbruchblutung, die durch den Mangel an Hormonen verursacht wird, wenn Sie die Dummy-Tabletten aus Ihrer Pillenpackung nehmen (Placebos, die keine Hormone enthalten, Ihnen aber helfen, im Rhythmus der täglichen Einnahme zu bleiben). Eine Periode ist im Gegensatz dazu das Ergebnis eines etwa einmonatigen biologischen Prozesses, bei dem der Eisprung der zentrale Punkt ist.
- Es findet keine Synchronisation statt.[4] Untersuchungen, die von der Menstruations-App *Clue* durchgeführt wurden, haben ergeben, dass bei Menstruierenden, die zusammen leben, sich die Perioden im Laufe der Zeit eher gegenläufig entwickeln. Wenn Sie ab und an mit einer Mitbewohnerin gleichzeitig menstruieren, dann liegt das wahrscheinlich daran, dass bei einigen Menschen die Zykluslänge variiert, sodass es immer wieder einmal Zeiten geben wird, in denen sich die Tage überlappen.
- Wenn Sie im Meer schwimmen, während Sie Ihre Tage haben, müssen Sie nicht befürchten, von Haien angegriffen zu werden.

Eine Auswahl findet statt

Gegen Ende des vorangegangenen Zyklus wird eine Gruppe unreifer Follikel ausgewählt, die den Reifungsprozess unter dem Einfluss des follikelstimulierenden Hormons (FSH) fortsetzen und darum konkurrieren, die Eizelle zu werden, die es im nächsten Zyklus zur Ovulation schafft. Es ist ein wenig so, als wären mehrere Lebensläufe gecheckt und dann eine Kandidatengruppe zu Bewerbungsgesprächen eingeladen worden. Nach dem sechsten Tag ist der Auswahlprozess abgeschlossen und ein Kandidat überragt die anderen hinsichtlich seiner Reife und Größe. Dieser dominante Follikel gratuliert sich dann selbst dazu, den Job bekommen zu haben, und beginnt Östrogen zu produzieren – Ihr Beyoncé-Hormon, das die erste Zyklushälfte bestimmt. Die Produktion und Freisetzung von Östrogen sendet (zusammen mit einem anderen Hormon namens Inhibin, das in Ihren Eierstöcken produziert wird) ein Signal an Ihre Hypophyse, die erbsengroße Drüse in Ihrem Kopf, weniger FSH zu produzieren, denn nun, da der „Follikel des Monats" gekürt wurde, werden keine weiteren Bewerber benötigt. Das FSH wird später noch gebraucht, aber für den Moment kann es sich erst einmal zurücklehnen.

Während Ihr dominantes Follikel weiter wächst und reift, steigt der Östrogenspiegel und sorgt dafür, dass die Dicke Ihrer Gebärmutterschleimhaut um etwa zehn bis elf Millimeter zunimmt. Der ansteigende Östrogenspiegel bewirkt auch, dass die Drüsen in Ihrem Gebärmutterhals animiert werden, Schleim zu produzieren – und wahrscheinlich werden Sie erleichtert sein zu erfahren, dass dies die Ursache für den feuchten Fleck in Ihrem Schlüpfer ist. Tatsächlich kann es zur Produktion einer ganzen Menge an Flüssigkeit kommen – genug, um sich zu fragen, ob da unten irgendetwas Komisches abläuft. Doch das, was Sie da sehen und fühlen, ist Zervixschleim und der ist – zum Glück! – einfach nur ein Zeichen guter Gesundheit.

Zervixschleim wird im Vorfeld des Eisprungs produziert und ist ausgesprochen wichtig, wenn es um die Fruchtbarkeit geht. Er wirkt mehrfach und auf wunderbare Weise:

- Er lässt Sie wissen, wenn der Eisprung kurz bevorsteht. Das ist kostengünstiger und meiner Meinung nach effektiver als sogenannte Ovulationstests, die übrigens gar nicht den Eisprung anzeigen (mehr dazu auf Seite 65).
- Aufgrund seiner Gleiteigenschaften gestaltet sich der Sex angenehmer (obwohl dieser Schleim eine andere Zusammensetzung hat als die Flüssigkeit, die produziert wird, wenn Sie erregt sind).

- Er schafft eine Route, über die Spermien von der Scheide durch den Gebärmutterhals bis in die Gebärmutter gelangen – das ist in etwa so, wie Lachse auf ihrer Laichreise einen Fluss hinauf selbst Wasserfälle bewältigen.
- Er beschleunigt die Spermien sogar auf der Heldenreise zu Ihrer Eizelle.
- Er produziert ein farnartiges Muster, das Spermien als Leitsystem dient, wohingegen der nicht fruchtbare Zervixschleim, der an den anderen Zyklustagen produziert wird, die Spermien praktisch zum Stillstand bringt.
- Er nährt die Spermien, um sie am Leben und topfit zu erhalten.
- Er erzeugt ein basischeres Milieu, um Spermien vor der eher sauren Scheidenflora zu schützen.

Die verschiedenen Arten von Zervixschleim

Während Ihres Zyklus (und bitte denken Sie immer daran, dass wir alle verschieden sind!), stellen Sie womöglich fest, dass sich Ihre Vagina einige Tage nach Ende der Periode trocken anfühlt oder leicht feucht, wobei die Feuchtigkeit aber innerhalb von Sekunden verdunstet, wenn sie der Luft ausgesetzt wird. Auf diese Phase folgt die Produktion von Zervixschleim, der leicht klebrig ist sowie zäh, elastisch und relativ dick – er ist also von einer Konsistenz, die es einem Spermium eher schwer macht, seine Aufgabe zu erledigen. (Wenn Sie NFP, siehe Seite 51, als Verhütungsmethode verwenden, sollten Sie diese Art von Schleim vorsichtshalber trotzdem als fruchtbar einstufen). Danach folgt Zervixschleim mit einem höheren Feuchtigkeitsgehalt und höherer Fruchtbarkeit. Er ist cremig, dünnflüssig und milchig, fast wie eine Lotion, und kann sich am Scheideneingang fast kühl anfühlen. Dieser Schleim ist typischerweise weiß und undurchsichtig. Sie beginnen nun feucht zu werden, auch wenn Sie gar nicht angeturnt sind, was wiederum dazu führen kann, dass Sie dann doch Lust auf Sex haben – Mutter Natur ist nämlich wirklich clever, wenn es darum geht, uns dazu zu bringen, kurz vor dem Eisprung Sex zu haben.

Schließlich kommt der fruchtbarste Schleim. Dieser magische Stoff ähnelt rohem Eiweiß und ist extrem glitschig und dehnbar. Tatsächlich kann man ihn zwischen zwei Fingern mehrere Zentimeter lang ziehen, ohne dass er reißt, und manchmal fällt er einfach aus Ihnen heraus (aber keine Sorge, es gibt mehr davon – Sie müssen also nicht befürchten, Ihre

Fruchtbarkeit für diesen Monat gerade die Toilette hinuntergespült zu haben). Viele, mit denen ich spreche, irritiert diese Eigenschaft und sie vermuten, dass mit ihnen etwas nicht stimmt. Weit gefehlt. Diese Art von Schleim ist normal und ideal, vor allem, wenn Sie schwanger werden wollen. Und außerdem: Wenn ein Mann etwas produzieren könnte, was so dehnbar wäre, meinen Sie nicht, er würde damit prahlen?

In diesem Stadium kann der Zervixschleim klar oder auch ein wenig schlierig sein. Beim Eisprung treten bei 4,8 Prozent von uns Schmierblutungen auf in Form von Schleim mit Schlieren von rosafarbenem oder rotem Blut.[8] Man vermutet, dass Schmierblutungen zur Zeit des Eisprungs durch das relative Verhältnis von Östrogen und Progesteron unmittelbar nach der Ovulation ausgelöst werden, wenn das Östrogen plötzlich abfällt, das Progesteron aber noch nicht angestiegen ist. Allerdings hängen nicht alle Blutungen, die in der Zyklusmitte auftreten, mit dieser Hormonverschiebung zusammen. Es kann sich auch um ein Zeichen für ein Gesundheitsproblem handeln, also sollten Sie das Thema in jedem Fall bei Ihrem Arzt ansprechen.

Vielleicht fragen Sie sich auch, wie man den Unterschied zwischen Zervixschleim und Samenflüssigkeit erkennt. Gute Frage! Wenn Sie eine Schwangerschaft anstreben, werden Sie recht häufig Sperma in sich haben – wie also wissen Sie, was was ist? Samenflüssigkeit ist eher dünn, nicht spinnbar und trocknet schnell auf dem Finger. Fruchtbarer Zervixschleim mit der Konsistenz von Eiklar ist glibberig und fadenziehend. Samenflüssigkeit wird von Toilettenpapier absorbiert, während fruchtbarer Zervixschleim aufliegen bleibt, ohne absorbiert zu werden.

Wenn Sie schwanger werden möchten, sollten Sie ab dem Zeitpunkt Sex haben oder Sperma injizieren, an dem Ihr Zervixschleim eine milchige, lotionartige Konsistenz aufweist und spätestens dann, wenn der Schleim mit der Konsistenz von Eiklar auftaucht. Dieser Schleim kann ein Spermium etwa 5 Tage am Leben erhalten und bildet sich genau aus diesem Grund in den Tagen vor dem Eisprung. Einige der Spermien, die es bis zum Gebärmutterhals schaffen, werden in den Seitenfalten, auch Krypten genannt, gespeichert, bevor sie ihren Weg fortsetzen dürfen. Auf dem Weg nach oben dezimiert sich die Spermienzahl immer weiter und alle, die es durch den Gebärmutterhals und die Gebärmutter bis zu den Eileitern schaffen, werden dort festgehalten, um auf die Eizelle zu warten. Wenn die Eizelle dann vorbeischwebt, werden einige Spermien freigegeben und dürfen sich dem Ei nähern. Es ist also nicht so, dass die Spermien sich einen Wettlauf um das Ei liefern, sondern Sie hängen eher herum, bis die Eizelle bereit ist und entscheidet, wer sich ihr nähern darf. Das bedeutet vor allem eines: SIE MÜSSEN IM VORFELD DES EISPRUNGS SEX HABEN. Warten Sie nicht einfach darauf, dass Tag 14 kommt, denn dann ist es vielleicht zu spät, weil Ihre Eizelle nur etwa 24 Stunden lang bereitsteht und außerdem nicht jeder am 14. Tag seinen Eisprung hat. Achten Sie auf den Zervixschleim!

Wenn Sie die symptothermale Methode zur Verhütung nutzen, dann ist dies die Zeit, in der Sie andere Maßnahmen ergreifen müssen, das heißt Sie üben entweder Verzicht (eher öde, vor allem weil Ihre Libido um den Zeitpunkt des Eisprungs besonders ausgeprägt ist), oder Sie nutzen Kondome (auch ein wenig öde, aber immerhin effektiv), und wenn Sie sehr viel Vertrauen in Gott oder das Universum haben, den *Coitus interruptus*, also das Herausziehen des Penis aus der Scheide vor der Ejakulation (spaßig, aber erfordert seeeehr viel Vertrauen; es ist also keine wirklich sichere Verhütungsmethode, unter anderem, weil Ihr Liebhaber ziemlich gut aufpassen muss). Eine Studie hat zudem festgestellt, dass Spermien bereits im Präejakulat vorhanden sein können[5], dem sogenannten „Lusttropfen“, der schon vor dem Höhepunkt austreten kann (auch wenn andere kleinere Studien dies verneinen[6]). Die Versagensrate beim *Coitus interruptus* liegt zwischen 4 und 18,4 Prozent[7], bei Kondomen bei 2 bis 17,4 Prozent.

Jetzt wissen Sie also bereits eine Menge über Ihren Zervixschleim und können beginnen, danach Ausschau zu halten. Die Frage ist allerdings: Wo genau finden Sie ihn? Achtung, jetzt kommt ein ganz radikaler Vorschlag! Stecken Sie einfach den Finger in Ihre Scheide. Ich weiß, dass es Menschen gibt, die das nicht gerne tun und dafür kann es verschiedene Gründe geben, die ich alle respektiere. Im Grunde ist es nicht verwunderlich, dass wir zögern, einen oder zwei Finger in uns hineinzustecken, denn die meisten von uns sind durch die Vorstellungen von Eltern, Religion, Schule und Massenmedien geprägt, die uns glauben machen, dass unsere Vaginas schmutzig und wir sexuell abartig sind, wenn wir uns selbst dort anfassen – was übrigens der wahre Grund für Tampon-Applikatoren ist. Was für Gefühle auch immer Sie Ihrem

Körper entgegenbringen, ich bin hier, um Ihnen zu sagen, dass Sie wundervoll sind und alle Teile Ihres Körpers ebenso.

Eine weitere Möglichkeit, den Zervixschleim zu begutachten, ist beim Abwischen nach einem großen Geschäft (kein Grund zur Scham, das ist etwas, das wir alle tun). Die glibberige Natur des Eiklarschleims sorgt dafür, dass Ihre Hand mit dem Papier beim Abwischen schneller über die Vulva rutscht. Während Sie Ihren Darm entleeren, kann auch etwas Schleim austreten und in die Toilette fließen. Wenn Sie vermuten, dass Ihr Eisprung kurz bevorsteht und Sie es genau wissen wollen, können Sie auch ein Stück Papier unter Ihre Vulva halten, während Sie Ihr großes Geschäft erledigen, damit Sie sehen können, ob Flüssigkeit austritt. Sie mögen den Gedanken vielleicht zunächst etwas abartig finden, aber wenn Sie wirklich Kinder haben möchten, sollten Sie am besten gleich damit anfangen, sich mit Körperflüssigkeiten anzufreunden.

Abschließend ist auch der nasse Fleck in Ihrem Schlüpfer ein Zeichen für die Art des Schleims. Der fruchtbarste Schleim hat einen hohen Wasseranteil und tendiert daher dazu, einen symmetrischen Fleck zu hinterlassen, der feucht bleibt, während der nicht fruchtbare Schleim, den Ihr Körper nach dem Eisprung produziert, eher schlierenförmige Flecken hinterlässt, die schnell trocknen.

Geht da was Fischiges vor?

Zervixschleim ist sehr gesund, aber Scheidenausfluss, der unangenehm riecht oder in Farbe oder Textur abweicht, kann ein Hinweis auf eine vaginale Infektion sein, beispielsweise eine Pilzinfektion (Candida), bakterielle Vaginose oder Trichomoniasis.

- **Soor** oder **Scheidenpilz** wird durch ein zu starkes Wachstum einer Hefeart (zumeist *Candida albicans*) verursacht, die auf der Oberfläche von Darm, Haut und Vagina lebt, ohne uns zu schaden. Im Normalfall wird der Pilz vom Immunsystem in Schach gehalten und auch durch das natürlich saure Milieu der Scheide. Es gibt aber Zeiten, wenn der pH-Wert der Scheide alkalischer wird, beispielsweise durch Menstruation, Schwangerschaft,

Diabetes, eine Chemotherapie, die Einnahme der Pille und einige Antibiotika, die die gesunden Bakterien abtöten, die normalerweise mit Candida um Nahrung und Platz konkurrieren. (Vielleicht hatten Sie ja auch schon einmal eine Blasenentzündung, haben Antibiotika genommen und im Anschluss eine Pilzinfektion bekommen?) In solch einer stärker alkalischen Umgebung können pilzähnliche Organismen sich stark vermehren und einen dicklichen weißen Ausfluss verursachen, der Hüttenkäse ähneln kann, sowie starken Juckreiz. Einige Menschen, die eine Pilzinfektion haben, leiden auch nur unter starkem Juckreiz ohne Ausfluss oder mit dünnem und wässrigen Ausfluss. Zu den weiteren Symptomen zählen eine wunde Vulva, Schmerzen beim Sex und ein Brennen beim Wasserlassen. Eine Pilzinfektion führt in der Regel nicht zu Ausfluss, der stark riecht, und wenn doch, dann riecht er eher hefig als fischig. Ein nicht verschreibungspflichtiger Arzneistoff wie Fluconazol kann verwendet werden, um die Infektion oral und/oder in Form eines Vaginalpessars zu behandeln, und da Candida Hefe und Zucker liebt, sollten diese erst einmal aus der Ernährung gestrichen werden; das betrifft auch Alkohol und Obst. Das Essen fermentierter Lebensmittel, die Einnahme eines Probiotikums, das den Stamm *Saccharomyces boulardii* enthält, und Oregano-Öl (oral eingenommen) können helfen, eine Candida-Infektion zu behandeln beziehungsweise zu verhindern.

- **Bakterielle Vaginose (BV)** ist eine bakterielle Infektion, die durch ein Ungleichgewicht der Scheidenflora hervorgerufen wird. Eine sinkende Anzahl der dort hauptsächlich vorhandenen nützlichen Milchsäurebakterien bewirkt einen rapiden Anstieg von krankmachenden Keimen wie *Gardnerella vaginalis.* Dies kann einen dünnen, wässrigen, grauen, grünlichen oder gelben Ausfluss hervorrufen, der stark fischig riecht, aber in der Regel keinen Juckreiz oder andere Reizungen hervorruft. Riecht Ihr Ausfluss fischig, sollten Sie das Ihrem Arzt mitteilen, denn das sorgfältige Waschen vor dem Arzttermin kann bedeuten, dass ihm dieser wichtige Hinweis auf BV möglicherweise entgeht. Eine unbehandelte bakterielle Vaginose kann Fehl- und Frühgeburten verursachen (schwangere Frauen mit unbehandelter BV erleiden fünfmal häufiger eine späte Fehlgeburt oder vorzeitige Wehen als Frauen ohne BV) sowie Perioden, die schwer und schmerzhaft sind, und Brustabszesse. Einer Studie zufolge, die von Dr. Anona Blackwell, Beraterin für urogenitale Medizin am *Singleton Hospital* in Swansea, durchgeführt wurde, sind Frauen mit unbehandelter BV, die Schwangerschaftsabbrüche vornehmen lassen, stärker gefährdet, im Anschluss eine Unterleibsinfektion zu entwickeln. Auf Basis der Studie empfahl Dr. Blackwell, dass Ärzte vor Schwangerschaftsabbrüchen und Kaiserschnitten auf BV testen. Zu den Risikofaktoren für BV gehören: Vaginalduschen, Schaumbäder, eine Kupferspirale (verdoppelt das Risiko), Rauchen, das Vorhandensein anderer Geschlechtskrankheiten und Sex (zwar geht man nicht davon aus, dass BV direkt durch Sex übertragen wird, aber es wird häufiger bei Menschen festgestellt, die sexuell aktiv sind). Bei Schwangerschaften, Schwangerschaftsabbrüchen oder Symptomen, die als störend empfunden werden, beispielsweise der charakteristische Geruch, werden in der Regel Antibiotika verabreicht, obwohl BV sich häufig von selbst gibt, speziell wenn Sie Vaginalduschen, übermäßig häufiges Waschen der Vulva (mehr als einmal am Tag) und die Verwendung von Produkten einstellen, die das Gleichgewicht der Bakterien in der Scheide negativ beeinflussen wie Schaum- und Ölbäder, parfümierte Seifen und Duschgels, starke Waschmittel und Produkte zur „Intimhygiene“ (die niemand braucht). Bei penetrativem Sex sollten Sie außerdem Kondome verwenden und Gleitmittel vermeiden, die keine Zusatz-, Geschmacks- oder Farbstoffe enthalten (halten Sie sich lieber an Produkte auf Wasserbasis).

- **Trichomoniasis** wird durch einen Parasiten verursacht, der durch Geschlechtsverkehr übertragen wird. Diese unliebsame

Krankheit erzeugt einen Ausfluss, der schwerer und / oder dicker ist als normal oder auch leicht schaumig und vom Aussehen her gelblich, grünlich, grau oder blutdurchsetzt sein kann. Er kann nach Fisch oder verdorbenem Fleisch riechen. Trichomoniasis kann mit Juckreiz einhergehen und einem Brennen beim Wasserlassen. Die Schamlippen können rot und geschwollen sein und es kann zu Schmerzen beim Sex kommen. Die Behandlung erfolgt mithilfe von Antibiotika. Damit die Krankheit nicht immer wieder gegenseitig übertragen wird, sollte Geschlechtsverkehr für mindestens eine Woche nach der Behandlung tabu sein und die Sexualpartner sollten gleichzeitig behandelt werden. Um das Risiko einer Geschlechtskrankheit von vornherein zu vermeiden, sollten Sie und Ihr Partner sich möglichst vorher testen lassen, bevor Sie auf den Gebrauch von Kondomen verzichten.

Zu wenig fruchtbarer Schleim?

Ein Mangel an fruchtbarem Schleim kann folgende Gründe haben:

- Die Menge nimmt mit dem Alter ab – traurig, aber wahr. Als ich mit Anfang zwanzig begann, mithilfe von NFP zu verhüten, hatte ich stets vier Tage mit glibberigem Eiklarschleim. Heute bin ich 37 und bei einem bis drei Tagen angelangt, je nachdem, wie gut ich für mich sorge.
- Sie haben erst kürzlich die Pille abgesetzt.
- Einige Medikamente können ein Abnehmen des Zervixschleims bewirken. Dazu gehören nichtsteroidale Entzündungshemmer (z B. Ibuprofen und Aspirin), Antihistamine, Erkältungs- und Nebenhöhlen-Medikamente, die einen Hustenstiller enthalten oder schleimhemmend sind, Clomid / Clomifen (ein fruchtbarkeitsförderndes Mittel), einige Schlafmittel und Antidepressiva, der Wirkstoff Propanthelin und einige Antiepileptika.
- Dehydrierung, also Flüssigkeitsmangel.
- Schlechte Durchblutung der Fortpflanzungsorgane, die mit einer vorwiegend sitzenden Lebensweise zu tun hat, z. B. Schreibtischarbeit.
- Niedrige Östrogenproduktion

- Zervikale Konusbiopsien, die nach einem auffälligen Abstrich vorgenommen werden, können in seltenen Fällen offensichtlich die Fähigkeit des Gebärmutterhalses beeinträchtigen, Zervixschleim herzustellen und abzugeben, da die Krypten, die den Schleim produzieren, bei der Biopsie entfernt wurden.
- Tampons sind sehr saugstark – denken Sie nur an das blaue Wasser, das in der Fernsehwerbung aufgesogen wird. Wenn Sie unter Scheidentrockenheit leiden und einem Mangel an fruchtbarem Schleim, sollten Sie einige Zyklen lang auf Binden ausweichen und schauen, ob das einen Unterschied macht.

Neben der Produktion und Abgabe von Zervixschleim durchläuft Ihr Gebärmutterhals auch einige Veränderungen im Zyklus. Er wird weich, hoch, offen und feucht. Wenn Sie Ihren Gebärmutterhals untersuchen – und das war jetzt Ihr Stichwort, ein Bein auf den Klodeckel oder Badewannenrand zu stellen, in der klassischen Tampon-Einführpose, oder sich einfach hinzuhocken –, können Sie ertasten, wie er sich im Verlauf Ihres Menstruationszyklus verändert. Im Vorfeld des Eisprungs fühlt sich Ihr Muttermund nacheinander wie folgt an:

- Weich, wie Ihre Lippen. Während des restlichen Zyklus wird er sich fester anfühlen, eher wie Ihre Nasenspitze.
- Hochstehend; der Gebärmutterhals zieht sich nach oben, um den Abstand zwischen Scheide und Gebärmutter zu verkürzen, damit Spermien eine größere Chance haben, die Reise zu überleben. Zu anderen Zeitpunkten während des Zyklus ragt er tiefer in die Scheide hinein, was zu Schmerzen bei penetrativem Sex führen kann.
- Offen, wie in: Die Tür steht offen, Jungs, kommt nur herein!
- Feucht, dank des ganzen Zervixschleims, den Ihr Körper wunderbarerweise produziert hat.

Wenn es da unten zu kribbeln beginnt

Dank des Östrogenanstiegs werden Ihre Genitalien stärker durchblutet, was wundervolle Körpergefühle auslöst und dafür sorgt, dass Sie tagträumen, wenn Sie eigentlich arbeiten sollten. Und das Beste ist: Sie kommen leichter zum Orgasmus! Alle einmal die Hand heben, die ebenfalls finden, dass dies die beste Zeit des Monats ist!

Die zusätzliche Blutzufuhr kann auch zur Folge haben, dass Ihre Klitoris sich in der Zeit um den Eisprung herum vergrößert. Hinzu kommen mehr Feuchtigkeit und eine erhöhte Libido dank Östrogen und Testosteron, sodass Sie jetzt gut beraten sind, sich Zeit für sich selbst zu nehmen oder sich Ihren Partner zu schnappen.

Mittlerweile ist Ihr dominanter Follikel von weniger als 4 Millimetern Größe zu Beginn Ihres Zyklus auf etwa 25 Millimeter angewachsen und der Eisprung – der Moment, in dem die im Follikel enthaltene reife Eizelle freigesetzt wird – steht kurz bevor.

Wenn die vom Follikel abgegebene Östrogenmenge vor dem Eisprung ihren Höhepunkt erreicht, wird eine Hormonsequenz eingeleitet, die den letzten Wachstumsschub auslöst, den der Follikel benötigt, um die Eizelle reifen zu lassen. Dieser Wachstumsschub erzeugt eine Ausbeulung auf der Oberfläche des Eierstocks, die dann aufbricht und – schwupps! – ist die reife Eizelle auch schon unterwegs.

Ist Ihr Körper nicht wunderbar?

Einige spannende Fakten zum Eisprung

- Die menschliche Eizelle ist die größte Körperzelle (ein Spermium ist übrigens die kleinste Zelle) und misst in etwa 0,1 mm.
- Menschen mit einem weiblichen Fortpflanzungsapparat werden bereits mit allen Eizellen geboren, die sie jemals haben werden. Bei der Geburt enthalten die Eierstöcke etwa eine Million unreife Eizellen, im Jugendalter nur noch 300 000 bis 400 000. Von diesen werden während der fruchtbaren Zeit nur 400 heranreifen und beim Eisprung freigesetzt werden, immer nur eine oder maximal zwei gleichzeitig. Jüngste Forschungen haben allerdings die Existenz von Stammzellen in den Eierstöcken nachgewiesen, was einige Experten für künstliche Befruchtung hoffen lässt, daraus reife Eizellen gewinnen zu können.
- Der Eisprung findet im Frühling meist am Morgen und während Herbst und Winter am Abend statt (rund 50 Prozent von uns haben ihren

Eisprung zwischen Mitternacht und 11 Uhr morgens im Frühling und 90 Prozent zwischen 16 und 19 Uhr in den kälteren Monaten).[9]

- Bei jüngeren Frauen findet der Eisprung meistens abwechselnd beim einen und dann beim anderen Eierstock statt, während er ab 30 häufiger am gleichen Eierstock erfolgt.[10]
- Sobald eine Eizelle freigesetzt wurde, ist sie nur 12 bis 24 Stunden lebensfähig. Manchmal können innerhalb dieses Zeitrahmens auch zwei Eizellen freigesetzt werden.
- Ein Eileiter kann auch eine Eizelle aufnehmen, die am Eierstock der gegenüberliegenden Körperseite freigesetzt wurde. Wenn also festgestellt wurde, dass einer Ihrer Eileiter nicht durchgängig ist oder Sie einen Eileiter aufgrund einer Eileiterschwangerschaft verloren haben, müssen Sie die Hoffnung nicht aufgeben. Einer Studie zufolge entstand rund ein Drittel aller spontanen Schwangerschaften dadurch, dass der verbleibende Eileiter die Eizelle von der anderen Körperseite auffing.[11] Das bedeutet, dass selbst dann, wenn Ihr rechter Eierstock und Ihr linker Eileiter nicht funktionstüchtig sind oder entfernt wurden, ihr linker Eierstock eine Eizelle freisetzen kann, die vom rechten Eileiter aufgefangen wird. Wie großartig ist das denn?!

Die Lutealphase – vom Eisprung bis zur Menstruation

Nach der Freisetzung der reifen Eizelle fällt der nun leere Follikel in sich zusammen, entwickelt eine eigene Blutzufuhr und wird zu einer temporären Drüse, die als Gelbkörper oder *Corpus luteum* bezeichnet wird. Dieser Gelbkörper ist verantwortlich für die Produktion und Freisetzung von Progesteron, dem dominanten Hormon in der Lutealphase. Progesteron ist ein reifungsförderndes Hormon und unterstützt eine Schwangerschaft, sofern sie denn eintritt. Es hat aber noch weitere gesundheitsförderliche Eigenschaften, denn es wirkt beispielsweise entzündungshemmend, beruhigt Nervensystem und Gemüt, verbessert den Schlaf (weswegen Sie womöglich nach dem Eisprung schneller in den Schlaf finden, tiefer schlafen und ab und an ein Nickerchen brauchen), regt den Aufbau von Knochengewebe an und hält das Östrogen im Zaum, indem es einen Mangel oder Überschuss ausgleicht (ein hoher Östrogenspiegel wird mit einem erhöhten Risiko für Brust- und Gebärmutterkrebs in Verbindung gebracht sowie einer ganzen Palette an Zyklussymptomen, über die Sie mehr in Teil III erfahren).

Kurze Nebenbemerkung: Wenn Sie hormonell verhüten und „Progesteron" ein Bestandteil des Mittels Ihrer Wahl ist, können Sie die eben genannten Gesundheitsvorteile leider nicht genießen. Das liegt daran, dass Verhütungsmittel *Progestin* enthalten und nicht Progesteron; dabei handelt es sich um zwei unterschiedliche Moleküle. Progesteron produzieren Sie nur, wenn Sie ovulieren, was bei der Einnahme der Pille natürlich nicht passiert.

Mein Spitzname für Progesteron ist der „große Entschleuniger", denn es lässt uns die Dinge langsamer und vorsichtiger angehen und wir bekommen mehr Lust, zu Hause zu sein und uns auszuruhen. Im Grunde genommen sorgt es dafür, dass Sie für den Fall, dass eine Empfängnis stattgefunden hat, sicher und gut aufgehoben sind. Es lässt im Übrigen nicht nur Sie selbst langsamer werden, sondern auch Ihre Verdauung, und sorgt so dafür, dass Ihr Darm mehr Zeit hat, die Nährstoffe aus dem Essen zu gewinnen und aufzunehmen – schließlich kann es ja sein, dass Sie einen sich entwickelnden Embryo mit durchfüttern müssen. Sie werden auch feststellen, dass Ihr Appetit während der Lutealphase zunimmt, weil Ihr Körper sich schon einmal dafür rüstet, ein Baby heranwachsen zu lassen und unterzubringen. Wehren Sie sich nicht dagegen, denn wenn Sie nicht häufig genug essen, werden instabile Blutzuckerwerte echte Heißhungerattacken auslösen. Achten Sie einfach darauf, nicht ausschließlich nach stark kohlenhydrathaltigen Produkten mit viel Zucker zu greifen, und wählen Sie stattdessen Proteine und komplexe Kohlenhydrate wie Vollkornprodukte und Gemüse.

Nach dem Eisprung trocknet Ihr Zervikalschleim über Nacht ein und verdickt sich. Er wird pastös und bröckelig und weist eventuell eine leichte Gelbfärbung auf. Sie werden an den Spuren in Ihrem Schlüpfer erkennen, dass der Schleim nun verkrustet. Ihr Muttermund senkt und verschließt sich und wird fester. Diese Veränderungen sind ein sicheres Zeichen dafür, dass Ihr Östrogenspiegel gesunken ist. Wenn Sie in der Lutealphase einen zweiten Schub an feuchtem Zervixschleim mit der Konsistenz von Eiklar erleben, dann zeigt dies keine fruchtbare Zeit an, sondern hat damit zu tun, dass Ihr Progesteronspiegel gesunken ist, während das Östrogen wieder zugelegt hat (allerdings nicht bis zu den Pegeln, die vor dem Eisprung erreicht wurden). Dieser relativ hohe Anteil an Östrogen im Verhältnis zum Progesteron sorgt für einen flüssigeren Zervixschleim.

Aufgrund der wärmenden Eigenschaften von Progesteron schlägt sich seine plötzliche Produktion in einem Anstieg der Basaltemperatur nieder. Wenn Sie schwanger sind, wird das Progesteron weiter produziert und nach 18 aufeinanderfolgenden Tagen mit einer erhöhten Basaltemperatur sollten Sie von einer Schwangerschaft ausgehen.

Während sich Ihre Gebärmutter auf eine mögliche Einnistung vorbereitet, bei der sich ein befruchtetes Ei in die Gebärmutterschleimhaut bohrt, schwellen die Zellen in dieser Schleimhaut an und werden so stark mit Flüssigkeit aufgepumpt, dass sie als eine glatte Oberfläche erscheinen und die Schleimhaut eine Dicke von 18 Millimetern erreichen lassen (wie Sie sich vielleicht erinnern, betrug die Dicke zu Beginn des Zyklus gerade einmal 4 Millimeter, also findet da eine Menge Aufbauarbeit statt).

Findet keine Einnistung statt, beginnt der Gelbkörper sich aufzulösen und ungefähr am 26. Tag eines 28-Tage-Zyklus stoppt er die Hormonabgabe. Die Gebärmutterschleimhaut beginnt mit dem Abbau, was die Menstruation einleitet und die Rückkehr zur Follikelphase.

Tests zur Vorhersage des Eisprungs

Ich kann Ihnen gar nicht sagen, wie oft Klientinnen mit Kinderwunsch mir erzählen, dass sie sich auf diese Tests verlassen, um zu wissen, wann der Eisprung stattfindet und folglich die beste Zeit für Sex oder den Einsatz von Samenspenden ist. Jedes Mal, wenn ich das höre, atme ich tief durch und sage: „Ok, ich kenne da womöglich einen viel einfacheren Weg, wie man die Chancen erhöhen kann, schwanger zu werden.“ Also, liebe Leserinnen, wer wirklich darauf warten will, dass im Fenster des (kostspieligen) Teststicks ein Smiley erscheint, verpasst wahrscheinlich einen großen Teil des Fruchtbarkeitsfensters. Wenn Schleim mit

Eiklarkonsistenz vorhanden ist, kann ein Spermium darin bis zu fünf Tage überleben, warum also sollte man die kleinen Kerlchen nicht ein wenig da drinnen herumlungern lassen (darin sind sie eh gut). Diese Tests können einen Eisprung nicht erkennen, denn sie messen nur den Anstieg an luteinisierendem Hormon (LH), der rund 12 bis 36 Stunden *vor* dem Eisprung stattfindet und ihn letztendlich auslöst. Wenn Sie jedoch nicht häufig genug testen, können Sie den Anstieg verpassen. Sie sind wirklich besser beraten, Ihre Temperatur und Ihren Zervixschleim zu beobachten, was Sie im Übrigen – bis auf den Kauf eines Thermometers – keinen Cent kostet. Nach dem Eisprung steigt Ihre Basaltemperatur durch das Progesteron um rund 0,2°C an, was das Aufzeichnen der Temperatur zu einer hocheffektiven Methode macht, wenn man feststellen will, ob und wann ein Eisprung stattgefunden hat. Auch wenn man den Eisprung hier erst im Nachhinein feststellt, können Sie so nach und nach Ihren Zyklus kennenlernen und für zukünftige Zyklen Ihre Fruchtbarkeit vorhersagen. Bei einigen zeigt sich ein kurzer Temperaturabfall oder „Nadir" vor dem Eisprung, der ein Anzeichen dafür sein kann, dass dieser kurz bevorsteht.

TEIL 2

DIE ZYKLUSSTRATEGIE

Mit ihrer ersten Blutung erhält eine Frau ihre Kraft.
In den Jahren, in denen sie blutet, nutzt sie sie.
In der Menopause wird sie zu ihr.
– Weisheit der amerikanischen Ureinwohner –

Nachdem Sie nun wissen, wie Ihr Körper und Ihr Menstruationszyklus funktionieren, wollen wir uns näher anschauen, wie das Auf und Ab der Hormone Ihr tägliches Leben beeinflusst und wie Sie dieses Wissen nutzen können, um Karriere, Beziehungen und Gesundheit zu fördern. Energie, Stimmung, Appetit, Schlaf, sexuelles Verlangen, Kreativität, Produktivität, Konzentrationsfähigkeit, die Lust unter Menschen zu gehen und Ihr Bedürfnis nach Bewegung beziehungsweise Ruhe werden stark dadurch beeinflusst, an welchem Punkt in Ihrem Zyklus Sie sich befinden. Das Leben wird wesentlich einfacher, wenn der Groschen gefallen ist und Sie endlich verstehen, was in den einzelnen Phasen normalerweise abläuft, denn mit dem Wissen um die inneren Abläufe können Sie sich selbst mit Nachsicht begegnen.

Wie Sie in den folgenden Kapiteln feststellen werden, habe ich den Menstruationszyklus in vier klar unterscheidbare Phasen aufgeteilt, von denen jede einer der vier Jahreszeiten zugeordnet wird:

- Während Ihrer Menstruation befinden Sie sich im *Winter.*
- Die Phase vor dem Eisprung ist Ihr *Frühling.*
- Rund um den Eisprung herum herrscht bei Ihnen *Sommer.*
- Die prämenstruelle Phase (rund eine Woche, bevor Ihre Regel beginnt) entspricht dem *Herbst.*

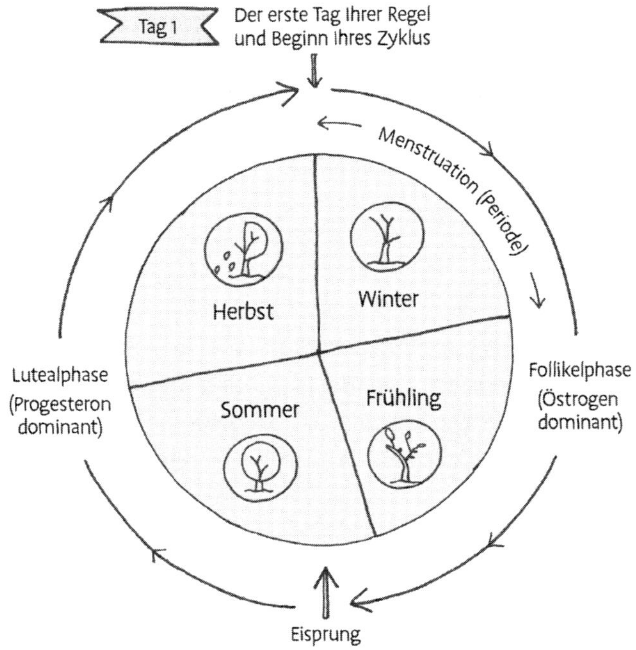
Tag 1
Der erste Tag Ihrer Regel und Beginn Ihres Zyklus
Menstruation (Periode)
Winter
Herbst
Frühling
Sommer
Follikelphase (Östrogen dominant)
Lutealphase (Progesteron dominant)
Eisprung

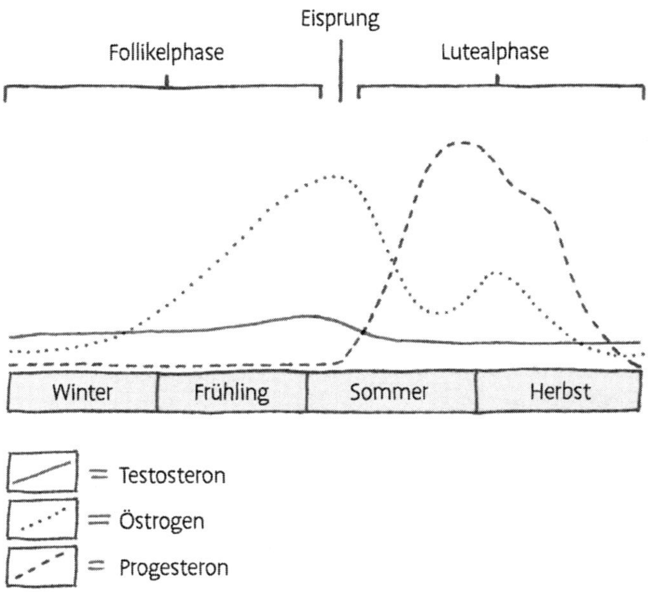
Eisprung
Follikelphase
Lutealphase
Winter
Frühling
Sommer
Herbst
= Testosteron
= Östrogen
= Progesteron

Jede Jahreszeit Ihres Zyklus birgt ihre eigenen Superkräfte und Gefahren. Sie werden nicht nur diese kennenlernen, sondern auch erfahren, aufgrund welcher biochemischen Cocktails wir uns im Verlauf eines Zyklus so stark verändern. Und dann nämlich können Sie in Ihren Kalender schauen und Ihr Arbeits- und Privatleben zumindest in Teilen an die jeweiligen Zyklusphasen anpassen. Natürlich wird es Dinge geben, die Sie nicht ändern können – vermutlich sogar viele. Aber wenn Sie im Einklang mit Ihren inneren Jahreszeiten sind, können Sie besser respektieren, an welcher Stelle Sie sich in Ihrem Zyklus befinden, sodass Sie bei Punkten, die Sie nicht verschieben oder auslassen können, besser verstehen, was gerade abläuft. Und so können Sie bestmöglich für sich sorgen, was Ihnen einige Seelenpein und Katastrophen ersparen kann. Vergleichen wir es mit einem kalten, regnerischen und windigen Tag. Es gibt Zeiten, da möchten Sie einfach nicht nach draußen gehen und können Ihre Pläne ändern, aber wesentlich häufiger werden Sie sich einfach entsprechend anziehen, einen Schirm schnappen und hinaus müssen, und genau hier kann die Zyklusstrategie hilfreich sein.

Obwohl mit jeder Jahreszeit bestimmte Fähigkeiten und Fallstricke verbunden sind, geht es hier um *Ihre* Erfahrungen mit *Ihrem* Zyklus, weshalb ich gleich zu Beginn betonen möchte, wie wichtig es ist, dass Sie Ihren Zyklus von Anfang an aufzeichnen und damit meine ich *ab heute*. Die in diesem Abschnitt enthaltenen Beschreibungen stammen aus meiner Ausbildung und den Erfahrungen, die ich in den vergangenen zehn Jahren durch meine Arbeit gesammelt habe. Dennoch hat auch dieses Buch seine Grenzen und kann nicht jede Einstellung und jedes Erlebnis abbilden, sodass es sein kann, dass die in den kommenden Kapiteln geschilderten Erfahrungen den Ihrigen entsprechen oder auch nicht. Und das ist völlig in Ordnung. Wie bei allen Dingen ist es Ihr eigenes Erleben, das zählt. Sehen Sie die Zyklusstrategie als eine Schablone, die Ihnen als Ausgangspunkt dienen kann – ein flexibles Rahmenwerk, innerhalb dessen Sie experimentieren können, während Sie Ihren Zyklus kennenlernen und eigene Daten sammeln.

Bei der Zyklusstrategie geht es nicht darum, einen perfekten „Bilderbuchzyklus“ zu haben. Wenn Ihr Zyklus kurz oder lang, unregelmäßig oder gerade nicht vorhanden ist, dann ist sie sogar noch nützlicher für Sie. Ich kann Ihnen gar nicht sagen, mit wie vielen Menschen ich gearbeitet habe, deren Zyklus sich auf eine feste Anzahl von Tagen einpendelte, nachdem sie einmal begonnen hatten, ihn gewissenhaft aufzuzeichnen. Wenn Sie nicht menstruieren – vielleicht weil Sie die Pille abgesetzt oder ein Baby bekommen haben und nun darauf warten, dass Ihre Periode wiederkehrt, oder weil Sie die Menopause schon hinter sich haben oder keine Gebärmutter mehr besitzen –, dann haben Sie trotzdem die Möglichkeit, Ihre Temperatur zu messen und den Rhythmus der vier Jahreszeiten in Ihr Leben zu bringen. Ich habe diesen speziellen Zeiten im Leben ebenso wie den Teenager- und perimenopausalen Jahren (die Zeit, bevor Ihre Regel endgültig ausbleibt und in der Sie unter Symptomen wie beispielsweise Hitzewallungen leiden – siehe Seite 258) ein spezielles Kapitel gewidmet (Kapitel 7). Hier gehe ich auch darauf ein, wie das Erleben Ihres Zyklus abweichen kann, wenn Sie transsexuell oder nichtbinär sind.

Das Schöne an der Zyklusstrategie ist, dass Sie allein entscheiden, wann jede Jahreszeit beginnt und endet, und was Ihre persönlichen Superkräfte und Fallstricke in den einzelnen Phasen sind (Ihr Erleben und Ihre Einstellung hierzu kann sich übrigens im Verlauf Ihres Lebens ändern). Sobald Sie erst einmal für einige Monate Aufzeichnungen vorgenommen haben, werden Sie Ihre Jahreszeiten bestimmen können. Ist Ihr Zyklus eher kurz, werden Sie feststellen, dass eine oder zwei Jahreszeiten besonders kurz ausfallen. Ist er hingegen eher lang, halten Sie sich womöglich eine ganze Weile im Frühling auf und fragen sich, wann zum Teufel es nun endlich Sommer wird und der Eisprung stattfindet. Leiden Sie stark in der prämenstruellen Phase, dann kann es sein, dass Ihr Herbst unmittelbar nach dem Eisprung beginnt und ganz schön lang ist.

Mir ist besonders wichtig, dass Sie die von Ihnen gesammelten Daten und die damit verbundenen Erkenntnisse wertschätzen und respektieren und dass Sie lernen, Ihre eigenen Bedürfnisse zu erkennen und gut für sich zu sorgen. Sie kennen Ihren Körper und Geist besser als jeder andere, und wenn Sie die Symptome und Erfahrungen Ihres Zyklus aufzeichnen, dann halten Sie das Ruder fest in der Hand, um Ihr Leben und Ihre Gesundheit in die richtige Richtung zu lenken.

Es geht hier um Ihren Zyklus. Ihren Körper. Ihr Leben. Den meisten von uns wurde beigebracht, dass unsere Fortpflanzungssysteme und

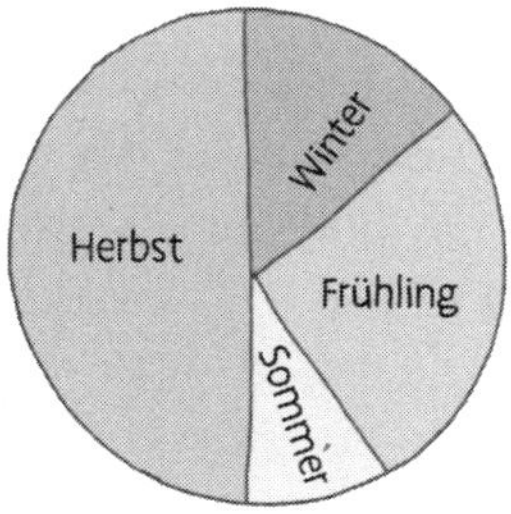

Leidet jemand unter PMS/PMDD, dann beginnt der Herbst evtl. schon nach dem Eisprung.

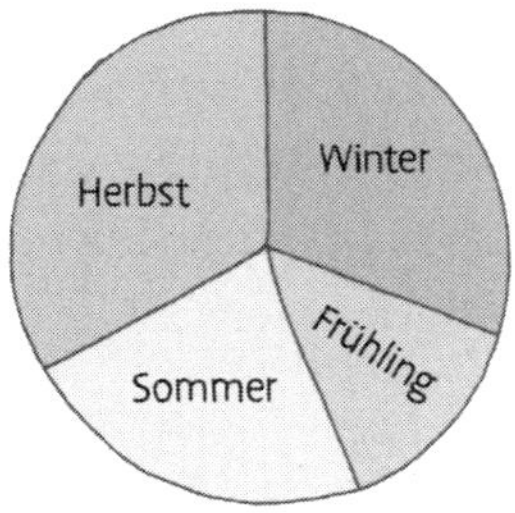

Wird die Periode als sehr auslaugend empfunden, ist der Winter evtl. recht lang.

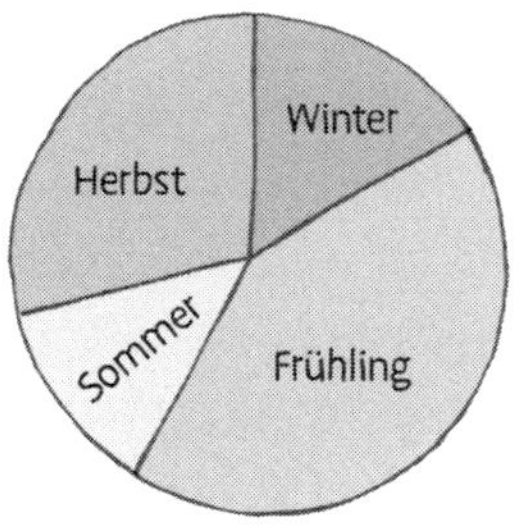

Bei einem langen Zyklus kann der Frühling ungewöhnlich lang sein.

Hormone im Leben eher hinderlich sind, aber das halte ich für ausgemachten Blödsinn, denn es ist unser Zyklus, der uns dorthin bringt, wo wir im Leben hinsteuern – geben Sie das Ruder also bloß nicht aus der Hand!

Mein ewiger Dank gilt den beiden Begründerinnen der *Red School*, Alexandra Pope und Sjanie Hugo Wurlitzer, die mich alles über die Jahreszeiten des Menstruationszyklus gelehrt und mir freundlicherweise gestattet haben, diese zusammen mit einigen Eigenschaften, die sie auf Grundlage ihrer Arbeit mit jeder Jahreszeit verbinden, in dieses Buch aufzunehmen. Ich kann ihr Buch *Wild Power* und die Ausbildungen, die sie über die *Red School* anbieten, nur empfehlen (siehe Anhang).

Warum das Aufzeichnen sich lohnt

Das Nachverfolgen und Entwickeln eines Bewusstseins für Ihren Menstruationszyklus zählt zu den besten Maßnahmen der Selbstfürsorge, die Sie ergreifen können. Außerdem erfordert es im Vergleich zum Gang ins Fitnessstudio, dem Beginn einer Diät oder dem Verzicht auf Kaffee nur wenig Mühe. Wenn es darum geht, gesunde Veränderungen vorzunehmen, zählt das Zyklusbewusstsein zu den Gewohnheiten, die sich am leichtesten anfangen, fortführen und umsetzen lassen. Hinzu kommt, dass der Erfolg sich recht schnell einstellt. Wenn Sie eine Minute am Tag Zeit haben (und das kann sogar sein, während Sie sich die Zähne putzen oder das Kaffeewasser aufsetzen), dann können Sie Zyklusbewusstsein praktizieren, denn es geht allein darum, festzustellen und zu notieren, wie Sie sich fühlen.

In den Jahren, in denen wir menstruieren, finden wir auch heraus, wer wir sind, arbeiten an unseren Verletzungen, entwickeln unsere Stärken und fühlen uns zunehmend zu Hause in uns selbst. Sie befinden sich in einem ständigen Kreislauf, der von Ihrem Menstruationszyklus gesteuert wird, und jeder weitere, den Sie durchlaufen, gibt Ihnen die Chance, ein wenig (oder auch gewaltig) zu wachsen und die Haut des vorherigen Zyklus abzustreifen. Sie werden feststellen, dass Sie nach außen in die Welt hineinwachsen, aber auch in Ihrem Inneren. Mit wachsender Überzeugung erkennen Sie Ihr Recht an, hier auf diesem Planeten zu sein und Ihre wahrhafte Größe zu leben. Der Weg dorthin ist nicht immer angenehm, und manchmal gewinnt der Frust die Oberhand. Aber es gibt auch Zeiten, in denen es sich wunderbar und ganz schön großartig anfühlt, sich auf diese Weise selbst kennenzulernen.

In verdichteter Form erleben wir in jedem Menstruationszyklus unsere Erfahrungen von der Menarche (der ersten Periode) bis zur Menopause, sodass jeder Zyklus in gewisser Weise der Vorbereitung auf das Ende der fruchtbaren Zeit dient. Es ist die innere Arbeit, die durch das Aufzeichnen des Zyklus angestoßen wird, und uns hilft, den psychischen Übergang zur Menopause mit mehr Leichtigkeit zu bewältigen – denn wenn wir in der Perimenopause, also der Zeit vor der Menopause, landen und noch immer nicht wissen, was eigentlich in unserem Körper vorgeht, können die Zeiten ganz schön hart werden.

Das Zyklusbewusstsein hilft Ihnen, Ihre sich verändernden Stimmungen und Energielevel zu spüren und darauf zu reagieren, wodurch eine innere Stabilität und Flexibilität entsteht, die es Ihnen erlaubt, freundlich zu sich selbst zu sein. Es eröffnet Ihnen die Möglichkeit, eine Art Zykluskarte Ihres Monats zu erstellen und Ihren Kalender daran auszurichten. Und Sie lernen, wie Sie sich gut um sich kümmern und so das Beste aus jeder Zyklusphase herausholen können.

Wenn Sie Ihre Gefühle und Erfahrungen aufzeichnen, beginnen Sie Ihre eigenen Stärken und Herausforderungen zu erkennen und können die Zyklusstrategie dann an Ihre persönlichen Muster anpassen. Im Laufe der Zeit werden Sie feststellen, dass es Zeiten in Ihrem Zyklus gibt, in denen Sie sogar in der Lage sind, Ihre Stimmung und Ihren Energiepegel für den Tag vorherzusagen. Sie werden entdecken, wann Sie Lust haben, sich mit Freunden zu treffen und auszugehen, und wann Sie Zeit für sich alleine brauchen – und all das bis zu einem gewissen Grad vorhersehen zu können, ist gut für Ihre Beziehungen, denn es gibt den Menschen in Ihrem Umfeld eine Blaupause für Ihren individuellen Rhythmus. Wenn Sie sich an Tag 26 am liebsten auf dem Sofa lümmeln und beim Schauen Ihrer Lieblingsserie Essen vom Lieferdienst vertilgen möchten, Ihr Partner aber einen Tisch in einem netten Restaurant reserviert hat und Sie außerdem nicht wissen, was Sie verdammt noch mal anderes tragen sollen als eine Jogginghose, weil Sie sich gerade total aufgebläht und generell eher unattraktiv fühlen, dann kann das schon einmal zu Spannungen führen. Kennt Ihr Lieblingsmensch hingegen Ihren Menstruationsplan (auf welche Weise auch immer Sie ihn darüber informieren möchten), dann weiß er, dass Sie jetzt am liebsten mit einem Hähnchen-Curry auf dem Sofa sitzen, wenig reden und maximal ein bisschen kuscheln möchten (solange Sie dabei nicht dem anderen beim Kauen zuhören müssen).

Das Aufzeichnen des Zyklus fördert das Körperbewusstsein – also Ihre Fähigkeit, Ihren Körper zu verstehen und zu lesen. Die Auswirkungen auf das Selbstbewusstsein und die psychische Gesundheit sind so enorm, dass ich überzeugt bin, dass ein Zyklusbewusstsein die größte bislang noch ungenutzte Ressource zur Verbesserung der geistig-seelischen Gesundheit von Menstruierenden ist. Es eröffnet die Möglichkeit festzustellen, ob man nur zu bestimmten Zeiten im Zyklus deprimiert oder besorgt ist, oder ob dieser Zustand generell überwiegt. Fühlt man sich überwiegend so, kann man untersuchen, ob diese Gefühle sich in der prämenstruellen Phase intensivieren – ein Phänomen, das auch als prämenstruelle Exazerbation bekannt ist. Doch auch wenn sich psychische Probleme zyklusbedingt potenziell verstärken können, gibt es zugleich Momente der Linderung, und das Aufzeichnen Ihres Zyklus ermöglicht es Ihnen, diese optimal zu nutzen.

Mit dem Zyklus zu arbeiten, ist ein kontinuierlicher Prozess, die Spreu vom Weizen zu trennen und sich zu sagen: „Das fühlt sich nicht gut an, und das auch nicht, aber das hier ist super, gebt mir mehr davon!" Es ist eine Achtsamkeitsübung, die eine erdende Wirkung hat. Wenn Sie es sich angewöhnen, immer wieder in sich hineinzuhorchen, bedeutet dies auch, dass Sie Ihre eigenen Bedürfnisse und Wünsche besser einschätzen und Ihre Muskeln spielen lassen können, wenn es um das Setzen von Grenzen und Selbstliebe geht. Der Zyklus ist wie ein fester Raum – er sagt Ihnen, wo Sie stehen und wer Sie sind, und er gibt Ihnen alles an die Hand, was Sie benötigen, um sich zu entwickeln und genau zu der Person zu werden, die Sie sein möchten. Sie können an ihm wachsen und er entwickelt sich gemeinsam mit Ihnen und eröffnet Ihnen die Möglichkeit, immer stärker in sich selbst zu ruhen.

Am Ende dieses Teils wissen Sie, dass Abweichungen in Bezug auf Appetit, Energie, Stimmung, Libido und Schlafbedürfnis ebenso zu 100 Prozent normal sind wie Ihr wechselndes Bedürfnis nach Geselligkeit und Alleinsein, und dass all diese Dinge zudem noch ziemlich gut vorhersagbar sind. Sie werden erfahren, dass Ihr Menstruationszyklus nicht medikalisiert oder behandelt werden muss, es sei denn natürlich, Sie selbst wünschen es. Das Aufzeichnen Ihres Zyklus wird Ihnen helfen festzustellen, wann Ihre Symptome zuschlagen und was mögliche Auslöser sind, und Sie können die gesammelten Daten zudem mit Ihrer Ärztin oder Ihrem Arzt besprechen. Sie helfen Ihnen, für sich einzustehen, sodass Sie eine passende Behandlung erhalten.

Denken Sie immer daran: Kein Experte kennt Sie besser, als Sie selbst sich kennen.

Wie wird aufgezeichnet?

Das Beobachten des Zyklus kann in 15 Sekunden erledigt sein. Allerdings wird es wahrscheinlich immer auch Zeiten geben, in denen Sie in die Tiefe gehen und eine halbe Stunde oder länger mit dem Notieren Ihrer Gefühle und Empfindungen verbringen. Das Ziel besteht darin, eine für Sie geeignete Form zu finden. Nachfolgend finden Sie einige hilfreiche Ideen für den Anfang.

Ein Wort sagt alles

Wenn Sie sich noch nicht sicher sind, ob das überhaupt etwas für Sie ist, oder Sie sich fragen, wie zum Teufel Sie das Ganze in einen ohnehin schon voll gepackten Alltag einbauen sollen, dann wird Ihnen diese Methode gefallen.

Notieren Sie jeden Tag einfach nur ein Wort, das Ihre Gefühle am passendsten beschreibt. Mehr nicht. Ja, ich weiß, das klingt schon fast zu einfach, aber es sind häufig die schnellsten und einfachsten Methoden, die uns den Einstieg erleichtern und uns bei der Stange bleiben lassen, und genau das streben wir an: eine tagtägliche Gewohnheit. Ein Wort am Tag ist also bereits großartig, weil es Ihnen ermöglichen wird, Muster zu erkennen – wobei ich allerdings davon ausgehe, dass Ihre Neugier geweckt werden wird (warum auch nicht, schließlich sind Sie ein faszinierendes Beobachtungsobjekt) und Sie werden beginnen, mehr zu notieren.

Selbst wenn Sie die meiste Zeit anders vorgehen, wird es wahrscheinlich Tage geben, an denen Sie sich so fantastisch fühlen, dass Sie das Aufzeichnen komplett vergessen (ja, ich gestehe, das ist mir auch schon passiert). Wenn Sie dazu tendieren, dann notieren Sie in diesen Wohlfühlphasen einfach nur ein Wort pro Tag.

Sie können das Zyklusrad auf Seite 393 verwenden, sich eine Notiz auf Ihrem Smartphone machen oder, wenn Sie Excel-Tabellen mögen (das scheint es auch zu geben), eine solche Tabelle anlegen, die es Ihnen leicht macht, die einzelnen Monate miteinander zu vergleichen. Tatsächlich ist ein Wort pro Tag in einer Excel-Tabelle nicht die schlechteste Idee.

Wie wär's mit einer App?

Apps für Smartphones, beispielsweise *Clue*, *Kindara* und *Natural Cycles* (und andere; nicht alle hier genannten Apps sind auch auf Deutsch erhältlich; Anm. d. Übers.), bringen viele Vorteile mit sich – sie sind benutzerfreundlich und ihre Erinnerungen helfen, wenn Sie einmal vergessen, an welchem Punkt in Ihrem Zyklus Sie sich gerade befinden. Aber sie vereinfachen und generalisieren Erfahrungen auch, wodurch ein Vergleich verschiedener Monate erschwert werden kann. Ich würde mir wünschen, dass Sie mehr in die Tiefe gehen, aber Sie müssen deshalb Ihre Zyklus-App nicht gleich löschen. Tatsächlich können sich die App und das Aufzeichnen Ihres Zyklus gut ergänzen. Sie sollten sich allerdings vorab genau informieren, da einige Apps die gesammelten Daten an Pharmaunternehmen verkaufen. Aus diesem Grund empfehle ich häufig die Anwendung *Clue*, weil sie die Daten nicht verkauft, sondern stattdessen mit Forschungsinstituten der Universitäten Oxford, Columbia und Stanford zusammenarbeitet. Außerdem mag ich die Benutzeroberfläche, weil sie geschlechtsneutral ist.

Die altmodische Methode: Papier und Stift

Das ist meine Lieblingsmethode, weil Sie nach Belieben viel und wenig schreiben und einzelnen Tagen einen Farbcode zuordnen (dazu gleich mehr) können. Wenn Sie bereits ein Bullet Journal besitzen (ein System, mit dem man ein Notizbuch nutzen kann, um verschiedene Aspekte des Lebens zu planen, zu organisieren und festzuhalten), dann können Sie es verwenden, um jeden Tag einige Dinge zu notieren, die Sie beobachten möchten, etwa Energiepegel, Appetit und Lust auf Sex. Oder Sie nutzen eine Tabelle auf die gleiche Weise, wie Sie einen Habit Tracker, also ein Tool zum Aufzeichnen von Gewohnheiten, verwenden und setzen entweder Häkchen oder bewerten jeden Punkt auf einer Skala von eins bis zehn. Bei der Verwendung solcher Aufzeichnungshilfen empfehle ich Ihnen, Raum für Gedanken zu lassen, die nicht einstufbar sind, denn die wird es mit Sicherheit geben.

Da das Zyklusrad eine einfache Methode ist, den gesamten Zyklus auf einen Blick zu erfassen (ein Beispiel für ein ausgefülltes Rad sehen

Sie auf Seite 393), können Sie Kopien in Ihr Notizbuch kleben oder kreativ werden und Ihr eigenes zeichnen. Ein leeres Zyklusrad kann kostenlos von meiner Webseite (siehe Anhang) heruntergeladen werden.

Was wird aufgezeichnet?

Festzuhalten, wie Sie sich körperlich und psychisch fühlen, ist eine relativ einfache Methode der Selbstfürsorge, weil Sie so die Möglichkeit haben, Muster zu erkennen und herauszufinden, was Sie brauchen, um sich genährt und belastbar zu fühlen. Sie gewinnen durch diese tägliche Praxis an Stärke, wobei es nicht darum geht, die Dinge so zu verbessern, dass Ihre Stimmung und Energie nie kippen, denn – Überraschung! – auch Sie sind nur ein Mensch. Stärke bedeutet einerseits körperliche Belastbarkeit, aber es liegt auch Stärke darin, verletzlich zu sein, weich zu werden und gut zu sich zu sein sowie zu erkennen und zu respektieren, wo Sie gerade stehen und mit dem zu arbeiten, was Ihnen gerade zur Verfügung steht.

Ihren körperlichen Zustand können Sie aufzeichnen, indem Sie auf Folgendes achten:

- Energiepegel
- Schlafstörungen
- Libido
- Appetit
- Heißhunger
- Verdauungsprobleme
- Aufgeblähtheit
- Brustspannen
- Kopfschmerzen
- Rücken- oder andere körperliche Schmerzen
- Regelschmerzen
- Basaltemperatur
- Zervixschleim
- Position des Muttermunds

Sie sollten auch festhalten, wie es Ihnen emotional geht. Nicht jedem Menschen fällt es gleich leicht, die eigenen Gefühle zu erkennen. Ich habe eine ganze Weile und viele Therapiestunden benötigt, um das, was in mir abläuft, benennen zu können. Wenn Sie mit ähnlichen Problemen zu kämpfen haben oder an einigen Zyklustagen Hilfe benötigen, kann die folgende Liste vielleicht als Unterstützung dienen.

- Friedlich
- Zerstreut
- Aufgedreht
- Geerdet
- Ruhelos
- Ängstlich
- Deprimiert
- Stabil
- Frustriert
- Verwirrt
- Wütend
- Gekränkt
- Eifersüchtig
- Aufgeregt
- Freudvoll
- Zweifelnd
- Stark
- Schwach
- Gut drauf
- Traurig
- Glücklich
- Leer
- Ausgefüllt (kann sich gut anfühlen oder auch zu viel sein)
- Genährt
- Besorgt
- Zufrieden

Sie können auch Ihr Bedürfnis nach Dingen festhalten, beispielsweise nach:

- Essen
- Trinken
- Schlaf
- Gesellschaft und Gesprächen
- Ruhe und Raum für sich
- Aktivität
- Hilfe
- Nähe und Sex – mit sich selbst oder einer anderen Person
- Kunst und Kultur
- einem Geschirrspüler
- Zeit für Dinge, die Ihnen wichtig sind
- einem heißen Bad

An Tagen, an denen Sie Ihre Stimmung und Erfahrungen tiefergehend ergründen möchten, können die folgenden Fragen hilfreich sein. Je nachdem, an welchem Punkt in Ihrem Zyklus Sie sich befinden, werden einige Fragen Ihnen relevanter erscheinen als andere. Sie können ganz nach Belieben alle Fragen beantworten oder auch nur eine einzige.

- Ist dies eine Phase in Ihrem Zyklus, in der Sie sich wohl fühlen, oder stehen Sie eher neben sich?
- Welche Bedürfnisse haben Sie emotional, körperlich, seelisch und ganz praktisch? Wie können Sie sie befriedigen?

- Was fühlt sich heute leicht an? Und was schwer?
- Welche Teile Ihrer Persönlichkeit sind in dieser Zyklusphase aktiv? In welcher Weise sind sie hilfreich oder hinderlich?
- Zu wem oder was fühlen Sie sich hingezogen und was stößt Sie gerade ab? Wie fühlt sich das an?
- Wie geht es Ihnen mit Ihrer Beziehung zu sich selbst in dieser Phase, wie sehen Ihre Selbstgespräche aus?
- Wie ist Ihre Beziehung zu anderen in dieser Phase, wie sehen Ihre Gespräche mit anderen aus?
- Sind Sie freundlich zu sich selbst, und wenn nicht, woran liegt es?
- Wie reagieren die Menschen in Ihrem Umfeld während dieser Phase auf Sie und wie fühlen sich diese Reaktionen für Sie an?
- Vor welchen Herausforderungen stehen Sie, wie können Sie sich selbst unterstützen und wie können Sie andere um Unterstützung bitten?
- Was ist heute Ihr tiefster Wunsch und wie hängt das mit dem Punkt zusammen, an dem Sie sich gerade in Ihrem Zyklus und in Ihrem Leben befinden?
- Was ist heute Ihre größte Angst und wie hängt das mit dem Punkt zusammen, in dem Sie sich gerade in Ihrem Zyklus und in Ihrem Leben befinden?
- Wenn es eine Sache gäbe, die Sie heute verbessern könnten, was wäre es?
- Welchen Grund haben Sie heute, stolz auf sich sein?
- Wofür sind Sie heute dankbar?
- Wo kommen Sie nicht voran oder verlieren Sie die Selbstkontrolle?
- Was sind Ihre natürlichen Talente in jeder Phase und wie können Sie sie hervorheben oder dafür sorgen, dass sie von anderen bemerkt werden?
- Welche Unterstützung können Sie sich selbst in den einzelnen Phasen geben oder von anderen erbitten?

Wie nutze ich die Informationen?

Es liegt ganz an Ihnen, wie intensiv Sie Ihre Aufzeichnungen betreiben möchten, wobei Sie – ehrlich gesagt – am Ende eine ganze Menge Informationen haben könnten. Schauen wir uns also einmal an, welchen Nutzen Ihre Notizen potenziell haben.

Am Ende jedes Zyklus sollten Sie sich einen Moment Zeit nehmen, um zu rekapitulieren, wie es sich angefühlt hat, alles aufzuzeichnen, und welche Daten Sie dabei gewonnen haben. Welche Intention oder welchen Plan haben Sie in diesem Zyklus verfolgt und hat die Umsetzung geklappt? Was hat dabei geholfen und was war eher hinderlich? Welche Erkenntnisse haben Sie gewonnen und wie können Sie diese in künftigen Zyklen praktisch nutzen? Wie können Sie mehr Selbstliebe entwickeln?

Wenn Sie das Zyklusrad oder ein Notizbuch verwenden, dann können Sie Anfang und Ende der Jahreszeiten abschätzen, indem Sie jedem Tag eine Farbe zuweisen. Wenn Sie dies tun, werden Sie innerhalb weniger Zyklen erkennen, wie vorhersagbar Ihr Zyklus ist und können im Vorfeld schon Tage farblich markieren. Wenn Ihre beste Freundin dann mit Ihnen um die Häuser ziehen will, wissen Sie, welche Tage dafür am ehesten geeignet sind. Da bleibt dann nur zu hoffen, dass die von Ihnen vorgeschlagenen Termine auch zum Zyklus Ihrer Freundin passen!

Gefahr erkannt, Gefahr gebannt! Wenn Sie feststellen, dass es Tage gibt, die ständig schwierig für Sie sind, dann sollten Sie sich selbst im Kalender vorwarnen. Ich markiere beispielsweise die Tage 1, 2, 6 und 20 meines Zyklus mit „Mach langsamer“. An diesen Tagen fühle ich mich nämlich meist etwas ausgelaugt. Die Tage 21 und 24 hingegen bekommen die Markierung „Alleine sein“, denn dann sehne ich mich meist nach Stille. Auf diese Weise geschieht alles, was ich für diese Tage plane, mit Achtsamkeit für meine Gefühle und ich versuche, Termine möglichst auf andere Tage zu verschieben.

Das Aufzeichnen Ihres Zyklus hilft Ihnen zu planen, wann es Zeit ist für schwere Arbeit, für Ruhe, den Gang ins Fitnessstudio, gesellige Runden und Alleinsein. Den meisten von uns gelingt es nicht, ein Leben zu führen, dass zu 100 Prozent im Einklang mit dem Zyklus ist. Umso wichtiger ist es, achtsam mit uns selbst umzugehen, wenn das Leben sich gerade einmal nicht auf die jeweilige Phase abstimmen lässt. Wenn Sie in Ihrer prämenstruellen Phase ein voll gepackter Arbeitstag erwartet, dann sollten Sie darauf achten, in der Nacht zuvor ausreichend Schlaf zu bekommen und am Tag keine Mahlzeiten auszulassen. So können Sie Ihre Fähigkeiten optimal einsetzen, ohne von Erschöpfung oder einem niedrigen Blutzuckerspiegel aus der Bahn geworfen zu werden.

Übergangstage

Wenn Sie feststellen, dass Sie im Rhythmus einer Jahreszeit angekommen sind und trotzdem kurz darauf aus dem Tritt geraten, kann es sein, dass gerade der Wechsel von einer Jahreszeit zur nächsten ansteht. An Übergangstagen ist es durchaus normal, wenn alles etwas stockender vorangeht. Das kann sich darin äußern, dass Sie sich erschöpft fühlen oder näher am Wasser gebaut haben, aber es kann auch so intensiv sein, dass Sie glauben, Ihnen würde der Boden unter den Füßen weggerissen. An diesen Tagen sind Ihre Gefühle womöglich sehr intensiv oder auch kaum vorhanden, weil manchmal ein Gefühl von Leere und Taubheit überwiegt.

Übergangstage machen uns zu schaffen, weil wir uns wehren, eine bestimmte Jahreszeit zu verlassen, in der wir uns besonders wohl fühlen oder deren Kräfte wir noch nicht so genutzt haben, wie wir es vorhatten. Hinzu kommen möglicherweise Ängste in Bezug auf die nächste Jahreszeit, die damit zu tun haben, sichtbarer zu werden, oder es geht um Ihre Gefühle rund um Ihre Fruchtbarkeit - entweder weil Sie schwanger werden möchten oder gerade nicht. Vielleicht kommt auch Traurigkeit auf, weil Sie gerne in einer Beziehung wären, es aber derzeit nicht sind. Vielleicht geht es auch um die Freude, eine Jahreszeit zu verlassen, mit der Sie zu kämpfen hatten, doch weil Sie sich ohne Achtsamkeit davon verabschiedet haben, gleitet Ihnen gerade alles aus den Händen.

Die Gefühle, die Sie mit den einzelnen Jahreszeiten verbinden, können sich im Laufe des Lebens ändern. Ich selbst war jahrelang eine Eisprung-Queen und konnte mir nicht vorstellen, dass je eine andere Phase meines Zyklus dem Sommer den Rang ablaufen würde. Nachdem ich Mutter geworden war und mein Zyklus zurückkehrte, scheute ich allerdings unwillkürlich vor dieser Sonnenseite zurück, weil ich von meiner Sexualität abgetrennt war. Dadurch zeigte sich ein deutlicher Einbruch an Tag 6, und mit ein wenig Nachforschen fand ich heraus, dass es um meinen Widerstand dagegen ging, gesehen und als sexuelles Wesen wahrgenommen zu werden. Ich wollte mich lieber zurückziehen und Zeit für mich selbst haben, was es mir erschwerte, in die Phasen einzutreten, in denen man typischerweise unterwegs ist und andere Menschen trifft. Ein weiterer Punkt war das Schreiben dieses Buches im Verlauf von fünf Menstruationszyklen und der starke Druck, in Frühling und Sommer hochproduktiv zu sein; das hatte großen Einfluss auf meine Gefühle, die mich vormals diese beiden Jahreszeiten genießen ließen.

Bei einem Zyklus von 28 Tagen liegen diese Übergangstage in der Regel rund um die Tage 6, 12, 20 und 28. Dabei gilt es jedoch zu bedenken, dass es hier um *Ihren* Zyklus geht und Sie womöglich feststellen, dass das Timing bei Ihnen ganz anders ausschaut. Sie können auch von Monat zu Monat variieren und je nach Ihrem Gesundheitszustand und dem, was sonst noch so in Ihrem Leben abläuft, früher oder später eintreten. Versuchen Sie herauszufinden, wo diese Tage in Ihrem Zyklus liegen, und planen Sie um sie herum, wenn sie Ihren Flow unterbrechen. Vielleicht sollten Sie auf dem Weg zur Arbeit einen beruhigenden und erdenden Spaziergang im Park machen? Wie wäre es, wenn Sie dafür sorgen, dass Sie zu Mittag ein leckeres und nahrhaftes Essen bekommen? Tut es Ihnen vielleicht gut, sich nach dem Feierabend erst einmal eine halbe Stunde hinzulegen?

Ohne Zyklusbewusstsein können diese Übergangszeiten Sie hart treffen. Sie kommen unerwartet und können Ihnen das Gefühl geben, den Boden unter den Füßen zu verlieren, mit möglicherweise katastrophalen Auswirkungen auf Ihre Psyche, Ihre Beziehungen und Ihr Arbeitsleben. Einige Menschen haben auch mit Frühling und Herbst zu kämpfen, weil es sich bei ihnen um Übergangsjahreszeiten handelt. Winter und Sommer hingegen fungieren als Pole des Zyklus, denn in ihnen finden die beiden Hauptereignisse statt – Eisprung und Menstruation. Catarina, eine meiner Klientinnen, erlebt dies bei ihrem Zyklus so: „Im Winter und Sommer ruhe ich viel mehr in mir selbst, bin geerdeter und besser in Verbindung mit mir."

Mit einem Zyklusbewusstsein wissen Sie, dass diese Übergangstage kommen und können das Ganze abfedern, indem Sie weich auf einer Matratze landen – vielleicht sogar im wahrsten Sinne des Wortes, weil Sie sich gleich tausend Mal besser fühlen, wenn Sie sich eine Weile hinlegen und einfach gar nichts tun. Sie können sich selbst auch mit mehr Freundlichkeit begegnen, weil Sie wissen, was vorgeht, oder sich von möglichst vielen täglichen Pflichten freimachen. Sie können viele Strategien nutzen, um mit zyklusbedingten Themen umzugehen. Der

Schlüssel liegt darin, einfach mit dem Aufzeichnen zu beginnen, damit Sie wissen, wann Ihre Periode ansteht und wie Sie sich bestmöglich um sich selbst kümmern können.

Das Aufzeichnen Ihres Zyklus vertieft Ihre Beziehung zu sich selbst und gibt Ihnen das Selbstvertrauen, Ihre natürlichen Talente voll zu bejahen, gesunde Grenzen zu setzen, Vertrauen in alle Aspekte Ihres Lebens zu haben, Ihre eigenen Bedürfnisse und Wünsche zu erkennen sowie Selbstachtung und Selbstwert zu entwickeln. Es ist wirklich lohnenswert, also lassen Sie uns gleich damit anfangen!

Kapitel 3

There will be blood – Winter

Jede Meile zählt doppelt im Winter.
– George Herbert –

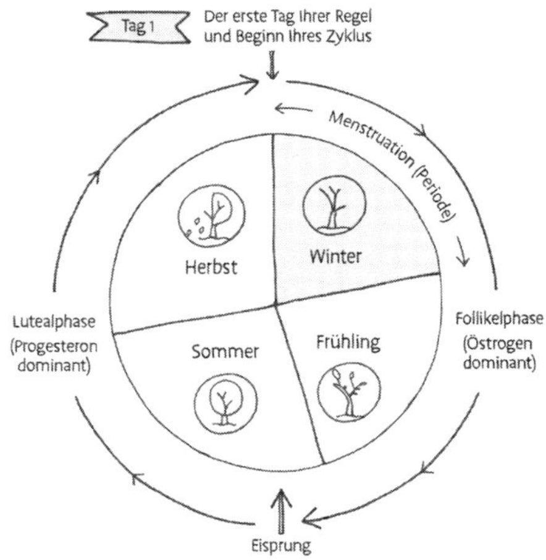

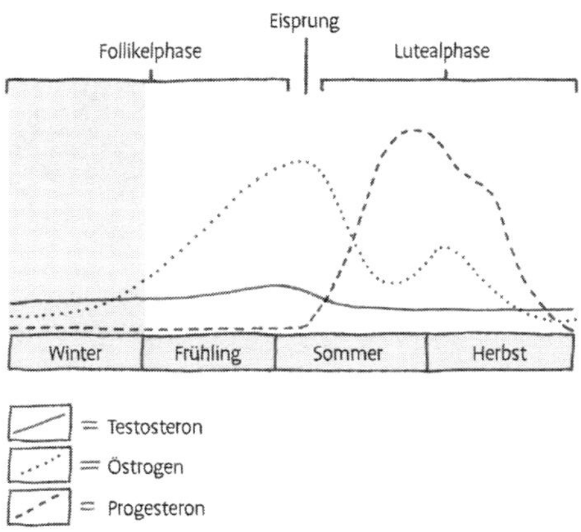

Hier sind wir nun, am Beginn Ihres Winters. Wenn ein Zyklus endet und der nächste beginnt, dann ist dies zugleich ein Moment des Todes und auch eine Wiedergeburt. Welches Gefühl überwiegt bei Ihnen persönlich?

Wie reagieren Sie auf das Wissen, dass Ihre Periode eingesetzt hat? Sind Sie erleichtert, weil Sie nicht schwanger sind und die prämenstruelle Zeit endlich vorbei ist? Sind Sie voller Panik und Sorge, weil Sie unter Menstruationsschmerzen, starkem Blutverlust oder anderen unangenehmen Symptomen leiden? Bringt das Einsetzen der Regel Enttäuschung mit sich und ein weiteres Sinken der Hoffnung, schwanger zu werden, selbst wenn Sie es gar nicht angestrebt haben? Ist Ihre Regel etwas, auf das Sie sich bewusst freuen, oder ist sie eher eine lästige Unannehmlichkeit? Oder schenken Sie ihr womöglich gar keine Beachtung?

Unsere Periode regiert unser Leben – ganz gleich, ob sie uns stark beeinträchtigt oder keinerlei Probleme bereitet. Sie stellt eines der ältesten Messsysteme der Menschheit dar und ist Zeugnis unserer inneren Gezeiten. Dennoch genießt sie nicht gerade den besten Ruf und viele würden auch gerne darauf verzichten. Perioden werden als lästig, störend und peinlich empfunden – eine Unannehmlichkeit, die uns bei der Arbeit ebenso behindert wie in der Freizeit. Die Periode ist die einzige Blutung, die nicht durch eine Verletzung hervorgerufen wird und dennoch wird sie zumeist versteckt, ausgeklammert und heruntergespielt. Ein Witz eigentlich, wenn man bedenkt, dass sie vor allem ein Zeichen für ein gesundes, funktionierendes Fortpflanzungssystem ist und Menstruationsblut eine reiche Quelle von Stammzellen ist – einer Zellart, die sich in jede andere Zelle des Körpers verwandeln kann und daher in der Medizin hoch geschätzt wird.

Welche Einstellung Sie zu Ihrer Periode haben, wird von einer ganzen Reihe von Faktoren beeinflusst, beispielsweise von Ihren frühen Erfahrungen, der Kultur und Religion, in der Sie erzogen wurden, dem Erleben Ihrer ersten Regel (auch als *Menarche* bezeichnet), der Einstellung Ihrer Familie zur Menstruation, den seit Generationen bestehenden Mustern, der Reaktion anderer Menschen auf Ihre Periode (sowohl jetzt als auch in der Vergangenheit), Ihrem aktuellen Wunsch, schwanger zu werden oder auch nicht, und von den Gefühlen, die Sie für Ihren

Körper, Ihr Geschlecht, Ihre Sexualität und Ihre Gesundheit haben. Auch Ihre aktuelle Lebenssituation spielt natürlich eine Rolle.

Es ist schon ulkig. Wenn das Blut, das aus der Vagina kommt, daher rührt, dass ein Mann einer Frau „die Jungfräulichkeit genommen" hat, dann wird dieses Blut gefeiert, manchmal sogar öffentlich präsentiert. Der Mann wird bewundert und man klopft ihm auf die Schulter. Aber wenn es im Rahmen eines monatlichen, natürlichen biologischen Prozesses fließt, ist es scheinbar eine abstoßende Sache, die man verstecken muss!

Wenn der Winter kommt

In den Tagen rund um den Beginn Ihrer Periode befinden sich Ihre Hormone im Vergleich zum restlichen Zyklus auf dem niedrigsten Stand. Es kann sein, dass Sie dies extrem spüren und sich manchmal – körperlich, psychisch und / oder emotional – kurz vor dem Zusammenbruch fühlen. Unüberwindbare Müdigkeit, emotionale Verletzlichkeit, nah am Wasser gebaut zu haben, Ängstlichkeit und ein unruhiger Geist können die Begleiterscheinungen sein, aber meist wird einem erst bewusst, was gerade abläuft, wenn die Blutung tatsächlich einsetzt und alles plötzlich einen Sinn ergibt.

Sie werden feststellen, dass sich das Einsetzen Ihrer Periode bereits vorab ankündigt – entweder weil Symptome auftauchen, die Ihnen das Leben schwerer machen, oder weil Sie sich ein wenig abgespalten vom Rest der Welt fühlen und Ihr Fokus durch den Vorgang der Blutung stärker nach innen gerichtet ist. Wenn Sie feststellen, dass Sie sich von der Welt zurückziehen, dann ist dies Ihr Stichwort, das zu tun, was erforderlich ist, um eine gute Erfahrung mit Ihrem Winter zu machen – sei es das Aufstocken Ihres Vorrats an Binden und Tampons oder das Freischaufeln von Zeit für sich selbst. Nachdem sie ihren Zyklus einige Monate lang verfolgt hatte, stellte meine Klientin Catarina fest, dass ihr Winter mit einem speziellen Thema verbunden ist, und sie lernt nun, mit den entsprechenden Gefühlen umzugehen.

‚Mein Winter beginnt immer am Abend oder in der Nacht. Wenn die Blutung einsetzt, bin ich stets sehr erleichtert. Meine innere Anspannung löst sich. Ich mag dann am liebsten alleine sein

und finde es besonders nervig, mit Fragen belästigt zu werden, insbesondere wenn sie zu einem tiefergehenden Gespräch einladen. Ich mag keine Musik hören und habe eine Abneigung gegen Körperkontakt (inklusive Stillen). Mein Partner zeigt seine Zuneigung gerne über Berührungen, hat aber gelernt, seine Liebe in diesen Zeiten anders zu zeigen, beispielsweise indem er mir etwas Heißes zu trinken bringt oder mir meinen Raum lässt.'

Dies sind Anzeichen dafür, dass Ihr Winter bevorsteht:

- Mit dem Rückgang von Östrogen und Progesteron fällt die Basaltemperatur etwa einen Tag vor oder am Tag der einsetzenden Blutung.
- Es fühlt sich so an, als sei die Blase aus prämenstruellem Druck endlich geplatzt und damit lösen sich auch Aufgeblähtheit, Berührungsempfindlichkeit der Brüste und emotionale Spannungen auf.
- Das Sicherheitsventil im Zyklus geht auf, Ihr Ego erlebt einen Zusammenbruch und Sie können endlich alle Hemmungen fallen lassen (Taschentücher und Filme zum Weinen bereithalten).
- Das Einsetzen Ihrer Regel bringt emotionalen Aufruhr mit sich. Es ist nicht nur ein körperlicher Reinigungsprozess – es kann auch ein emotionaler sein.
- Sie entwickeln ein körperliches Bewusstsein dafür, dass Sie kurz vor der Blutung stehen oder diese bereits begonnen hat.
- Regelschmerzen (Freude über Freude).
- Sie fühlen, wie Sie so dahintreiben und sich von der Welt um Sie herum abschotten, während Ihre Energie sich stark nach innen richtet und es Ihnen schwerfällt, sich auf das Außen zu konzentrieren.
- Eine tiefe Konzentration auf Ihr Inneres ist nun möglich (was im Übrigen auch die einzige Option sein kann, wenn Sie sich vor Schmerzen krümmen).
- Sie geraten in einen benebelten oder traumähnlichen Zustand, vielleicht einen anderen Bewusstseinszustand, in dem Sie sich ein wenig weggetreten fühlen.
- Sie können auch ein Gefühl von Glückseligkeit spüren, wenn Ihr Körper die natürlichen schmerzlindernden Hormone Oxytocin und Endorphine freisetzt.

- Ihre Grenzen lösen sich auf, wodurch Sie sich der Welt gegenüber durchlässiger und verletzlicher fühlen. Das ist definitiv nicht die Zeit, um einen Wocheneinkauf im Supermarkt zu erledigen oder die Schwiegereltern einzuladen.
- Sie können auch Erregung verspüren, weil Gebärmutter und Genitalien stärker durchblutet werden.

Wenn Sie vor der Menstruation eine harte Zeit durchmachen, und insbesondere, wenn Sie unter einer Extremform des prämenstruellen Syndroms leiden, die man als prämenstruelle dysphorische Störung (PMDS) bezeichnet, dann kann das Eintreten Ihrer Regel sofortige Erleichterung bringen, denn nun sind Sie zurück in der Hälfte Ihres Zyklus, in der Sie sich wieder wie Sie selbst fühlen. Haben Sie hingegen Probleme mit Ihrer Fruchtbarkeit oder Menstruation und die Regel ist eher unerwünscht, dann kann der Winter eine harte Zeit sein und neben verschmutzter Unterwäsche emotionalen Aufruhr und physische Schmerzen mit sich bringen, die man nur als Folter beschreiben kann.

Doch selbst im tiefsten Elend dient Ihre Periode als eine Art Anker. Sie informiert Sie ganz grundlegend darüber, dass Sie nicht schwanger sind, gibt Ihnen aber auch die Chance, innezuhalten, eine Bestandsaufnahme zu machen und loszulassen. Es ist der Moment im Monat, in dem Sie mit sich selbst in den Dialog gehen und die Gesundheit Ihres Zyklus und Ihrer Periode überprüfen. Der Moment, in dem Sie Ihre Aufzeichnungen zum vorherigen Zyklus durchgehen und festhalten sollten, wie viele Tage er umfasste. Schauen Sie sich an, welche Symptome Sie bemerkt haben, wann sie eintraten und wo Ihre Hochs und Tiefs in Bezug auf Energiepegel, Stimmung und sexuelles Verlangen waren.

Wenn Sie die Daten jedes Zyklus aufzeichnen, können Sie ihn mit den vorherigen Zyklen vergleichen und so Gemeinsamkeiten und Muster aufdecken. Bei vielen kann dies erstaunlich ins Detail gehen. Meine Klientin Gemma hatte mit Ängsten und Depressionen zu kämpfen. Sie ging zu ihrem Hausarzt, der ihr ein Antidepressivum verschrieb, wobei sie sich aber nicht sicher war, ob sie es tatsächlich nehmen sollte; sie wartete erst einmal ab. Sie hatte auch an einem meiner Workshops teilgenommen, und als sie begann, ihren Zyklus aufzuzeichnen, stellte sie überrascht fest, dass sie sich nicht immer so fühlte, sondern nur an den Tagen 19 bis 22 und dann noch einmal kurz vor Eintritt ihrer Monatsblutung. Da Gemma außerdem häufig einige Tage vor dem Einsetzen der Regel leichte Schmierblutungen hatte, fragte ich mich, ob ihr Progesteronspiegel vielleicht zu niedrig sei. Also bat ich sie, regelmäßig ihre Basaltemperatur zu messen und auch einen Bluttest machen zu lassen, damit wir ein Gesamtbild bekämen. Sie kam einen Monat später wieder und wir konnten erkennen, dass ihre Basaltemperatur deutlich sank, und zwar zum gleichen Zeitpunkt, an dem ihre Stimmung in den Keller rutschte. Das Ergebnis des Bluttests bestätigte, dass sie zwar einen Eisprung hatte und Progesteron produzierte, die Menge aber nicht ausreichte, um die zweite Hälfte ihres Zyklus zu unterstützen. Das war eine wichtige Information, denn es war das Fehlen der beruhigenden Wirkung des Progesterons, das Ängste auslöste, die dadurch erschwert wurden, dass sie gerne schwanger werden wollte. Nachdem wir alle in Frage kommenden Optionen besprochen hatten, entschied sich Gemma, einen Arzt zu konsultieren, der ihr bioidentische Hormone verordnete – das sind Hormone, die chemisch identisch sind mit den vom Körper selbst produzierten Hormonen. Sie begann mit der Einnahme von bioidentischem Progesteron und unterstützte die Ovulation und Lutealphase zusätzlich durch Akupunkturbehandlungen und eine Ernährungsumstellung. In den nächsten Zyklen stellte sie fest, dass es ihr wesentlich besser ging und ihre Basaltemperatur nun in der gesamten Lutealphase stabil blieb. Gemmas Arzt schlug vor, dass sie im Vorfeld und während des ersten Drittels der Schwangerschaft weiterhin Progesteron nehmen solle, und auch ihre Schwangerschaft verlief problemlos. Für Gemma war es also viel wichtiger, hormonelle Unterstützung zu bekommen als ein Antidepressivum, und es war das Aufzeichnen des Zyklus, das diese Erkenntnis ermöglichte.

Der Winter ist die Zeit, um sich auf die eigenen Bedürfnisse zu konzentrieren und sich zu überlegen, was für den kommenden Zyklus benötigt wird und wovon Sie in Ihrem Leben mehr haben wollen. Genauso wie Sie am Montagmorgen an die vor Ihnen liegende Woche denken und Entscheidungen treffen, wie Sie Ihre Zeit einteilen, mit wem Sie Termine vereinbaren und welchen Dingen Sie sich mit wie viel Energie widmen, ist der Winter die Jahreszeit in Ihrem Zyklus, in der Sie sich darüber klar werden können, was Sie vom Leben erwarten und woran Sie arbeiten müssen, um es zu bekommen.

Nehmen Sie sich während Ihrer Periode ein wenig Zeit, um sich folgende Fragen zu stellen – sowohl in Bezug auf Ihren Zyklus, als auch auf Ihr Leben an sich:

- Wogegen kämpfe ich an?
- Was bin ich bereit loszulassen?
- Was erfordert meine Aufmerksamkeit?
- Wovon möchte ich mehr?
- Wo kann ich Energie und Fokus in mein Leben bringen?

Diese einfachen Fragen werden Ihnen helfen festzustellen, wo Sie sich gerade befinden und was Sie verändern möchten. Ich empfehle Ihnen, sie schnell zu beantworten, ohne lange darüber nachzudenken, um ehrliche und möglicherweise überraschende Antworten zu erhalten. Danach können Sie sich überlegen, woran Sie in diesem Zyklus arbeiten wollen. Haben Sie ein spezifisches Ziel oder eine Intention für diesen Zyklus? Seien Sie ehrlich mit sich selbst, schreiben Sie es auf und vertrauen Sie darauf, dass das Universum hinter Ihnen steht.

Die Superkräfte des Winters

Grenzen setzen

Melden Sie Ansprüche an für sich und Ihre Bedürfnisse – wie auch immer diese aussehen mögen. Wenn Sie während Ihrer Periode dünnhäutig und verletzlich sind, dann fragen Sie sich, was Sie tun können, um sich sicher und geschützt zu fühlen, und ob es Dinge gibt, die Sie ablehnen sollten. Brauchen Sie Zeit für sich oder wünschen Sie sich Nähe und Intimität? Können Sie jemanden bitten, die Kinder vom Kindergarten abzuholen? Können Sie nach der Arbeit noch in Ruhe abendessen gehen und einen weniger voll besetzten Zug nach Hause nehmen? Wenn Sie keine besonderen Bedürfnisse verspüren, ist es ebenfalls wunderbar, denn dann sind Sie frei, um darüber nachzudenken, was Sie wollen – welche Wünsche und Träume in Ihnen schlummern und wie Sie sie nähren und stärken können. Meine kluge und wundervolle Mentorin Alexandra Pope erklärt es so, dass während der Menstruation das äußere Licht der Welt gedimmt ist und unsere inneren Lichter angehen, und damit sie möglichst hell erstrahlen können, braucht es Dunkelheit. Dieses Bild kann uns helfen, gute Entscheidungen in Bezug darauf zu treffen, wofür wir unsere Energie im Winter einsetzen.

Sich nähren

Sobald Sie einmal „klar Schiff" gemacht haben, haben Sie Zeit zur Verfügung, die Sie entweder mit einer nährenden Tätigkeit füllen oder offen lassen können. Unter einer nährenden Tätigkeit verstehe ich etwas, das Sie nur für sich tun. Sie können es alleine tun oder gemeinsam mit anderen, das bleibt ganz Ihnen überlassen. Das Wichtigste ist, dass es stärkend, erholsam und angenehm ist und etwas mit Ihnen zu tun hat. Leerraum zu lassen kann eine Herausforderung sein und sich unangenehm anfühlen – die Versuchung kann sehr groß sein, diesen mit einem kurzen Abstecher zu Instagram zu füllen, anstatt in Stille bei sich zu bleiben und zu schauen, was sich zeigt. Dennoch sollten Sie es einmal ausprobieren. Was Sie in Ihrem Inneren finden, mag chaotisch sein, zugleich aber auch wunderschön.

Ausruhen

Die meisten meiner Klientinnen finden, dass der Beginn der Periode der natürlichste Punkt im Zyklus ist, um in irgendeiner Form zur Ruhe zu kommen, und auch wenn das in mir die Frage aufwirft, ob ich eine blöde Feministin bin, wenn ich vorschlage, sich in dieser Zeit von Verpflichtungen freizumachen, so habe ich doch das Gefühl, dass irgendeine Form von Ruhe, wenn Sie sie benötigen oder sich wünschen, äußerst vorteilhaft sein kann. Nicht nur nehmen Sie durch das Ausruhen im Winter Rücksicht auf den Vorgang der Menstruation (der dem Körper immerhin einiges abverlangt), sondern es erlaubt Ihnen auch, Energie zu sammeln für die produktiven und eher nach außen gerichteten Jahreszeiten Frühling und Sommer.

Loslassen

Während des Winters können Sie noch mehr abgeben als nur Blut. Es ist die beste Zeit, um aufgestaute Gefühle ebenso wie Menschen, Situationen und Glaubenssätze loszulassen, die Ihnen nicht guttun. Überlegen Sie sich, wie Sie Altes ausräumen und Platz machen können für Neues. Richten Sie den Scheinwerfer auf all das, was für Sie wichtig ist. Versuchen Sie es einmal mit freiem Schreiben, einer Technik, bei der Sie innerhalb eines festgelegten Zeitraums ohne Pause schreiben, ohne sich Gedanken über Rechtschreibung, Grammatik oder Inhalt zu machen. Wenn Ihnen gar nichts mehr einfällt, schreiben Sie einfach „Ich weiß nicht, was ich sagen soll", und zwar so lange, bis sich wieder etwas zeigt. Es ist eine großartige Methode, um zehn Minuten lang den ganzen angesammelten Gedankenmist abzuladen und im Kopf wieder für mehr Freiraum zu sorgen.

Empfangen

Wenn Sie sich Raum schaffen und in Ihrem Winter präsent sind, werden Sie mit Erkenntnissen und kreativen Lösungen für Probleme belohnt, an denen Sie sich womöglich schon wochen- oder jahrelang die Zähne ausgebissen haben. Lernen Sie Ihrem Instinkt zu vertrauen und den Botschaften, die Sie während Ihrer Periode empfangen. Wahrscheinlich hatten Sie in dieser Zeit schon zuvor Offenbarungen, ohne sie jedoch mit Ihrer Menstruation in Verbindung zu bringen.

Die Gefahren des Winters

Weitermachen, als ob nichts wäre

Wenn Ihre Regel leicht, kurz oder ohne nennenswerte Ereignisse verläuft, dann kann es Ihnen schwerfallen, im Winter präsent zu bleiben. Richten Sie sich in diesem Fall Ihren Tagesablauf so ein, dass Sie daran erinnert werden, achtsam mit sich umzugehen und Ihr Tempo ein wenig zu drosseln – und sei es nur um 5 Prozent. Bedenken Sie auch, dass Schmerzmittel zum Glück die Schmerzen betäuben, dabei aber so effektiv sein können, dass sie auch den gesamten Prozess betäuben und Sie die Weisheit des Winters verpassen. Sich wieder einmal mehrere Folgen *Friends* am Stück anzuschauen, ist eine Möglichkeit, um sich auszuruhen, und es kann zudem hilfreich sein, weil Lachen das Wohlfühlhormon Oxytocin freisetzt. Andererseits kann die Ablenkung Sie aber auch davon abhalten, einen tieferen Teil von sich selbst zu erforschen, also experimentieren Sie damit: Verzichten Sie einmal darauf und schauen Sie, was passiert. Können eine halbe Stunde Alleinsein und Ruhe wirklich so verkehrt sein?

Das Bedürfnis nach Rückzug ignorieren

Wenn Sie das Stichwort erhalten, sich ein Stück weit von der Welt zurückzuziehen, dann sollten Sie alle Hebel in Bewegung setzen, um dies auch zu tun, selbst wenn Ihnen nur wenig Zeit zur Verfügung steht. Selbst wenn Sie nur zwanzig Minuten haben, dann kosten Sie diese bis zur letzten Sekunde aus, bevor Sie wieder Ihr Pokerface aufsetzen und in die reale Welt zurückkehren. Auch wenn es Zeiten im Leben gibt, in denen Durchhalten notwendig und unvermeidbar ist, sollten Sie sich bewusst machen, was Sie da leisten, und zumindest kleine Anpassungen vornehmen. Wenn Sie im Winter nicht ausreichend Ruhezeit haben, können Sie sich in Frühling und Sommer leer und ausgelaugt fühlen und die Kraft, die in diesen produktiven Phasen steckt, nicht ausschöpfen.

Schuldgefühle

Ach, wie leicht stellen sich doch Schuldgefühle ein, wenn man einmal einen Gang herunterschaltet und sich Zeit für sich selbst nimmt. Aber schauen Sie sich doch einmal um: Ist die Welt gerade zusammengebrochen, weil Sie sich für eine Stunde oder einen Tag ausgeklinkt haben? Fühlen Sie sich aufgrund Ihrer Auszeit nicht erholter und viel besser in der Lage, die anstehenden Aufgaben zu bewältigen? Würden Sie eine Freundin beschimpfen, die sich Zeit für sich nimmt? Eben! Also hören Sie auf, sich selbst zu geißeln, nur weil Sie es einmal langsamer angehen lassen.

Losstürmen

Wenn Sie sensibel dafür sind, dass Ihr Östrogen bereits langsam ansteigt, während Sie sich noch im Winter befinden, dann kann es leicht passieren, dass Sie den Aufschwung spüren und entsprechend loslegen wollen. Versuchen Sie in diesem Fall bitte, sich noch ein wenig zu bremsen und einen Teil Ihrer Energie aufzusparen, oder Sie werden beim Übergang zum Frühling hundemüde sein. Nach der Tiefe und Dunkelheit des Winters kann der Frühling ein Gefühl großer Erleichterung bringen. Da passiert es allzu leicht, dass man zu früh aus den Startlöchern kommt und sich vorschnell ins volle Leben begibt. Anstatt die Energie zu verbrennen, die gerade erst wieder in Gang kommt, sollten Sie einmal ausprobieren, wie es sich anfühlt, sie in sich ansammeln zu lassen.

Rückzug ist etwas anderes als Ausgrenzung

Menstruierende Frauen sind in der Geschichte schon für ungefähr alles verantwortlich gemacht worden, was nur irgendwie schiefgehen konnte: über die Ufer getretene Flüsse, versiegte Brunnen, Missernten, nicht aufgehender Teig, verdorbenes Fleisch, geronnene Milch und Mayonnaise und das Verderben von Essiggurken. In einigen Kulturen und Religionen wird die Periode als unrein betrachtet, und wer seine Tage hat, muss sich strengen Regeln fügen und manchmal sogar sein Zuhause verlassen. Es gibt allerdings auch Gemeinschaften, in denen das Menstruationsblut für Stärke steht und die Menstruation Mädchen und Frauen Zutritt zum spirituellen Reich gewährt. Die Frauen der *Kalasha*, die im Nordwesten Pakistans leben, treffen sich beispielsweise in einem großen heiligen Gebäude, in dem sie menstruieren, Kinder gebären und die gemeinsame Zeit genießen.

In einigen Religionen – beispielsweise im orthodoxen Judentum, im Islam und bei den Rastafaris – ist sexueller Kontakt zwischen Mann und Frau während der Menstruation verboten, und einige verlangen sogar, dass Paare in dieser Zeit in getrennten Betten schlafen. Es gibt Kulturen, in denen menstruierende Frauen abgeschieden in einer Menstruationshütte leben müssen, damit sie Nahrung und Wasser nicht kontaminieren. Bei den Hindus in Rajasthan, Bangladesch, Nepal und Bali dürfen Frauen in dieser Zeit nicht kochen oder in Berührung mit Nahrungsmitteln kommen, auch der Besuch von religiösen Stätten ist verboten, was auch auf den Islam und den japanischen Schintoismus zutrifft.

In einigen Teilen Nepals werden menstruierende Frauen als unrein angesehen und es ist ihnen verboten, andere Menschen, Vieh und Erntefrüchte zu berühren. Frauen werden oft aus ihren Gemeinschaften ausgeschlossen, und selbst wenn sie in ihrem Heim bleiben dürfen, sind Küche und Gebetsraum für sie tabu. In einigen ländlichen Regionen des Landes wird immer noch eine Tradition namens *Chaupadi* gepflegt, obwohl sie offiziell im Jahr 2004 verboten wurde. Sie sieht vor, dass Frauen, wenn sie bluten, verbannt werden und in kleinen Hütten leben müssen, was aufgrund von schlechter Hygiene und Temperaturen unter dem Gefrierpunkt immer wieder zu Todesfällen führt[1].

Im besten Fall kann ein Rückzug während der Menstruation eine Erholung von den Pflichten und Aufgaben darstellen und Zeit freischaufeln, die man in weiblicher Gesellschaft verbringt. Im schlimmsten Fall allerdings ist er schädlich für die körperliche und seelische Gesundheit und kann tödlich enden. Stellen wir hier also ganz klar, dass der Rückzug von den täglichen Pflichten und das Zusammensein mit anderen Frauen etwas völlig anderes ist als eine erzwungene Absonderung und Vernachlässigung, die gewaltsam erzeugt ist und auf dem Glauben beruht, dass menstruierende Frauen unrein und gefährlich sind.

Ausruhen – aber richtig!

Wir leben in einer Welt, in der das Bedürfnis nach Ruhe nur selten respektiert wird und wir überall um uns herum den Druck wahrnehmen, immer noch mehr zu tun. Wenn wir also in einer Kultur leben, in der Wachstum um jeden Preis angestrebt wird, ist Ausruhen ein wahrhaft radikales Gegenprogramm – und Ihr Winter ist die perfekte Zeit, sich dem zu widmen, wenn Ihnen danach ist.

Nehmen Sie sich die Natur zum Vorbild – nichts blüht das gesamte Jahr über, warum also sollten wir es tun? Der Winter ist die natürliche Zeit, um in den Winterschlaf zu gehen, sich auszuruhen, den Akku aufzuladen und für das nächste Jahr zu planen – oder, in diesem Fall, für den nächsten Zyklus. Es ist die Zeit, in der Bauern sich ausruhen, bevor im Frühjahr die geschäftige Zeit des Aussäens und Pflanzens beginnt, und sich auf wichtige Aufgaben konzentrieren wie das Reparieren von Geräten und die Vorbereitungen für das kommende Jahr. Auch Ihr Winter ist eine Zeit, um sich auszuruhen und zu planen, sich auf das Wesentliche zu konzentrieren und alles stehen und liegen zu lassen, was gerade nicht dringend ist. (Und das ist vermutlich mehr als Sie glauben!)

Wenn Tiere Winterschlaf halten, sparen sie dabei Nährstoffe auf, die für das schnelle Wachstum im Frühling benötigt werden – und wir unterscheiden uns gar nicht so sehr von unseren pelzigen Freunden. Wenn Sie sich im Winter ausreichend Ruhe gönnen, können Sie im Frühling und im Sommer aus dem Vollen schöpfen. Das bedeutet natürlich nicht, dass Sie drei Tage lang bewegungslos im Bett liegen sollen, es sei denn, dass Sie das müssen oder möchten, und in diesem Fall sollten Sie absolut zu sich und Ihren Bedürfnissen stehen. Und wenn Sie es nicht können, weil Sie glauben, sich wie ein verantwortungsvoller Erwachsener verhalten zu müssen, dann gönnen Sie sich dennoch das Maximum, auch wenn es nur eine halbe Stunde ist – Sie werden erstaunt sein, was dreißig Minuten bewusstes Ausspannen bringen.

Eine weitere Möglichkeit, für ein wenig mehr Ruhe zu sorgen, ist kurzzeitig mit dem Sport auszusetzen. Es ist eine großartige Zeit, um Ruhetage einzulegen (das tun übrigens selbst Olympiateilnehmer) oder sanftere Varianten zu wählen: Gehen statt Laufen, restoratives oder Yin-Yoga statt anstrengenderes Vinyasa-Yoga, kurzes und leichtes Kardiotraining statt hochintensives Intervalltraining. Der Winter ist die Zeit, wenn sich Ihre Energien in Ihr Inneres zurückziehen und das kann dazu führen, dass körperliche Betätigung sich nach harter Arbeit anfühlt. Verschwenden Sie also die Ihnen zur Verfügung stehende Energie nicht und konzentrieren Sie sich auf das, was Ihnen gerade wichtig erscheint.

Historisch gesehen waren Ruhe und Erholung etwas, das die Oberschicht sich gönnte und von dem die unteren Schichten ferngehalten werden sollten, um Faulheit und Alkoholismus vorzubeugen. Auch heute fühlt es sich immer noch nach etwas Privilegiertem an, Zeit für sich zu haben. Als körperlich gesunde Frau mit heller Hautfarbe, einer Schulbildung und einem stabilen Lebensumfeld bin ich sicherlich privilegiert, und dennoch gibt es Zeiten, in denen es mir schwerfällt, mir die Zeit freizuschaufeln, die ich benötige, wenn ich meine Regel habe. Also fällt es allen, die weniger privilegiert sind als ich, wahrscheinlich noch schwerer, sich Zeit für sich zu nehmen, speziell wenn der Druck groß ist, ausreichend Geld zu verdienen und für andere zu sorgen. Womöglich ist der Winter die einzige Zeit in Ihrem Zyklus, in der Sie sich berechtigt fühlen, Zeit für sich zu beanspruchen. Laut meiner Klientin Sandra kann die Regel die einzige akzeptierte Entschuldigung sein, es etwas langsamer angehen zu lassen: „Ich bin müde und möchte mich am liebsten in einer Höhle verkriechen, aber ich ruhe gleichzeitig auch in mir. Ich habe das Gefühl nichts erzwingen zu müssen und es ist auch die einzige Zeit in meinem Zyklus, in der ich es mir erlaube ‚Nein' zu sagen."

Wenn Sie Ruheinseln im Alltag schaffen möchten, ist die folgende Liste vielleicht hilfreich.

Klinken Sie sich komplett aus den sozialen Medien aus. Klingt einfach, zählt aber sicher zu den härtesten Rückzugsformen.

- Packen Sie sich aufs Sofa und vertiefen Sie sich in das Buch, das Sie immer schon lesen wollten.
- Hören Sie sich eine zehnminütige geführte Meditation oder Visualisierung an (online finden Sie eine Menge kostenloser Varianten).
- Arbeiten Sie von zu Hause aus, sodass Sie zumindest in Schlafanzug und Hausschuhen bleiben und sich eine Wärmflasche um den Bauch binden können.
- Treffen Sie eine Abmachung mit befreundeten Eltern, Ihre Kinder dort für ein Weilchen zu parken und revanchieren Sie sich, wenn andere Ruhezeiten benötigen.
- Verabschieden Sie sich für einen Tag in eine Wellness-Oase oder schaffen Sie sich diese zu Hause.
- Verbringen Sie die Mittagspause draußen.
- Legen Sie sich hin und legen Sie Musik auf, die Sie bewegt.
- Beobachten Sie, wie Gras und Blätter sich im Wind bewegen oder wie eine Kerzenflamme tanzt.
- Machen Sie restoratives oder Yin-Yoga.
- Laden Sie sich einen Podcast oder ein Hörbuch herunter, sodass Sie auf der Fahrt nach Hause von der Arbeit abtauchen können.
- Geben Sie zwei Handvoll Bittersalz in eine Badewanne mit heißem Wasser, zünden Sie ein paar Kerzen an und genießen Sie Ruhe und Frieden.
- Gehen Sie zelten, und sei es nur im eigenen Wohnzimmer oder Garten.

Die schwierigen Seiten der Blutung

Während die Männer in den beiden Weltkriegen an der Front kämpften, wurden Frauen als Arbeitskräfte benötigt und hielten die Dinge im wahrsten Sinne des Wortes am Laufen. Forschungen aus dieser Zeit konzentrierten sich unter anderem auf die Frage, mit welchen Aufgaben man menstruierende Frauen betrauen konnte. Eine dieser Studien, bei der es um das Fliegen von Flugzeugen ging, kam übrigens zu dem Schluss, dass Frauen mit einem „gesunden" Zyklus absolut sichere Kandidatinnen seien – ganz so, als herrschte zuvor die Vorstellung, die Blutung könne uns zu Kamikaze-Pilotinnen werden lassen. In den 1940er-Jahren verlagerte sich die Forschung dann auf mögliche Zusammenhänge zwischen bestimmten Arbeiten und Menstruationsstörungen. Ziel war nicht etwa das Aufdecken von Berufsrisiken und schlechten Arbeitsbedingungen, weit gefehlt! Es ging vielmehr darum, ob so schwache Geschöpfe wie wir überhaupt mit bestimmten Arbeitsumfeldern zurechtkamen. Interessantes Timing, finden Sie nicht auch? Schließlich wollten die aus dem Krieg heimgekehrten Männer ihre Jobs zurück.

Die Periode ist lange Zeit genutzt worden, um uns von Machtpositionen fernzuhalten und diese Taktik gilt auch heute noch. Im Jahr 2009 drückte der rechtsgerichtete Radiomoderator G. Gordon Liddy seine Bedenken gegenüber der von Präsident Obama für den obersten Gerichtshof nominierten Richterin Sonia Sotomayor wie folgt aus: „Hoffen wir einfach einmal, dass keine wichtigen Sitzungen stattfinden, während sie ihre Tage hat oder kurz davor steht, sie zu bekommen. Das wäre wirklich übel. Gott weiß, wie das ausgehen würde." Und als Donald Trump die Fox-News-Moderatorin Megyn Kelly angreifen wollte, weil sie ihn während einer Debatte unter Druck setzte, sagte er gegenüber dem Sender CNN: „Da kam Blut aus ihren Augen, Blut kam überall aus ihr heraus." Da zeigt sich doch echte Klasse.

Wir sind keine Belastung, wenn wir arbeiten und bluten, wir zeigen uns regelmäßig der Situation gewachsen und noch mehr, unsere Körper erlegen uns keine Grenzen auf – außer natürlich, wenn Schmerzen oder starker Blutverlust uns körperlich einschränken. Viele Frauen fühlen sich gut, wenn sie ihre Tage haben und können ganz normal arbeiten. Alle anderen, für die dies sehr wohl ein Thema ist, sollten ihre Stärken nutzen. Wenn Sie wissen, dass Sie morgens produktiv arbeiten können, dann erledigen Sie alle wichtigen Dinge zuerst und nutzen Sie den Nachmittag für ruhigere Routinearbeiten wie das Beantworten von E-Mails und anderen Kleinkram. Oder machen Sie es genau umgekehrt, wenn Sie speziell morgens unter Bauchkrämpfen und heftigerem Blutverlust leiden.

Anstatt die Menstruation als einen körperlichen Vorgang zu sehen, der uns ausbremst, können wir es auch so betrachten, dass unser Körper uns in dieser Zeit viel gibt. Sie können im Winter bei sich zu Hause ankommen, ein Gefühl für eine innere Richtung oder Berufung entwickeln oder den Drang spüren, etwas in der Welt bewegen zu wollen, vielleicht sogar ohne zu wissen, was genau dies sein könnte. Lassen Sie zu, dass Ihre innersten Gedanken und Gefühle an die Oberfläche kommen. Der Winter ist die Zeit, in der alles näher und zugänglicher ist. Zuhören und empfangsbereit zu sein, das sind Yin-Eigenschaften, die mit dieser tiefen, entspannten Phase verbunden sind – Ihre Periode richtet Ihren Fokus nach innen und bietet eine Möglichkeit, einen tieferen Teil Ihrer selbst zu entdecken. Sich auszuruhen erlaubt es Ihnen, die Weisheit zu empfangen, die mit dem Winter einhergeht. Es gibt Ihnen die Möglichkeit, mit Ihrem Innersten eine Verbindung einzugehen und zu prüfen, wo Sie im Leben stehen und ob Ihr Leben Ihren Träumen entspricht. In der Ruhe kommen die Lösungen zu Ihnen, aber um sie hören zu können, braucht es Raum und Stille. Während Ihres Winters haben Sie eine „Standleitung" zu sich selbst, weshalb einige Stämme, beispielsweise die Yurok-Indianer, der Zeit der Menstruation einen hohen Stellenwert einräumen und an ihrer Tradition festhalten, dass die Frauen während ihrer Blutung nicht arbeiten. Stattdessen wird das, was sie häufig als ihre „Mondzeit" bezeichnen, mit Meditation verbracht, sodass sie den durchlässigen Zustand nutzen können, um in Kontakt mit dem spirituellen Reich zu treten.

Während die meisten von uns nicht in der Lage sein werden, zur Zeit der Regel alles stehen und liegen zu lassen, habe ich dennoch das Gefühl, dass Stärke darin liegt, dies in einem Maße zu tun, das sich gut für Sie anfühlt *und* das man Ihnen zugesteht. Ich muss allerdings zugeben, dass ich mit dieser Idee auf jede Menge Widerstand gestoßen bin – sie widerspricht feministischen Prinzipien und suggeriert, dass die einzigen Menschen, die sich einen solchen „Luxus" leisten können, solche sind, die sich ihre Zeit komplett frei einteilen können und finanziell unabhängig sind. Aber wenn meine Klientinnen es dann doch schafften, sich Zeit für sich zu nehmen – und bei einigen erforderte das wesentlich mehr praktische Vorbereitungen als ich es mir überhaupt ausmalen konnte –, sind große Dinge passiert. Ich weiß, ich weiß, ich höre Sie schon sagen, dass das bei Ihnen nicht geht und ich habe verstanden. Zeit ist wertvoll und Ihre Arbeit und Ihr Einkommen ebenfalls. Sich freizunehmen, das kann sich unmöglich anfühlen, und es ist ein Luxus, den viele sich nicht leisten können. Aber können Sie sich selbst für den Anfang vielleicht zehn Minuten gönnen? Können Sie sich selbst das Geschenk einer halben Stunde ruhiger Zeit machen, in der Sie die Welt da draußen ausblenden und nach innen horchen, ohne ein einziges Mal zum Smartphone zu greifen?

Wir leben auf der Überholspur, und auch wenn es Aufgaben gibt, die nicht delegierbar sind, können Sie einige Projekte während Ihrer Periode kurzzeitig ruhen lassen – was nicht heißt, dass sie nicht bearbeitet werden. Manchmal tut sich selbst im Ruhezustand eine ganze Menge. Ideen, die in Ihrem Kopf kreisten, werden plötzlich konkreter und alle Puzzleteilchen finden den richtigen Platz. Haben Sie sich jemals durch ein Meeting am Nachmittag gekämpft, bei dem versucht wurde, eine Lösung für ein grundlegendes Problem zu finden, nur um am nächsten Morgen unter der Dusche plötzlich einen Geistesblitz zu haben? Das fasst ganz gut zusammen, was Ihnen im Winter passieren kann und worum es geht. Weil Sie einen Schritt zurücktreten, entsteht Raum, der während der Menstruation extrem wertvoll ist, weil es sich um eine Zeit handelt, in der Sie Erkenntnisse, neue Blickwinkel und Lösungen empfangen können – die Antworten auf so viele Dinge, mit denen Sie zu kämpfen hatten. Doch Sie werden sie nicht hören, wenn Sie keinen Raum dafür schaffen.

Natürlich gibt es Dinge, die absolut nicht liegenbleiben können, und an diesem Punkt in Ihrem Menstruationszyklus können Sie womöglich wirklich Großes leisten, insbesondere dann, wenn Sie für das brennen, was Sie tun. Tun Sie also Ihr Möglichstes, um Ihre Zeit sinnvoll zu nutzen und geben Sie den Aufgaben Priorität, die am dringlichsten sind oder Ihnen persönlich am wichtigsten. Das bedeutet aber auch, all die kleinen Dinge, die in keine dieser beiden Kategorien fallen, für den Moment beiseitezulegen. Wenn es irgendetwas gab, mit dem Sie bisher zu kämpfen hatten, dann sollten Sie jetzt einen Schritt zurücktreten, entweder indem Sie die Sache in die Welt entlassen und freigeben (zusammen mit dem Bedürfnis, auf der ständigen Suche nach Perfektion noch länger daran festzuhalten), oder sie einen Tag oder auch mehrere Tage liegenlassen, wenn es sich nicht nach Loslassen anfühlt. Seien Sie versichert, dass Ihr Hormonspiegel ab dem dritten Tag Ihrer Regel wieder ansteigen wird und Sie sich zunehmend energetisiert und motiviert fühlen werden.

Während der Menstruation verfügen Sie über eine besonders starke Intuition. Wenn Sie sich also bezüglich Ihres Lebenswegs unsicher sind, nicht wissen, was die geeignete Ausbildung für Sie ist, oder überlegen, einen beruflichen Neustart zu wagen, dann ist nun die Zeit, in der die Ideen sprießen und Sie womöglich Hinweise erhalten, was Ihre Berufung im Leben ist. Dabei geht es um Ihre Hauptaufgabe in dieser Welt und wie Sie Ihre einzigartige Sichtweise und Ihre Begabungen einbringen können, um ein bestimmtes Problem zu lösen (bei dem es im Übrigen nicht gleich um die Rettung der Welt gehen muss). Achten Sie darauf, wozu Sie sich während Ihrer Periode hingezogen fühlen, machen Sie sich Notizen und lassen Sie das Ganze einfach eine Weile auf sich wirken. Sie müssen nicht gleich alles umkrempeln (außer Sie wollen es), aber Sie können Vorstellungen zu möglichen Berufungen im Leben einfach einmal im Blickfeld behalten. Sich aufgerufen zu fühlen, etwas zu tun, kann inspirierend und aufregend sein, aber auch Angst machen und erdrücken. Seien Sie zu Beginn einfach des Themas gewahr und lassen Sie es auf sich wirken. Ihr Zyklus wirkt wie Dünger, und jedes Mal, wenn Sie sich in den Frühling und Sommer begeben, werden Ihre Hormone Ihnen helfen, die Wurzeln und Keimlinge zu entwickeln und Ihre Ideen Stück für Stück Realität werden zu lassen. Und weil Berufungen sich nicht einfach in Luft auflösen, sondern auf spiritueller Ebene schmerzlich werden, wenn man ihnen nicht folgt – und das spüren Sie zumeist im Herbst –, kommen Sie irgendwann an den Punkt, an dem Sie aktiv werden. Lernen Sie dem Instinkt zu vertrauen, den Sie während Ihrer Blutung haben – er enthält eine Kraft, die die Welt braucht.

Bezahlter Urlaub während der Tage?

Einige Unternehmen und Länder verfolgen eine Politik, bei der Beschäftigte während ihrer Menstruation bezahlten Urlaub nehmen können, ohne dass dies einen Einfluss auf die normalen Urlaubs- oder Krankentage hat. Da ich früher während meiner Tage unter extremen Schmerzen litt, die sehr kräftezehrend waren und selbst das Gehen zur Qual machten – vom Arbeiten ganz zu schweigen –, finde ich das natürlich ganz großartig, denn viele leiden wirklich und es ist höchste Zeit, dass das am Arbeitsplatz Beachtung findet. Hinzu kommt, dass Frauen in unserer Gesellschaft den größten Teil der unbezahlten Arbeit übernehmen, und da wir so ohnehin im Vergleich zu den Männern einige Extratage im Monat arbeiten, ist es nur vernünftig, wenn wir während unserer Blutung einen Tag oder auch zwei Tage frei nehmen können.

Andererseits gibt es da einen Teil in mir, der vor dieser Vorstellung zurückschreckt. Wir haben so lange dafür gekämpft, nicht mehr als das „schwache Geschlecht" angesehen zu werden, das seine Hormone nicht unter Kontrolle hat (es aber irgendwie schafft, die Ernte zu verderben und Wasser untrinkbar zu machen), dass bezahlte freie Tage aufgrund von Menstruationsbeschwerden sich wie ein Schritt in die falsche Richtung anfühlen. Es ist so, als würden wir nach all den Protesten endlich zugeben und akzeptieren, dass wir weniger fähig sind als die Penisträger. Emily Martin, Vizepräsidentin der Abteilung für Gerechtigkeit am Arbeitsplatz am *National Women's Law Center* in den USA, hat es gegenüber der *New York Times* einmal so ausgedrückt: „Es suggeriert, dass Frauen am Arbeitsplatz auf einzigartige Weise durch die Tatsache behindert sind, dass sie Blutungen haben … und dass jede menstruierende Person krank ist." Tatsächlich haben viele Menstruierende keine Probleme mit ihrer Regel und viele von jenen, die Probleme haben, leisten dennoch hervorragende Arbeit. Was aber ist mit all den anderen, die tatsächlich damit zu kämpfen haben? Immerhin fand eine von *YouGov* durchgeführte Online-Umfrage heraus, dass 30 Prozent aller Frauen schon einmal aufgrund von Regelschmerzen zu Hause geblieben sind (bei der Studie kam allerdings auch heraus, dass 68 Prozent dieser Frauen ihrem Arbeitgeber nichts über die Gründe mitgeteilt haben).[2]

Die einfachste Antwort wäre sicherlich, in diesem Bereich eine Art Rundumpaket zu schnüren, das Menstruationsbeschwerden, Fehlgeburten, Beschwerden in der Perimenopause und Menopause (wenn Sie aufhören zu bluten) ebenso einschließt wie dauerhafte körperliche und psychische Gesundheitsprobleme bei allen Menschen. Auf diese Weise wäre das sehr reale Potenzial für Diskriminierung – niedrigere Löhne, geringere Chancen und der generelle Einsatz unserer Körper gegen uns – kein Thema mehr. Wir könnten uns aber auch bis zur Wurzel des Übels vorarbeiten und im gleichen Zug das Wissen über den Zyklus, die Diagnose und Behandlung von Menstruationsstörungen und die Zugänglichkeit von Gesundheits- und Wellness-Modellen fördern. Es gibt noch einiges zu tun.

Periodenarmut

Tampons, Binden und Co. sind ein absolutes Muss für alle, die eine Periode haben. Es handelt sich hierbei aber auch um ein Milliarden-Dollar-Geschäft und bei steigenden Preisen sinkt die in den Packungen enthaltene Stückzahl[3], sodass die Produkte für Einkommensschwache immer weniger bezahlbar werden.

Während dies unzweifelhaft all jene betrifft, die in Entwicklungsländern leben, ist es auch in den Industriestaaten durchaus ein Thema. Das Hilfswerk Plan UK berichtet, dass jedes zehnte Mädchen in Großbritannien sich keine Menstruationsprodukte leisten kann[4], einem von sieben fällt die Finanzierung nicht leicht, und 40 Prozent mussten schon einmal improvisieren und andere Methoden anwenden, um das Menstruationsblut aufzufangen. Das Befestigen von Taschentüchern oder ganzen Toilettenpapierrollen ist die häufigste Ersatzmethode, gefolgt von Socken, Stofffetzen, Zeitungspapier und doppelter Unterwäsche – alles in dem verzweifelten Versuch, das Blut irgendwie aufzufangen.

Der gleiche Bericht gibt an, dass 49 Prozent aller Mädchen in Großbritannien schon einmal aufgrund ihrer Regel einen ganzen Schultag verpasst haben. Laut eines Berichts von WaterAid und UNICEF gehen mehr als ein Drittel der Mädchen in Südasien nicht zur Schule, wenn sie ihre Tage haben.[5] Das hat verheerende Auswirkungen, wie die Herzogin von Sussex Meghan Markle im Jahr 2017 in ihrem Artikel „How Periods Affect Potential“ im *Time Magazine* schrieb: „Wenn ein Mädchen aufgrund seiner Periode Schultage verpasst, dann liegt es hinter seinen männlichen Klassenkameraden in Summe 145 Tage zurück. Und das im positivsten Fall, nämlich dann, wenn es sich entscheidet, die Schule weiterhin zu besuchen, was die meisten nicht tun."[6]

Das ist nicht in Ordnung. Bei solch erschreckenden Zahlen wie diesen wird deutlich, dass das kostenlose Bereitstellen von Menstruationsprodukten sowie das Verbessern der Bildung zu diesem Thema und Fördern der Gesundheit von menstruierenden Teenagern wichtige frühe Maßnahmen darstellen, wenn es darum geht, Geschlechtergerechtigkeit in der Schule und am Arbeitsplatz zu fördern. Oder wie Chella Quint – Menstruationslehrerin, Comedian, Autorin und Gründerin der Kampagne *#periodpositive* – es ausdrückt: „Bei Periodenarmut geht es nicht nur um mangelnde finanzielle Mittel, manchmal mangelt es auch schlichtweg an Wissen, Selbstvertrauen, Nachhaltigkeit oder Zugangsmöglichkeiten, und Schulen können dieses Thema gleich hier und jetzt angehen."[7]

In Großbritannien dürfen nahezu 70 Prozent der Mädchen während der Schulstunde nicht zur Toilette gehen[8], was dazu führt, dass 16 Prozent von ihnen zu Hause bleiben, weil sie Angst haben, die Toilette nicht benutzen zu dürfen – und so beginnt unsere Bildung damit, dass wir von den Autoritäten eine Erlaubnis erbitten müssen, um das zu tun, was unser Körper von uns verlangt – etwas, das ich beispielsweise auch in Bezug auf Schwangerschaft und Wehen immer wieder erlebe, wenn Frauen davon sprechen, was sie „tun dürfen". Von denen, die während ihrer Periode zur Schule gehen, befürchten nahezu zwei Drittel, dass es im Klassenraum zu einem Missgeschick kommen könne, was für das Lernen nicht gerade förderlich ist. Stellen Sie sich nur einmal vor, Sie bekommen mitten in einer Prüfung Ihre Tage. Quint leitet derzeit in Großbritannien eine Kampagne, die Schulen dazu ermuntern will, in den Toiletten in der Nähe der Prüfungsräume Menstruationsprodukte vorrätig zu haben, um diese zusätzliche Sorge auszuräumen. Was für einen großen Unterschied würde das für die Schüler machen!

Weltweit hat jede dritte Frau keinen Zugang zu einem sicheren Ort, wo sie zur Toilette gehen könnte[9], und von diesem Drittel haben 526 Millionen keine andere Chance als ihre Notdurft draußen im Freien zu erledigen. Neben der Scham birgt dies auch ein erhöhtes Risiko von Krankheiten, Schikanen und Angriffen. Die Periode ist nicht schmutzig, aber wenn Periodenprodukte nicht zur Verfügung stehen, dann wird der ganz normale Vorgang der Blutung, der die Hälfte der Weltbevölkerung betrifft, zu einem Risiko in puncto Hygiene und persönlicher Sicherheit. Und dabei ist noch nicht einmal berücksichtigt, was es für das Selbstwertgefühl bedeutet, wenn man nicht gut für sich sorgen kann, weil man keine entsprechenden Produkte hat oder keinen sicheren Ort, um sie zu verwenden.

Es gibt weltweit einige fantastische Hilfsorganisationen, die es sich zum Ziel gesetzt haben, für mehr Aufklärung zu sorgen und Menstruationsprodukte zur Verfügung zu stellen, wie beispielsweise die folgenden Gruppen:

- *Binti International* setzt sich in Großbritannien, USA, Indien und Afrika für einen freien Zugang zu Binden ein und klärt über die Menstruation auf, um gegen die Tabus und den Makel anzugehen, mit denen die Regel belegt ist.
- *Bloody Good Period* setzt sich unmittelbar vor Ort für ein Ende der Periodenarmut ein, durch die Ausgabe von Produkten und langfristige Aufklärungsarbeit. Die Organisation baut auf öffentliche Spenden von Menstruationsprodukten, die dann an Asylsuchende, Flüchtlinge und andere Bedürftige ausgegeben werden.
- *Days for Girls* stellt Mädchen und Frauen in mehr als 116 Ländern wiederverwendbare Menstruations-Sets zur Verfügung und leistet Aufklärungsarbeit.
- *Femme International* ist in Kenia und Tansania tätig und verteilt dort wiederverwendbare Menstruationsprodukte und leistet Aufklärungsarbeit in Schulen und Gruppen.
- *#HappyPeriod* stellt Menstruationsprodukte für alle bereit, die ein niedriges Einkommen haben, obdachlos sind oder unterhalb der Armutsgrenze leben. Die Organisation sammelt hierfür Sach- und Geldspenden und hat innerhalb der USA mehrere Vertretungen.
- *Huru International* setzt sich in Afrika dafür ein, die Anzahl der Tage zu verringern, die Mädchen jeden Monat in der Schule fehlen, weil ihnen die Ressourcen und Informationen fehlen, die sie zum Umgang mit ihrer Periode benötigen. Dazu stellt die Organisation wiederverwendbare Binden und Informationen bereit.

- *Irise International* ist in Ostafrika tätig und konzentriert sich darauf, eine replizierbare und nachhaltige Lösung für die Herausforderungen zu finden, auf die Mädchen während ihrer Menstruation in der Schule stoßen.
- *I Support the Girls* sammelt Tampons und Binden als Spenden (ebenso neue und leicht gebrauchte BHs) und verteilt sie in den USA und anderen Ländern an bedürftige Frauen und Mädchen.
- *Plan International UK* setzt sich für die Rechte von Mädchen in aller Welt ein und hat ein Menstruationsmanifest gegen Periodenarmut verfasst.
- *The Cup Effect* ist ein sozial engagiertes Unternehmen und möchte den Einsatz und die Verfügbarkeit von Menstruationstassen fördern. Über Projekte mit Partnern vor Ort in Ländern wie Kenia, Malawi und Großbritannien leistet es Aufklärungsarbeit zu den Tassen und stellt sie Menschen mit niedrigem Einkommen zur Verfügung.
- *The Cup Foundation* fördert benachteiligte Mädchen weltweit, indem die Organisation ihnen nachhaltige Menstruationstassen und eine umfassende Aufklärung über ihre Rechte in puncto Sexualität und Fortpflanzung gibt.
- Bei *The Red Box Project* handelt es sich um eine gemeindebasierte Initiative in Großbritannien, die rote Schachteln mit Periodenprodukten in Schulen aufstellt, für all jene, die sie sich sonst womöglich nicht leisten könnten.

Die erste Blutung

Die Erfahrungen mit der Menarche – der ersten Blutung – sind so verschieden wie wir alle es sind, aber es gibt dennoch Themen, die sich durch all unsere Geschichten hindurchziehen wie ein roter Faden: Unbehagen, Neugier, Erstaunen, Horror, Scham, Jubel, Angst, Ekel, Stolz, Erleichterung, Verlust und Freude. Mit der ersten Blutung ist ein ganzes Paket an unterschiedlichen Gefühlen verbunden.

Die erste Periode war vielleicht ein Grund zum Feiern und einige werden die Aufmerksamkeit genossen haben, die ihnen zuteil wurde. Anderen wiederum war es wahrscheinlich einfach nur peinlich und sie haben sich in die letzte Ecke verkrochen. Es wird auch Mädchen geben, bei denen diesem Ereignis keine Bedeutung zugemessen wurde, und das kann gut gewesen sein oder auch nicht. Wenn der Beginn Ihrer Periode eine weitere finanzielle Belastung für Ihre Familie bedeutete, dann wurde sie womöglich nicht sehr freudig begrüßt. Das Bewusstsein, dass Ihr Körper nun fortpflanzungsfähig war, führte vielleicht auch dazu, dass Sie ab diesem Zeitpunkt vor allem unter dem Gesichtspunkt dieses gefährlichen Potenzials betrachtet wurden – etwas, das Anlass zu Furcht und Vorsicht gab, weil Sie in Schwierigkeiten geraten könnten. Vielleicht wurden entsprechende Gespräche mit Ihnen geführt und es gab Veränderungen in der Familiendynamik. In der Regel zeigt der Eintritt der ersten Periode an, dass man nun eine Frau ist, doch was ist, wenn Sie noch gar nicht dazu bereit waren oder generell gar kein Interesse daran hatten, eine Frau zu werden? Und was ist, wenn Sie Ihre Tage herbeigesehnt haben, aber jahrelang darauf warten mussten? Inwieweit hat sich das auf Ihr Selbstbild ausgewirkt?

Forschungsergebnisse zeigen, dass eine positive Körperwahrnehmung entsteht und gesunde Verhaltensweisen wie der Besuch beim Gynäkologen gefördert werden, wenn die erste Periode eines Mädchens positiv aufgenommen oder als Initiationsritus angesehen und nicht ignoriert oder als negativ abgestempelt wird.[11] Denken Sie einmal an Ihre erste Periode zurück (falls Sie sich noch erinnern können): Wie fühlte es sich an und wie reagierten die Menschen in Ihrem Umfeld? Denken Sie daran, was in dieser Phase Ihres Lebens prägend für Sie war, und zwar nicht nur weil es erstaunlich ist, wie Verhaltensmuster sich hartnäckig über Generationen hinweg halten (weshalb es sich lohnt zu prüfen, ob es ein Muster gibt, dass Sie Ihren Kindern *nicht* weitergeben wollen), sondern auch weil die Erfahrung der Menarche und diese Zeit in Ihrem Leben sich Monat für Monat wiederholen können, sodass eine Betrachtung wirklich lohnenswert ist. Emotionen werden häufig dem Menstruationszyklus zugeschrieben. Wurden Ihre Gefühle als Teenager gehört und respektiert oder wurden sie als Blödsinn oder prämenstruelle Auswüchse abgetan? Und haben Sie diese Haltung eventuell verinnerlicht und gelernt, Ihre Gefühle zu ignorieren?

Nachfolgend finden Sie eine Liste mit Fragen, die Ihnen helfen sollen, Ihre Erinnerungen an Ihre erste Periode zu wecken. Die Grundlage stammt aus dem (nur in Englisch erhältlichen) Buch *A Blessing Not a*

Curse (zu Deutsch etwa: „Ein Segen, kein Fluch") von Jane Bennett, das ich sehr empfehlen kann (siehe Anhang). Ich empfehle Ihnen, sich ein wenig Zeit zu nehmen, in der Sie nicht gestört werden. Diese Übung zu machen, kann Wut und Traurigkeit in Ihnen wecken, aber natürlich auch Liebe und Freude, also geben Sie sich die Zeit und den Raum, um sich damit zu beschäftigen.

- Wie haben Sie herausgefunden, dass es die Periode gibt? Wie haben Sie auf dieses Wissen reagiert?
- Wie haben Sie sich gefühlt, als Sie auf Ihre erste Periode gewartet haben? Haben Sie sich darauf gefreut?
- Wie alt waren Sie, als Sie zum ersten Mal Ihre Tage bekamen?
- Erinnern Sie sich noch daran, wo Sie waren?
- Was genau ist passiert?
- Waren Sie aufgeregt, besorgt, stolz, beschämt?
- Wie fühlten Sie sich körperlich und emotional?
- Wie ging es Ihnen mit dem Gefühl, nun „eine Frau zu sein"?
- Wem haben Sie es erzählt? Wie war die Reaktion?
- Wer hat es herausgefunden? Wie hat die Person reagiert?
- Hatten Sie das Gefühl gefeiert zu werden?
- Handelte es sich um einen Initiationsritus, der durch Mutter / Schwester / Vater in einen positiven Bezugsrahmen gesetzt wurde, oder lautete die Botschaft eher, dass Sie von nun an monatlich geschlagen wären und Ihr Kreuz als Frau zu tragen hätten?
- Welche ausgesprochenen und unausgesprochenen Botschaften haben Sie über Ihren sich entwickelnden Körper und die Menstruation erhalten (über Familie, Gleichaltrige, Zeitschriften)?
- Hatten Sie in Ihren Jahren als Teenager das Gefühl, dass Ihre Grenzen respektiert wurden oder gab es Übergriffe?
- Können Sie ein Muster oder eine Beziehung zwischen Ihrem Menstruationszyklus als erwachsene Frau und Ihren Erfahrungen als menstruierende Heranwachsende sehen?
- Gibt es einen Zusammenhang zwischen der heutigen Reaktion anderer auf Sie und Ihrer Menstruationsgeschichte?
- Was wissen Sie über die Menarche-Erlebnisse Ihrer Schwester / Mutter / Tante und deren weitere Menstruationserfahrungen?

- Welche Botschaften über die Menstruation haben sich bis heute erhalten?
- Gibt es Dinge, die Sie damals gerne von Ihrer Mutter gehört hätten? Und was war mit Ihrem Vater?

Wenn es Ihnen schwerfällt mit dieser Phase Ihres Lebens in Kontakt zu kommen oder Ihr Gedächtnis ein wenig lückenhaft ist, dann suchen Sie doch einmal ein paar alte Fotos heraus und schauen Sie, ob Sie ein Gefühl dafür bekommen, wer Sie damals waren und wie die Dinge standen. Ich empfehle Ihnen außerdem, mit Familienmitgliedern über deren Erfahrungen mit ihrer ersten Periode zu reden und darüber, was sie noch aus der Zeit wissen, als Sie Ihre erste Regel bekamen. Was sie zu berichten haben, wird Sie womöglich überraschen.

Nähe und Intimität

Wahrscheinlich wissen Sie bereits, ob Ihre Periode eine Zeit ist, in der Sie sich gerne mit anderen treffen oder ob Sie lieber alleine sind. Wenn Sie sich erschöpft fühlen, weil Sie sich viel um ihnen nahestehende Menschen wie Eltern, Kinder, Freunde und vielleicht sogar Kollegen kümmern, dann sehen Sie dies als Ihre Zeit an, in der Sie sich um sich selbst kümmern und, wenn möglich, Hilfe von anderen annehmen. Ihr Rückzug gibt nicht nur den anderen die Möglichkeit, sich ohne Ihre Unterstützung zu entwickeln und zu wachsen, sondern kann auch zu einer besseren Verteilung von Haushaltspflichten führen und die Selbstständigkeit Ihrer Kinder (und womöglich auch die Ihres Partners) fördern. Wenn Sie es gewohnt sind, von allen gebraucht zu werden, dann werden Sie diese Freiheit womöglich zu schätzen wissen. Gibt es allerdings einen Teil in Ihnen, der sich allein über Ihr Verhältnis zu anderen Menschen definiert oder der es braucht, gebraucht zu werden, dann könnte dieser Freiraum sich sehr leer anfühlen. Halten Sie ihn trotzdem aus und gewöhnen Sie sich daran.

Denken Sie darüber nach, was Sie tun würden, wenn Sie nicht an andere denken, sich um sie kümmern oder sich Gedanken machen müssten, was diese über Sie denken. Was würden Sie mit dem ganzen Freiraum anfangen? Ihre Antwort könnte ein Hinweis darauf sein, was für Sie in Ihrem Winter nährend sein könnte, und glauben Sie mir, wenn ich sage, dass „Nichtstun“ eine perfekte Antwort sein kann.

Im Vorfeld Ihrer Tage und währenddessen kann die verstärkte Durchblutung bewirken, dass Ihre Genitalien auf die gleiche Weise kribbeln wie dies rund um den Eisprung der Fall ist. Auch wenn einige Menschen Intimität während der Periode mögen, stelle ich doch immer wieder fest, dass die meisten in dieser Zeit lieber masturbieren und ihren Orgasmus alleine genießen.

Orgasmen stehen übrigens ganz oben auf der Liste meiner professionellen Empfehlungen zur Linderung von Menstruationskrämpfen und zählen zu meinen persönlichen Favoriten. Sie lösen Anspannungen aller Art, fördern den Schlaf und setzen eine Menge Wohlfühlstoffe im Gehirn frei, etwa Serotonin, Dopamin und Endorphine, die alle dabei helfen, die Stimmung zu heben und Schmerzen zu lindern. Als ich dies in den sozialen Medien thematisierte, erhielt ich einige interessante Antworten von Menschen jederlei Geschlechts, auf die ich an dieser Stelle kurz eingehen möchte:

„Das Letzte, was ich während meiner Tage will, ist ein Schwanz in mir drin."

Meine Antwort: Kein Problem, denn Penis und Penetration sind nicht unbedingt erforderlich, um guten Sex zu haben.

„Ich will meinen Schwanz nicht in sie reinstecken, wenn sie blutet."

Meine Antwort: Gute Neuigkeiten, das müssen Sie auch nicht! Es gibt eine wunderbare anatomische Vorrichtung namens Klitoris, vielleicht haben Sie schon einmal davon gehört?

„Ich habe keinen Partner" oder *„Ich will mit meinem Partner keinen Sex haben, während ich blute."*

Meine Antwort: Dann sollten Sie unbedingt mal eine unglaubliche Sache ausprobieren, die sich Masturbation nennt. Halte ich persönlich für sehr empfehlenswert. (Siehe auch: *#girlswanktoo*)

„Das gibt doch eine unglaubliche Schweinerei."

Meine Antwort: Wenn die Vorstellung Blut zu sehen oder Ihr Bettzeug zu beschmutzen Ihnen Sorgen bereitet, können Sie ein Handtuch unter Ihr Becken legen oder sogenannte Softcups ausprobieren, das ist eine Art flexible Menstruationstasse, die unterhalb Ihres Gebärmutterhalses sitzt und deren Form sich an Ihre Anatomie anpasst, sodass sie beim Sex getragen werden kann.

Was Sie im Winter für sich tun können

Je besser Sie in dieser Zeit für sich sorgen, desto mehr Nutzen ziehen Sie aus Ihrem Winter. Und um Alexandra Pope zu zitieren: „Wie Sie hier für sich selbst sorgen, ist bestimmend für den Rest Ihres Zyklus."

Wenn Sie mit Schmerzen zu kämpfen haben oder sich in Ihrem Winter einfach gut fühlen wollen, kann es hilfreich sein, Musik zu hören oder zu machen, sich eine Massage zu gönnen, an die frische Luft zu gehen, zu lachen und sich zu bewegen (insbesondere zusammen mit jemand anderem), denn all das kurbelt Ihre Glückshormone – Dopamin, Oxytocin und Serotonin – an. Es ist allerdings nicht der richtige Zeitpunkt, um mit einem neuen Trainingsplan zu beginnen, denn Ihr Körper fühlt sich eventuell nicht sehr kooperativ, sondern schwer und eher unkoordiniert an, sodass Ihr fantastischer Einsatz nicht unbedingt belohnt wird. Behalten Sie die Idee einfach im Hinterkopf, denn Sport ist immer eine gute Sache und die Wunderwaffe zur Verbesserung von seelischer und körperlicher Gesundheit. Verschieben Sie den Beginn einfach auf Ihren Frühling, insbesondere wenn Sie dazu neigen, sich während Ihrer Periode ausgelaugt zu fühlen.

Alle, die unter Migräneanfällen leiden, sollten sich die Zeiten notieren, denn es besteht ein starker Zusammenhang zwischen dem Auftreten von Migräne und dem Beginn der Periode. Nahezu 70 Prozent der Menstruierenden, die unter Migräne leiden, konnten einen Zusammenhang feststellen[10] und es gibt dazu zwei Theorien:

- Der Hormonentzug in den Tagen vor Ihrer Periode kann Kopfschmerzen und Migräne auslösen, die sich unter Umständen verschlimmern, wenn zu diesem Zeitpunkt in Ihrem Körper ein Ungleichgewicht zwischen Östrogen und Progesteron herrscht.
- Die Freisetzung von Prostaglandinen beim Einsetzen der Periode löst Entzündungen und Schmerzen aus (mehr dazu erfahren Sie im Abschnitt über Regelschmerzen auf Seite 349).

Von jenen, die in zeitlicher Nähe zu ihrer Periode starke Migräneanfälle haben, leiden 45 Prozent unter einem Magnesiummangel.[12] Es kann also durchaus sinnvoll sein, sich über eine magnesiumreiche Ernährung und entsprechende Nahrungsergänzungsmittel Gedanken zu machen, um die Schwere und Häufigkeit der Anfälle zu mindern. Zu den Nahrungsmitteln mit hohem Magnesiumgehalt zählen Spinat, Mangold, Avocado, Mandeln, Cashewnüsse, schwarze Bohnen, Kürbiskerne, Sesamkörner, Sonnenblumenkerne, Bananen und dunkle Schokolade.

Im Gegensatz zu Migräneanfällen, die zu Beginn der Regel auftreten und deren Auslöser zumeist Östrogenentzug ist, geht man davon aus, dass Migräneanfälle gegen Ende der Periode eher mit dem Blutverlust und einem niedrigen Eisenspiegel zu tun haben.[13]

Wenn Sie große Lust verspüren, Ihre Basaltemperatur aufzuzeichnen, dann ist jetzt der perfekte Zeitpunkt, um damit zu beginnen, weil Sie so die Daten für einen kompletten Zyklus bekommen.

Krämpfe

Krämpfe können so schlimm sein, dass sie Ihr Privat- und Berufsleben beeinträchtigen und die Einnahme von Schmerzmitteln erfordern. Dennoch nehmen einige Menschen, darunter auch Ärzte, sie nicht ernst genug. Starke Regelschmerzen sollten immer untersucht werden, denn nicht nur ist das Leiden häufig unnötig und kann relativ leicht behoben werden, sondern die Schmerzen können auch Anzeichen für Störungen des Fortpflanzungssystems sein wie Endometriose, Adenomyose oder Myome. Auf Seite 351 finden Sie die Top 20 meiner Tipps für den Umgang mit Menstruationskrämpfen; darunter auch der Tipp für Unterleibspackungen mit Rizinusöl.

Rizinusölpackungen

Rizinusöl, teils auch Castoröl genannt, wird aus den Samen der Christuspalme gewonnen. Oral eingenommen ist es für seine abführende Wirkung bekannt, denn es bringt den Darm in Bewegung. Genau diese Bewegung kann übrigens die Gebärmutter reizen und zu Kontraktionen führen, die Wehen auslösen. Es gibt jedoch eine wesentlich sanftere Methode, um Rizinusöl zu nutzen, und zwar indem Sie es in Form einer Packung auf Ihren Unterbauch legen. Obwohl diese Form der Anwendung von Rizinusöl bislang kaum erforscht ist, handelt es sich hierbei jedoch um ein traditionelles Heilmittel, das seit mehr als einem Jahrhundert in Gebrauch ist und eine preiswerte und effektive Methode darstellt, um Probleme mit den Fortpflanzungsorganen zu behandeln.

Ich empfehle Rizinusölpackungen bei Menstruationsproblemen wie Regelschmerzen, Eierstockzysten, Myomen, Endometriose und Adenomyose, aber auch zur Heilung nach erfolglosen künstlichen Befruchtungen, Fehlgeburten oder Schwangerschaftsabbrüchen. Die Packungen stellen eine sanfte Möglichkeit dar, die Durchblutung der Organe in Ihrem Becken zu verbessern und können verwendet werden, um gut ausgeheiltes Narbengewebe nach einem Kaiserschnitt oder einer Bauchspiegelung weicher zu machen. Noch zweieinhalb Jahrzehnte nach meiner Blinddarmoperation trugen sie dazu bei, die auffällige Narbe dünner und weicher werden zu lassen. Rizinusölpackungen sind unglaublich entspannend und ein großartiger Grund, sich hinlegen zu müssen. Sie sollten allerdings nicht nach dem Eisprung verwendet werden, wenn Sie schwanger werden wollen, und auch nicht während der Schwangerschaft und der Blutung unmittelbar nach der Geburt. Einige nutzen sie gerne während ihrer Regel, andere lieber nicht. Ich empfehle sie während der Periode mit Vorsicht zu verwenden, wenn Sie zu starken Blutungen neigen. Wie bei allen Ölen sollten Sie zudem zuerst eine kleine Menge auf ein Stück Haut auftragen und 24 Stunden abwarten, um zu sehen, ob Ihre Haut eine negative Reaktion zeigt. Zur Herstellung Ihrer Rizinusölpackung benötigen Sie Folgendes:

- 250 Milliliter hochwertiges, kalt gepresstes Rizinusöl (am besten in Bio-Qualität).
- Ein Stück Baumwoll- oder Wollflanell, das groß genug ist, um zur Hälfte gefaltet Ihren Unterbauch abzudecken (Baby-Moltontücher eignen sich beispielsweise prima).
- Eine Wärmflasche oder ein Heizkissen.
- Ein weiteres Moltontuch, ein kleines altes Handtuch oder Frischhaltefolie, um die Packung während des Gebrauchs abzudecken.
- Alte Anziehsachen und ein altes Handtuch, das Sie unter sich legen, da Rizinusöl Flecken verursacht.

- Einen Glasbehälter mit einem Deckel, um das Moltontuch mit Öl zu tränken und es zwischen den Anwendungen aufzubewahren (ein großes Einweckglas oder andere Behälter aus Glas sind gut geeignet).

Ihre erste Rizinusölpackung kann in eine kleine Schweinerei ausarten, also sollte Ihr Bett nicht gerade mit Ihrer Lieblingsbettwäsche bezogen sein. Wenn Sie den Dreh aber erst einmal raushaben, wird es leichter und Sie müssen nicht mehr befürchten, alles vollzukleckern. Und so geht es:

- Falten Sie Ihr Stück Baumwolle oder Wolle auf eine passende Größe für Ihren Unterbauch.
- Geben Sie das gefaltete Stück Stoff in den Glasbehälter (dazu können Sie den Stoff noch weiter falten, bis er hineinpasst) und tränken Sie ihn dann mit dem Rizinusöl. Der Stoff muss nicht triefend sein. Rizinusöl ist recht dickflüssig und wird erst durch den Einfluss der Körpertemperatur flüssiger.
- Legen Sie entspannende Musik auf oder genießen Sie die Stille.
- Schalten Sie das Telefon aus.
- Legen Sie sich irgendwo bequem hin, mit einem alten Handtuch unter dem Po und Ihrer Wärmflasche oder Ihrem Heizkissen und Ihrem Behälter mit dem rizinusölgetränkten Stück Stoff neben Ihnen.
- Nehmen Sie das Tuch vorsichtig heraus, falten Sie es auseinander und legen Sie es auf Ihren Unterbauch.
- Bedecken Sie dann das getränkte Tuch mit einem weiteren Moltontuch oder einem Handtuch. Sie können auch Frischhaltefolie verwenden, was aber aufgrund des Plastiks nicht ideal ist.
- Legen Sie das Heizkissen oder die Wärmflasche auf das Tuch.
- Atmen Sie tief durch, meditieren Sie, lesen Sie ein Buch, schauen Sie sich eine Folge *Queer Eye* (auf Netflix) an oder, wenn Sie so gestrickt sind wie ich, schlafen Sie einfach eine Runde.
- Lassen Sie die Packung etwa 30 bis 60 Minuten wirken.
- Wenn Sie fertig sind, packen Sie das getränkte Tuch wieder in den Glasbehälter und verschließen ihn fest. Das Tuch kann bis zu 30 Mal wiederverwendet werden, wobei es sein kann, dass Sie ab und an etwas zusätzliches Öl hinzugeben müssen.

- Wischen Sie überschüssiges Öl ab, und wenn Sie Ihre Haut anschließend waschen möchten, entfernt eine Mischung aus Wasser und Backpulver zuverlässig alle Rückstände (etwa 1 Teelöffel auf einen halben Liter Wasser).

Ich empfehle die Packung ein bis drei Monate an jeweils drei aufeinander folgenden Tagen pro Woche anzuwenden (besonders vor dem Zubettgehen ist sie sehr empfehlenswert) und dann zu bewerten, ob sie Ihnen hilft. Noch ein kleiner Warnhinweis: Öl erhitzt sich sehr schnell und kann zu Verbrennungen führen, also füllen Sie bitte kein kochend heißes Wasser in Ihre Wärmflasche.

Flying high

Wenn Menschen mir früher erzählten, dass sie während ihrer Periode richtiggehend high wären, habe ich immer angenommen, das hinge damit zusammen, dass sie sich selbst mit Cannabis behandelten, um die Schmerzen zu lindern. Dementsprechend war es ein Schock für mich zu hören, dass sie keinerlei Drogen verwendeten, um diesen Zustand zu erreichen – es war einfach die Art, wie sie ihre Periode erlebten. Ehrlich gesagt fiel es mir äußerst schwer zu glauben, dass jemand die Blutung als freudvolle Erfahrung erlebte, während es sich bei mir eher so anfühlte, als führte meine Gebärmutter Krieg mit sich selbst. Dennoch machte ich ein paar Jahre später die gleiche Erfahrung.

Als Erstes stellte ich fest, dass ich wenige Stunden vor Beginn meiner Periode begann, leicht neben mir zu stehen. Das war damals sehr hilfreich, denn es gab mir ausreichend Zeit, ein paar Schmerztabletten einzuwerfen und mich auf den schnellsten Weg nach Hause zu machen. Dann fand ich heraus, dass das Gefühl, ein wenig high zu sein, in einen traumähnlichen Zustand überging, in dem ich Visionen hatte – sofern es mir gelang, für mich zu sein und mich auszuruhen. Ich litt immer noch unter höllischen Schmerzen, aber ich schaffte es etwa eine Stunde lang keine Schmerzmittel zu nehmen, damit ich diesen Zustand möglichst gut nutzen konnte. Sobald ich jedoch schwach wurde und Tabletten nahm, beendete dies jedes Mal meine spannende Erfahrung.

Als sich meine Regelschmerzen dann im Verlauf eines Jahres abschwächten, wurde es schwieriger, dieses natürliche Hochgefühl zu erleben. Die Schmerzen hatten mir den Weg zu dieser Grenzerfahrung gewiesen und ohne sie fand ich schwerer dorthin. Nichtstun entpuppte sich dann tatsächlich als der Schlüssel. Da Essen mich erdete und aus dem Kopf wieder zurück in den Körper brachte, beschränkte ich mich am Morgen auf Wasser und Kräutertee und sah zu, dass ich möglichst alleine sein konnte, denn jemanden um mich herum zu sehen oder zu hören, zog mich auf die gleiche Weise zurück in die Welt wie es die meisten am Einschlafen hindert, wenn neben ihnen jemand schnarcht.

Aber wie zum Kuckuck kommt es überhaupt zu solchen natürlichen Hochgefühlen?

Wenn Ihre Blutung einsetzt, kann dies das Freisetzen von Endorphinen mit sich bringen – den natürlichen Schmerzhemmern des Körpers. Es gibt zwei Punkte im Zyklus, an denen der Endorphinspiegel besonders hohe Werte erreicht: beim Eisprung und beim Einsetzen der Menstruation, und hier speziell am ersten Tag. Regelschmerzen können die Freisetzung von Endorphinen bewirken, wobei Forscher festgestellt haben, dass Endorphine selbst dann produziert werden, wenn keine starken Schmerzen vorhanden sind.[14]

Die Menstruation kann solch ein Hochgefühl mit sich bringen, wenn die Dinge des täglichen Lebens Sie nicht davon abhalten, es zu erreichen. Es handelt sich nämlich um einen Bewusstseinszustand, bei dem Sie präsent sein und sich langsam und achtsam bewegen müssen, damit er eintritt. Unter starken Schmerzen kann er schwer zu erreichen sein, wobei selbstverordnete Ruhe hilfreich ist.

Als ich meiner Klientin Sara vorschlug, beim Einsetzen ihrer nächsten Regel einmal gänzlich auf Schmerzmittel zu verzichten, war sie zunächst fassungslos, weil sie sich schon seit Jahren auf diese Hilfe verließ. Weil sie jedoch schon einige Wochen lang bei mir in Behandlung war und der Beginn ihrer nächsten Regel auf ein Wochenende fiel, wollte sie es wenigstens einmal versuchen. Saras Periode war immer noch schmerzvoll, aber es war bereits eine Besserung eingetreten. Als sie so im Bett lag, mit einer Wärmflasche auf dem Bauch, wartete sie auf den Moment, an dem sie es ohne Einnahme der auf dem Nachttisch bereitliegenden Schmerzmittel nicht mehr aushalten würde. Zu ihrer

Überraschung kam er nicht. Stattdessen fühlte sie sich plötzlich tief verbunden mit dem Prozess des Blutens und entdeckte, dass die Blutung es ihr ermöglichte, alles loszulassen, was sich in den vergangenen Wochen emotional angestaut hatte. Bei der nächsten Periode ging es ihr noch besser. Sie erlebte ihre Blutung bewusst und körperlich, aber ohne die üblichen Schmerzen, sodass sie ihrer eigenen Beschreibung nach „Bett-Yoga" betreiben und ihre eigene Körperlichkeit als menstruierendes Wesen in all seiner Schönheit erleben konnte

Sie haben wirklich mein Mitgefühl, wenn Ihre Periode eine echte Quälerei ist. Wenn Sie unter starken Schmerzen leiden, wie es auch bei mir der Fall war, fällt es schwer zu glauben, dass die Blutung sich jemals annehmbar, geschweige denn angenehm anfühlen könnte, aber es ist wirklich möglich. Behalten Sie einfach im Hinterkopf, dass es eine Option ist und diese eines Tages auch für Sie gelten könnte.

Menstruationsprodukte

Tampons enthalten in der Regel verschiedene Chemikalien, und wenn man einmal davon ausgeht, dass Tamponverwenderinnen im Durchschnitt während ihrer fruchtbaren Zeit 10 000 bis 12 000 davon in ihre Vagina stecken, lohnt es sich, die Produkte einmal genauer unter die Lupe zu nehmen. Ein Durchschnittstampon besteht aus folgenden Materialien:

- Rayon, ein hoch saugfähiges Synthetikmaterial.
- Chlor, das verwendet wird, um die Tampons zu bleichen und das Ihre Scheidenflora stört.
- Dioxin, eine hormonaktive Substanz, bei der Umweltschutzbehörden befunden haben, dass es keine sichere Belastungsgrenze gibt. Es entsteht durch das Bleichen mit Chlor und einige Forscher konnten bei nichtmenschlichen Primaten einen Zusammenhang zwischen Dioxin und Endometriose feststellen.
- Bisphenol A, oder BPA, ist eine weitere hormonaktive Substanz. Sie findet sich zumeist in Tampon-Applikatoren.
- Duftstoffe – würden Sie Parfum in sich hineinsprühen? Wahrscheinlich nicht, also halten Sie sich lieber auch an duftneutrale Tampons.

- Baumwolle aus konventionellem Anbau. Baumwolle zählt zu den am stärksten genmodifizierten Pflanzen der Welt und wird häufig mit Pestiziden und Herbiziden besprüht, was das Risiko erhöht, dass ein Teil dieser Giftstoffe in Ihre Tampons gelangt. Kaufen Sie also möglichst Bio-Tampons.

In Großbritannien und Europa sind die Hersteller nicht gesetzlich verpflichtet, ihre Inhaltsstoffe offenzulegen. Leah Remfry-Peploe, Mitbegründerin von „ohne", einem britischen Aboservice für Tampons, die zu 100 Prozent biologisch sind, hat einmal angemerkt, dass die Etikettierung von Hamsterfutter strengeren Regeln unterliegt als jener für Tampons und Binden. Wie kann das sein?

Wenn uns die lächerliche Tamponwerbung mit der blauen Ersatzflüssigkeit eines gelehrt hat, dann dass Tampons hoch saugfähig sind. Das ist großartig, wenn Ihre Blutung ziemlich stark ist. Was aber, wenn Sie unter Scheidentrockenheit leiden oder einem Mangel an Zervixschleim? Ist es dann wirklich sinnvoll, etwas so Saugstarkes in Ihre Vagina zu stecken? Ich jedenfalls würde davon abraten und Ihnen die Verwendung einer anderen Methode empfehlen.

Binden sind in gewisser Hinsicht so alt wie die Menschheit selbst. Die modernen Versionen unterscheiden sich in Form und Saugkraft. Es gibt Wegwerfprodukte und solche, die man mehrfach verwenden kann. Binden für den einmaligen Gebrauch sind aufgrund ihrer hochtechnologischen Inhaltsstoffe saugstärker. Leider haben genau diese Stoffe aber auch langfristige Auswirkungen auf die Umwelt, da sie sich, wenn sie einmal auf der Müllhalde gelandet sind, nur schwer oder gar nicht abbauen. Einige Verwenderinnen stellen auch fest, dass sie auf die in ihnen enthaltenen Chemikalien und Kunststoffe reagieren, darunter auch auf die Duftstoffe. Dabei gibt es durchaus Wegwerfprodukte, bei denen die Hersteller mehr Transparenz bezüglich der Inhaltsstoffe zeigen; entsprechende Anbieter finden Sie im Einzelhandel und auch im Internet.

Inzwischen sind auch Stoffbinden auf dem Markt, die man waschen und wiederverwenden kann. Sie beinhalten keine Duftstoffe oder Additive und sind zudem atmungsaktiv. Wenn Sie also zu Ausschlägen oder Hautreaktionen neigen, könnte dies eine gute Alternative für Sie darstellen. Stoffbinden sind langfristig ökonomischer als Wegwerfprodukte und sorgen zudem dafür, dass nicht Millionen von Tampons und Binden auf der Müllhalde landen. Es gibt sie in vielen unterschiedlichen Formen, Farben und Größen, darunter auch Modelle, die sich für starke Perioden eignen. Nach Gebrauch können sie ganz normal in der Waschmaschine gewaschen werden, wobei Sie darauf achten sollten, dass Weichspüler die Saugfähigkeit vermindern kann.

Menstruationstassen sind ebenfalls eine großartige Lösung. Sie werden in der Vagina getragen und sammeln dort das Menstruationsblut, ohne dabei die Feuchtigkeit der Scheide negativ zu beeinflussen, was vor allem dann wichtig ist, wenn Sie zu Scheidentrockenheit neigen. Menstruationstassen können Sie bis zu 12 Stunden am Stück tragen, weil sie wesentlich mehr Blut auffangen als ein Tampon und es keine nachgewiesene Verbindung zwischen Tassen und einem erhöhten Risiko für das toxische Schocksyndrom gibt. Vor dem erneuten Einsetzen müssen sie nur leicht mit Seife und Wasser ausgewaschen werden (das Anschaffen von zwei Exemplaren kann die Verwendung in öffentlichen Toiletten erleichtern) und sie können rund 10 Jahre lang genutzt werden. So sparen Sie nicht nur ein kleines Vermögen, sondern mindern auch die Umweltauswirkungen von Menstruationsprodukten – jede Tasse spart rund 2000 Einmalprodukte ein. Menstruationstassen werden in der Regel aus weichem medizinischem Silikon hergestellt und enthalten keine der problematischen Chemikalien, die sich in Tampons finden. Sie sollten sich allerdings Gedanken darüber machen, welche Seife Sie zum Auswaschen verwenden, weil sie womöglich Chemikalien enthält, die am Ende in Ihnen landen.

Mandu Reid von der britischen Wohltätigkeitsorganisation The Cup Effect meint dazu: „Trotz der großen Vorteile, die Menstruationstassen für Benutzer und Umwelt haben, werden diese seit den 1930er-Jahren, als sie erfunden wurden, größtenteils unter den Teppich gekehrt. Der Hauptgrund hierfür ist, dass sie ein ganz schlechtes Geschäft sind! Die großen Unternehmen produzieren und vertreiben keine Tassen, denn wenn sie beliebter oder weiter verbreitet wären, würden ihre Gewinnmargen einbrechen. Menstruationstassen sind leicht zu verwenden – es sei denn, man leidet unter Vaginismus (Scheidenkrämpfen) oder einem Gebärmuttervorfall. Bei korrekter Verwendung sind die Tassen zuverlässiger und diskreter als Binden oder Tampons. Und falls doch einmal etwas daneben geht, dann nur, wenn die Tasse sich nicht richtig entfaltet hat oder nicht korrekt positioniert wurde. Nehmen Sie sie dann einfach wieder heraus und versuchen Sie es erneut – mehr als ein bisschen Übung braucht es nicht!"

In den vergangenen Jahren ist ein neues Menstruationsprodukt auf den Markt gekommen – sogenannte Periodenunterwäsche. Die Unterwäsche ist so aufgebaut, dass man keine weiteren Hilfsmittel oder Einlagen benötigt und sie kann die gleiche Menge Blut aufnehmen wie 2 bis 4 Tampons. Vor allem bei einer starken Regelblutung gibt sie zusätzliche Sicherheit. Ich habe mir einen Slip angeschafft und bin restlos begeistert. Die Verwendung kann zunächst ein wenig nervenaufreibend sein, aber sobald man dem Produkt erst einmal vertraut und damit zurechtkommt, lohnt es sich, in ein paar Exemplare zu investieren, da sie relativ lange benötigen, um zu trocknen. Die Höschen können bis zu acht Stunden am Stück getragen werden, sie eignen sich also auch für die Nacht, ebenso wie für die Zeit nach der Geburt oder wenn Sie an Blasenschwäche leiden. Je nach Hersteller gibt es unterschiedliche Schnitte. Es gibt auch Höschen im Boxer-Stil, was bedeutet, dass sie auch eine gute Lösung für Transmänner oder nichtbinäre Menschen darstellen sowie natürlich für alle wie mich, die Boxer-Shorts einfach nur unheimlich bequem finden. Genau wie die anderen wiederverwendbaren Optionen ist diese Unterwäsche natürlich wesentlich umweltfreundlicher als Wegwerfartikel.

Wenn Sie sich für ein anderes Menstruationsprodukt als das bisher verwendete entscheiden, kann dies zu einer Linderung Ihrer Regelschmerzen beitragen. Wenn Sie unter Vulvodynie leiden – chronischen Schmerzen, die die Vulva-Region betreffen, siehe auch Seite 165 –, dann kann Periodenunterwäsche womöglich die Methode sein, die Sie am wenigsten belastet. Sie kann eine wunderbare Lösung sein, um Ihre gesamte Blutung aufzufangen oder als Sicherheitsnetz, wenn Sie so stark bluten, dass Sie zusätzlich Tampons verwenden müssen.

Wiederverwendbare Menstruationsprodukte wie Tassen, Stoffbinden, Schwämme und Periodenunterwäsche tragen alle dazu bei, die Umweltauswirkungen der Menstruation zu verringern. Wenn Sie lieber Tampons mit Einführhilfe verwenden, sollten Sie sich mit dem Thema wiederverwendbare Applikatoren beschäftigen. Diese werden nach dem Gebrauch einfach abgewaschen und sparen so Abfall. Über die Hälfte der Tamponverwender in Großbritannien spülen Tampons zusammen mit dem Applikator die Toilette hinunter, weshalb pro einem Kilometer britischem Strand auch neun Applikatoren zu finden sind.

Die besten Tipps für den Winter

Prüfen Sie, bei wie viel Prozent Ihre „innere Batterie" steht, und entscheiden Sie dann, wozu Sie in dieser Phase in der Lage sind und wozu nicht.

- Nehmen Sie sich die Zeit etwas zu tun, das Ihnen gut tut und Sie nährt.
- Fragen Sie sich, was oder wem Sie eine Absage erteilen müssen, damit Sie sich in dieser Phase zurückziehen können.
- Tun Sie das, was Sie tun müssen, aber schauen Sie vor allem, was Sie sein lassen können. Die meiste Zeit setzen wir uns selbst unter enormen Druck, und wir stellen höhere Erwartungen an uns selbst als andere dies jemals tun würden. Nehmen Sie sich einen Nachmittag oder ein paar Tage für sich. Sie werden schon schnell genug wieder in den normalen Trott kommen.
- Geben Sie, wann immer es geht, Verantwortlichkeiten ab und bitten Sie um Unterstützung, wenn Sie diese benötigen.
- Vermeiden Sie jede Form von Hektik. Organisieren Sie Ihren Tag so, dass Sie ausreichend Zeit haben, um von einem Ort zum nächsten zu kommen.
- Selbstfürsorge sollte oberste Priorität haben, selbst wenn es nur für zehn Minuten am Tag reicht.
- Wenn Sie aus Ihrem Winter kommen, bringen Sie von dort womöglich ein stilles Wissen, eine innere Vision und Entschlossenheit mit. Nutzen Sie den Winter als Zeit, in der Sie sich darüber klar werden, worauf Sie in diesem Zyklus Ihre Aufmerksamkeit und Energie richten möchten. Formulieren Sie eine Intention und hängen Sie diese gut sichtbar auf, um Ihr Ziel immer vor Augen zu haben.

- Verbinden Sie sich innerlich mit den 800 Millionen Frauen, die gleichzeitig mit Ihnen bluten und von denen viele weder Zugang zu Menstruationsprodukten noch zu Bildung haben. Wenn Sie also in der Lage sind, Geld oder Menstruationsprodukte zu spenden, dann tun Sie dies. Manche Hersteller spenden beispielsweise für jede verkaufte Menstruationstasse eine zweite an Bedürftige.

Kapitel 4

Let's get this party started – Frühling

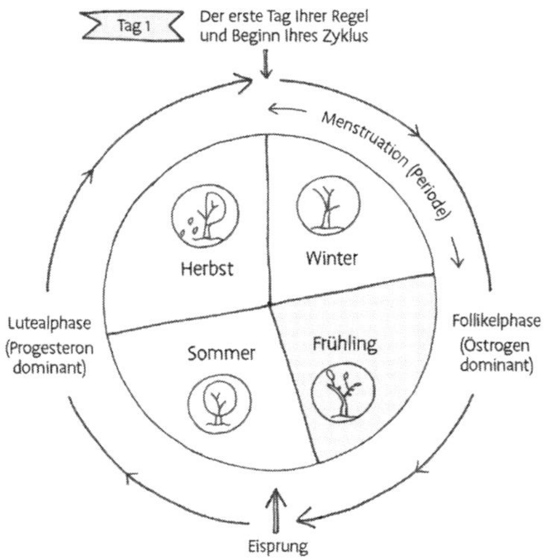

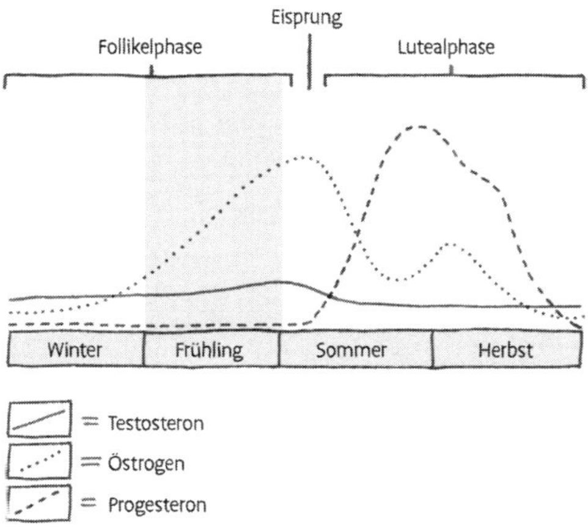

So, Zeit zum Durchatmen, der Frühling ist da! Jetzt heißt es, den Winterschlaf zu beenden und auf die sonnige Seite Ihres Zyklus zu kommen. Können Sie beim Verlassen Ihres Kokons bereits spüren, dass das Leben wieder leichter und heller wird?

Der Frühling ist die Jahreszeit für Neubeginn und Durchstarten, Möglichkeiten und Potenziale. Der Leitfollikel für diesen Zyklus entwickelt sich und wächst, und während er sich auf den Eisprung vorbereitet, setzt er stetig steigende Mengen an Östrogen frei (Sie erinnern sich, das „Beyoncé-Hormon"), sodass Sie sich energetisiert und motiviert fühlen und Ihr Interesse an der Außenwelt zurückkehrt. Wenn der Winter Sie nicht ausgelaugt zurückgelassen hat, spüren Sie eine Begeisterung für das Leben und seine Möglichkeiten – kurzum: Sie sind wieder im Spiel!

Der Übergang von Winter zu Frühling

Vielleicht stellen Sie fest, dass Sie im Eiltempo dem Winter entfliehen, und einfach nur froh sind, diese eher dunkle und potenziell mit Schmerzen verbundene Jahreszeit hinter sich zu lassen. Wenn Sie sich allerdings in Ihrem Winter heimisch fühlen und großen Nutzen aus ihm ziehen, dann fällt es Ihnen möglicherweise schwer, diese machtvolle Zeit zu verlassen und in den Frühling zu wechseln. Oder sind Ihnen etwa die mit dem Frühling verbundenen Superkräfte nicht ganz geheuer? Dies ist schließlich der Moment, in dem Sie wieder ins Rampenlicht treten und sichtbar werden. Begrüßen Sie das oder scheuen Sie eher davor zurück?

Wenn Sie bemerken, dass Sie sensibel auf die leichte Zunahme von Östrogen ab Tag 3 (dem dritten Tag der Periode) reagieren, dann sollten Sie den folgenden Tagen besondere Beachtung schenken, denn es kann sein, dass Ihr Winter sehr kurz ist und schon an Tag 3 oder 4 ein Ende nimmt. Vielleicht müssen Sie sich aber auch eingestehen, dass Sie immer noch im Winter sind und ein wenig kürzer treten – speziell wenn Sie weiterhin erschöpft und gefühlsbetont sind. Ich weiß, wenn man sich gut fühlt, kann es äußerst verlockend sein, sich wieder mitten ins Leben zu stürzen, aber versuchen Sie nicht gleich den ganzen Tank leerzufahren. Meine Klientin Azizah beispielsweise fühlt sich in ihrem

Winter immer ziemlich abgeschlagen, aber über ihren Frühling sagt sie: „Ich habe dann plötzlich das Gefühl, dass ich alles schaffen kann und halse mir alle möglichen Dinge auf. Wahrscheinlich ist dies der Punkt in meinem Zyklus, an dem ich am verwundbarsten bin, und es besteht die Gefahr, dass ich mich überfordere."

Der Frühling ist die Jahreszeit, in der das Östrogen so richtig in Schwung kommt und eine positive Einstellung und Energie mit sich bringt. Doch je mehr Ihre Energie ansteigt und Sie sich der Außenwelt öffnen, desto mehr kann es sich so anfühlen, als hätten Sie ein Jetpack auf dem Rücken. Auch wenn es verlockend sein mag, einfach loszulegen und zu sehen, wohin das Ding Sie katapultiert, versuchen Sie bitte einen Rest von Kontrolle – sagen wir 20 Prozent? – zu behalten. Gar nicht so einfach, wenn Sie darauf brennen, endlich loszulegen und es der Welt da draußen zu zeigen. Aber wenn Sie sich zügeln und ein klein wenig Energie aufsparen, dann wird Sie das erden und gut durch den restlichen Zyklus bringen. Sie könnten beispielsweise die Verbindung zu Ihrer Periode halten und diese als Anker verwenden, indem Sie sich die Intention ins Gedächtnis rufen, die Sie sich zu Beginn des Zyklus gesetzt haben. Ihr Frühling gibt Ihnen eine Menge Schwung, also zahlt es sich aus, sich auf dieses Ziel hin auszurichten. Schreiben Sie die Intention auf eine Haftnotiz und kleben Sie sie an den Spiegel, sodass Sie sie jeden Tag neben Ihrem wunderbaren Selbst sehen.

Es ist nicht ungewöhnlich, dass alle, die mit ihrer Periode zu kämpfen haben, mit Freuden die Tiefe des Winters hinter sich lassen und sich im Hochgefühl von Frühling und Sommer sonnen. Wenn Sie jedoch Ihr Erleben des Winters nicht ganz ausklammern, bleiben Sie motiviert, um sich auch weiterhin gut um sich zu kümmern, und das kommt Ihrer Periode und Gesamtgesundheit in kommenden Zyklen zugute.

Sie wissen, dass Sie sich im Frühling befinden, wenn Sie:

- einen inneren Funken spüren,
- vieles für möglich halten,
- unbeschwert und verspielt sind,
- eine zunehmende Widerstandsfähigkeit entwickeln,
- Enthusiasmus verspüren,

- Lust haben, unter Menschen zu gehen,
- neugierig sind,
- kreativ denken,
- Lust haben, Neues auszuprobieren,
- energiegeladen sind,
- sich motiviert fühlen,
- spüren, dass Selbstwertgefühl und Selbstbewusstsein zunehmen,
- stärker spüren, wer Sie sind und wo Ihr Platz in der Welt ist,
- eine Zunahme von Zervixschleim und Feuchtigkeit in der Scheide wahrnehmen und eventuell auch Lust auf Sex haben,
- glücklicher mit Ihrem Spiegelbild sind – die Haut wird reiner und Ihre Gesichtszüge erscheinen symmetrischer.[1]

Der Frühling ist die Geburtszeit der Natur, also nehmen Sie sich ein wenig Zeit, um darüber nachzudenken, was sich in Ihnen zeigen will. Was erschaffen Sie und bringen Sie in die Welt? Was braucht es, damit das, was Sie tun, wachsen kann?

Ihr wiedererwachtes Interesse an der Welt kann dazu führen, dass Sie sich wie ein Kind im Süßigkeitenladen fühlen – angezogen von den schönen Dingen springen Sie unbeschwert von einem zum nächsten. Das ist die Zeit, um spielerisch die Möglichkeiten zu genießen, die Ihnen zur Verfügung stehen – und neue zu erschaffen, wenn gerade keine vorhanden sind, denn Sie sprudeln nur so vor Ideen. Mit dem Anstieg des Östrogens verbessern sich Gedächtnis und geistige Beweglichkeit[2], und sobald das Testosteron noch hinzukommt, bekommen Sie Lust, sich Herausforderungen zu stellen. Jetzt, da Ihre Hormone so richtig in Schwung kommen, sind Sie in der Lage, mehr zu erreichen, aber achten Sie möglichst darauf, erst dann loszulegen, wenn Sie komplett im Frühling angekommen sind – es wird sich lohnen.

Die Superkräfte des Frühlings

Potenzial

Ihr Frühling ist die Zeit, in der Sie ein Gefühl dafür bekommen, in welchen Bereichen Sie wachsen können – in Körper und Geist, aber auch in der Welt. Können Sie das Potenzial in sich fühlen, in dem Raum zwischen Ihren Gelenken, dem Raum zwischen Ihren Gedanken, dem Raum, in dem Sie enden und andere beginnen? In all diesen Räumen stecken unzählige Möglichkeiten. Der Frühling ist die Jahreszeit, in der Keime über Nacht aus der Erde schießen. Ihre Transformation im Frühling kann sich genauso plötzlich anfühlen, denn während der Ruhezeit im Winter haben sich Ihre Energie und Ihr Potenzial tief in Ihrem Inneren angesammelt und eine Spannung aufgebaut, die sich im Frühling in diesem überschießenden Potenzial entlädt.

Aufbau und Expansion

Ihre Energie, Ihr Durchhaltevermögen und Ihr Selbstwertgefühl nehmen im Frühling stetig zu. Aus diesem Potenzial heraus entfaltet sich die Expansion. Sobald Ihr Östrogen einmal in Gang kommt, wirkt es wie ein Dünger für die Schösslinge, die sich ihren Weg durch die Erde gebahnt haben, und Sie erhalten die Energie für Aufbau und Expansion. Sie können Muskeln aufbauen oder Ihr Selbstwertgefühl. Sie legen sich eine neue Gewohnheit zu oder erweitern nun, da Sie wieder an der Welt interessiert sind, Ihr berufliches und privates Netzwerk. Nehmen Sie Raum ein und werden Sie sichtbarer.

Neugier und Entdeckungslust

Im Frühling tun sich viele neue Wege und Möglichkeiten auf. Es gibt verschiedene Optionen, ohne dass Sie sich bereits für eine entscheiden müssten, also erlauben Sie sich, neugierig zu sein und Dinge auszuprobieren. Wer und was weckt Ihr Interesse? Was würden Sie tun, wenn Sie wüssten, dass man es Ihnen durchgehen ließe? Jetzt ist die Zeit, etwas Neues zu wagen und einen neuen Ansatz, einen neuen Kleidungsstil oder eine neue Sportart auszuprobieren. Seien Sie bereit, ein Risiko einzugehen, trauen Sie sich!

Spielen

Begrüßen Sie die kindliche Qualität dieser Jahreszeit und spielen Sie! Körperlich haben Sie jetzt vielleicht mehr Lust auf Bewegung. Seien Sie sich bei Ihren Gedanken bewusst, dass aus einer Idee nicht gleich eine fertige Lösung entstehen muss. Ideen dürfen sich setzen lassen, können von allen Seiten begutachtet und auch gegen neue Einfälle ausgetauscht werden. Meine bessere Hälfte weiß immer sofort, wenn ich im Frühling angekommen bin, denn dann blödele ich herum, verarsche ihn und ziehe ihn auf – ein ziemlicher Unterschied zu meinem Winter, in dem ich Abgeschiedenheit und Alleinsein brauche.

Die Gefahren des Frühlings

Vorschnell handeln

Sie sprudeln nur so vor Ideen und Ihr Selbstvertrauen steigt. Natürlich ist es verlockend, sich der Welt anzuvertrauen, wenn Sie sich so gut fühlen, aber es wäre weise, nicht gleich alle Karten auf den Tisch zu legen. Wie die jungen Triebe, die sich im Frühjahr aus der Erde recken, sind auch Sie anfällig für plötzlichen Frost. Selbst wenn Sie sich stark und zu allem fähig fühlen, können sowohl Ihre Projekte als auch Ihr Selbstwertgefühl leiden, wenn Sie vorschnell handeln. Packen Sie Ihre Ideen in ein Treibhaus und lassen Sie sie gemeinsam mit der Schleimhaut in Ihrer Gebärmutter in Ruhe wachsen.

Sich unter Druck fühlen

Wenn es Ihnen gelungen ist, die Dinge langsamer anzugehen oder gar in Ihrem Winter eine Ruhezeit einzulegen (Gratulation!), dann fühlen Sie jetzt vielleicht den Druck, sich wieder ernsthaft den Aufgaben des Lebens zu widmen. Dabei ist die spielerische Natur des Frühlings unglaublich wertvoll, also versuchen Sie noch eine kleine Pufferzone zwischen sich und der Welt zu erhalten.

Müdigkeit

Wenn Sie sich im Frühling müde fühlen, dann ist etwas grundlegend schief gelaufen, denn dies ist die Zeit, in der Ihre Energie rapide zunehmen sollte. Müdigkeit signalisiert hier, dass Sie während Ihres gesamten Zyklus viel zu viel tun und die Priorität darauf legen sollten, sich selbst zu stärken, indem Sie gut essen und sich ausreichend Ruhe gönnen.

Abgelenkt sein

Wenn der Frühling sich dem Ende zuneigt und das Östrogen seinen Höchststand nahezu erreicht hat, kann es sein, dass Sie sich abgelenkt fühlen, weil Ihre Hormone nun eigentlich signalisieren, dass Sie losziehen und nach einem möglichen Partner Ausschau halten sollen. Es sind Ihnen vielleicht lauter gute Ideen gekommen, aber wenn Sie sich jetzt nicht auf eine davon konzentrieren, verpassen Sie die Produktivität des Sommers.

Wenn der Frühling eine schwere Zeit für Sie ist

Wenn Sie sich während oder unmittelbar nach Ihrer Periode ausgelaugt und müde fühlen, dann sollten Sie einmal untersuchen lassen, ob Sie vielleicht unter Eisenmangelanämie leiden. Die Auswirkungen auf Körper und Psyche sind nicht zu unterschätzen. Wenn Sie unter einem solchen Mangel leiden, können Sie die Kraft Ihres Frühlings nicht nutzen, weil Ihr Körper bereits damit ausgelastet ist, Energie zurückzugewinnen.

Fragen Sie sich selbst: In welcher Weise überfordern Sie sich, was belastet Sie und wie können Sie in puncto Ernährung und Beziehungen besser für sich sorgen? Respektieren Sie Ihr Bedürfnis nach Ruhe im Winter, rackern Sie einfach weiter oder begeben Sie sich zu früh wieder in die Tretmühle? Als meine Klientin Sandra mit dem Aufzeichnen Ihres Zyklus begann, stellte sie fest, dass sie sich im Frühling keineswegs energiegeladen und offen für Neues fühlte, sondern eher gestresst. „Ich fühle den Druck, nach meiner Ruhezeit im Winter wieder verstärkt unter Menschen zu gehen und packe meinen Terminkalender viel zu voll, wodurch ich am Ende das Gefühl habe, chaotisch und unfähig zu sein." Ich schlug ihr vor, in den ersten Tagen des Frühlings kleine Zeitpuffer einzubauen, um eine Überforderung zu vermeiden. Auch ermutigte ich sie, in dieser Zeit ein wenig nachsichtiger mit sich zu sein und nicht so früh in ihrem Zyklus ernsthaft zu werden. Stattdessen sollte sie den spielerischen Aspekt genießen, der in dieser Zeit möglich ist.

Wenn Sie stark erschöpft sind und unter Mangelerscheinungen leiden, dann passiert es leicht, dass Sie die Menschen in Ihrem Umfeld betrachten und sich fragen, warum Sie selbst so sehr zu kämpfen haben. Sie beginnen dann ungesunde Vergleiche anzustellen und fühlen sich möglicherweise nutzlos. Bleiben Sie locker und seien Sie nicht so hart zu sich. Betrachten Sie Ihre Gesundheit im Zusammenhang damit, wie anspruchsvoll und herausfordernd Ihr Leben ist, und fangen Sie an zu erkennen, dass selbst die kleinste Aufgabe wie ein unbezwingbarer Berg erscheinen kann, wenn man sich energielos fühlt. Auch Sie besitzen innere Stärke, das weiß ich ganz genau, und wenn Sie sich ein paar Monate gönnen, in denen Sie im Einklang mit Ihrem Zyklus leben und Ihrem Wohlbefinden eine höhere Priorität geben, dann werden Sie die Aufgaben, vor denen Sie jetzt noch zurückscheuen, mit Leichtigkeit angehen können.

Damit Sie lernen, gut für sich zu sorgen, speziell während und nach Ihrer Periode, kann es hilfreich sein, sich selbst wie ein Kind zu bemuttern und die grundlegenden Bedürfnisse stets zu erfüllen. Kinder mögen es gar nicht, wenn sie auf bestimmte Dinge – essen, trinken, kleines und großes Geschäft, schlafen – warten müssen. Auf unserem Weg zum Erwachsenen lernen wir irgendwann nicht nur, wie wir unsere Körperöffnungen kontrollieren, sondern wir lernen auch, ihnen eine niedrige Priorität einzuräumen und sie zu ignorieren. Besinnen Sie sich zurück und hören Sie auf das, was Ihr Körper braucht.

Schaffen Sie es, sich in Ihrem Frühling ein wenig kindliche Naivität zu gönnen, oder sind Sie eher streng mit sich und benehmen sich wie ein herrisches Elternteil? Wenn man den Menstruationszyklus einmal mit dem Lebenszyklus vergleicht, dann entspricht Ihr Frühling den Kinder- und Teenagerjahren. Gras wächst nicht schneller, wenn man daran zieht – das gilt für die Kindererziehung genauso wie für Ihren Frühling: Überstürzen Sie die Dinge nicht, sonst werden Sie zu schnell erwachsen und ernsthaft und verpassen den spielerischen Teil, wenn Sie sich ausprobieren dürfen. Überlegen Sie einmal, welches Potenzial Sie in sich entdecken könnten, wenn der andere Teil von Ihnen sich nicht dauernd einmischen und alles bewerten würde, sodass Sie am Ende vielleicht gar nichts mehr ausprobieren wollen. Das ist genau die Art von Verhalten, das man sich im Frühling nicht wünscht.

Ich zeige mich

Das Gefühl der unbegrenzten Möglichkeiten macht Ihren Frühling zu einer großartigen Zeit, um verschiedene Optionen auszuprobieren, und zwar sowohl auf kurzfristiger Ebene (ein Projekt, bei dem Sie das Für und Wider abwägen, oder eine Aufgabe, die Sie in Angriff nehmen wollen), als auch langfristig gesehen (eine Weiterbildung, ein neuer Job oder eine neue berufliche Ausrichtung). In dieser Zyklusphase haben Sie das Gefühl, die Welt liegt Ihnen zu Füßen, und deshalb ist sie auch so wunderbar geeignet, um verschiedene Ideen, Perspektiven und Arbeitsweisen auszutesten.

Wenn sich diese Zeit vor Ihnen ausbreitet, können Sie tatsächlich aus einer Vogelperspektive alle Möglichkeiten überblicken, die Ihnen zur Verfügung stehen. Experimentieren Sie damit. Sie müssen sich auf nichts festlegen und sind aufgrund der spielerischen Leichtigkeit des Frühlings wahrscheinlich auch gar nicht fokussiert genug, um dies zu tun. Genießen Sie den Ort, an dem Sie sich gerade befinden, und spielen Sie verschiedene Ideen durch. Machen Sie ein paar Schritte auf jedem Weg, um zu sehen, wohin Sie gelangen. Jetzt sind Sie am offensten für neue Denk- und Arbeitsweisen, also lesen Sie zum Beispiel Artikel und Bücher von Menschen, die Sie bewundern, und lassen sich davon inspirieren.

Wenn Ihre Kreativität Purzelbäume schlägt, kommt Ihnen womöglich eine große Idee oder auch zehn, aber es wäre unklug, diese gleich an die große Glocke zu hängen. Lassen Sie sich noch nicht in die Karten schauen, schützen Sie die neuen Keimlinge und lassen Sie sie widerstandsfähig werden, bevor Sie sie der Welt vorstellen. Wenn Sie jetzt vorpreschen, schadet das Ihrer Idee und Ihrem Selbstwertgefühl eher.

Gegen Ende des Frühlings, wenn Sie ihre Keimlinge eine Weile umsorgt haben und sie ausreichend entwickelt und kräftig genug sind, um in die Welt entlassen zu werden, sollten Sie sorgfältig überlegen, mit wem Sie Ihre Ideen teilen möchten. Wird Ihre Freundin Ihr Vorhaben wirklich verstehen oder wird sie bei Ihren Erklärungen eher verwirrt die Stirn runzeln, sodass Sie am Ende desillusioniert und von Zweifeln geplagt sind? Eignet sich der eher unbedarfte Arbeitskollege wirklich am besten, um eine Einschätzung einzuholen, oder wäre es besser, mit einer einflussreicheren Person zu sprechen, deren Meinung Sie respektieren? Sprechen Sie mit Menschen aus Ihrem Zielpublikum. Wer würde Ihr Produkt kaufen oder Ihr Buch lesen? Welchen Kollegen oder Investoren müssten Sie Ihre Idee verkaufen und sie an Bord holen?

Es ist aber nicht nur die Außenwelt, die Ihr kreatives Genie töten kann. Ihr inneres Streben nach Perfektion kann Sie ebenfalls ausbremsen. Denn von dem Moment an, in dem Sie sich aus dem Fenster lehnen und etwas Größeres, Mutigeres oder Riskanteres wagen wollen, ist das Einschreiten Ihres inneren Kritikers quasi vorprogrammiert. Und wenn Sie nicht aufpassen, setzt er sich durch – und Ihre lebensverändernde, gewinnbringende, große Idee stirbt, bevor sie überhaupt das Licht der Welt erblickt hat. Bereiten Sie sich darauf vor und erteilen Sie dem inneren Kritiker eine deutliche Abfuhr. Sagen Sie ihm, dass Sie wissen, dass er Sie nur auf eine etwas merkwürdige und veraltete Weise beschützen will, Sie sich jetzt aber lieber auf dem Spielplatz der Potenziale tummeln möchten und man sich im Herbst wiedersieht. Der Herbst ist das Zuhause Ihres inneren Kritikers, und wenn Ihnen das den Angstschweiß auf die Stirn treibt – keine Bange. Ich habe einige Tipps auf Lager, wie man dann mit ihm umgehen kann.

Der Frühling ist nicht die Zeit der Perfektion. Man könnte sogar sagen: Zur Hölle mit der Perfektion – herzlich willkommen Inkompetenz! Spüren Sie die befreiende Wirkung einer sorglosen Herangehensweise und einer Vielzahl von Optionen und riskieren Sie etwas. Fangen Sie einfach an, ganz gleich womit.

Es kann Ihnen schwerfallen, sich zu konzentrieren, sobald sich die spielerische Leichtigkeit des Frühlings breitmacht. Denken Sie daran, dass Sie auch Ihren täglichen Zyklus nutzen können. Wann sind Sie am produktivsten? Wann können Sie Zeit finden, um Ihre Idee durchzuspielen? Oder gibt es einen Tag, an dem Sie beruflich bedingt unter Menschen sind? Vielleicht treffen Sie an diesem Tag genau die Personen, mit denen Sie zusammenarbeiten wollen, sodass Sie sich und Ihre Arbeit gut darstellen können.

Beziehungen

Was bringt der Frühling noch? Genau! Sie sind wieder im Rennen! Hey, hallo, wie geht's? Der Schwung und das Interesse an anderen Menschen sind zurückgekehrt, was bedeutet, dass Ihre Beziehungen im Frühling so richtig aufleben. Schaffen Sie also Raum für freche Flirts und reservieren Sie im Kalender Tage für Verabredungen. Gehen Sie raus und haben Sie eine gute Zeit mit guten Leuten.

Wenn Sie sich mit Freunden treffen, sollten Sie das möglichst nicht bei sich zu Hause tun. Gehen Sie spazieren oder zum Strand, gehen Sie tanzen oder in das neue Restaurant, über das Sie schon seit Wochen reden. Wenn Ihre beste Freundin gerade im Herbst steckt, können Sie ihr natürlich auch etwas Gutes tun und ihr anbieten, für sie zu kochen (unter der Bedingung, dass sie das Gleiche auch für Sie tut).

Falls Sie in der Woche zuvor noch verzweifelt versucht haben, sich Zeit von Partner und Kindern freizuschaufeln und am liebsten allein oder mit Freundinnen zusammen waren, dann kehren Sie mit Beginn des Frühlings wieder zurück in die wärmeren Gefilde Ihres Zyklus, in denen Sie aktiv die Nähe von Partner und Kindern suchen. Dies ist auch die beste Zeit für spaßige Aktivitäten mit den Kindern, vor denen Sie sich sonst lieber drücken. Ihre Energie in dieser Phase ist kindlich und passt daher genau zu der Ihres Nachwuchses. Ihre natürliche Neugier und Geduld machen es Ihnen im Frühling leicht, Zeit mit Kindern zu verbringen, was eine echte Abwechslung darstellt, wenn Sie sich die zwei Wochen zuvor eher im Badezimmer einschließen wollten. Im Frühling sind Sie die Mutter, die Sie gerne immer für Ihre Kinder wären, und es kann eine wertvolle Zeit sein, um Nähe aufzubauen. Genießen Sie es!

Was Sie im Frühling für sich tun können

Der Frühling ist Ihre große Chance, ganz von vorne zu beginnen, einen neuen Plan zur Selbstfürsorge zu schmieden oder erneut einen anzugehen, den Sie zuvor nicht durchgehalten haben. Zwischen Periode und Eisprung liegt das perfekte Zeitfenster, um Situationen umzukrempeln und sich neue Gewohnheiten zuzulegen. Nach dem Eisprung fällt das

Beibehalten nämlich schwerer, also sollten Sie jetzt den Grundstein legen, damit Ihnen die Umstellung leichter fällt und die Wahrscheinlichkeit steigt, dass Sie dranbleiben.

Wenn Sie Ihren Zyklus genau verfolgt und es geschafft haben, sich achtsam durch Herbst und Winter zu bewegen, dann haben Sie möglicherweise schon eine Vorstellung davon, was Sie zur Verbesserung Ihrer Gesundheit, zur Unterstützung Ihres Hormonhaushalts und für ein Leben benötigen, das stärker an Ihre Wünsche und Bedürfnisse angepasst ist. Jetzt ist der Zeitpunkt, um Ihre Erkenntnisse umzusetzen und Änderungen vorzunehmen. Wenn Sie kontinuierlich Daten zu den Jahreszeiten sammeln, bekommen Sie einen immer besseren Eindruck davon, was Sie jeweils benötigen, um einen gesunden Zyklus zu haben, in dem Sie sich gut fühlen.

Sie möchten gerne etwas für sich tun, wissen aber nicht, wo Sie anfangen sollen? Im dritten Teil dieses Buches finden Sie eine Liste mit Vorschlägen. Denken Sie immer daran, dass es zu Beginn einfacher ist, neue Dinge einzuführen, als alte Gewohnheiten aufzugeben. Ein guter Ausgangspunkt ist ausreichend Wasser zu trinken, sich regelmäßig und gesund zu ernähren, mehr Bewegung einzubauen und es zu respektieren, wenn Sie Ruhe benötigen. Und natürlich sollten Sie eins nicht vergessen: Das Aufzeichnen des Zyklus!

Wenn Sie feststellen, dass Sie im Vorfeld des Eisprungs dazu neigen, zerstreut zu sein, dann versuchen Sie es einmal mit Techniken und Methoden, die Ihre Energie erden, etwa Atemtechniken, Yoga und Tai Chi. Auch bewegungsintensive Sportarten, die überschüssige Energie verbrauchen, können hilfreich sein. Schauen Sie einfach, was bei Ihnen am besten wirkt. Wenn Sie nach Ihrer Periode noch ausgelaugt sind, sollten Sie Ruhe und nahrhaftem Essen den Vorzug geben. Sprechen Sie außerdem mit Ihrem Arzt, der Ihnen helfen kann herauszufinden, warum Sie so erschöpft sind.

In Bezug auf Ihre Verdauung bringt der Östrogenanstieg verstärkte Kontraktionen der glatten Muskulatur des Darms mit sich, die die wellenartige Bewegung erzeugt, die auch als Peristaltik bekannt ist. Auch die Vielfalt Ihres Mikrobioms im Darm – des Ökosystems von Mikroorganismen, die in Ihnen wohnen – erhöht sich. Gute Nachrichten für Ihr Immunsystem, denn der Ausgangspunkt für gute Abwehrkräfte ist ein gesunder Darm mit jeder Menge fantastischen Bakterien. Wenn Sie zum Reizdarmsyndrom neigen, dann kann Östrogen eine erhöhte Sensitivität für Schmerzen und Krämpfe bewirken.

Den Zyklus in Lot bringen

Sind Ihre Hormone und Ihr Zyklus aus dem Gleichgewicht geraten, dann sollten Sie es einmal mit dem Verzehr von verschiedenen Samen und Kernen versuchen. In der ersten Zyklushälfte unterstützen Sie so den Östrogenspiegel, in der zweiten Hälfte den Progesteronspiegel. Wenn Ihr Zyklus unregelmäßig ist oder auch einmal aussetzt, Sie wenig oder sehr viel Blut verlieren, Ihre Lutealphase kurz ist, Sie unter PMS oder Wechseljahresbeschwerden leiden oder schon über die Menopause hinaus sind, dann ist das eine wunderbare Methode für Sie.

Samenhüllen enthalten Lignane, die überschüssige Hormone binden. Saatenöle wiederum enthalten Fettsäuren, die Bausteine für die Hormonproduktion sind. Und so funktioniert es:

- In der Follikelphase (Tag 1-14 bei einem Zyklus von 28 Tagen oder von Neumond bis Vollmond, wenn Sie nicht menstruieren) nehmen Sie täglich je 2-4 Esslöffel gemahlenen Leinsamen und Kürbiskerne zu sich, um den Östrogenspiegel sanft und natürlich zu erhöhen. Kürbiskerne enthalten jede Menge Zink, das die Produktion von Progesteron und dessen Freisetzung in der zweiten Zyklusphase unterstützt.
- In der Lutealphase Ihres Zyklus (Tag 15-28) oder von Vollmond bis Neumond, essen Sie täglich je 2-4 Esslöffel Sesamsamen und Sonnenblumenkerne. Das Zink in den Sesamsamen und das Vitamin E in den Sonnenblumenkernen fördern die Produktion von Progesteron. Die Lignane im Sesam helfen dabei, überschüssiges Östrogen zu blockieren, und die Sonnenblumenkerne liefern Selen, das die Leber bei ihren Entgiftungsaufgaben unterstützt und die Hormongesundheit insgesamt verbessert.

Kaufen Sie ganze Samen und Kerne in Bio-Qualität und verwenden Sie eine Kaffee- oder Gewürzmühle, um ein Pulver herzustellen, das Sie Müsli, Suppen, Salaten und Smoothies hinzufügen können. Oder Sie essen die Saaten einfach im Ganzen, je nach Gusto. Sie können auch eine ausreichende Menge für die jeweilige Woche herstellen und das Pulver dann im Gefrierschrank lagern. Kaufen Sie aber keine vorgemahlenen Samen, da sie schnell oxidieren und ranzig werden.

Es kann sein, dass Sie bereits während Ihres ersten Zyklus damit eine Veränderung feststellen, aber in der Regel erfordert es 3-4 Zyklen, bis Sie einen sichtbaren Unterschied entdecken, denn so lange dauert es, bis ein Follikel heranreift und beim Eisprung freigesetzt wird.

Geben Sie Gas

Wenn es um Sport geht, dann ist der Frühling die ideale Zeit, um sich mit anaerobem Training zu pushen – alles, was das Herz im Brustkorb pumpen und den Schweiß rinnen lässt. Anaerobes Training wird auch als hochintensives Training bezeichnet, das mit maximaler Anstrengung verbunden ist. Perfekt ist hier hochintensives Intervalltraining (HIIT), gerade wenn Sie einen vollen Terminplan haben, denn HIIT-Einheiten dauern meist nicht länger als 25 Minuten. Gewichte stemmen, Kickboxen, Spinning, Laufen, Schwimmen, Tanzen und selbst Gehen sind Beispiele dafür, wie Sie Ihren Herzschlag erhöhen können. Und weil der steigende Östrogenspiegel dafür sorgt, dass Sie wieder gerne unter Leute gehen, ist Ihr Frühling die beste Jahreszeit, um gemeinsam mit anderen Sport zu treiben. Wollten Sie schon immer mal CrossFit oder Yoga ausprobieren? Nehmen Sie Ihre Schnupperstunde im Frühling. Die spielerische Natur dieser Jahreszeit und die Bereitschaft, Risiken einzugehen, machen ihn zu einer perfekten Zeit, um Neues auszuprobieren und den Schwung mit in den restlichen Zyklus zu nehmen.

Im Frühling haben Sie mehr Ausdauer und eine höhere Schmerztoleranz, Ihre Sauerstoffaufnahme ist besser und Sie regenerieren schneller. Folglich können Sie beim Training jede Menge Fortschritte erzielen. Je weiter der Frühling fortschreitet, umso anfälliger werden Sie aufgrund des weiter steigenden Östrogenspiegels allerdings für Verletzungen, also trainieren Sie fokussiert.[3]

Ganz oder gar nicht? Ein Wort der Warnung

Wenn Sie in dieser Zeit sportlich alles aus sich herausholen, dann erzielen Sie dadurch vielleicht in Sachen Fitness und Figur Fortschritte, aber fortpflanzungstechnisch landen Sie eher auf dem Abstellgleis. Es ist bei Leistungssportlerinnen nicht unüblich, dass sie ihre Regel nicht mehr bekommen, aber zu mir kommen auch immer mehr Klientinnen, die sportbegeistert sind und bei denen die Periode ebenfalls ausgesetzt hat. Das ist nicht gut! Ihre Periode ist ein Zeichen für Gesundheit und dafür, dass Sie einen Eisprung haben. Die Ovulation ist eine gute Sache, denn wenn Sie einen Eisprung haben, produzieren Sie Progesteron – das Hormon, das Östrogen in Schach hält und hilft, Brustkrebs und Endometriumkrebs vorzubeugen. Progesteron ist entzündungshemmend, reguliert Ihre Immunreaktion und ist gut für Herz, Brüste und Knochen. Außerdem wirkt es beruhigend auf das Nervensystem, indem es Ängste mindert und einen gesunden Schlaf fördert. Kurz gesagt: Es ist ein ziemlich fantastisches Hormon! Findet allerdings kein Eisprung statt, produzieren Sie auch kein Progesteron und können leider von keinem seiner Vorzüge profitieren. Das Internationale Olympische Komitee (IOC) hat ein Phänomen namens „Relativer Energiemangel im Sport" (*Relative Energy Deficiency in Sport*, kurz RED-S), identifiziert, das durch eine unzureichende Energieaufnahme und / oder exzessiven Energieverbrauch gekennzeichnet ist. Zuvor war es unter dem Namen „Triade der sporttreibenden Frau" (*Female Athlete Triad*) bekannt, und zu den Symptomen gehören die menstruelle Dysfunktion und eine niedrige Knochenmineraldichte.

Wenn Sie nur sehr leichte Blutungen haben oder Ihre Regel sich ganz verabschiedet hat, dann ist es an der Zeit, einen Blick darauf zu werfen, was Sie essen und wie viel Sie trainieren. Chronischer Energiemangel, der aus einer unzureichenden Kalorienaufnahme im Verhältnis zum Energieverbrauch resultiert, kann eine funktionelle hypothalamische Amenorrhoe (fHA) zur Folge haben, bei der die Regel ausbleibt, weil Ihr Hypothalamus im Gehirn Ihre Eierstöcke nicht mehr zum Eisprung anregt. Zu viel Sport, plötzlicher Gewichtsverlust, zu wenig gesunde Fette und / oder Kohlenhydrate sowie Essstörungen können dazu führen, dass Ihr Gehirn die Ovulation ausknipst. Warum es das tut? Nun, es ist eine ziemlich schlaue Art, um Energie zu sparen. Wenn Ihr Körper erkennt, dass Ihre Energiezufuhr im Verhältnis zu Ihrem Energieverbrauch zu gering ist, dann schließt er daraus, dass es sich um magere Zeiten handelt, in denen es nicht sinnvoll wäre, schwanger zu werden, also zieht er die Fortpflanzungsbremse an. Unter diesen Umständen muss der Ansatz lauten „Iss mehr, trainiere weniger“, in Kombination mit dem Angehen von anderen Stressfaktoren, die zu einem Ausbleiben der Regel beitragen können. Dies kann zu einer Gewichtszunahme führen, was für einige eine gute Sache ist, weil damit meist eine Rückkehr der Menstruation einhergeht (siehe auch *#strongnotskinny*).

Viele meiner Klientinnen mit hypothalamischer Amenorrhoe treiben Sport als seelischen Ausgleich, und die Vorstellung, ihn stark einzuschränken oder für einen gewissen Zeitraum sogar ganz damit auszusetzen, ist oft ein Schock. In solchen Situationen ist es wichtig, andere Mittel zur Beruhigung und Stimmungsaufhellung einzusetzen, die den Wegfall des Routinetrainings auffangen.

Meine Klientin Laura kam nach dem Versuch einer künstlichen Befruchtung zu mir, der abgebrochen worden war. Die Klinik hatte ihr mitgeteilt, dass ihr Körper trotz der verabreichten Medikamente zu wenige Eizellen produziert hatte. Der nächste Versuch sollte gleich im Anschluss erfolgen und Laura hoffte, dass ich ihr helfen konnte, die Anzahl ihrer Eizellen zu steigern. Ich schaute mir ihre Laborwerte an und fragte mich sofort, wie wohl ihr Menstruationszyklus aussah, denn die Zahlen ließen auf eine funktionelle hypothalamische Amenorrhoe schließen. Laura erzählte mir, sie habe immer einen problemlosen 28-Tage-Zyklus gehabt, doch im vergangenen Jahr habe er sich auf drei Monate ausgedehnt, und zwar kurz nachdem sie mit CrossFit begonnen hatte, das sie bis zu vier Mal in der Woche betrieb, zusätzlich zu Yoga und Pilates. Da viele CrossFit-Fans häufig ihre Ernährung umstellen, fragte ich sie auch danach und sie erklärte, dass sie nun weniger Kohlenhydrate esse. Ich erklärte ihr, dass ich bei ihr eine funktionelle hypothalamische Amenorrhoe vermutete, die durch das übermäßige Training und die Ernährung verursacht worden war. Erstaunlicherweise hatte die Klinik, bei der sie wegen ihres Kinderwunsches in Behandlung war, nichts davon erwähnt, sondern wollte ihr einfach stärkere Mittel geben und damit in die nächste IVF-Runde gehen. Ich erklärte, dass sie lieber damit warten solle, bis sich ihr

Zyklus normalisiert, weil sie dann besser auf die Medikamente ansprechen würde. Obwohl die Klinik nur wenig Verständnis zeigte, sahen sowohl Laura als auch ihr Partner ein, dass dies sinnvoll wäre, und sie beschlossen zu warten.

Wir begannen mit zwei Akupunktursitzungen pro Woche, damit sie sich von dem missglückten IVF-Versuch erholen konnte und ihr Zyklus durch die Stimulierung der Eierstöcke wieder ins Lot kam. In den darauffolgenden Zyklen reduzierten wir die Akupunkturbehandlungen auf einmal pro Woche. Außerdem gab ich ihr folgende Empfehlungen:

- Mehr Kohlenhydrate essen: Jede Mahlzeit sollte Proteine, gesunde Fette und komplexe Kohlenhydrate enthalten (Gemüse aß sie ohnehin schon ausreichend).
- Intensive Trainingsformen wie CrossFit sowie anstrengendere Formen von Yoga meiden, bis sich der Zyklus normalisiert. An diesem Punkt könnten wir dann schauen, ob sie das Training nach und nach wieder aufnimmt, allerdings nicht im gleichen Umfang wie zuvor. Ich sagte ihr, sie könne mit Pilates sowie ihren Klimmzügen weitermachen, schlug aber ansonsten Trainingsformen vor, die ihre Energiereserven aufladen würden anstatt sie zu leeren, beispielsweise restoratives Yoga, Tai Chi und Qi Gong.
- Nahrungsergänzungen wie ein spezielles Multivitaminpräparat für die Schwangerschaft, Omega-3-Fettsäuren und Vitamin D. Wie sprachen auch über andere Supplemente, hatten aber beide das Gefühl, dass diese gegebenenfalls auch später noch ergänzt werden könnten.
- Aufzeichnen der Basaltemperatur und Beobachten des Zervixschleims, um den Zeitpunkt des Eisprungs einschätzen zu können.

Es fiel Laura nicht leicht, weniger Sport zu treiben, auch wenn sie sich dank der Akupunktur relativ gut fühlte, und wir mussten nach anderen Möglichkeiten suchen, beispielsweise einem Spaziergang am Morgen und Yoga Nidra (eine Entspannungstechnik, bei der man eine Meditation hört, die einen schlafähnlichen Entspannungszustand ermöglicht). Ich gab ihr zusätzlich ein Moxibustion-Set für zu Hause mit. Moxibustion ist eine sanfte Form der Wärmetherapie, bei der getrocknete Moxablätter auf oder über Akupunkturpunkten verbrannt werden, um sie zu stimulieren. Moxibustion hebt die Energie und fördert so die Ovulation.

Im ersten Zyklus, in dem ich Laura begleitete, hatte sie ihren Eisprung am 23. Tag und der Zyklus war 35 Tage lang statt 90 Tage – eine massive Verbesserung und ein echtes Zeugnis ihrer Bereitschaft, ihren Zyklus zu optimieren und ihre Fruchtbarkeit zu fördern. Der darauffolgende Zyklus hatte eine Länge von 31 Tagen, der nächste dauerte 30 Tage. An diesem Punkt fiel die Entscheidung, erneut die Klinik zu kontaktieren und es noch einmal mit künstlicher Befruchtung zu versuchen. Laura und ihr Partner waren sehr zufrieden mit ihrer Entscheidung, abgewartet zu haben, und hatten nun das Gefühl, gut vorbereitet zu sein.

Herrscht im Frühling bei Ihnen Trockenzeit?

Der Frühling ist die Jahreszeit, in der die Zunahme von Zervixschleim dafür sorgt, dass Ihre Vagina gut befeuchtet ist. Wenn Sie eher unter Scheidentrockenheit leiden, dann könnte dies an einem niedrigen Östrogenspiegel liegen, wie er für die Zeit nach der Geburt und während der Perimenopause – also in den Jahren vor dem Ende der Menstruation – typisch ist. Allerdings sehe ich diese Problematik auch bei immer mehr jungen Klientinnen, die keine Kinder haben. Woran kann das liegen? Ein niedriger Östrogenspiegel kann folgende Ursachen haben:

- Alter
- Perimenopause und Menopause
- Vollständige Entfernung der Gebärmutter
- Frühzeitiges Versagen der Eierstöcke
- Geburt eines Babys
- Stillen
- Verringerte Durchblutung der Eierstöcke
- Erhöhter Stress
- Essstörungen / Nährstoffmangel / niedriger Cholesterinspiegel
- Untergewicht
- Exzessiver Sport
- Einige Medikamente, auch hormonelle Verhütungsmittel

- Polyzystisches Ovarialsyndrom (PCO-Syndrom)
- Glutenintoleranz
- Schilddrüsenprobleme

Zu den Anzeichen und Symptomen für einen niedrigen Östrogenspiegel zählen:

- Fehlende oder unregelmäßige Periode
- Lethargie
- Depression
- Geringe Lust auf Sex
- Scheidentrockenheit oder Gefühlsstörungen
- Schmerzen beim Sex
- Falten
- Nachtschweiß oder Hitzewallungen
- Schlafstörungen, Aufwachen mitten in der Nacht
- Blasenschwäche oder Reizblase
- Blaseninfektionen
- Gelenkschmerzen
- Trockene Haut und trockene Augen
- Depressionen, eventuell verbunden mit Lethargie und Ängsten
- Melasma (Pigmentstörungen im Gesicht)
- Gedächtnisprobleme
- Neu auftretende emotionale Verletzlichkeit oder Dünnhäutigkeit (Hallo, all ihr Mütter mit Babys!)

So können Sie die Östrogenproduktion verbessern:

- Bringen Sie Struktur in Ihren Tag, indem Sie regelmäßige Mahlzeiten zu sich nehmen und nicht zu spät ins Bett gehen.
- Nehmen Sie jede Menge gesunde Fette in Ihren Speiseplan auf – Wildlachs, Olivenöl, Weidemilchbutter, Kokosmilch, Nüsse, Samen, Kerne, Avocado, Oliven usw.
- Meiden Sie extrem anstrengende Sportformen.

- Verbessern Sie mithilfe von Akupunktur und Unterbauchmassagen die Durchblutung Ihrer Eierstöcke.
- Vermeiden Sie Kaffee und andere anregende Getränke.
- Ernähren Sie sich glutenfrei.
- Meiden Sie Alkohol oder begrenzen Sie Ihren Konsum auf wenige Gläser Wein pro Woche.
- Versuchen Sie Ihre beiden Zyklushälften mit der Einnahme der oben beschriebenen Samen und Kerne zu stärken.
- Zu den Nahrungsergänzungen, die hilfreich sein können, zählen Vitamin E, Granatapfel, Maca, Traubensilberkerze, Dong Quai, Shatavari, Rotklee und Kollagen.

Die perfekte Zeit zum Brustabtasten

Brustkrebs zählt in Großbritannien zu den am häufigsten bei Frauen unter 40 diagnostizierten Krebsarten. (Auch in Deutschland, Österreich und der Schweiz ist Brustkrebs die häufigste Krebserkrankung der Frau; Anm. d. Übers.) Jede achte Frau erhält in ihrem Leben einmal die Diagnose Brustkrebs, und 400 Männer pro Jahr sind ebenfalls betroffen, also sollte das monatliche Checken Ihrer Brüste eine selbstverständliche Vorsorgemaßnahme sein. Es ist zwar eine wunderbare Idee festzuhalten, wie sich Ihre Brüste im Verlauf des Zyklus anfühlen und was für Sie normal ist, aber der Frühling – also die Zeit nach der Periode und vor dem Eisprung – eignet sich besonders gut, um Veränderungen festzustellen, vor allem da Hormone vor und während der Menstruation bewirken können, dass die Brüste anschwellen und besonders berührungsempfindlich sind.

Beim Abtasten sollten Sie auf Folgendes achten:

- Veränderungen in der Hautbeschaffenheit, etwa zusammengezogene Haut oder Dellen, die wie Orangenschale aussehen.
- Knoten oder Bereiche, die sich fester anfühlen als das restliche Gewebe.
- Plötzliche, ungewöhnliche Veränderungen in Größe oder Form.
- Ausfluss aus der Brustwarze (Flüssigkeit, die aus der Brustwarze austritt, ohne dass diese zusammengedrückt wird).

- Veränderungen der Brustwarzenform oder der Richtung, in die sie zeigt, oder wenn die Brustwarze plötzlich eingezogen ist.
- Ausschlag oder Krustenbildung rund um die Brustwarze oder den sie umgebenden Bereich.
- Ständige beziehungsweise für Sie ungewöhnliche Schmerzen.

Das Brustgewebe reicht bis hinauf zu Ihrem Schlüsselbein und Ihren Achselhöhlen, weshalb Sie Ihre gesamte Brust untersuchen sollten und nicht nur Ihren Busen. Auch wenn einige Brustveränderungen normal sind und durch die Hormonschwankungen im Zyklus sowie das Älterwerden verursacht werden, sind alle oben angegebenen Punkte Anzeichen für Brustkrebs; deshalb ist es wichtig, dass Sie Ihre Brust während des gesamten Zyklus kennen lernen. Wenden Sie sich gleich an Ihren Arzt, wenn Sie eine Auffälligkeit feststellen.

Die Hälfte der invasiven Krebsfälle in Großbritannien werden diagnostiziert, nachdem die Betroffenen selbst Symptome entdeckt und ihren Arzt darauf angesprochen haben. Wenn Sie Ihre Brüste regelmäßig abtasten, werden Sie bald wissen, was bei Ihnen normal ist und Hilfe suchen, wenn Sie Veränderungen feststellen.

Es ist nie zu spät mit regelmäßigen Checks zu beginnen!

Die besten Tipps für den Frühling

- Verfolgen Sie Ihre Ideen und Pläne weiter.
- Träumen Sie „groß" und spüren Sie Ihr Potenzial.
- Planen Sie gesellschaftliche Anlässe für Frühling und Sommer.
- Wählen Sie gegen Ende des Frühlings etwas aus, auf das Sie sich während Ihres produktiven Sommers konzentrieren möchten.
- Sorgen Sie gut für sich selbst.
- Lassen Sie Ihre Ideen erst wachsen, bevor Sie damit an die Öffentlichkeit gehen.
- Versuchen Sie etwas Neues oder greifen Sie einen alten Plan wieder auf. Legen Sie los, Sie können es schaffen!

Kapitel 5

Don't stop me now – Sommer

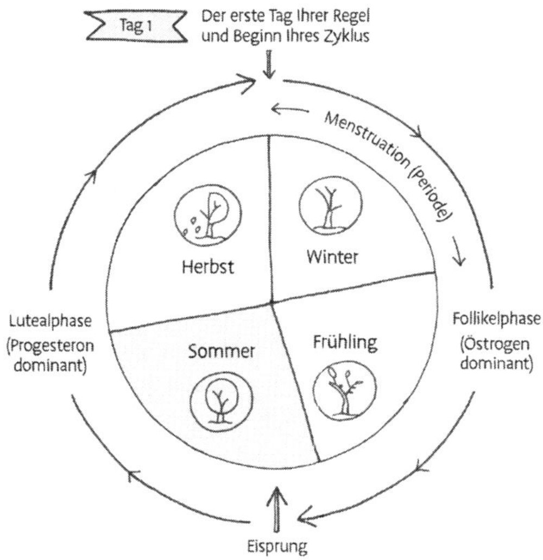

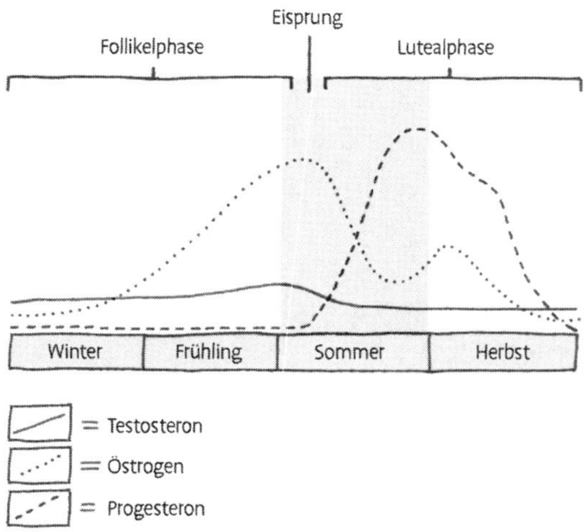

Die Ankunft des Sommers geht einher mit dem letzten hormonellen Schub vor dem Eisprung. Die Östrogenproduktion erreicht ihren Höhepunkt und ruft zudem LH und Testosteron auf den Plan. Die geballte Kraft dieser drei Hormone hat in vielerlei Hinsicht einen ziemlichen Wow-Effekt.

Sie befinden sich im Fluss und verfügen über eine innere Stärke und Flexibilität, die Sie in die Lage versetzt, mit einem umwerfenden Lächeln auf den Lippen alles zu wuppen, was das Leben Ihnen gerade vor die Füße wirft. Aus jeder Ihrer Poren strahlen Sie Kompetenz und Selbstvertrauen aus, von einer gehörigen Portion Sex-Appeal einmal ganz zu schweigen. Und weil Sie sich sowohl produktiv als auch verspielt fühlen, ist dies die ideale Zeit, um über sich hinauszuwachsen und das Beste aus Ihrem Privat- und Berufsleben herauszuholen. Warum auch nicht? Sie fühlen sich gut und sehen gut aus, also legen Sie los!

Im Vorfeld des Eisprungs versuchen Ihre Hormone dafür zu sorgen, dass Sie von keiner Bettkante springen und sich schwängern lassen. Deshalb tun sie alles dafür, dass wir gut aussehen und uns gut fühlen (und folglich das sexy Kleid anziehen), interessiert die Welt erkunden (damit wir einen Partner aus einer anderen Gegend mit einem anderen Genpool wählen), gesprächig sind und selbstbewusst aus uns herausgehen (Hallo, gehen wir zwei einmal einen Kaffee trinken?) und ganz einfach scharf sind (Zu mir oder zu Dir?). Ganz gleich, ob wir Kinder haben wollen oder nicht, der biologische Zweck des Eisprungs besteht unbestreitbar darin, sich fortzupflanzen und die Erde zu bevölkern. Darin sind wir wirklich gut. Aber selbst die Mehrheit all jener, die sich Kinder wünschen, möchte sicherlich nicht, dass es beim monatlichen Eisprung nur darum geht, fruchtbar zu sein und sich zu vermehren. Großartige Neuigkeiten! Sie sind mehr als eine Gebärmaschine und können Ihren Hormonschub auch für andere aufregende Dinge verwenden – Spaß (im Schlafzimmer und abseits davon), Steigern Ihrer sportlichen Leistung und Vorankommen in Ihrer beruflichen Karriere. Wie auch immer Sie ihn nutzen, in Ihrem Sommer geht es darum, die Ziele höher zu stecken und das Leben zu genießen.

Der Übergang vom Frühling zum Sommer

Wenn Ihre Hormone immer mehr auf ihren Höchststand zusteuern, fühlt sich das Leben plötzlich leichter und freudvoller an, und Sie trauen sich mehr zu. Meine Klientin Azizah liebt ihren Sommer. „Ich bin völlig mit mir im Frieden und frage mich, warum ich jemals geglaubt habe, dass etwas schwierig sei. Alles fügt sich zusammen und ich bin die beste Version meiner selbst."

Dies ist die optimale Jahreszeit, um sich mit Haut und Haar (oder Eierstöcken) auf die Dinge einzulassen und zu allem „Ja" zu sagen, was Ihnen begegnet – und an Gelegenheiten wird es Ihnen nicht mangeln, denn es ist auch die Jahreszeit, in der Ihr Weg mit zahlreichen Chancen gepflastert ist. Es fühlt sich an, als wäre das Universum auf Ihrer Seite und alles, was Sie benötigen, um Ihr Leben voranzubringen, wird von Ihnen angezogen, ganz gleich ob Dinge oder Personen. Deshalb ist es auch so wichtig, dass Sie sich zu Beginn Ihres Zyklus, also während Ihrer Periode, darüber klar werden, was Sie in diesem Monat erreichen möchten, denn was rund um den Eisprung bei Ihnen landet, hat mit Ihrer Intention für den Monat zu tun.

Im Sommer, wenn es länger hell ist, haben wir oft weniger Appetit und ein geringeres Schlafbedürfnis und bekommen trotzdem irgendwie mehr geschafft. So ergeht es Ihnen auch in Ihrem Zyklussommer. Vor der Erfindung der Elektrizität haben die Menschen im Sommer länger gearbeitet, um das Tageslicht voll auszunutzen, und das können Sie auch, um Ihre gesteigerte Produktivität sinnvoll einzusetzen, so wie meine Klientin Kate es tut: „Der Sommer ist meine Jahreszeit! Ich bin bester Laune und habe das Gefühl, alles erreichen zu können. Im Sommer bekomme ich so viel mehr erledigt als in den anderen Jahreszeiten, deshalb arbeite ich dann auch an wichtigen Projekten, denn wenn ich sie bis zum Herbst verschiebe, haben sie nicht die gleiche Wirkung. Den Herbst nutze ich lieber zum Optimieren und Korrigieren."

Sie wissen, dass Sie im Sommer sind, wenn:

- Sie ausgeglichen sind und Ihre Gedanken und Gefühle klar und selbstbewusst äußern können.

- Sie voller Power sind und sich unbesiegbar fühlen.
- Sie frech sind und sich etwas trauen und beim Flirten aufs Ganze gehen.
- Sie Lust auf Spaß haben und das Leben so richtig super finden.
- Sie ganz kribbelig und feucht werden bei dem Gedanken an Sie-wissen-schon-wer.
- Ihr Zervixschleim mit dem Östrogenhoch an Menge, Fließfähigkeit und Glibberigkeit zunimmt, bevor er nach dem Eisprung dicker wird und nachlässt.
- Ihre Fähigkeit zunimmt, Liebe zu geben und anzunehmen, ebenso wie Ihr Bedürfnis nach Verbindung und Freude.
- Sie beim Tasten nach Ihrem Muttermund feststellen, dass er hoch steht und sich weich, offen und feucht anfühlt (wohingegen er mit Beginn der Lutealphase wieder niedriger steht, fester wird und geschlossen ist).

Die Superkräfte des Sommers

Unbesiegbarkeit

Im Sommer sind Sie die Königin Ihres Reichs (oder natürlich der König, wenn dies eher Ihrer Geschlechtsidentität entspricht), und Sie haben das Gefühl, dass Sie alles managen können: bei der Arbeit den gesamten Laden schmeißen, Ihre Kunden höllisch beeindrucken und ihre To-do-Liste im Handumdrehen abarbeiten. Und wissen Sie was? Das ist tatsächlich so! Ihre Kommunikations- und erzieherischen Fähigkeiten sind in Höchstform und Sie können es mit dem ärgsten Widersacher aufnehmen. Mit Ihrem passiv-aggressiven Kollegen wissen Sie ebenso souverän umzugehen wie mit Ihrem herablassenden Schwiegervater. Möchten Sie diese Phase gerne nutzen, um das Patriarchat in Frage zu stellen? Nur zu!

Produktivität

Jetzt ist der optimale Zeitpunkt für alle Aufgaben, die schwierig sind und Kühnheit erfordern. Ihre Hormone können Ihnen dabei helfen. Neuland zu erobern, ohne in Schweiß auszubrechen, also entscheiden Sie sich, was Sie tun möchten, und legen Sie los!

Expansion

Können Sie spüren, wie Sie mehr Raum einnehmen? Vielleicht gehen Sie aufrechter, schauen freier in die Welt und stellen häufiger Augenkontakt her als zu anderen Zeiten. Vielleicht schwingt sich Ihr Selbstbewusstsein in neue Höhen und Sie können in einer Art und Weise zu Ihrer Arbeit stehen, die alle Erwartungen übertrifft. In irgendeiner Form findet jedenfalls Expansion statt, denn Ihr Sommer ist die Zeit, in der die Energie nach oben und nach außen schießt, wenn das Östrogen versucht, Ihre Welt im Kleinen wie im Großen zu erweitern. Wie Sie sich bestimmt erinnern, ist Östrogen Ihr „Beyoncé-Hormon“ und im Vorfeld des Eisprungs geht es auf seine ausverkaufte Welttournee – gute Chancen, dass Sie nun Ihrem heißen Hüftschwung den letzten Schliff verleihen können.

Verbindung und Kommunikation

Das Östrogen möchte, dass Sie hinaus in die Welt gehen und mögliche Paarungspartner finden, was den Sommer zur idealen Zeit für erste Dates und das Wiederbeleben lange bestehender Beziehungen macht. Sie können das natürliche Kommunikationstalent nutzen, das Ihnen in dieser Phase zur Verfügung steht, um Freundschaften zu vertiefen oder um im Uni-Hörsaal oder am Arbeitsplatz den Ton anzugeben und richtig Eindruck zu schinden. Der Sommer ist die Zeit, um sich zu öffnen, eigene Ideen mitzuteilen und zu anderen Menschen Verbindungen aufzubauen, die Ihnen beim Umsetzen Ihrer Träume helfen können.

Genuss

Das Leben kann sich im Sommer so unfassbar gut anfühlen. Das Hormonhoch des Eisprungs durchströmt Ihren Körper wie ein glorreicher langer Orgasmus. Für mich fühlt sich die Zeit um den Eisprung an wie unglaublicher Sex am Nachmittag eines warmen Sommertages, gefolgt von einem kurzen, entspannten Nickerchen, während die Sonne durchs Fenster scheint. Es hat für mich aktive Anteile (Sex, Orgasmus), aber auch passive, rezeptive (sich hinlegen, bereit sein für das Eingehen einer Verbindung, Orgasmus) – ein gutes Beispiel für die Dualität der Sommerenergie. Wir sind aktiv Handelnde, die enorme Fortschritte machen, erleben aber zugleich, dass die Dinge fast ohne unser Zutun in unser Leben treten. Beim Genuss geht es nicht allein um körperliche Intimität. Er kann auch durch das Lesen eines wunderbaren Buchs, das Betrachten eines großartigen Kunstwerks oder das Anhören von Musik entstehen, bei der Sie Gänsehaut bekommen.

Die Gefahren des Sommers

Im Rampenlicht stehen

Wenn Sie sich in der schattigeren Hälfte Ihres Zyklus wohler fühlen, können sich das helle Licht und die Sichtbarkeit im Sommer sehr intensiv anfühlen und Sie möchten sich möglicherweise am liebsten vor der Welt verstecken. Und obwohl Sie in dieser Zeit die positivste Einstellung zu Ihrem Körper und Ihrer Arbeit haben, heißt das nicht unbedingt, dass Sie dies auch mit der Welt teilen möchten. Es ist auch ein sexuell aufgeladener Teil des Zyklus, und wenn Sie sich nicht wohl dabei fühlen, ganz in ihre Sexualität zu gehen oder diesbezüglich Traumata erlebt haben, dann kann es Ihnen schwerfallen, all das anzunehmen, was diese Jahreszeit zu bieten hat – speziell wenn es so scheint, als könne jeder Mann im Umkreis von 100 Metern Ihre Pheromone (chemische Botenstoffe, die wir abgeben und die speziell rund um den Eisprung eine Rolle bei der Anziehung spielen) wahrnehmen, was Ihnen eventuell ungewollte Aufmerksamkeit beschert.

Zu allem „Ja" sagen

Ich weiß, ich weiß. Ich habe Ihnen zuvor gesagt, dass dies die Jahreszeit hierfür ist, aber Sie sollten dennoch im Hinterkopf behalten, in welcher Jahreszeit Ihres Zyklus Sie sich befinden werden, wenn es an die Umsetzung dessen geht, wozu Sie sich im Sommer verpflichten. Packen Sie sich gerade Ihre Herbstzeit bis zum Anschlag mit Terminen voll? Das wird wahrscheinlich nicht gut ausgehen, also sagen Sie ruhig „Ja", aber achten Sie dabei auf das Timing.

Leichtfertig werden

Ja, ich liebe Östrogen, ganz ehrlich, aber es kann selbst all jene, die eigentlich sehr zielstrebig sind, ein wenig nachlässig werden lassen. Wenn

Sie sich motiviert fühlen, ein paar Dinge anzugehen, die nicht körperlicher Natur sind (sprich: Schreibtischarbeit), aber schon nach kürzester Zeit unfähig sind, sich zu konzentrieren und die Sache zu erledigen, dürfen Sie getrost das Östrogen dafür verantwortlich machen. Ihr Beyoncé-Hormon möchte, dass Sie nach draußen stürmen, Ihre Auslage zeigen und einen Sexualpartner anziehen – und am besten stürmen Sie gleich richtig weit weg, damit Sie jemanden finden, der Ihnen genetisch möglichst wenig ähnelt. (Forschungen haben sogar ergeben, dass wir rund um den Eisprung herum wesentlich mehr zu Fuß gehen.[1]) Ihr Östrogenhoch sorgt also dafür, dass Sie sich kurz vor dem Eisprung rastlos fühlen und schlecht konzentrieren können.

Chancen verstreichen lassen

Sie wissen nun bereits, dass dies die Jahreszeit ist, in der Sie sich selbst fordern können und produktiv sind. Außerdem wissen Sie, dass jetzt Ihre fruchtbare Zeit ist. Was aber, wenn Sie keine Ahnung haben, was Sie mit Ihrem Leben anfangen wollen, oder aber schwanger werden möchten und es nicht klappt? Dann besteht durchaus die Möglichkeit, dass Trauer, Ängste, Frustration und Niedergeschlagenheit die natürliche positive Einstellung und Produktivität des Sommers lähmen.

Wenn der Sommer eine schwere Zeit für Sie ist

Für einige (speziell alle, die sensibel auf die Wirkung von Östrogen reagieren) kann der Sommer ein ziemliches Auf und Ab bedeuten. Wenn der Östrogenspiegel seinen Höchststand erreicht, fühlen Sie sich zu sehr in Hochstimmung, um sich auf etwas konzentrieren zu können, und es kann sogar sein, dass beim Eisprung oder unmittelbar danach – in der Mitte des Sommers – ein kleiner Zusammenbruch eintritt. Das hängt damit zusammen, dass der Eisprung einiges an Energie erfordert und man danach leicht ausgelaugt sein kann. Auch gibt es einen kurzen Zeitraum nach dem Eisprung, in dem der Hormonspiegel niedrig ist – Östrogen, LH und Testosteron knicken ein und allein das Progesteron steigt an. Wenn Sie sensibel auf diesen raschen Hormonabfall nach dem Eisprung reagieren, dann fühlen Sie sich nun ähnlich wie zu einem späteren Zeitpunkt im Zyklus, kurz bevor Ihre Periode einsetzt.

Sobald Progesteron und Östrogen jedoch erneut beginnen anzusteigen, sollte dieses Gefühl ersetzt werden durch die beruhigende Wirkung des Progesterons, die Sie bis zum Ende Ihres Sommers begleitet.

Wenn Sie unter einer prämenstruellen dysphorischen Störung (PMDS) leiden, ist Ihr Sommer wahrscheinlich viel zu kurz und kann bereits unmittelbar nach dem Eisprung vorbei sein. Ihre Sommerzeit wird wahrscheinlich immer etwas überschattet sein, denn auch wenn Sie sich in der ersten Zyklushälfte selbst lieben und mit sich im Reinen sind, wird Sie gleichzeitig das Wissen um das, was unweigerlich in der zweiten Hälfte auf Sie zukommt, mit Angst und Besorgnis erfüllen.

Meine Klientin Ericka litt bereits seit Jahren unter dem prämenstruellen Syndrom (PMS), und weil die extremen Gefühle, die sie nach dem Eisprung empfand, für sie normal waren, dachte sie, es erginge jeder Frau in dieser Phase so. Erst als sie einen meiner Workshops besuchte und im Laufe des Tages alle über ihre Menstruation berichteten – und auch über die Erfahrungen mit PMS – wurde ihr bewusst, dass ihre Erfahrungen intensiver waren als die der anderen. Ericka begann damit, ihren Zyklus detailliert aufzuzeichnen und stellte schnell fest, dass ihr Sommer extrem kurz war und nur von Tag 11 bis Tag 14 dauerte. Ab Tag 15 fiel ihre Stimmung rapide ab und sie war niedergeschlagen. An den Tagen 18 bis 23 fühlte sie sich unruhig und reizbar und litt unter quälenden Gedanken, bei denen Ereignisse aus der Vergangenheit immer wieder hochgespült wurden, die sie extrem belasteten. Gleichzeitig stritt sie sich in dieser Zeit häufig mit ihrer Mitbewohnerin. Zwischen dem 24. und 26. Tag hatte sie meist nah am Wasser gebaut und war von Traurigkeit erfüllt. Sobald sie ihre Tage bekam, weinte sie vor Erleichterung, weil sie nun wieder sie selbst war. Ericka kontaktierte mich und berichtete über ihre Beobachtungen. Sie erzählte, dass sie sich fragte, ob sie womöglich unter PMDS litt. Sie suchte nach Hilfe, wusste aber nicht, wo sie anfangen sollte. Da wir weit auseinander wohnten, hielten wir unsere Sitzungen online ab, und ich empfahl ihr, ihren Zyklus weiterhin aufzuzeichnen, damit wir eine Arbeitsgrundlage hatten und Dinge ausprobieren konnten. Außerdem sollte sie sich mit ihren Aufzeichnungen an ihren Arzt wenden, um die Möglichkeit zu untersuchen, ob sie unter PMDS litt. Ich empfahl ihr auch eine Ernährungsberaterin bei ihr vor Ort.

Zu diesem Zeitpunkt befand sich Ericka gerade in ihrem Frühling und begann bereits nervös zu werden, wenn sie daran dachte, was im Herbst auf sie zukommen würde. Ihr Arzt zeigte sich von ihren Aufzeichnungen beeindruckt und bestätigte, dass sie Diagnosekriterien für PMDS aufwies (diese finden Sie auf Seite 346). Er verschrieb ihr ein Antidepressivum (Citalopram), das sie während ihrer Lutealphase nehmen konnte. Ericka war sich allerdings nicht sicher, ob sie es wirklich nehmen sollte und bat mich um Rat. Ich sagte ihr, dass die Einnahme von Medikamenten manchmal durchaus angebracht ist und dass das Citalopram vielleicht an schwierigen Tagen eine gute Hilfe sein könnte, während wir gleichzeitig an anderen Behandlungsmöglichkeiten arbeiten würden. Erickas Ernährungsberaterin empfahl die Einnahme von Magnesium und einem Vitamin-B-Komplex, und wir hatten beide das Gefühl, dass eine Kombination aus Sport und einem stabileren Blutzuckerspiegel ihre Symptome lindern könnte.

Im ersten darauffolgenden Zyklus stellte Ericka fest, dass regelmäßiges Essen und eine höhere Aufnahme von Protein dafür sorgten, dass sie sich nach dem Eisprung besser fühlte. Als sie aber am 19. Tag wieder begann unruhig zu werden, beschloss sie, dem Citalopram eine Chance zu geben. Es half ihr so gut, dass sie es schaffte, ihren Kopf ausreichend frei zu bekommen, um mit einer Freundin zum Yoga zu gehen. Sie fühlte sich so viel besser, dass sie die Yogastunden mit der Freundin fortsetzte und diese bat, sie möge sie in den Hintern treten, wenn sie eine Stunde versäume. Weil das Wetter gut war, begann sie außerdem damit, zweimal in der Woche zu Fuß nach Hause zu gehen und dabei ein Hörbuch zu hören. Der nächste Zyklus folgte einem ähnlichen Muster und im darauffolgenden schlug ich beiläufig vor, sie könne die Citalopram-Dosis ein wenig verringern. Ericka allerdings, die es genoss, sich zum ersten Mal seit vielen Jahren nahezu den ganzen Zyklus über wie sie selbst zu fühlen, war verständlicherweise noch nicht bereit dazu, also beschlossen wir dem Ganzen noch zwei weitere Monate Zeit zu geben. Während dieser Zeit wurde Ericka bewusst, dass den Streitigkeiten mit ihrer Mitbewohnerin in ihrem Herbst die Tatsache zugrunde lag, dass sie mit ihrer Wohnsituation nicht glücklich war, und sie zog stattdessen bei einer guten Freundin ein. Noch bevor ich Ericka fragen konnte, ob sie es einmal einen Zyklus lang ohne das

Antidepressivum versuchen wolle, sagte sie mir, dass sie sich nun besser unterstützt fühle und bereit wäre.

Ohne das Citalopram litt sie immer noch zeitweise unter Stimmungsschwankungen und innerer Unruhe, aber in wesentlich geringerem Maße als zuvor. Ericka beschloss zudem, es einmal mit kognitiver Verhaltenstherapie zu versuchen – einer Gesprächstherapie, bei der es darum geht, welchen Einfluss Gedanken, Glaubenssätze und Einstellungen auf Gefühle und Verhalten haben, und die hilft, alternative Denk- und Verhaltensweisen zu entwickeln. Zusammen mit dem Aufzeichnen ihres Zyklus und dem anderen unterstützenden Verhalten, das Ericka entwickelt hatte, konnte sie nun gut mit ihrem PMDS umgehen.

Wem gehört die Welt?

Im Sommer geht es darum, den Horizont zu erweitern, Risiken einzugehen und sich selbst zu fordern. Es ist die ideale Zeit, um einem Projekt die volle Zeit und Aufmerksamkeit zu widmen und alles anzugehen, was Sie ansonsten den Rest des Monats vor sich herschieben, wenn die Energie nachlässt.

Zu Beginn Ihres Sommers, insbesondere in den Tagen vor dem Eisprung, sind Sie besonders eloquent – die ideale Zeit also, um in einem Meeting seinen Standpunkt zu vertreten, ein Interview zu geben, eine Rede zu halten und eine Beförderung oder Lohnerhöhung zu fordern (in Hinblick darauf, dass Frauen meist immer noch weniger Geld verdienen als Männer und der geringen Anzahl von Frauen im höheren Management und in Vorstandspositionen rate ich Ihnen dringend dazu). Ich bin davon überzeugt, dass alle, die dieses Buch lesen, eine Meinung oder Idee haben, die zumindest für einen anderen Menschen auf diesem Planeten hörenswert ist. Sollten Sie jetzt gerade denken, dass Sie nicht gemeint sind und nichts Wertvolles beizutragen haben, dann sollten Sie kurz überlegen, an welchem Punkt in Ihrem Zyklus Sie sich befinden. Wenn Sie derzeit nicht im Sommer sind, dann lesen Sie am besten erst dann weiter, wenn Sie wieder dort angekommen sind.

Sollten Sie immer noch das Gefühl haben, nichts zu sagen zu haben (doch auch wenn Sie etwas zu sagen haben), könnten Sie diese Zeit ebenfalls nutzen, um Ihre Stimme jemandem zu leihen, der sonst kein Gehör findet: Vielleicht Ihrer Kollegin, die unglaublich intelligent ist, aber gleichzeitig so introvertiert, dass man ihren Beiträgen kaum Aufmerksamkeit schenkt, oder auch einer Gruppe, die Unterdrückung und Gewalt erleidet. Machen wir uns nichts vor – unsere heutige Gesellschaft ist so angelegt, dass vor allem die Meinungen reicher, weißer Männer gesehen und gehört werden –, und das wird unserer Diversität wohl kaum gerecht. Ihr Sommer ist die Jahreszeit, in der Sie sich selbst herausfordern und die Obrigkeit beziehungsweise Autoritäten. Rütteln Sie einfach mal an den Verhältnissen und schauen Sie was passiert.

Wenn Sie sich in einem Bildungs- oder Arbeitsumfeld bewegen, das traditionell eher Männern vorbehalten ist und in dem Frauen ignoriert und ihre Wortbeiträge übergangen werden, dann nutzen Sie doch die „Verstärkungsstrategie", die weibliche Angestellte im Weißen Haus während der Präsidentschaft von Obama anwendeten: Wenn eine Frau einen wichtigen Beitrag gebracht hatte, wiederholte eine andere Frau diesen Punkt und lobte sie dafür. Das sorgt dafür, dass wichtige Beiträge von Frauen gehört und die Ideen nicht von Männern als die ihrigen reklamiert werden. Wir haben viele Ideen, Fähigkeiten und Talente, und wir sind auch gut darin, höfliche und passionierte Musterschülerinnen zu sein, aber damit man unsere Stimmen hört, müssen wir beachtet werden, und das heißt, wir müssen sichtbar sein. Wie geht es Ihnen also mit dem Thema Sichtbarkeit? Fühlen Sie sich damit eher unbehaglich oder stehen Sie gerne im Rampenlicht? Oder könnte es vielleicht auch sein, dass Sie nur in bestimmten Phasen Ihres Zyklus gerne gesehen werden wollen? Ihr Sommer ist die Zeit, um gesehen zu werden und Ihr eigener Cheerleader zu sein – eine Fähigkeit, die ich gerade von meinem zweijährigen Sohn lerne, der gerne laut und stolz verkündet: „Ich hab's geschafft!", wenn er eine Aufgabe gemeistert hat (um dann seine neue Fertigkeit, eine Orange zu schälen, gleich jedem im Raum vorzuführen). Genau das sollten wir auch für uns selbst tun. Wir müssen die Aufmerksamkeit darauf lenken, wie großartig wir sind und andere Frauen öffentlich und ausdrücklich loben, um einander Aufmerksamkeit zukommen zu lassen und uns gegenseitig zu unterstützen.

In ihrem Sachbuch *The Cancer Journals* zitiert Audre Lorde aus einer Rede, die sie 1977 gehalten hat und in der sie auf den Punkt bringt, was viele von uns davon abhält, unsere Meinung zu äußern und wie wichtig und notwendig es ist, dass wir es dennoch tun:

> *„Ich begann mich jedes Mal zu fragen: ‚Was kann schlimmstenfalls passieren, wenn ich diese Wahrheit verkünde?' Im Gegensatz zu Frauen in anderen Ländern können wir unser Schweigen brechen, ohne im Gefängnis zu landen, spurlos zu ‚verschwinden' oder nachts von der Straße abgedrängt zu werden. Wenn wir unsere Meinung kundtun, wird dies einige Menschen irritieren, wir werden als zickig oder überempfindlich abgestempelt werden und bei Partys einigen die Laune verderben. Aber wir ebnen auch den Weg für andere Frauen, ebenfalls den Mund aufzumachen, bis die Gesetze sich ändern und Leben gerettet werden und sich die Welt ein für allemal ändert. Fragen Sie sich also auch beim nächsten Mal: ‚Was kann schlimmstenfalls passieren?' Und gehen Sie dann einen Schritt über das hinaus, was Sie sich normalerweise trauen. Sobald Sie beginnen zu reden, wird man Sie anschreien. Menschen werden Sie unterbrechen, niedermachen und Ihnen unterstellen, Sie nähmen das alles zu persönlich. Und die Welt wird nicht untergehen."*

Wenn es darum geht, linearen Fortschritt zu planen, sind wir ziemlich gut – im Grunde genommen *zu* gut. Wie oft sagen Sie sich, dass Sie erst Y tun und Kurs Z besuchen müssen, um mit X beginnen zu können? Dann sind Sie vielleicht so weit, dass Sie bei Ihrer Arbeit oder Karriere ein wenig aufsteigen können – womöglich um glatte ein Prozent! Ihr Sommer ist die Zeit, in der Sie große Sprünge machen können. Trotz Ihrer detaillierten und endlosen Pläne muss Fortschritt nicht in kleinen Schritten erfolgen und erfordert nicht, dass Sie eine Qualifikation nach der anderen anhäufen. Überspringen Sie doch einfach mal ein paar Schritte und kommen Sie schneller voran – trauen Sie sich!

Falls Sie sich öfter einmal wie ein Hochstapler vorkommen – sich also für ungeeignet, inkompetent und eine Mogelpackung halten – und feststellen, dass Sie das klein hält, weil Sie sich dauernd sagen: „Verdammte Scheiße, irgendwem wird auffallen, dass ich keine Ahnung davon habe, was ich da rede oder tue, also lass' ich es besser bleiben", dann sollten Sie sich vielleicht in Zukunft die Einstellung zulegen: „Ach, scheiß drauf, probieren wir es einfach einmal." Glauben Sie mir, wenn ich Ihnen sage, dass das der Weg nach vorne ist. So habe ich beispielsweise den Vertrag für das Buch bekommen, das Sie gerade in den Händen halten.

Die Zeit um den Eisprung herum ist ideal, um konstruktives Feedback zu bekommen, also legen Sie Meetings mit Vorgesetzten, Mentoren oder Lehrern bevorzugt in diese Zeit. Sie sind dann eher bereit zuzuhören und die Rückmeldungen sachlich zu prüfen, ohne übermäßig emotional zu werden oder in die Defensive zu gehen. Außerdem können Sie, wenn nötig, Ihre eigene Position ruhig und selbstbewusst verteidigen, denn jetzt beherrschen Sie die Kunst, sich zu verteidigen, ohne in die Defensive zu gehen.

Während Ihres sommerlichen Höhenflugs kann es ziemlich nervtötend sein, durch andere Menschen oder den Lebensalltag eingeschränkt zu werden. Wenn Sie darauf brennen, etwas erledigt zu bekommen, kann es äußerst frustrierend sein, von Kollegen aufgehalten zu werden, die ihren Job nicht machen, oder zu Hause bleiben zu müssen, weil Ihr Kind krank ist. Sie möchten diese ganze Entschlossenheit und Energie, die sich in Ihnen ausbreitet, auch einsetzen – schließlich ist das Ihre große Stunde!

Auch wenn Sie Ihren Weg im Leben noch nicht so richtig gefunden haben, kann dies eine herausfordernde Zeit sein – denn auch wenn Sie den Hormonanstieg spüren und den Drang, etwas daraus zu machen, so wissen Sie doch eventuell nicht, was genau Sie tun sollen. Wenn Ihnen das bekannt vorkommt, dann lassen Sie sich gesagt sein, dass dies die Zeit in Ihrem Zyklus ist, in der Sie am abenteuerlustigsten und geselligsten sind – ein optimaler Zeitpunkt also, um einen Blog zu beginnen, einen Wochenendkurs zu machen oder eine Mentoring- oder Netzwerk-Veranstaltung zu besuchen. Mein Vorschlag lautet: Tun Sie etwas, das Ihnen Spaß macht und Sie so richtig anspricht.

Das Eingehen von Risiken bringt es auch mit sich, dass man Fehlschläge erleidet – aber haben Sie wirklich versagt, nur weil etwas nicht wie geplant lief? Keineswegs! Machen Sie sich nicht selbst schlecht, nur weil Sie eine Chance ergriffen haben. Feiern Sie Ihren Mut, Ihr Durchhaltevermögen und Ihre Fähigkeiten und halten Sie fest, was gut geklappt hat, insbesondere wenn die Dinge anders verlaufen sind als geplant. Schreiben Sie sich den ganzen Mist von der Seele, damit Ihr innerer Kritiker nicht im Herbst ständig darauf herumhackt. Ich garantiere Ihnen: Es ist schmerzlicher, gar nichts vorzuweisen zu haben, weil Sie immer gekniffen haben, als etwas, das zwar nicht funktioniert hat, das aber eventuell weiterentwickelt werden kann und aus dem man lernt.

Wenn zu Beginn des Sommers Ihr Östrogenhoch an die Tür klopft und fragt, warum Sie eigentlich noch hier drinnen sitzen und arbeiten, während da draußen eine ganze Welt nur darauf wartet, entdeckt zu werden, und Sie keine Minute länger am Schreibtisch sitzen können, dann versuchen Sie in kurzen, schnellen Schüben zu arbeiten. Machen Sie Pausen, in denen Sie durch Ihr Büro wandern und verbringen Sie die Mittagspause draußen. Sprechen Sie mit Kollegen über Projekte und treffen Sie sich zu Geschäftsessen mit Kunden, um Ihr Bedürfnis nach Bewegung und anderen Menschen zu befriedigen. Auf diese Weise können Sie Ihrem östrogengesteuerten Drang Genüge tun, die Welt zu erkunden, und sich dann wieder an die Arbeit machen. Seien Sie nicht zu hart mit sich, wenn Sie nicht alles bis ins kleinste Detail fertigstellen. Jetzt ist die Zeit für kühne große Linien, die in einigen Tagen verfeinert werden können, wenn Sie die Zeit dazu haben, denn sobald das Progesteron ansteigt, bringt es die Gelassenheit, sich in Ruhe auf all die lästigen Details zu konzentrieren, die Sie im Sommer in den Wahnsinn treiben würden.

Willkommen im Lustschloss

Die Kombination aus Östrogen und Testosteron kurz vor dem Eisprung ist ein echter Bringer, wenn es um sexuelle Lust geht. Östrogen sorgt dafür, dass die Genitalien stärker durchblutet werden und es untenherum angenehm prickelt. (Wer hat Lust auf enge Jeans und eine Fahrt auf dem Fahrrad?) Ihr Zervixschleim ist reichlich vorhanden, glitschig und dehnbar. Wenn Sie unter Östrogenmangel leiden, fühlt sich Ihre Vagina allerdings eher wie die Mojave-Wüste an statt wie die Niagara-Fälle. Benutzen Sie am besten ein Gleitmittel, während Sie daran arbeiten, Ihren Östrogenspiegel zu erhöhen.

In den Tagen vor dem Eisprung macht Sex möglicherweise am meisten Spaß, weil Sie wirklich scharf darauf und feucht sind. Außerdem hat sich Ihr Gebärmutterhals nach oben verzogen, was penetrativen Sex angenehmer macht, und Sie kommen leichter und schneller zum Orgasmus. Im Gegensatz zum Bild der sexbesessenen ovulierenden Frau, die alle halbwegs attraktiven Sexpartner bespringt, die ihr über den Weg laufen, können die Hormone uns in dieser Zeit aber auch dazu bringen, häufiger zu masturbieren. Forschungsergebnisse zeigen zwar, dass die sexuelle Lust rund um den Eisprung zunimmt, aber sie zeigen auch, dass dies nicht immer zu Sex mit einem Partner führt. Unabhängig davon, ob Sie sich in einer Beziehung befinden oder nicht, kann es sein, dass Sie lieber masturbieren, als Sex mit jemand anderem zu haben.

Viele machen die Erfahrung, dass ihr sexuelles Verlangen nur an bestimmten Tagen im Monat auftritt, wenn das Östrogen im Verhältnis zu den anderen Sexualhormonen dominiert und Testosteron ebenfalls auf den Plan tritt. Das betrifft die Tage vor dem Eisprung und eventuell auch die Zeit vor der Menstruation. Das ist vollkommen normal und weit verbreitet. Dennoch haben viele, denen es so ergeht, das Gefühl, mit ihnen stimme etwas nicht. Die gute Nachricht ist: Es ist alles in Ordnung bei Ihnen.

Wir Menschen haben etwas, das man als „verdeckte Ovulation" bezeichnet – wir geben anderen keine eindeutigen Hinweise darauf, dass wir gerade fruchtbar sind, indem wir beispielsweise massiv angeschwollene rote Genitalien präsentieren. Aus diesem Grund herrscht die Vorstellung, dass wir eigentlich jederzeit Lust auf Sex haben müssten, auch wenn unsere Libido an manchen Punkten des Menstruationszyklus, wenn Östrogen und Testosteron sich gerade verabschiedet haben, eher gegen Null tendiert. Wenn ich mit Klientinnen darüber spreche, frage ich mich manchmal, ob es uns leichter fiele zu akzeptieren, dass wir vor allem rund um den Eisprung Lust auf Sex verspüren – wenn wir z. B. dem Meerschweinchen ähnlicher wären. Das weibliche Meerschweinchen erlaubt eine Penetration nur dann, wenn es brünstig ist (also seinen Eisprung hat). Während der restlichen Zeit ist der Eingang zur Vagina durch eine Membran verschlossen. Was wäre, wenn es uns auch so erginge? Vielleicht hätten dann all jene, die in weiten Teilen des Menstruationszyklus keine Lust auf Sex verspüren, ein Problem weniger, denn dies wäre dann nicht nur akzeptabel, sondern entspräche vollkommen der Norm.

Wenn Sie feststellen, dass die Zeit vor dem Eisprung die einzige ist, in der Sie einen Funken Interesse an Sex verspüren, dann sollten Sie auf jeden Fall Zeit in Ihrem Kalender reservieren, um Spaß mit Ihrem Partner zu haben oder sich selbst zu verwöhnen. Gehören Sie andererseits zu denen, deren Libido den gesamten Zyklus hindurch präsent ist – umso besser!

Es ist allerdings schon so, dass es bei uns kurz vor dem Eisprung einige kleine Anzeichen dafür gibt. Unsere Gesichtszüge werden weicher und symmetrischer[2], das Hautbild verbessert sich und sogar unser Körpergeruch wird rund um den Eisprung als angenehmer empfunden. Die Pheromone, die wir in diesem Zeitraum abgeben, senden womöglich ein Signal aus, dass wir fruchtbar sind und das Männer unbewusst wahrnehmen. Das würde auch erklären, warum weibliche Stripperinnen in zeitlicher Nähe zu ihrem Eisprung am meisten Geld zugesteckt bekommen (und jene, die die Pille nehmen, am wenigsten verdienen).

In Ihrem Frühling und Sommer haben Sie womöglich am ehesten das Gefühl, Ihre Lust und Sexualität voll annehmen zu können. Fühlen Sie sich allerdings nicht so wohl damit, dann kann sich das auch unangenehm anfühlen. Wenn Sie der Gedanke an eine Schwangerschaft umtreibt – entweder weil Sie sich ein Kind wünschen oder aber auf keinen Fall schwanger werden möchten –, dann kann der Sommer eine echte Herausforderung darstellen, denn im Moment der Verbindung ist stets auch eine unbehagliche Anspannung da, die Sie davon abhalten kann, sich ganz auf Nähe und Ihren Partner einzulassen.

Wenn die Lust sich verabschiedet

Es ist vollkommen normal, wenn im Sommer nach dem Eisprung durch das Absinken von Östrogen und Testosteron die Lust auf Sex geringer wird oder auch ganz verschwindet. Das Interesse an körperlicher Intimität kann nach dem Eisprung flüchtig sein, also ergreifen Sie die Initiative, wenn Sie Lust verspüren, bevor der Moment wieder vorbei ist. Nach dem Eisprung verliert Ihr Zervixschleim seine glitschige Konsistenz, weshalb Ihre Scheide in der zweiten Hälfte Ihres Zyklus in der Regel eher trocken ist. An Tagen, an denen Sie dennoch Feuchtigkeit wahrnehmen, ist dies in der Regel ein Zeichen dafür, dass Ihr

Östrogen im Vergleich zum Progesteron erhöht ist – entweder weil Ihr Körper zu viel Östrogen produziert oder zu wenig Progesteron. In der zweiten Zyklushälfte steht Ihr Gebärmutterhals niedriger, weshalb sich penetrativer Sex in einigen Stellungen oder auch in allen unangenehm anfühlen kann, sodass Sie diesen Teil eventuell auslassen sollten. Masturbation, Sex ohne Penetration und Gleitmittel sind gute Möglichkeiten, um in dieser Zeit – und zu allen anderen natürlich auch – Spaß an Sex zu haben.

Geht der Wunsch nach Sex zwar selten von Ihnen aus, doch wenn das Timing Ihrer besseren Hälfte stimmt, können Sie durchaus in Stimmung kommen? Fragen Sie sich dann, warum Sie anfangs noch gar keine Lust hatten, jetzt aber begeistert bei der Sache sind? Nun, auch das ist vollkommen normal. Die bekannte Sexualtherapeutin Dr. Emily Nagoski schätzt, dass bei rund 85 Prozent der Frauen spontane Lust auf Sex nicht der vorherrschende Modus ist[3] (wobei spontane Lust bedeutet, dass Sie aus heiterem Himmel heraus plötzlich denken: „Ich habe jetzt Lust auf Sex"), und dass 30 Prozent von uns selten oder nie plötzliches Verlangen nach Sex verspüren. Genau, Sie haben richtig gelesen! Sie sind also keinesfalls gestört, auch wenn die Pharmaindustrie Sie das gerne glauben machen möchte. Bei Frauen liegt die Wahrscheinlichkeit höher, dass sie responsive Lust empfinden. Das bedeutet, dass das Interesse an Sex erst dann beginnt, wenn wir uns in einer Situation befinden, in der wir beginnen, Erregung zu empfinden, beispielsweise beim Küssen (und wir es zudem geschafft haben, den Stress bei der Arbeit, den Stapel mit dreckigem Geschirr in der Küche und den Stand des Bankkontos mal kurz zu verdrängen). Auch benötigen die meisten von uns eine Stimulierung der Klitoris, um so richtig angeturnt zu sein und einen Orgasmus zu bekommen, so funktioniert unsere Anatomie eben einfach. Informieren Sie Ihren Liebhaber darüber, falls er das nicht wissen sollte, insbesondere wenn Sie eher zu denen zählen, die responsive Lust empfinden (siehe auch *#moreorgasmsplease*).

Ich vermeide bewusst das Wort „Sexualtrieb", um Ihr Interesse an Sex zu beschreiben, weil ich mit Dr. Nagoski darin übereinstimme, dass die Betrachtung von Sex als „Trieb" weder richtig noch hilfreich ist. In ihrem Buch *Komm wie du willst: Das neue Frauen-Sex-Buch* erklärt sie, dass es bei biologischen Trieben um das Überleben geht (also Dinge wie

Essen, Trinken und Schlafen) und Sex insofern kein Trieb ist, weil man an seltenem oder fehlendem Sex nicht stirbt. Stattdessen sieht Nagoski ihn als Motivations- und Belohnungssystem, das uns Sex suchen lässt und uns erlaubt zu gedeihen. Wenn Sie zu jenen gehören, die keine spontane Lust empfinden und dieses fehlende Verlangen als niedrigen Sexualtrieb sehen, dann könnten Sie leicht daraus schlussfolgern, dass Sie anormal und gestört sind. Wissen Sie andererseits jedoch, dass nahezu ein Drittel aller Frauen nicht regelmäßig spontane Lust auf Sex hat und die meisten eher responsiv reagieren, dann können Sie sich wieder für vollkommen normal halten. Das fühlt sich gleich besser an, oder?

Da wir nun geklärt haben, dass es tatsächlich sehr normal ist, wenn a) Ihre sexuelle Lust spontan und / oder responsiv ist und b) Ihr sexuelles Verlangen während Ihres Zyklus variieren kann, sollten wir einmal einen Blick auf die Dinge werfen, die einem gesunden Sexualleben im Weg stehen können.

Falls Ihre Libido nach dem Absetzen der Pille irgendwo verschollen ist, dann überrascht mich das nicht. Schließlich bringt die Pille Hormone in Ihren Körper, die die Funktion der Eierstöcke unterdrücken, und das steht nicht wirklich in Einklang mit sexueller Lust. Wenn die Eierstockfunktion unterdrückt wird, reduziert das den Testosteronausstoß Ihrer Ovarien – und Testosteron spielt in puncto Lust eine Hauptrolle. Die Einnahme synthetischer Hormone bedeutet zudem, dass Ihr Körper das auch kompensieren muss, damit er nicht durch einen zu hohen Hormonspiegel Schaden erleidet. Dazu steigert er die Produktion eines Proteins, das in der Leber hergestellt und als Sexualhormon-bindendes Globulin (SHBG) bezeichnet wird. Die Aufgabe von SHBG besteht darin, überschüssige Hormone im Blut einzusammeln, um sie an sich zu binden, sodass sie ausgeschieden werden können, bevor sie Probleme verursachen. Frauen, die die Pille nehmen, weisen aus diesem Grund das Vierfache der Menge an SHBG auf im Vergleich zu jenen, die sie nicht nehmen.[4] Klingt soweit ganz okay, oder? Ihr Körper versucht einfach nur, für Ihre Sicherheit zu sorgen.

Das Problem ist nur, dass das ganze zusätzliche SHBG sich auch noch das ohnehin schon knappe Testosteron in Ihrem Blut schnappt, das dadurch seine Funktion nicht mehr erfüllen kann – kein Wunder also, dass der Libidoverlust zu den bekannten Nebenwirkungen der

Pille zählt. Es wäre schön anzunehmen, dass Ihr SHBG einfach wieder einen normalen Spiegel erreicht, wenn Sie die Pille absetzen, aber dem ist leider nicht so. Zwar sinken die Werte ab, aber laut Forschungen, die den SHBG-Spiegel mehr als vier Monate nach Absetzen der Pille beobachteten, hatte der Pegel selbst am Ende der Studie noch nicht den Ausgangswert von Frauen erreicht, die nie die Pille genommen haben.[5] Einige Experten glauben sogar, dass die Pille das Potenzial hat, Ihre Libido und sexuelle Gesundheit lebenslang zu beeinflussen. Ich schätze einmal, dazu hat Ihr Arzt nichts gesagt, als er Ihnen das Rezept ausgestellt hat.

Die Lust auf Sex kann auch ausbleiben, wenn Sie erschöpft sind oder unter Stress stehen. Nehmen wir an, Sie haben ein einjähriges Kind, das keine Nacht durchschläft. Das ist zwar für ein Kind dieses Alters nicht ungewöhnlich, wohl aber für Sie. Vielleicht essen Sie auch unregelmäßig, weil Sie so viel zu erledigen haben und Mahlzeiten entweder ganz vergessen oder einfach nur etwas in sich hineinstopfen, das leicht und schnell zu bekommen ist (in der Regel ungesunde Kohlenhydrate). Oder Sie wollen abnehmen und nehmen relativ wenig Kalorien und Fett zu sich. Ihr Motor wird angetrieben von ausreichenden Mengen an Kaffee und Zucker, und ganz nebenbei gibt es da auch noch Beziehungen, Arbeit, Gesundheit, Familie und finanzielle Belastungen. Wissen Sie, wovon ich rede? Sie leiden unter Schlafmangel und Ihre Hormone haben zu kämpfen, weil Ihre Ernährung und die Menge an gesunden Fetten nicht ausreichen, um die Hormonproduktion zu unterstützen (kein Fett, keine Hormone). Lust auf Sex ist auf der Prioritätenliste ganz nach unten gerutscht, denn Ihr Körper ist so sehr damit beschäftigt, Ihren Blutzuckerspiegel und Ihre Stresshormone zu regulieren, dass die Idee sich fortzupflanzen (das ist für Ihren Körper ja das einzige Argument für Sex) einfach nur absurd erscheint. Außerdem haben Sie wahrscheinlich so viel Körperkontakt zu Ihrem Kind, wenn Sie es versorgen, liebevoll in den Arm nehmen und ihm als menschliches Klettergerüst dienen, dass es auch irgendwann reicht und die Vorstellung von noch mehr Körperkontakt Ihnen endgültig den Rest gibt. Sollten Sie zudem noch stillen, unterdrücken die Hormone, die die Milchbildung anregen, diejenigen, die mit sexuellem Verlangen zu tun haben. Hinzu kommen alle beliebigen Situationen und Probleme, die Sie gerade in

Ihrer Partnerschaft und ihm Leben beschäftigen. *Können Sie sich also vorstellen, warum Ihr Interesse an Sex nicht gerade groß ist?*

Selbst wenn Sie keine Kinder haben, wette ich, dass viele der oben genannten Faktoren auf Sie zutreffen. Schlafen Sie schlecht? Arbeiten Sie zu viel und produzieren dadurch große Mengen an Cortisol? Sind Sie ständig auf dem Sprung oder versuchen Sie abzunehmen und lassen deshalb Mahlzeiten aus? Überstehen Sie den Tag nur mit ausreichend Koffein und Zucker und benötigen Sie Alkohol, um sich abends wieder zu entspannen? *Können Sie sich also vorstellen, warum Ihr Interesse an Sex nicht gerade groß ist?*

Wenn Sie häufig müde / gestresst / mangelernährt sind, dann schraubt Ihr Körper die Lust nach unten, denn in diesem ausgelaugten und gestressten Zustand liegt der Schwerpunkt auf dem Überleben, nicht auf Sex und Fortpflanzung. Stellen Sie sich Sex so vor wie den Stern oben auf dem Christbaum (oder den Engel, falls Sie eher auf Engel stehen). Er wird erst dann feierlich platziert, wenn Kerzen, Kugeln und Lametta bereits an Ort und Stelle sind – Sie also gut für Ihre Grundbedürfnisse sorgen, etwa gesunde Ernährung, ausreichend Schlaf, nicht zu viel Stress und eine Beziehung, in der Sie glücklich sind.

Eine reduzierte Libido könnte auch mit Medikamenten zu tun haben, die Sie einnehmen. Arzneimittel zur Behandlung von Depressionen, Ängsten und innerer Unruhe, Stimmungsschwankungen, Bluthochdruck, Epilepsie und Multiple Sklerose (MS) können einen Einfluss auf Ihre sexuelle Lust und Ihre Fähigkeit haben, zum Orgasmus zu kommen, ebenso wie Alkohol, zu wenig guter Schlaf, eine Schilddrüsenunterfunktion und nahezu alles andere im Leben, was Sie belastet.

Es ist gut möglich, dass Menschen, die nicht in einer Beziehung leben, im Vergleich zu solchen in festen Partnerschaften ein verstärktes Ansteigen der Lust rund um den Eisprung erleben, weil die Hormone sie antreiben, nach einer Verbindung zu suchen.[6] Wenn Paare andererseits von der Lustphase einer Beziehung langfristig zur Verbundenheitsphase wechseln, kann es zu einem Nachlassen des sexuellen Verlangens kommen, an dem keine hormonellen Faktoren beteiligt sind.

Überlegen Sie gut, mit wem Sie rund um den Eisprung ins Bett hüpfen. Sobald Sie einander küssen und umarmen, produzieren Sie Oxytocin, das die Verbindung fördert, und schon wird die Person, mit der Sie gerade nur Spaß haben, die Sie aber nie Ihren Eltern vorstellen wollten, zu jemandem, der gerne zum Frühstück bleiben darf. Das ist natürlich nicht schlimm, aber Sie sollten dennoch im Hinterkopf behalten, dass Ihre Hormone Sie dazu bringen können, eine tiefere Verbindung einzugehen als ursprünglich geplant. Studien zeigen, dass heterosexuelle Frauen in zeitlicher Nähe zum Eisprung eher Männer anziehend finden, die charismatisch und körperlich attraktiv sind, aber nicht unbedingt zuverlässig. Im weiteren Verlauf des Zyklus, wenn das Progesteron uns sicherheitsbewusster macht, finden wir dann Männer attraktiver, die nett und zuverlässig sind und sich als verbindlicher Vater und Partner eignen.

Wenn Sex schmerzt

Schmerzen beim Sex können einem wirklich den Spaß verderben und sich nicht nur ungünstig auf Partnerschaften auswirken, sondern auch auf Ihr Selbstbild. Schmerzhafter Sex ist nicht akzeptabel, denn er beraubt Sie eines wichtigen Teils Ihrer selbst, der es verdient, Ausdruck zu finden und gelebt zu werden. Wenn Sie unter einem der folgenden Probleme leiden, was laut dem American College of Obstetrics and Gynecology bei rund 75 Prozent der Frauen irgendwann im Leben der Fall sein wird[7], dann wenden Sie sich bitte an einen Facharzt. Will man Ihre Symptome abtun, akzeptieren Sie das bitte nicht – Ihre Sexualität ist Teil Ihrer Gesamtgesundheit.

Dyspareunie

Dyspareunie heißt nichts anderes als Schmerzen beim Sex. Leider bekommen allzu viele Betroffene zu hören, das wäre nur Einbildung; sie sollten sich einfach entspannen und vielleicht ein Glas Wein trinken – ein haarsträubender Rat, wenn man bedenkt, dass es darum geht, die Person ernst zu nehmen, genau zu untersuchen und eine passende Behandlung anzubieten. Schmerzen beim Sex können vielerlei Gründe haben, beispielsweise Endometriose, ein hormonelles Ungleichgewicht, Beckenbodendysfunktion, Prolaps, Verklebungen und Narben nach Operationen, Infektionen, Dammschnitte, Krebsbehandlungen oder Beckentraumata. Für alle gibt es geeignete Behandlungsmöglichkeiten, beispielsweise durch spezielle Formen der Physiotherapie. Wenn Sie Schmerzen beim Sex haben und herausfinden wollen, woran es liegen könnte, empfehle ich Ihnen, es einmal mit *Ohnut* zu versuchen. Es handelt sich dabei um einen Stapel dehnbarer, donutförmiger Kissen, die über den Penis gestülpt werden. So kann reguliert werden, wie tief der Penis in die Scheide eindringt. Beckenbodenübungen (auch als Kegel-Übungen bekannt), trainieren das Anspannen und Entspannen der Muskelschicht, die die Beckenorgane hält und sich am Boden des Beckens befindet. Wenn diese Muskeln zu stark angespannt sind, können sie Schmerzen beim Sex verschlimmern und zu Inkontinenz führen. Eine auf Frauenthemen spezialisierte Physiotherapeutin kann Ihren Beckenboden untersuchen und eine passende Behandlung vorschlagen.

Vaginismus

Von Vaginismus spricht man, wenn die Beckenbodenmuskeln, die Scheide, Blase und Gebärmutter umgeben, sich unfreiwillig verkrampfen, was penetrativen Sex, vaginale Untersuchungen und den Gebrauch von Tampons schmerzhaft oder unmöglich macht. Alles, was den Körper Schmerz erwarten lässt, beispielsweise Ängste, Stress, Geburts- oder sexuelle Traumata, Rücken- oder Hüftverletzungen oder auch die Menopause, kann Vaginismus auslösen. Nach dem Durchleben einer negativen und schmerzhaften Erfahrung, bei der die Beckenbodenmuskeln sich verkürzen und anspannen, sorgt die Angst vor einer Wiederkehr der Schmerzen dafür, dass die Beckenbodenmuskulatur sich versteift, um weiterem Schmerz vorzubeugen, wodurch ein Schmerz-Krampf-Kreislauf entsteht. Zur Behandlung sollte in jedem Fall der Besuch bei einer spezialisierten Physiotherapeutin gehören. Zu den weiteren Möglichkeiten zählen der Einsatz von vaginalen Dilatatoren, Sexualtherapie, Entspannungstechniken und Botox-Injektionen in den Beckenboden.

Vulvodynie

Dies beschreibt Schmerzen im Bereich der Vulva, die entweder aufgrund von Reizen auftreten (beim Sex, bei der Benutzung von Tampons, dem Abwischen nach dem Toilettengang, einer vaginalen Untersuchung) oder auch ohne äußere Einwirkung (Schmerzen bei jeder Form von Berührung, durch Bekleidung oder einfaches Hinsetzen). Die Schmerzen können generalisiert sein und die gesamte Vulva betreffen oder sich auf einen Bereich konzentrieren, beispielsweise auf die Klitoris oder den Scheideneingang. Wenn sich die Symptome auf den Scheideneingang beschränken, nennt man dies *Vestibulodynie*. Es gibt folgende Behandlungsmöglichkeiten: Besuch eines guten, auf Beckenbodenprobleme spezialisierten Physiotherapeuten; Untersuchung eines möglichen hormonellen Ungleichgewichts, das die Ursache für eine verringerte Scheidenfeuchtigkeit ist; Beruhigung des Nervensystems durch verbesserten Schlaf und das Reduzieren von Infektionen, seelischem Stress und der Aufnahme entzündungsfördernder Nahrungsmittel; Befolgen einer Eliminationsdiät, um herauszufinden, ob es auslösende Lebensmittel gibt; Verbesserung der Darmfunktion und Beheben möglicher Ernährungsfehler; therapeutische Unterstützung für Probleme wie Erschöpfung, Missbrauch und Geburts- oder sexuelle Traumata.

Interstitielle Zystitis

Interstitielle Zystitis (IC) ist eine schmerzhafte Blasenerkrankung, deren Symptome einer Infektion des Harntrakts (Zystitis) ähneln. Letztere wird jedoch durch eine Entzündung hervorgerufen, während dies bei IC nicht der Fall ist. Frustrierenderweise sind die tatsächlichen Ursachen bis heute nicht geklärt. IC äußert sich in Symptomen wie Schmerzen in Bauch und Becken, einem dauerhaften unangenehmen Gefühl in der Blase, Beschwerden bei gefüllter Blase und teilweiser Erleichterung beim Entleeren, Druck auf der Blase, häufigem starkem Harndrang und der Notwendigkeit, mehrmals nachts die Toilette aufzusuchen. Rund 75 Prozent der Betroffenen haben Schmerzen beim Sex und 90 Prozent berichten zudem über ein geringes sexuelles Verlangen, Erregungsstörungen, Blasenschmerzen beim Sex und den Drang, beim Geschlechtsverkehr urinieren zu müssen. In einer Studie verspürten 87 Prozent der Teilnehmer mit IC Schmerzen, die mit einer Beckenbodendysfunktion zusammenhingen – der Unfähigkeit, mit den Muskeln die Blasen- und Darmfunktion zu kontrollieren.[8] Es gibt auch einen starken Zusammenhang zwischen IC und einer Verdauungsstörung, die als Dünndarmfehlbesiedlung oder SIBO bezeichnet wird, denn die meisten Patienten mit IC, die auch über Darmprobleme klagten, wurden positiv darauf getestet. Die Behandlung der Fehlbesiedlung führte bei den Betroffenen zu einer Verbesserung der IC-Symptome um 47 Prozent.[9]

Das große O

Die Ovulation – oder was hatten Sie gedacht? Wissen Sie, wann Ihr Eisprung passiert? Wenn Sie auf Ihren Zervixschleim achten, werden Sie feststellen, dass er in den Tagen vor dem Eisprung am reichlichsten vorhanden ist, wenn der Östrogenspiegel am höchsten ist. Falls Sie Ihre Basaltemperatur aufzeichnen, kann sie zu diesem Zeitpunkt kurz sinken, bevor sie nach dem Eisprung ansteigt. Wenn Sie anhand von Urinstreifen versuchen, den Anstieg von LH festzustellen, um ungefähr zu wissen, wann Ihr Eisprung stattfindet, dann bekommen Sie nun hoffentlich ein positives Ergebnis. Es kann auch sein, dass Sie den nahenden Zeitpunkt Ihres Eisprungs einfach daran festmachen können, dass Sie sich so verdammt gut fühlen.
Manche spüren eine Art Ploppen, Stechen oder Kneifen im Unterbauch, wenn der Eisprung stattfindet, das sich gelegentlich auch zu Schmerzen auswächst, die entweder als pochender oder plötzlicher stechender Schmerz auftreten. Schmerzen beim Eisprung, medizinisch auch als Mittelschmerz bezeichnet, werden häufig abgetan, sollten aber ein Warnsignal sein und ärztlich untersucht werden, um die Ursache zu finden. Sie können Anzeichen sein für eine Eierstockzyste, Endometriose oder eine Geschlechtskrankheit namens Chlamydien-Infektion. Schmerzen beim Eisprung können durch Beckenmassagen, Akupunktur und bestimmte Übungen gelindert werden.

Chlamydien

Chlamydien verursachen eine bakterielle Infektion, die Entzündungen und Narbenbildung an den Eileitern verursacht, was diese verengen und Schmerzen verursachen kann, wenn die beim Eisprung freigesetzte Eizelle ihren Weg durch den Eileiter antritt. Zu den weiteren Symptomen zählen Schmerzen beim Wasserlassen, ungewöhnlicher vaginaler oder analer Ausfluss, Bauchschmerzen sowie Blutungen nach dem Sex, wobei die meisten Menschen mit einer Chlamydien-Infektion keine Symptome haben, denn der Verlauf ist leise und schleichend. Die Infektion lässt sich leicht mit Antibiotika behandeln, kann jedoch unbehandelt zu einer entzündlichen Beckenerkrankung (kurz PID für *Pelvic Inflammatory Disease*) führen und in der Folge zu Komplikationen wie Narbenbildung an der Innen- und Außenseite der Eileiter, wodurch diese sich verengen können. Mögliche Folgen sind Unfruchtbarkeit, Eileiterschwangerschaften und anhaltende Beckenschmerzen. Sie können sich bei Ihrem Gynäkologen oder Hausarzt testen lassen oder einen Schnelltest für zu Hause kaufen.

Rund 4,8 Prozent von uns erleben eine leichte Schmierblutung beim Eisprung. Sie wird vermutlich durch das starke Absinken der Hormone nach dem Eisprung verursacht, bevor das Progesteron einen ausreichenden Spiegel erreicht hat. Schmierblutungen können harmlose Ursachen haben, aber es lohnt sich dennoch zu beobachten, was für Sie normal ist. Sprechen Sie mit Ihrem Arzt, wenn Sie regelmäßig zwischen den Perioden oder nach dem Sex bluten oder unter unregelmäßigen Blutungen beziehungsweise Schmierblutungen leiden.

Forschungen haben ergeben, dass die Anovulation – das Ausbleiben des Eisprungs – bei etwa einem Drittel aller ansonsten medizinisch unauffälligen Menstruationszyklen auftritt[10], im Teenageralter und den perimenopausalen Jahren am häufigsten. Keinen regelmäßigen Eisprung zu haben, ist ein Anzeichen für ein hormonelles Ungleichgewicht, das bedingt sein kann durch eine funktionelle hypothalamische Amenorrhoe, das polyzystische Ovarialsyndrom und eine erhöhte Produktion von Prolaktin – einem Hormon, das den Eisprung unterdrückt. Wenn Ihre Periode unregelmäßig ist, Ihre Zyklen sehr lang sind oder Ihre Regel sich schon ganz verabschiedet hat, sollten Sie Ihren Arzt bitten, Ihren Hormonstatus zu überprüfen. Vorschläge dazu, was untersucht werden kann, finden Sie in Teil III.

Kalorienmangel[11] und eine kohlenhydratarme Ernährung[12], koffeinhaltige Soft-Drinks[13] und bestimmte Medikamente oder Freizeitdrogen können Ihre Ovulationsfähigkeit beeinflussen. Zu den Medikamenten zählen unter anderem:

- Nichtsteroidale Entzündungshemmer (NSAID) wie Ibuprofen, Naproxen und Mefenaminsäure können verhindern, dass der Follikel aufreißt, sodass keine Eizelle freigesetzt wird.
- Antidepressiva, die unter die Klasse der SSRI (selektive Serotonin-Wiederaufnahmehemmer) fallen wie Citalopram und Fluoxetin.
- Steroide, wie sie zur Behandlung von Allergien und Asthma verwendet werden.
- Medikamente zur Behandlung von Bluthochdruck und Geschwüren.
- Drogen wie Cannabis und Kokain.

Was Sie im Sommer für sich tun können

Frühling und Sommer sind Ihre geselligsten Jahreszeiten, und im Gegensatz zu Herbst und Winter, wenn es Ihnen möglicherweise widerstrebt oder Sie zu erschöpft sind, um Freunde zu treffen und auszugehen, kann es sich im Frühling und Sommer unerlässlich anfühlen und Ihnen einen Energieschub geben. Für den ersten Teil Ihres Sommers sollten Sie lauter nette Dinge einplanen. Wenn es etwas oder jemanden gibt, um das oder den Sie in der Regel lieber einen großen Bogen machen, dann kann dies die ideale Zeit sein, um Ihren Verpflichtungen nachzukommen, denn was Sie sonst auf die Palme bringt, prallt jetzt einfach an Ihnen ab. Aber verabreden Sie sich lieber zum Mittagessen als am Abend – schließlich sollte der Spaß in dieser Zeit keineswegs zu kurz kommen.

Wenn der Östrogenspiegel im Vorfeld des Eisprungs seinen Höhepunkt erreicht, kann dies den Appetit senken[14] und die Lust auf Sex erhöhen. Tatsächlich fällt ein verminderter Appetit vor dem Eisprung[15] häufig mit einem hohen Lustpegel zusammen – schließlich geht es dem Östrogen darum, dass Sie sich auf Partnersuche begeben und nicht die Supermarktregale durchforsten oder in Ihrer Küche stehen.

Sobald Ihr Eisprung stattgefunden hat, werden Sie wahrscheinlich durch den Anstieg des Progesterons (des Einnistungshormons) eine Zunahme Ihres Appetits feststellen. In der zweiten Hälfte Ihres Zyklus neigen Sie zu einem instabileren Blutzuckerspiegel, und der bringt Stimmungsschwankungen und Gereiztheit bei Hunger mit sich – genau der richtige Moment, um Ihre Protein- und Fettzufuhr zu steigern, damit Blutzucker und Stimmung möglichst stabil bleiben.

Wenn Sie in der Mitte Ihres Sommers feststellen, dass Energie und Stimmung kippen, dann sollten Sie kurz innehalten und schauen, wie gut Sie in dieser Zeit für sich sorgen. In meiner Praxis stelle ich fest, dass ein direkter Zusammenhang besteht zwischen mangelnder Selbstfürsorge – die sich vor allem darin äußert, das nicht regelmäßig oder gut genug gegessen wird – und einer Unausgeglichenheit in den Tagen unmittelbar nach dem Eisprung. Die kumulative Wirkung von Östrogen, das den Appetit unterdrückt, und Testosteron, das Sie antreibt mehr zu tun, bedeutet, dass Sie mit weniger Kalorien mehr schaffen. Der Nachteil ist, dass Sie glauben alles im Griff zu haben und dabei vergessen, auf Ihre Grundbedürfnisse zu achten. Haben Sie dazu noch das Gefühl, nicht gut genug zu sein, kann sich die zweite Zyklushälfte problematisch gestalten und Sie erschöpft und deprimiert zurücklassen.

Alkoholgenuss rund um den Eisprung, speziell wenn er zu einem Saufgelage ausartet, steigert erwiesenermaßen den Östrogenspiegel[16] (manchmal auch den von Testosteron und LH[17]), was Sie anfälliger für den Hormonabfall nach der Ovulation macht. Außerdem sollte man nicht vergessen, dass Alkohol Depressionen auch verschlimmern kann.[18]

Zu Beginn des Sommers, vor dem Eisprung, benötigen Sie weniger Schlaf und können sich eventuell einige Abende leisten, an denen Sie spät ins Bett kommen. Sobald das Progesteron allerdings nach dem Eisprung anzusteigen beginnt, werden Ein- und Durchschlafen wieder leichter[19], also tun Sie sich etwas Gutes und nutzen Sie diese Phase Ihres Zyklus, um Schlaf nachzuholen, wenn Sie unmittelbar vor der Menstruation unter Schlaflosigkeit leiden.

Wenn der Östrogenspiegel nach dem Eisprung – ebenso wie vor Beginn Ihrer Periode – plötzlich abfällt, kann dies zu Darmkrämpfen führen, die Durchfall auslösen. Sobald der Progesteronspiegel ansteigt, verlangsamt sich die wellenartige Bewegung in Ihrem Darm, die auch als Peristaltik bezeichnet wird, durch die Entspannung der glatten Muskulatur. Dadurch verlängert sich die Verweildauer und es kann zu einer leichten Verstopfung kommen, wenn das Progesteron in der Mitte der

Lutealphase seinen Höchststand erreicht. (Aus diesem Grund leiden übrigens auch viele Schwangere im ersten Trimester häufig unter Verstopfung, denn das ansteigende Schwangerschaftshormon Progesteron verlangsamt alles.) Im oberen Darmbereich sorgt das Progesteron für ein Entspannen des Magenschließmuskels, was zu Reflux und Sodbrennen führen kann.

Bring mich zum Schwitzen!

Dank des starken Anstiegs von Testosteron vor dem Eisprung ist der Beginn Ihres Sommers die Zeit, in der Sie sportlich so richtig durchstarten können.[20] Jetzt sollten Sie Ihre Ziele höher stecken, ganz gleich ob das bedeutet, die Runde im Park zu vergrößern, Ihre Bestzeit über 10 Kilometer zu verbessern, zu Fuß einkaufen zu gehen oder zusätzliche 10 Kilo zu stemmen. Aber übertreiben Sie es nicht, denn laut einer Studie ist das vordere Kreuzband im Knie nun verletzungsanfälliger als zu jedem anderen Zeitpunkt Ihres Zyklus.[21]

Nach dem Eisprung sollten Sie auf sanftes Ausdauertraining umstellen und auf Übungen, die den Körper formen. Den Schwerpunkt sollten Dehnübungen und das Verbrennen von überschüssigem Körperfett bilden. Aerobes Training ist perfekt, wenn Sie zu einem Östrogenüberschuss neigen, aber behalten Sie ein Tempo bei, bei dem Sie sich noch unterhalten können – denken Sie daran, dass die zweite Hälfte des Zyklus (nach dem Eisprung) nicht dazu geeignet ist, sich bis zum Anschlag zu verausgaben. Es geht eher darum, das zu erhalten, was Sie sich in der ersten Hälfte aufgebaut haben.

Wenn es in Ihrer Beziehung Spannungen gibt oder die Lust auf einem Tiefpunkt ist, dann versuchen Sie es einmal mit gemeinsamem Sport. Sport löst nicht nur einen körperlichen Zustand aus, der viel mit sexueller Erregung gemein hat – schwitzige Hände, ein rasender Puls und schnelles Atmen –, sondern Forschungen haben auch gezeigt, dass Paare, die gemeinsam körperlich aktiv sind, zufriedenere Beziehungen führen.[22] Der nonverbale Einklang der körperlichen Bewegungen, etwa beim Werfen und Fangen eines Balls oder dem Finden eines gleichen Rhythmus beim Joggen, hilft Paaren dabei, sich emotional aufeinander einzustimmen und eine Verbindung zueinander zu spüren.[23]

Die besten Tipps für den Sommer

- Schaffen Sie in Ihrem Kalender Freiraum für Vergnügen.
- Jetzt ist die perfekte Zeit für ein erstes Date oder das Auffrischen der Beziehung zu Ihrem langjährigen Partner.
- Geben Sie Gas und erledigen Sie Arbeiten, die Sie weiterbringen. Ihre Hormone stehen hinter Ihnen.
- Nutzen Sie die „Warum-zum-Teufel-eigentlich-nicht?"-Energie des Testosteronanstiegs zu Beginn des Sommers. Gehen Sie ein Risiko ein und probieren Sie etwas aus.
- Wenn Sie eine Rede halten müssen, versuchen Sie den Termin auf die Zeit kurz vor dem Eisprung zu legen.
- Sobald Östrogen und Testosteron ein wenig gesunken sind, stellen Sie sich an den Herd und kochen ein wenig vor, damit Sie im Herbst und Winter nahrhafte Mahlzeiten haben.
- Der Beginn Ihres Sommers kann sich so äußern, dass Sie besonders selbstbewusst und zufrieden mit Ihrem Aussehen sind. Versuchen Sie einen neuen Stil oder ein neues Outfit und lassen Sie ein Foto von sich machen.
- Jetzt ist die perfekte Zeit für einen Urlaub.
- Es ist auch die beste Zeit, um einen Besuch der Schwiegereltern (oder der eigenen Familie) zu ertragen.
- Sagen Sie „Ja".
- Notieren Sie Ihre Erfolge. Sie fühlen sich womöglich so großartig, dass Sie glauben, das nicht tun zu müssen, aber halten Sie sie schriftlich fest. Im Herbst, wenn die Zeit für Ihren inneren Kritiker kommt, werden Sie eine Auflistung brauchen von all dem, was Sie in diesem Monat geschafft haben – ich will nicht, dass Sie Ihren hübschen Kopf in den Sand stecken, denn das wäre viel zu schade!

Die meisten Klientinnen, mit denen ich arbeite (aber nicht alle), ziehen die sonnige Hälfte ihres Zyklus der schattigen vor. Allerdings ist es eben so, dass Sie nicht ewig dort bleiben können, also machen Sie sich beizeiten bereit für den Herbst.

Kapitel 6

Highway to Hell – Herbst

Was auf der Oberfläche wie unkontrollierter Zorn, Zerstörungswut und Raserei aussehen mag, kann in Wirklichkeit Wahrheit, Gerechtigkeit und Liebe sein.
– Layla Saad –

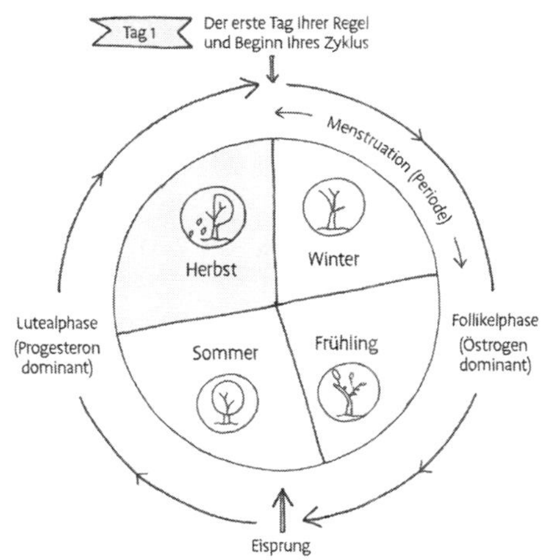

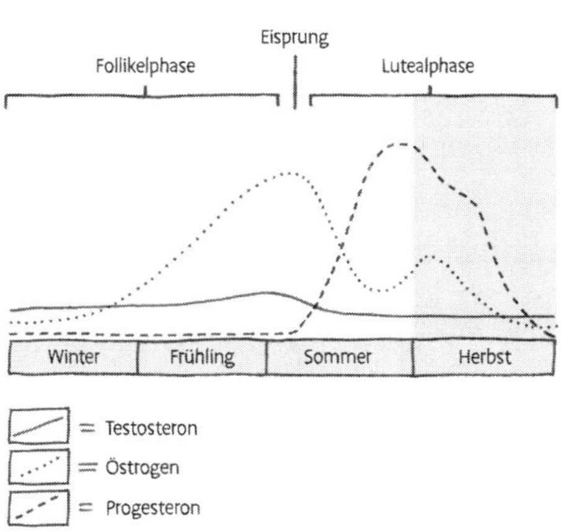

Willkommen in der weniger glamourösen Hälfte Ihres Zyklus!

Irgendwann nach dem Eisprung kommt der Punkt, an dem Sie eine leichte oder auch starke Veränderung in der Art bemerken, wie Sie sich fühlen und verhalten. Das Sommerhoch kann noch einige Tage nach dem Eisprung anhalten, manchmal sogar eine Woche (Sie Glückliche!), auch wenn Sie schon eine leichte Veränderung spüren, ruhiger werden und mehr mit sich selbst beschäftigt sind. Wenn Sie sensibel auf das erste Absinken des Östrogens reagieren (auf das zweite können Sie sich gefasst machen, wenn Ihre Periode beginnt), werden Sie schon am Tag nach dem Eisprung ohne viel Federlesen in den Herbst befördert und fühlen sich unleidlich, innerlich aufgewühlt, traurig, müde oder alles zusammen. Es muss aber nicht gleich Weltuntergangsstimmung herrschen, denn wenn Ihre Energie nach dem Eisprung einen Einbruch erlebt, können Sie noch auf einen Altweibersommer hoffen – eine Art fünfte Jahreszeit –, wenn das Östrogen noch einmal zusammen mit dem Progesteron ansteigt, dem dominanten Hormon der zweiten Zyklushälfte, bevor der Herbst endgültig Einzug hält.

Der Übergang vom Sommer zum Herbst

Das Verlassen des Sommers kann problematisch sein, weshalb das Aufzeichnen Ihres Zyklus sich schon allein deshalb lohnt, weil Sie so den Tag bestimmen können, an dem Sie in Ihrem Herbst landen. Bei einigen kann sich dieser Zeitpunkt von Zyklus zu Zyklus um ein paar Tage verschieben, was häufig mit höherem Stress zusammenhängt oder damit, dass man nicht gut genug für sich selbst gesorgt hat. Das Bestimmen Ihrer Übergangstage ist enorm wichtig, weil Sie so die Möglichkeit haben, Ihre prämenstruelle Phase ganz anders zu erleben. An diesen Tagen fühlen wir uns oft einfach nur bescheiden und machen uns selbst das Leben schwer, kapieren aber erst, was da eigentlich los war, wenn unsere Periode einsetzt. Dann blicken wir zurück und sagen: „Ach, deswegen!“ Wenn Sie Ihren Zyklus aufzeichnen, können Sie besser vorhersagen, wann diese Zeiten kommen und Maßnahmen ergreifen, um besser damit umzugehen. Ich kann gar nicht genug betonen, welchen Unterschied es macht, wenn es Ihnen dank dieses Wissens gelingt, den Schritt von Ausrastern und Trübsal hin zu Mitgefühl und Würde zu machen. Wenn Sie zyklusbewusst leben, fördern Sie eine Haltung der inneren Freundlichkeit zu sich selbst, die Sie in Ihrem Prämenstruum (der Zeit vor der Menstruation) bitter nötig haben werden.

> *„Ich begann meinen Zyklus täglich aufzuzeichnen und erkannte schnell ein Muster, dass nämlich die Tage 20 bis 23, wenn mein Herbst beginnt, immer problematisch waren. Meine Stimmung sank auf den Tiefpunkt, ich war sehr emotional und hatte verstärkt das Gefühl, nicht gut genug zu sein. Ich hatte zwar immer schon gewusst, dass ich unter PMS leide, aber mir war zuvor nicht klar, dass es ganz spezielle Tage waren und ich sie vorhersagen konnte. Die Zyklusstrategie hat vieles verändert. Ich habe erkannt, dass ich keine depressive und verrückte Frau bin, und ich kenne endlich den Grund, warum ich mich zu diesem Zeitpunkt in meinem Zyklus so schlecht fühle. Jetzt kann ich mein Leben entsprechend planen und bin nicht mehr so hart zu mir selbst.“*

Genau wie meine Klientin Natalie, von der die obige Beschreibung stammt, werden auch Sie nach einigen Monaten des Aufzeichnens in der Lage sein, den Tag oder die Tage zu bestimmen, in denen der Übergang stattfindet. Was sich im Herbst zeigt, ist enorm wichtig, und wenn Sie Ihre Erfahrungen und Gefühle genau festhalten, kann das wirklich nützlich sein. Sie werden womöglich feststellen, dass Sie beim Aufzeichnen Ihres Zyklus hier am meisten Daten sammeln können.

Ihr Herbst beginnt an irgendeinem Punkt nach dem Eisprung, bei einem Zyklus von 28 Tagen häufig am 20. oder 21. Tag. Und so stellen Sie fest, dass bei Ihnen der Herbst Einzug gehalten hat:

- Der Flow und die produktive Energie, die Sie in Frühling und Sommer erlebt haben, ebben ab.
- Sie stellen fest, dass Sie lieber für sich sind und ziehen sich zurück.
- Ihre Energie nimmt ab und wendet sich nach innen.
- Ihre Libido verdünnisiert sich und in Ihrer Scheide herrscht Trockenzeit.

- Sie sind anfälliger für Kritik, ob von Ihrem inneren Kritiker oder von Ihrem Boss, Ihrem Partner oder Ihrer Mutter. Im Sommer erschien Ihnen alles rosig, aber jetzt sehen Sie die Dinge kritisch. Ihr Augenmerk liegt auf Fehlern und allem, bei dem es Änderungsbedarf gibt.
- Wenn Sie Ihren Zyklus aufzeichnen, werden Sie feststellen, dass in Ihrem Herbst immer wieder bohrende Fragen auftauchen. Es ist die Jahreszeit, in der Ihr Bauchgefühl und Ihre Intuition Ihnen wirklich helfen können, Entscheidungen zu treffen, die vor allem gut für Sie selbst sind und nicht nur für alle anderen.
- Ihre Kommunikation verändert sich, und anstatt einfach nur zu antworten, reagieren Sie. Wenn Sie nicht genau wissen, wann Sie sich in Ihrem Herbst befinden, sollten Sie vielleicht einmal Ihre beste Freundin oder Ihren Partner fragen!
- Sie werden durchsetzungsfähiger und wollen sich stärker darauf fokussieren, was Ihnen wichtig ist. In der Woche zuvor haben Sie noch gerne entfernte Verwandte besucht, Ihrer Freundin geholfen oder Ihr Kind beim wöchentlichen Schwimmkurs angefeuert, aber jetzt fühlen Sie den Drang, etwas für sich zu tun und sich auszuruhen, einen Kaffee zu trinken, sich Zeit für Tagträume zu nehmen oder endlich den Film anzusehen, für den sich sonst niemand interessiert.

Auch wenn sich einige Frauen in ihrem Herbst ganz zu Hause fühlen, ist diese prämenstruelle Phase des Zyklus typischerweise jene, in der wir in geringerem oder größerem Maße einen Einbruch erleben – Energie und Optimismus schwinden, die Gefühle schwappen über und in unserem Frust fühlen wir uns wie zu stark gespannte Federn. Und dann gibt es natürlich noch die körperliche Komponente: Brustspannen, Blähungen, eine unregelmäßige Verdauung, Nachtschweiß sowie Kopf- und Rückenschmerzen können einem wirklich jeden Spaß rauben.

Zusammen mit diesem Sammelsurium an Symptomen geht der Herbst auch noch mit dem Beginn des Zyklusteils einher, in dem Sie sich nicht wertgeschätzt fühlen. Die Welt mag das Bild, das wir in Frühling und Sommer abgeben – fruchtbar, jung, nett, freundlich und höflich und außerdem mit Lust auf Sex. Im Herbst werden wir reifer, mehr oder weniger erwachsen, und landen auf dem Boden der Tatsachen. Die rosafarbene Brille muss dem Röntgenblick weichen. Sie durchdringen die Dinge mit laserartiger Klarheit, was sich in Kombination mit einer geringeren Toleranz für Schwachsinn entweder befreiend oder gefährlich anfühlen kann.

Versuchen Sie sich ein gewisses Maß an Neugier dafür zu erhalten, was Sie hier erwartet. Wenn sich etwas zeigt, dann fragen Sie sich: „Was läuft hier wirklich ab? Worum geht es?". Es ist nur wahrscheinlich, dass alles, was jetzt hochkommt – Angst, Wut, Verzweiflung, Reizbarkeit, Trauer und Tränen – etwas mit Ihren Erlebnissen *während Ihres gesamten Zyklus* zu tun hat. In der ersten Hälfte leistet das Östrogen einfach nur einen Wahnsinnsjob und übertüncht geschickt kleinere oder größere Unpässlichkeiten. Es macht uns mitteilsam und rollig, weil es uns dazu bringen will, Sex zu haben und uns fortzupflanzen. Diese nach außen gerichtete Energie bewirkt, dass wir unsere Nächsten und Liebsten glücklich machen wollen und häufig alle Hebel in Bewegung setzen, um sie zu unterstützen. Unsere eigenen Bedürfnisse bleiben dabei meist auf der Strecke. Im Grunde bewirkt Östrogen, dass wir anderen einen Gefallen tun wollen. Es ist das, was die Psychiaterin Julie Holland als eine Art „Schleier der Gefälligkeit" bezeichnet – ein Ausdruck, der perfekt den sozialen Zusammenhalt beschreibt, den Östrogen herstellen möchte.

Im Herbst können Sie einen Schritt zurücktreten und Ihre Verpflichtungen anderen gegenüber kritischer betrachten. Ihre Energie wendet sich nach innen und Sie entziehen sich Ihrer Umwelt stärker. Und das ist eine gute Nachricht, denn Sie sind nun in der Zyklushälfte angelangt, in der Ihre Hormone Ihnen helfen, die eigenen Wünsche und Bedürfnisse an erste Stelle zu setzen. Sie sollten allerdings gut auf den Wechsel achten und nicht versuchen, das „Wem-gehört-die-Welt"-Gefühl des Sommers um jeden Preis aufrechtzuerhalten, damit aus dem stufenweisen Übergang kein plötzlicher und radikaler wird, wenn Sie abrupt an die Grenzen Ihrer Belastbarkeit stoßen. Nach der produktiven Zeit des Sommers mag sich der Herbst nicht sehr zielstrebig oder hilfreich anfühlen, aber er ist es – wenn Sie wissen, wie man mit ihm umgeht.

Die Superkräfte des Herbsts

Gedanklicher Tiefgang und Zielorientierung

Der Tag, an dem Ihr Herbst beginnt, ist Ihr Stichwort, um sich auf Ihr Ziel für diese Phase zu fokussieren. Hier wechseln Sie von der Ausrichtung nach außen, die in Frühling und Sommer vorherrscht, zum Blick nach innen, der für Herbst und Winter typisch ist. Ihr Energiepegel sinkt, weshalb es wichtig ist, dass Sie die vorhandene Energie gut einteilen. Im Herbst haben Sie die Fähigkeit, in die Tiefe zu gehen und sich zu konzentrieren, also verpassen Sie nicht die Chance, ein Projekt jetzt zum Abschluss zu bringen, bevor dieser Zyklus endet.

Prüfen

Sie werden feststellen, dass Sie nun den größeren Überblick haben. Das bedeutet, dass Sie nicht nur jede Haushaltspflicht, die Ihr Mitbewohner nicht erledigt hat, bemerken, sobald Sie zur Tür hereinkommen, sondern auch in der Lage sind, bei einem Projekt oder einer Situation, die Sie beschäftigt, das große Ganze zu sehen. Sie verfügen nun über die Fähigkeit, Dinge zu hinterfragen und eingehend zu überprüfen, also treten Sie einen Schritt zurück und betrachten Sie die Dinge mit neuen Augen.

Entscheidungen treffen

Jetzt ist die Zeit für großartige Erkenntnisse und Sie haben die Klarheit, eine Entscheidung bezüglich etwas zu treffen, das Ihnen schon eine Weile im Kopf herumgeht. Im Herbst haben Sie wahrscheinlich am ehesten Zugang zu Ihrer Intuition und Sie tun gut daran, ihr zu vertrauen. Das hört sich jetzt vielleicht ein wenig merkwürdig an, ist aber wissenschaftlich erwiesen, denn Forscher fanden heraus, dass unsere erste Reaktion – unser Bauchgefühl – in rund 90 Prozent der Fälle erstaunlich zutreffend ist.[1] Im Herbst können Sie Ihre intuitiven Fähigkeiten nutzen, also lernen Sie auf Ihr erstes Gefühl zu hören, bevor Sie es durch kritisches Denken und Vernunft aufweichen – vor allem, wenn es darum geht, auch einmal „Nein“ zu sagen. Entscheiden Sie, was wichtig ist und was nicht. Was wollen Sie in die Menstruation und den nächsten Zyklus mitnehmen und was nicht? Bleiben Sie in Ihrer Beziehung, behalten Sie

Ihren Arbeitsplatz oder ist es Zeit für eine Veränderung? Wenn Sie sich bei einem Punkt unsicher sind, dann empfehle ich Ihnen, noch etwas abzuwarten und sich während Ihrer Periode erneut mit dem Thema zu beschäftigen, denn in dieser Zeit kommen die Antworten oft ganz von selbst zu Ihnen.

Überarbeiten und Organisieren

Genau wie der herbstliche Pflanzenschnitt in Ihrem Garten im kommenden Jahr für mehr Kraft und Früchte sorgt, wird auch hier ein wenig schlaues „Stutzen" mehr Freude und Gleichgewicht für kommende Zyklen bringen. Der Herbst ist die Phase, in der man Dinge begutachtet, eine Bestandsaufnahme macht und sich von all dem trennt, was nicht wirklich funktioniert. Das kann ein Arbeitsprojekt sein, Ihre Beziehung oder die Hose, die Sie sowieso nicht mehr tragen. Organisieren, aufräumen, ausmisten sind die Schlagworte. Sortieren Sie Ihren Kühlschrank aus und arbeiten Sie Ihren Eingangskorb ab. Durch den steigenden Progesteronspiegel kann ein Drang zum Nestbau entstehen – ganz ähnlich dem Verhalten, das Schwangere häufig gegen Ende der Schwangerschaft an den Tag legen. Der prämenstruelle Drang, die Dinge buchstäblich und im übertragenen Sinne zu Ende zu bringen, ist ein Trick, mit dem die Natur dafür sorgt, dass Sie sich mit Beginn der Periode im Zweifelsfall zurückziehen und alle Verantwortlichkeiten ruhen lassen können.

Die Dinge beim Namen nennen

Der Schlüssel zu dieser Phase liegt darin, Ihrer „inneren Bitch" (wahlweise: Zicke, Biest, Hexe usw.) zu vertrauen und den Botschaften, die sie Ihnen ins Ohr flüstert. Unter diesem Begriff verstehe ich die unzensierte innere Stimme, die in der prämenstruellen Phase zur Hochform aufläuft. Wenn Sie nicht darauf hören, was diese weise Hexe Ihnen zu sagen hat, dann wird sie Ihnen die Ohren vollschreien und es kann stürmisch werden. Bevor Sie also die Kontrolle verlieren – wobei das auch nicht immer das Schlechteste ist –, aber bevor das eben passiert, sollten Sie sich fragen, was sie von Ihnen will. Was erwartet Ihre „innere Bitch"? Möchte sie, dass Sie lernen „Nein" zu sagen, sich Zeit für sich selbst nehmen, sich nicht von anderen herumkommandieren lassen oder endlich damit aufhören, E-Mails zu bearbeiten, obwohl Sie eigentlich schon

Feierabend haben (und natürlich nicht mehr dafür bezahlt werden)? Oder geht es darum, weniger Zeit in den sozialen Medien zu verbringen und dadurch besser zu schlafen und Ihre Schilddrüse zu schonen (mehr dazu in Teil III)? Vielleicht möchte sie auch, dass Sie das tun, was Ihnen Spaß macht und Ihre Bedürfnisse einmal an erste Stelle setzen? Und sollten Sie aus irgendeinem Grund – sagen wir mal, Sie sitzen bei einem Meeting neben Ihrem nichtsnutzigen Kollegen, der zu behaupten wagt, Sie würden Ihren Beitrag nicht leisten – einmal komplett ausrasten, dann ist es gut, sich daran zu erinnern, dass man ab und an verbrannte Erde hinter sich lassen muss, weil nur so Platz für neues Wachstum entsteht und der Boden gleich noch gedüngt wird.

Die Gefahren des Herbsts

Schmerz und Unheil

Wenn Sie im Herbst mit sich zu kämpfen haben und nicht darauf achten, was gerade vor sich geht, dann werden Sie wahrscheinlich in irgendeiner Form von emotionalem und körperlichem Schmerz eingeholt. Im Idealfall baut das Erleben Ihres Prämenstruums auf dem Fundament einer gesunden Ego-Entwicklung in Frühling und Sommer auf, aber wenn es Ihnen nicht gelungen ist, Ihren inneren Kritiker in den Zyklusherbst zu verbannen, dann betreten Sie diese Phase eventuell schon in einem verletzlichen Zustand.

Das Kind mit dem Bade ausschütten

Wenn wir so richtig in eine „Klar-Schiff"-Stimmung kommen, können wir dabei auch ein wenig übers Ziel hinausschießen. Möglicherweise machen Sie so all Ihre gute Arbeit zunichte, also lassen Sie ein wenig nach in Ihrem Eifer und warten Sie kurz ab, bevor Sie etwas Radikales tun. Drücken Sie die Pause-Taste. Spazieren Sie einmal um den Block und werfen Sie dann einen frischen Blick auf die Dinge. Möchten Sie sich tatsächlich von dieser Sache oder diesem Menschen trennen?

Wahrheiten aussprechen

Die unverblümten Wahrheiten, die Ihnen in dieser Zeit herausrutschen, können auch respektlos sein und Schaden anrichten. Wenn Sie bemerken, dass Sie schroff werden, dann sollten Sie überlegen, wann Sie zuletzt etwas gegessen haben. Ein niedriger Blutzuckerspiegel kann bewirken, dass aus sachlichen, klaren Worten eine Kränkung wird.

Zu viele Termine

Wenn Sie Ihren Sommer in vollen Zügen genossen und zu allen Gelegenheiten und Anfragen, die Ihnen über den Weg liefen, „Ja" gesagt haben, ohne dabei zu bedenken, in welche Zyklusphase die Termine in Ihrem Kalender fallen, dann liegt Tod nach Terminplan durchaus im Bereich des Möglichen.

Selbsthass

Wenn Sie nicht gegensteuern, wird Ihr innerer Kritiker Amok laufen. Falls Sie also die nützliche Gabe noch nicht entwickelt haben, freundlich und mit Mitgefühl zu sich zu sprechen, dann sollten Sie jetzt dringend damit beginnen.

Arbeiten mit dem inneren Kritiker

„Du bist nutzlos."
„Du bist erbärmlich."
„Du bist widerlich."
„Was stimmt bloß nicht mit Dir?"
„Du bist eine Katastrophe – schau Dich nur an!"
„Alle anderen sind viel besser als Du."
„Dich will sowieso keiner, warum bemühst Du Dich überhaupt?"

Ihr innerer Kritiker kann Sie dermaßen gut fertigmachen, dass Dieter Bohlen dagegen eine Lachnummer ist. Und er taucht natürlich immer dann auf, wenn Sie ihn gar nicht gebrauchen können. Er mäkelt schrecklich gerne an allem herum und kann Sie in Nullkommanichts ausbremsen. Dieser innere Teil von Ihnen kann intensive Gefühle von Scham und Unzulänglichkeit aufkommen und einen Pfad der Verwüstung hinter sich lassen.

Ihr innerer Kritiker erinnert sich an alle früheren Verletzungen, an all die Male, in denen Sie zurechtgewiesen, ignoriert, abgelehnt, ausgelacht, in Verlegenheit gebracht, verlassen und beschämt wurden, und er möchte Sie einfach nur sicher und vor weiterem Schmerz beschützt wissen. Er macht sich Sorgen, dass Sie sich blamieren oder abgelehnt werden könnten, aber die Software, die er verwendet, hätte schon längst einmal aktualisiert werden müssen.

Der Herbst ist der natürliche Lebensraum des inneren Kritikers. Erinnern Sie sich noch an einen meiner Tipps für den Frühling? Wenn Ihr Kritiker in irgendeiner anderen Jahreszeit auftaucht, dann sagen Sie ihm, er solle die Biege machen und sich im Herbst wieder zeigen, wo er hingehört. Forschungen haben gezeigt, dass Sie während Ihrer prämenstruellen Phase stärker dazu neigen, die Gesichtsausdrücke anderer negativ zu deuten[2], was Ihrem inneren Kritiker den nötigen Anlass liefert, um so richtig über die Stränge zu schlagen. Ein leichtes Stirnrunzeln oder ein schief gelegter Kopf seitens Ihres Chefs ist alles, was der innere Kritiker benötigt, um Sie davon zu überzeugen, dass Sie nicht gut sind in Ihrem Job und ganz sicher nicht befördert werden (während Ihr Chef vielleicht nur gerade darüber nachgedacht hat, was er zu Mittag essen soll).

Wenn Sie sich überfordert, ängstlich, deprimiert und in die Enge getrieben fühlen, dann heißt das vermutlich, dass Ihr innerer Kritiker aktiv ist – und das ist er ziemlich zuverlässig immer dann, wenn Sie Ihre Komfortzone verlassen. Eigentlich also ein Grund zum Feiern, denn sein Erscheinen signalisiert, dass Sie etwas richtig machen und sich an einen Ort mit großem Potenzial für Wachstum begeben. Wichtig ist, dass Sie an diesem Punkt Verbündete finden, die Sie unterstützen und Ihnen helfen, ins Rampenlicht zu treten.

Ihr innerer Kritiker ist sehr aufmerksam und will nur Ihr Bestes, also jagen Sie ihn nicht gleich davon. Andererseits hält er sich auch nicht immer an die Spielregeln, also sollten Sie bei der Arbeit mit ihm auf einiges achten:

- Nutzen Sie die Energie des Sommers und tun Sie etwas – ganz egal was –, das Sie Ihrem inneren Kritiker zum Fraß vorwerfen können. Stellen Sie etwas auf die Beine, erledigen Sie einige Aufgaben auf Ihrer To-do-Liste, beginnen Sie ein Projekt oder stellen Sie eines fertig.

- Ihr innerer Kritiker taucht am zuverlässigsten dann auf, wenn Sie müde, hungrig oder anderweitig verletzlich sind – ein weiterer Grund, warum Sie sich im Herbst besonders gut um sich kümmern sollten. Ernähren Sie sich gesund, trinken Sie genug und sorgen Sie für ausreichend Schlaf. Vermeiden Sie einen Kater.
- Entschleunigen Sie. Wenn Sie sich kopflos abhetzen, öffnen Sie Ihrem inneren Kritiker Tür und Tor.
- Seien Sie sich bewusst, dass Ihr Kritiker Sie im Herbst zur Rechenschaft ziehen und genau beobachten wird. Er hilft Ihnen so, sich auf das zu konzentrieren, was Ihnen wichtig ist und zeigt Verbesserungspotenziale auf.
- Versuchen Sie herauszufinden, mit welchen Stimmen Ihr innerer Kritiker spricht. Schließen Sie die Augen und prüfen Sie all die schmerzlichen Worte und Phrasen, die in Ihrem wunderbaren Hirn herumschwirren und Sie ausbremsen. Haben Sie's? Gut! Wie klingt die Stimme, die Sie da hören? Erinnern die verwendeten Worte oder der Tonfall Sie an jemanden? Es kann nämlich gut sein, dass die innere Stimme und die Worte mit jemandem aus Ihrer Vergangenheit verbunden sind – einem Elternteil, einem Lehrer, einem narzisstischen Ex-Partner. Wenn Sie genau hinhören, können Sie feststellen, woher die Stimmen stammen und sich bewusst machen, dass sie nichts mehr mit der jetzigen Version Ihrer selbst zu tun haben.
- Befreien Sie sich vom Teufelskreis der Wiederholung. Verlassen Sie das Hamsterrad und konfrontieren Sie Ihren inneren Kritiker. Lassen Sie die Kommunikation nicht zu einer Einbahnstraße werden, bei der Sie das Gesicht in den Händen vergraben, Rotz und Wasser heulen und die ganzen Kränkungen auf sich herunterprasseln lassen. Das können Sie besser.

Anstatt bereits beim bloßen Anblick des Kritikers zusammenzubrechen, sollten Sie einmal andere Möglichkeiten ausprobieren:

1. **Bringen Sie ihn zu Strecke!**
   Beobachten Sie im Laufe des Tages in verschiedenen Situationen Ihre Gedanken und Reaktionen. Halten Sie nach Ihrem inneren Kritiker Ausschau, und wenn Sie ihn im Blick haben, dann lassen Sie ihn wissen, dass

Sie ihn restlos durchschauen. *„Ich sehe Dich, Kritiker, und ich weiß genau, was Du vorhast. Was immer Du also versuchst hier abzuziehen, ich habe Dich im Auge!"* Wenn Sie so vorgehen, trennen Sie die Stimme des Kritikers von Ihrer eigenen und können Ihren inneren Dialog verändern.

2. **Halten Sie dagegen!**
   „Weißt Du was, Kritiker, ich glaube Dir kein Wort. Wenn ich mir meinen Kalender so anschaue, dann stehen da all die tollen Dinge, die ich gemacht habe. Ich weiß, dass Du denkst, ich wäre faul, weil ich hier in der Jogginghose auf dem Sofa liege, aber diese Ruhepause habe ich mir verdient, weil ich mich im Sommer so abgerackert habe. Und jetzt steht eben Erholung an erster Stelle. Du weißt schon, dass mein derzeit dominantes Hormon Progesteron ist, oder?" (Dabei setzen Sie Ihr bestes „Was-weißt-Du-schon"-Gesicht auf.)
3. **Zerlegen Sie ihn!**
   Ihr innerer Kritiker ist ganz großartig mit Behauptungen – aufmerksamkeitsheischenden Verallgemeinerungen, die man leicht als Tatsachen ansieht, die aber näherer Betrachtung selten standhalten. Das sollten Sie ausnutzen. Stoppen Sie ihn nach jeder Aussage, die er trifft, bevor er die nächste anschließen kann, und stellen Sie Fragen, die ihn zwingen, spezifisch zu werden. *„Sekunde mal, Kritiker, lass mich das eben klarstellen. Du sagst also, ich sei nutzlos, okay, schauen wir uns das einmal näher an. Worin bin ich denn nutzlos, geht das auch etwas genauer? Wenn Du schon solche Behauptungen aufstellst, möchte ich gerne Details wissen."* Auf diese Weise können Sie Grenzen setzen und haben die Chance, die Antworten aus einer selbstbewussten Gelassenheit heraus unter die Lupe zu nehmen.
3. **Fordern Sie ihn heraus!**
   Ihrem Kritiker geht es nur um eins: Kritisieren. In seinem Versuch, Sie klein zu halten, wechselt er dauernd die Perspektive, also zeigen Sie ihm, dass Sie das nicht mit sich machen lassen. *„Na komm schon, ist das alles, was Du drauf hast? Ich wette, jetzt kommst Du gleich damit, dass ich dies und das mache und dann auch noch das – Du bist so vorhersehbar und, ehrlich gesagt, langweilst Du mich einfach nur. Du tust so, als wären das alles schlechte Dinge, aber wir wissen beide, dass das nicht wahr ist. Ja, ja, ich weiß, Du willst mich nur beschützen, aber wie wäre es, wenn Du Dich stattdessen einmal nützlich machst?"*

5. **Nehmen Sie ihm den Wind aus den Segeln!**
   Versuchen Sie Ihren inneren Kritiker aufrichtig um Hilfe zu bitten, denn genau die versucht er Ihnen ja ständig auf seine Weise zu geben. Wenn Sie aus dem Herzen heraus sprechen, dann nehmen Sie ihm jeden Wind aus den Segeln. *„Oh, ich glaube, Du bist da etwas auf der Spur. Ich kämpfe tatsächlich damit, etwas getan zu bekommen, heute fließt es einfach nicht und ich bin echt frustriert und niedergeschlagen deswegen. Was läuft da bloß? Hast Du eine Ahnung? – Ah, da könntest Du tatsächlich Recht haben, ich habe heute morgen das Frühstück ausfallen lassen. Vielleicht sollte ich mir notieren, dass das meine Stimmung beeinflusst hat und mir für nächsten Monat eine Warnung in den Kalender schreiben. Und ja, ich stimme Dir zu, ich bin müde und es wäre echt toll gewesen, wenn jemand anderes das Abendessen gekocht hätte oder wir einfach etwas bestellt hätten. Danke, dass Du mich unterstützt."*

Wenn Sie feststellen, dass Sie Probleme mit Ihrem inneren Kritiker haben (und auch, wenn das nicht der Fall ist), dann empfehle ich Ihnen wirklich den TED-Talk der Sozialpsychologin Amy Cuddy, bei dem es um Körpersprache geht (*Your Body Language May Shape Who You Are;* in englischer Sprache, aber mit deutschen Untertiteln). Setzen Sie immer wieder einmal das sogenannte *Power Posing* ein, insbesondere dann, wenn Sie kurz vor dem Zusammenbruch stehen oder niedergeschlagen sind. Allerdings sollten Sie sich vielleicht für die komplette Haltung einen privaten Ort aussuchen beziehungsweise in Gegenwart anderer die moderate Form verwenden. Sie möchten das Ganze schließlich nicht wie die Führungsriege der britischen Konservativen der vergangenen Jahre auf die Spitze treiben und so breitbeinig dastehen, als wollten sie einen Spagat versuchen oder beim Monty-Python-Sketch über das „Ministerium für alberne Gänge" (im Original: *Ministry of Silly Walks*) mitmachen.

Wenn der Herbst Ihre Jahreszeit ist

Wir alle haben eine Jahreszeit, in der wir uns am wohlsten fühlen, und für einige ist dies der Herbst. Die beruhigende Natur des Progesterons kann nach der Intensität des Sommers eine Erleichterung darstellen, denn wenn Sie sensibel auf den Östrogenanstieg reagieren, fühlen Sie sich im Sommer eventuell eher zerstreut und können die damit einhergehende Produktivität gar nicht nutzen.

Der Sommer ist die hellste Jahreszeit und er bringt eine sexuelle Energie mit sich, die andere auch wahrnehmen – ob Sie das nun wollen oder nicht. Im Sommer ziehen Sie die Blicke von Fremden auf sich, wenn Sie die Straße entlanggehen, und diese Sichtbarkeit kann auch bewirken, dass Sie sich schutzlos fühlen und zu auffällig. Wenn es Ihnen so ergeht, dann heißen Sie den Herbst womöglich mit offenen Armen willkommen, in dem Sie wieder zur Ruhe und zu sich selbst finden.

Die Entdeckung der Langsamkeit

Trotz allem zuvor Gesagten kann der Herbst eine Zeit sein, in der Sie Dinge erledigt bekommen, sofern Aufgaben und Umfeld entsprechend angepasst sind. Häufig kommt es vor allem darauf an, dass Sie ausreichend Zeit haben, um sich zu fokussieren und die Dinge langsam anzugehen. Außerdem sollten Sie möglichst „unter dem Radar" fliegen, damit Sie ohne Unterbrechung arbeiten können. Versuchen Sie Ihre Termine an Ihre innere Jahreszeit anzupassen. Im Herbst sprudeln Sie zwar nicht unbedingt vor Ideen, dafür sind Sie jetzt aber besonders gut darin, Dinge zu überprüfen und zu entscheiden, was gut ist und was überarbeitet oder verworfen werden muss. Wenn Sie Termine nicht verschieben können, dann legen Sie sie möglichst auf den Teil des Tages, wenn Ihre Energie und Konzentration am höchsten sind.

Während der Arbeit an diesem Buch beging ich einmal den klassischen Fehler, ein Kapitel im frühen Herbst zu starten. Ich war nicht in der Lage, mehr als zehn Worte am Stück zu schreiben, bevor ich sie wieder löschte, weil sie mir wie absoluter Mumpitz vorkamen. Die große Stunde meines inneren Kritikers hatte geschlagen. *„Du willst ein Buch schreiben? Was glaubst Du eigentlich, wer Du bist? Was hast Du schon zu sagen? Du kriegst ja nicht einmal einen Satz zustande!"* Ich war kurz davor aufzugeben, als mir bewusst wurde, dass es der 18. Zyklustag war, an dem ich mich in der Regel ziemlich schwertue. Meine Energie eignete sich in diesem Moment wesentlich besser dazu, die Rohfassung eines anderen Kapitels zu überarbeiten. Das tat ich dann auch bis zum 20. und 21. Tag, denn mit dem Progesteronhoch kann ich besonders gut Arbeiten erledigen, die einen tiefen inneren Fokus erfordern – sofern ich die Ruhe und den Raum dafür habe.

Prüfen Sie, was Sie jeweils benötigen, um gut arbeiten zu können. Schauen Sie auf Ihre Zyklustabellen und finden Sie heraus, was in den vergangenen Monaten hinderlich für Sie war. Sollten Sie mit Kopfhörern arbeiten, damit Sie sich auch dann konzentrieren können, wenn Ihre Kollegen telefonieren? Können Sie Ruhepole im Tagesverlauf finden, an denen Sie das Notwendigste getan bekommen, damit Sie für den Rest der Zeit nicht unter Druck stehen? Oder verleiht Ihnen die Zusammenarbeit mit anderen gerade besonders viel Energie?

Ihr Herbst ist die perfekte Zeit, um ein Projekt zum Abschluss zu bringen. Das sollten Sie ausnutzen, damit Sie sich anschließend auf die Schulter klopfen, den inneren Kritiker zum Schweigen bringen und während Ihrer Periode eine wohlverdiente Auszeit nehmen können. Sie werden feststellen, dass Sie sich nun gut konzentrieren können und Ihre Gedanken Tiefe haben. Ihre Fähigkeit zur kritischen Überprüfung und Entscheidungsfindung macht Sie jetzt zur perfekten Führungspersönlichkeit – sofern Sie im Sommer genügend Selbstvertrauen aufgebaut haben.

Dinge zu überarbeiten, das ist eine Superpower des Herbsts, aber Sie brauchen natürlich erst einmal etwas, das Sie auch überarbeiten können, und wenn Sie im Sommer nicht zum Produzieren gekommen sind, hängen Sie jetzt womöglich ein bisschen in der Luft. Vielleicht waren Sie durch den hohen Östrogenspiegel vor dem Eisprung zu zerstreut, sodass es Ihnen trotz Ihrer guten mentalen und kommunikativen Fähigkeiten nicht möglich war, mit Ihrem Projekt zu starten. Nach dem Eisprung, wenn das Östrogen sinkt, kann das Gehirn kurzzeitig ein wenig benebelt sein, aber zusammen mit dem Progesteronspiegel steigt auch Ihre Konzentrationsfähigkeit. Ihr Denken verlangsamt sich und die Gefahr der Zerstreutheit sinkt.

Wenn Sie Ihren Weg im Leben noch nicht gefunden haben, dann kann Ihre Welt im Herbst ein wenig ins Wanken geraten. Es ist schwer, ein Gefühl für die eigenen Erfolge zu entwickeln, wenn Sie nicht genau wissen, was Sie tun und wenn Ihr innerer „Revisor“ nichts zu tun hat. Es kann gut sein, dass Sie sich selbst ziemlich hart in die Mangel nehmen, und wenn das der Fall ist, dann rate ich Ihnen, an etwas zu arbeiten, das Sie einfach nur interessiert. Es kommt nicht darauf an, ob dies zu einer neuen und großartigen Karriere führen könnte. Es geht vielmehr darum, Selbstvertrauen aufzubauen. Wenn Sie nicht berufstätig sind oder aber einen Job haben, der Ihnen nicht entspricht, dann sollten Sie darauf achten, was Ihnen im Winter in den Sinn kommt, denn das ist die Zeit für die Neuausrichtung und das Finden Ihres Platzes in der Welt. Im Frühling sollten Sie dann auf die Ideen achten, die sich zeigen und es wert sind, ausprobiert und erkundet zu werden.

Beziehungsherbst

In den aufregenden und berauschenden Tagen des Sommers konnte Ihr Liebster kaum etwas falsch machen, aber jetzt kommt es zu Reibereien, und es sind keine der guten Art. Oder aber Sie finden ihn immer noch toll – aber eher mit Abstand.

Die beiden Hälften Ihres Menstruationszyklus konfrontieren Sie vielleicht mit dem klassischen Zwiespalt zwischen Liebe und Ablehnung, den Sie aus mindestens einer Ihrer Beziehungen kennen werden. Ebenso wie Ihr erster gemeinsamer Ausflug zu IKEA darüber entscheiden kann, ob Sie mit Ihrem Partner zusammenbleiben oder nicht, ist der Herbst das Testfeld Ihres Menstruationszyklus.

Im Frühling und im Sommer möchte Ihr Körper, dass Sie über die Fehler Ihres Partners hinwegsehen und sich ausschließlich darauf konzentrieren, wie großartig er oder sie ist, damit Sie Sex haben und möglichst schwanger werden. Ohne die Wohlfühlhormone des Eisprungs möchten Sie Ihre bessere Hälfte womöglich mit der Gabel erstechen, weil sie ständig mit vollem Mund spricht. Laut der Sexualforscherin Dr. Martie Haselton beeinflusst das Ausbleiben einer Schwangerschaft im Prämenstruum auch die Beziehung – und zwar selbst dann, wenn man verhütet und gar kein Baby will. Ihr Körper versteht nämlich gar nicht, dass Sie *nicht* schwanger werden wollen. Er denkt einfach, Ihr Partner ist seiner Aufgabe nicht gewachsen und tut ihn als Blindgänger ab. Und dann sorgt er dafür, dass Ihnen das auch bewusst wird, damit Sie zum nächsten Zuchthengst wechseln. Haselton geht in ihrem Buch *Hormonelle Intelligenz* (Mosaik 2019) davon aus, dass es daher in dieser Zeit in – zumeist heterosexuellen – Partnerschaften vermehrt zu Spannungen und Konflikten kommt.

Vieles, was wir in dieser Zeit mit unseren Partnern erleben, hat etwas damit zu tun, dass wir sie testen. Wie präsent sind sie und sind sie in der Lage, gemeinsam mit uns die Tiefen des Winters zu durchwandern? Verabschieden sie sich oder haben wir das Gefühl, gesehen und unterstützt zu werden?

Es ist in diesem Zusammenhang vermutlich nicht verwunderlich, dass Studien zu Frauen in lesbischen Beziehungen zu dem Schluss kamen, dass die Belastungen in der prämenstruellen Zeit zwar jenen ähnelten, von denen Frauen in heterosexuellen Beziehungen berichten. Gleichzeitig stellten die Forscherinnen Jane Ussher und Janette Perz jedoch fest, dass im Gegensatz zum Mangel an Verständnis oder Unterstützung sowie der Ablehnung und Pathologisierung, die häufig in den Beschreibungen heterosexueller Frauen zu finden waren, die befragten lesbischen Frauen von einem bewussten Anerkennen der prämenstruellen Veränderungen sprachen, ebenso wie von der Akzeptanz von Bedürfnissen, offener Kommunikation und dem Teilen der Verantwortlichkeit.[3] Diese Dinge hatten eine positive Wirkung auf das Erleben der prämenstruellen Zeit und unterstützten den offenen Ausdruck von Bedürfnissen und Selbstfürsorge, was keinen Raum für Schuldgefühle und Selbstvorwürfe ließ.

Wir alle täten gut daran, bewusst darauf zu achten, was bei uns abläuft, und die Bereitschaft zu entwickeln, unsere Erfahrungen mit unseren Liebsten und Nächsten zu teilen. Wenn wir nämlich nicht in der Lage sind, unsere Erfahrungen auszudrücken, werden wir ungehalten. Ihr bestes Mittel zur Selbstwahrnehmung ist es, Ihren Zyklus aufzuzeichnen. Es kann Ihnen bewusst machen, dass eine Beziehung Ihnen nicht gut tut und dass sich etwas ändern muss.

Der Herbst kann eine schwierige Zeit für die Kommunikation sein – weil Ihnen die Wahrheit entweder einfach so herausrutscht, oder weil Ihre Energie sich immer mehr nach innen wendet und Sie am Ende mehr mit sich selbst reden als mit Ihren Liebsten. Wir nehmen häufig an, es sei offensichtlich, was wir denken und fühlen, und alle müssten wissen, was wir wollen. Nun ja, ehrlich gesagt, das tun sie nicht. Die Chancen stehen aber ganz gut, dass sie gerne wissen würden, was in uns vorgeht, weil die Schwankungen des Zyklus auch an ihnen nicht spurlos vorbeigehen. Wenn Sie berichten, auf welche Weise Sie Ihren Zyklus erleben, ist das schon ein guter Anfang. Fällt es Ihnen schwer, das zu glauben? Kann ich verstehen, aber was würde Ihr Partner wohl antworten, wenn Sie ihm folgende Fragen stellen?

- Wüsstest Du gerne, wann die Wahrscheinlichkeit hoch ist, dass ich Lust habe auszugehen und Spaß zu haben?
- Und wann ich so richtig scharf auf Sex bin?
- Und wann ich müde und ein bisschen nörgelig bin und am liebsten in Ruhe gelassen werde?
- Wie wäre es, wenn ich gerade am liebsten still auf dem Sofa abhänge, und Du gleichzeitig weißt, dass Du nichts falsch gemacht hast, sondern ich einfach nur gerne meinen Gedanken nachhängen und nicht reden möchte?

Glauben Sie wirklich, Ihr Partner würde etwas anderes sagen als: „Ähm, natürlich möchte ich das gerne wissen!“? Verstehen Sie jetzt, warum das Sprechen über Ihren Zyklus Ihre Beziehung revolutionieren könnte?

Natürlich müssen Sie einen Weg finden, über Ihre Erfahrungen zu sprechen, der sich für beide Partner gut anfühlt. Sie könnten sich hinsetzen und plaudern, einen Zettel an den Kühlschrank kleben, eine kurze E-Mail zur Vorwarnung am Morgen schreiben oder eine SMS am Mittag – was immer sich für Sie gut anfühlt. Tun Sie es einfach, denn unsere Beziehungen können nur davon profitieren.

Der nächste Abschnitt richtet sich vor allem an all jene, deren Partner keine Ahnung davon haben, was sich jeden Monat im Zyklus abspielt. (Das ist übrigens nicht deren Schuld – wie können wir erwarten, dass man uns versteht, wenn wir selbst erst gerade damit beginnen?)

Ihr Partner kann im Verlauf Ihres Zyklus das Gefühl entwickeln, es immer wieder mit einer anderen Person zu tun zu haben, und so kann es auch Ihnen selbst vorkommen. Aber so ist es nicht. Genauso wie sich im Verlauf eines Tages Energie, Stimmung, Verhalten und Geschicklichkeit eines Menschen ändern können, so ergeht es auch Ihnen, wenn Sie Ihren Monatszyklus durchwandern. Wenn Ihr Partner nicht versteht, wie oder warum Sie sich so stark verändern, dann könnten Sie es auf folgende Weise zu erklären versuchen:

„Du weißt ja, wie sich das anfühlt, wenn man morgens aufwacht und noch nicht ganz da ist und es gerade einmal schafft, die wichtigsten Dinge zu erledigen wie Duschen und Kaffee machen. Sobald man dann aber wach ist, funktioniert das Denken wieder und der Energiepegel steigt und man fühlt sich so richtig super und produktiv. Am Nachmittag schließlich fällt man in ein kleines Loch und fühlt sich ein wenig leer, wenn der Tag nicht gut läuft oder die Zeit fürs Mittagessen gefehlt hat, also ist es am besten, man hat seine Ruhe und kann vor sich hin werkeln. Später muss man noch einige Dinge vor dem Ende des Tages erledigen, damit man sich anschließend entspannen und noch etwas Nettes machen kann, bevor man ins Bett geht. Das kennst Du doch sicher, oder? Genau so ergeht es mir in jedem Menstruationszyklus."

Erklären Sie, dass Sie der gleiche Mensch sind, dass aber während der unterschiedlichen Phasen Ihres Zyklus verschiedene Energien und Aufgaben tonangebend sind – wie es im Tagesablauf eben auch der Fall ist. Wenn es um Ihre Beziehungen geht, sollten Sie Folgendes im Hinterkopf behalten:

- In der prämenstruellen Phase reagieren Sie empfindlicher auf Geräusche und Gerüche. Sorgen Sie für ein wenig „Hintergrundrauschen" beim Essen, sonst könnte Ihre Gabel zur Waffe werden, wenn die Essensgeräusche der Familie Ihre Nerven überspannen.
- Handeln Sie vorausschauend. Informieren Sie Ihre Liebsten vorab und warten Sie nicht, bis Sie mitten im Herbst stecken. Erklären Sie, was der Herbst für Sie bedeutet.
- Halten Sie sich mit Vorwürfen zurück, wie *„Du machst immer X, Du bist so X"* und so weiter. Senden Sie stattdessen Ich-Botschaften wie: *„Wenn das passiert, fühle ich mich immer so X. Es wäre schön, wenn stattdessen Y passiert."*
- Bitten Sie um Hilfe. Anstatt Ihre Familie zornig anzufunkeln, wenn sie fragt, was es zum Abendessen gibt, senden Sie mittags eine Textnachricht, beispielsweise: *„Tag-21-Warnung! Es wäre unglaublich hilfreich, wenn heute Abend jemand von Euch kochen könnte oder wir bestellen etwas und schauen zusammen eine Folge (hier den Titel einer schnulzigen*

Krankenhausserie einfügen).“ Auf diese Weise können Sie nicht nur vor dem Fernseher schluchzen, sondern haben eventuell sogar das Wohnzimmer ganz für sich, weil keiner mitschauen will. Auch gut.
- Wenn Sie im Herbst Lust auf Sex haben, dann sollten Sie die Gelegenheit beim Schopfe packen, denn das Gefühl wird meist nicht lang anhalten. Im Herbst kann es auch länger dauern, bis Sie zum Orgasmus kommen, weil Ihr Körper weniger Östrogen und Testosteron produziert. Sorgen Sie also dafür, dass Sie entspannt und in Stimmung sind, bevor Sie loslegen.

Was Sie im Herbst für sich tun können

Es gibt eine bemerkenswerte Symptom-Parallele zwischen PMS und niedrigem Blutzucker, denn beide können Müdigkeit, Reizbarkeit, Kopfschmerzen, innere Unruhe, Zittern, Schwindel, Konzentrationsschwierigkeiten sowie Launenhaftigkeit und Weinerlichkeit hervorrufen. Das Progesteron senkt die Insulinempfindlichkeit, sodass Sie in der zweiten Zyklushälfte eher unter Blutzucker- und Insulinschwankungen leiden.

Mit der Abnahme des Östrogens sinkt auch der Serotoninspiegel.[4] Das hat durchaus Folgen: Die Stimmung geht in den Keller und der Appetit steigt. Achten Sie für einen stabilen Blutzuckerspiegel darauf, nährstoffreiche und regelmäßige Mahlzeiten zu sich zu nehmen. Setzen Sie vor allem auf Proteine und gesunde Fette, um Ihren Heißhunger auf Koffein, ungesunde Kohlenhydrate und Zucker im Zaum zu halten. Zur Förderung einer regelmäßigen Verdauung ist jetzt eine ausreichende Zufuhr von Ballaststoffen wichtig. Nach medizinischer Definition beginnt Verstopfung bei drei oder weniger Stuhlgängen pro Woche, aber für mich ist es wichtig, dass meine Klientinnen wenigstens einmal pro Tag ein befriedigendes großes Geschäft erledigen. Das ist auch wichtig für das hormonelle Gleichgewicht, denn es ist die Hauptmethode, um sich des Östrogens zu entledigen, und glauben Sie mir: Sie möchten es nicht länger als nötig in Ihrem Körper halten, denn so entsteht ein Östrogenüberschuss, der zu starken Monatsblutungen, Brustspannen, Blähungen, PMS, Zysten, Kopfschmerzen und Migräne führen kann, einmal abgesehen von Schlafstörungen, innerer

Unruhe sowie Brust- und Gebärmutterkrebs. Eine weitere Möglichkeit, um eine gute Verdauung sicherzustellen, besteht darin, genügend Wasser zu trinken. Es gibt ein chinesisches Sprichwort über die Verdauung, das ich ausgesprochen mag: „Damit das Boot schwimmen kann, brauchst Du genug Wasser."

Was den Alkohol angeht, so wird ein höherer Alkoholkonsum mit einem Östrogenanstieg in Verbindung gebracht, und wir haben ja bereits gesehen, dass das nicht unbedingt positiv ist.[5] (Wenn Sie vermuten, dass Sie eher unter einem Östrogenmangel leiden, ist das jetzt trotzdem keine Aufforderung, schleunigst eine Flasche Prosecco zu leeren!) Alkohol kann auch eine Zunahme von prämenstrueller innerer Unruhe und Stimmungsschwankungen bewirken[6], wohingegen Rauchen mit Menstruationsschmerzen und Rückenschmerzen in Verbindung gebracht wird. Und auch wenn Alkohol Ihnen zunächst beim Einschlafen helfen mag, kam eine Prüfung von 27 Studien zu diesem Thema zu dem Schluss, dass der Anteil an REM-Schlaf, der erholsamsten Schlafphase, dadurch eher abnimmt.[7]

Auch wenn Sie in der Lutealphase nach dem Eisprung vermutlich über weniger Energie verfügen, sollten Sie nicht unbedingt darauf bauen, dass Kaffee Sie über den Tag rettet. Eine kleinere Studie fand nämlich heraus, dass Koffein sich in der Lutealphase langsamer abbaut.[8] Wenn Sie sensibel auf Koffein reagieren, haben Sie am Ende mit Schlafproblemen zu kämpfen.

Aber es gibt durchaus auch gute Nachrichten: Sobald Progesteron und Östrogen nach dem Eisprung wieder ansteigen, fällt Ihnen das Ein- und Durchschlafen leichter und Ihr Schlaf ist tief und erholsam. Jetzt sollten Sie früher ins Bett gehen und ein wenig Schlaf „vortanken", denn – und jetzt kommt die schlechte Nachricht – wenn Östrogen und Progesteron vor Beginn der Menstruation wieder absinken, wird Ihr Schlaf leichter und Sie finden sich womöglich im Club der Nachteulen *(#wideawakeclub)* wieder. Wenn Sie Schlafprobleme haben, sollten Sie unbedingt den Abschnitt über guten Schlaf in Teil III lesen.

Schwierigkeiten beim Ein- und Durchschlafen erhöhen die Produktion des Stresshormons Cortisol.[9] Schon eine Nacht unterbrochenen Schlafs kann am folgenden Tag für einen instabilen Blutzuckerspiegel sorgen.[10] Sie fühlen sich schlapp und greifen schneller zu Koffein und

Zucker, was Ihre Stimmung und Ihren Schlaf wiederum beeinflusst, und bevor Sie sich versehen, stecken Sie in einem Teufelskreis. Und als ob das nicht schon genug wäre, verschärft der Schlafentzug auch noch die prämenstruellen Stimmungsschwankungen.[11] Es gibt also mehr als genügend Gründe, um nach dem Eisprung Wert auf regelmäßige Mahlzeiten und guten Schlaf zu legen, denn wenn Sie nicht auf sich achten, gehen Blutzucker, Stimmung und Schlaf buchstäblich den Bach runter.

Eine gute Möglichkeit, um Ihre Schlafqualität zu verbessern und einen Energieschub zu bekommen, ist Bewegung. Welche Art von sportlicher Betätigung ist gleichgültig, wobei Sie allerdings bedenken sollten, dass jetzt vielleicht nicht gerade die Zeit für besonders intensive Workouts ist. Entscheiden Sie sich lieber für Yoga, Schwimmen, einen Spaziergang an der frischen Luft in flottem Tempo oder Tanzen in der Küche zu einem Lied von Madonna. Tun Sie, was immer möglich ist. Bewegung sorgt dafür, dass die Energie fließt und viele der unangenehmen Seiten des Prämenstruums – seien sie nun körperlicher oder seelischer Natur – haben mit stockender Energie zu tun. Wenn Sie allerdings feststellen, dass Sie sich nach einer Bewegungseinheit total ausgelaugt fühlen, kann es sein, dass gerade eher Ausruhen und Auftanken angesagt ist. Wählen Sie dann sanftere Formen der Bewegung.

Bewegung sorgt für ein gutes Gefühl, weil durch sie Endorphine freigesetzt werden. Das sind Neurotransmitter, die die euphorischen Zustände auslösen, die wir mit Laufen, Lachen und Orgasmen in Verbindung bringen. Studien haben gezeigt, dass regelmäßiges aerobes Training PMS-Symptome erheblich lindern kann[12] und dass es einen Zusammenhang zwischen geringer körperlicher Betätigung und der Auftretenshäufigkeit von PMS gibt. Sport, bei dem Sie ins Schwitzen kommen, ist eine großartige Möglichkeit, überschüssiges Östrogen auszuscheiden. Wenn Sie also vermuten, dass Ihr Östrogenspiegel zu hoch ist (auf Seite 300 finden Sie eine Checkliste mit Anzeichen und Symptomen), dann ist Schwitzen eine hilfreiche Strategie.

Aber nicht nur Bewegung ist wichtig, sondern auch ausreichendes Ausruhen. Wenn Ihnen das schwer fällt – und einige werden jetzt sicherlich behaupten, dass es ihnen unmöglich ist, aber ich bin hier, um zu verkünden: Das ist es nicht! –, dann beginnen Sie einfach mit zehn Minuten oder einer halben Stunde. Oder falls das nicht geht, tun Sie wenigstens etwas, bei dem es allein um Sie geht und das Ihnen Freude macht. Wenn Sie sich unzulänglich fühlen, zu Erschöpfung neigen, deprimiert sind und die Temperaturen auf Ihrer Zykluskurve nach dem Eisprung keine stabile Hochlage aufweisen, dann sind Ruhe und regelmäßige Mahlzeiten der Schlüssel. Ich glaube, wir alle spüren die „zu-Hause-auf-dem-Sofa-bleiben"-Energie des Progesterons, also sollten wir ihr an den Tagen folgen, an denen es angesagt ist, und uns deswegen nicht niedermachen. Sie haben vielleicht das Gefühl, nichts zu tun, aber im Grunde tun Sie sehr viel! Wir benötigen nämlich Zeit, um in die Luft zu starren und zu träumen, denn in dieser Leere können sich unsere Gedanken und unsere Energie innerlich sammeln. Lassen Sie sich einfach voll darauf ein, anstatt sinnlos auf ein Display zu starren und sich selbst zu beschimpfen, weil Sie nichts auf die Reihe bekommen. Auch wenn es nicht messbar ist, hat Ruhe eine konstruktive und produktive Komponente.

Wenn Sie sich im Herbst ausreichend schonen, werden Sie im darauffolgenden Frühling und Herbst voller Energie stecken. Tun Sie das nicht, sind Sie in Ihren sonnigen Jahreszeiten ausgelaugt, und das bedeutet einen Mangel an Energie und Libido, und es führt dazu, dass Sie sich im gesamten folgenden Zyklus eher mies fühlen.

Vermeiden Sie es, sich im Herbst völlig zu verausgaben, indem Sie:

- auf Ihre Grundbedürfnisse achten: gesunde und regelmäßige Mahlzeiten, ausreichend Flüssigkeitszufuhr, Schlaf und Bewegung (wenn sie sich gut anfühlt) sowie Ruhe, wenn Sie das Bedürfnis danach haben.
- Verabredungen zum Mittagessen meiden. Gehen Sie stattdessen alleine essen, mit einem guten Buch als Begleitung, beobachten Sie Leute und geben Sie sich Ihren Tagträumen hin. Machen Sie eine Pause vom Tag.
- kein großes Essen im Restaurant mit Freunden planen, wenn der Tag schon stressig genug war. Mit Freunden zusammen zu sein ist eine großartige Möglichkeit, die beruhigende Wirkung des Progesteron zu verstärken, aber laden Sie sie lieber zu sich ein und schicken Sie sie auch rechtzeitig wieder nach Hause.
- sich ein Nickerchen gönnen, wenn Sie es brauchen, oder sich einfach zwanzig Minuten hinlegen.

Die Kraft des „Nein"-Sagens

Sie werden schwerlich ausreichend Ruhe finden, wenn Sie nicht lernen, „Nein" zu sagen. Das ist wirklich wichtig, denn Sie tun niemandem einen Gefallen, wenn Sie ständig überlastet und überfordert sind.

In der Vergangenheit hing unser Überleben davon ab, dass wir miteinander auskamen, und die Angst, eine Bitte abzuschlagen, kann daher rühren, dass wir die Beziehung nicht beeinträchtigen und das unangenehme Gefühl vermeiden wollen, jemanden zu enttäuschen. Wir möchten es allen Recht machen, aber unsere Aufopferung kann am Ende mehr Schaden anrichten als Gutes tun, weil wir entweder uns selbst im Stich lassen oder den anderen.

Wenn es Ihnen schwer fällt, etwas abzulehnen, dann denken Sie daran, dass Sie mit jedem „Nein" Raum gewinnen für ein „Ja" zu etwas, das Ihnen wirklich wichtig ist. Vertrauen Sie Ihrem Instinkt – was ist Ihre erste Reaktion, wenn jemand Sie um etwas bittet? Wenn es kein klares „Ja" ist, dann bedeutet das schlicht „Nein". So einfach ist das. Natürlich gibt es einige Pflichten, die sich nicht vermeiden lassen – wichtige Meetings, Elternabende – aber das macht es umso wichtiger, wann immer möglich „Nein" zu sagen. Gelingt uns das nicht, staut sich Unmut an, der uns irgendwann innerlich zerfrisst.

Unsere Unfähigkeit, Angebote abzulehnen und Menschen abzusagen, hängt häufig damit zusammen, was andere von uns denken. Oder wir haben schlichtweg Angst, etwas zu verpassen. „Nein" zu sagen, kann aber auch ganz wunderbar sein und uns den Respekt und die Bewunderung anderer einbringen. Ich denke da beispielsweise an meine Praxis und all die Male, als ich Klientinnen mitteilen musste, dass ich an diesem oder jenem Tag keine Behandlungen gebe, weil ich dann meine Regel habe – etwas, wovor ich zu Beginn große Angst hatte. Tatsächlich jedoch hatten sie immer Verständnis, und es inspirierte sie sogar dazu, zu prüfen, ob sie das nicht auch in ihrem eigenen Leben tun konnten. Wenn Sie etwas ablehnen, respektieren Sie Ihre eigenen Grenzen und Bedürfnisse und bitten andere darum, dies ebenfalls zu tun. Möchten Sie immer wieder als Fußabtreter dienen, oder wollen Sie etwas verändern, indem Sie freundlich und bestimmt „Nein" sagen?

Notieren Sie, was Ihnen wichtig ist, und nutzen Sie diese Liste dann, um zu entscheiden, wozu Sie sich verpflichten wollen. Und denken Sie daran, dass Sie durch jedes „Nein“ mehr Raum schaffen für die Dinge, die Sie wirklich tun wollen.

Wut ist Energie

Wenn wir im Herbst unseres Zyklus frustriert, verärgert, sauer und voller Wut sind, dann neigen wir dazu zu glauben, dass es unsere Hormone sind, die „verrückt“ spielen. Vielleicht lassen Sie diese Gefühle an Menschen und Gegenständen in Ihrer Umgebung aus und haben später das Gefühl, die Schuld hierfür Ihrem prämenstruellen Syndrom geben zu müssen. Nun beeinflussen Ihre Hormone – oder in diesem Teil des Zyklus eher der Mangel daran – zwar Ihre Stimmung, aber sie richten im Grunde nur Ihre Aufmerksamkeit auf Probleme, die auch in der übrigen Zeit da sind. Wenn Sie Ihre Gefühle allein dem PMS in die Schuhe schieben, tun Sie sich damit keinen Gefallen. Warum? Die Menschen in Ihrer Umgebung werden Ihre Einschätzung übernehmen und in der Folge Ihre Forderungen als PMS-Symptom einfach abtun. Sie verpassen also eine Gelegenheit, dass Ihre Belange gehört werden und sich etwas ändern kann.

Wir haben gelernt die Emotionen des Prämenstruums zu fürchten, und die meisten meiner Klienten möchten, dass ich etwas gegen ihre Wut tue. Natürlich kann ich dazu beitragen, die Wogen etwas zu glätten, aber ich möchte dies nicht gänzlich tun, denn die Wut dient dazu, uns zu warnen und etwas zu lehren. Die Geschichte hat uns Frauen darauf getrimmt, uns auf die Zunge zu beißen und den Mund zu halten, aber das richtet körperlichen und seelischen Schaden an. Wie viele Zyklusprobleme wurzeln darin, dass wir unsere Gefühle herunterschlucken und tief durchatmen – anstatt unsere Stimme zu erheben? Sie müssen einfach nur umdenken und sich bewusst machen, dass Ihre Gefühle sehr real sind und nichts mit Ihren Hormonen zu tun haben. Ihre Hormone helfen Ihnen einfach nur, sie auch zum Ausdruck zu bringen, und es ist Ihre Aufgabe, aktiv zu werden. Passiv-aggressives Murren und Jammern hilft ebenso wenig wie versteckte Andeutungen. Seien Sie klar und direkt. Reden Sie, wie Ihnen der Schnabel gewachsen ist. Machen Sie Ihrem Partner klar, dass Sie nicht mehr bereit sind, den Großteil des Haushalts zu übernehmen. Weisen Sie Ihre Eltern in ihre Schranken und fragen Sie Ihren Chef, warum Sie nicht befördert worden sind. Seien Sie bereit, sich im Zweifelsfall an den Vorgesetzten Ihres Vorgesetzten zu wenden. Und sagen Sie Ihrer Freundin, womit Sie nicht zufrieden sind und was Sie unglücklich macht.

Es mag Gelegenheiten geben, bei denen Sie sich für eine etwas unglückliche Wortwahl entschuldigen müssen – denn gut für sich zu sorgen, bedeutet auch, dass man Verantwortung für seine Worte und Taten übernimmt –, aber entschuldigen Sie sich nicht dafür, wütend, gereizt, sauer oder was auch immer zu sein. Entschuldigen Sie sich nicht dafür, Gefühle zu haben! Die Traurigkeit und Wut, die Sie im Herbst spüren, sind wichtig. Sie sollten anerkannt, benannt und ausgedrückt werden.

Wut ist etwas, das Psychologen als sekundäre Emotion bezeichnen, weil sie in der Regel schnell und unbewusst auftritt, nachdem zuvor eine primäre Emotion wie Angst oder Trauer gespürt wurde. Die Wut ist hier, um Ihnen zu dienen. Sie möchte Ihnen ein persönliches oder gesellschaftliches Unrecht bewusst machen, und sie geht dabei nicht gerade zimperlich vor. Wut ist lehrreich und will Sie warnen und zum Innehalten bringen. Sie möchte Ihnen vor Augen halten, dass es nicht Ihr Job ist, jeden Abend abzuspülen, dass es nicht in Ordnung ist, wenn Ihre Eltern Ihre Grenzen nicht respektieren, und dass es nicht richtig ist, wenn Sie bei der Beförderung übergangen werden, obwohl Sie Talent, Erfahrung und die notwendigen Qualifikationen haben. Und Sie müssen auch in Ihrer Beziehung nicht alles schlucken. Es gibt viele Dinge, wegen derer wir mit Recht wütend sind: Wir bekommen ein niedrigeres Gehalt als Männer und die *#metoo*-Bewegung hat mehr als deutlich gezeigt, wie stark wir sexueller Belästigung und Gewalt ausgesetzt sind – ein Drittel aller Frauen hat bereits Gewalt durch Männer erfahren. In einigen Ländern wird uns das Recht auf Abtreibung und somit auch das Recht auf Selbstbestimmung über unseren Körper vorenthalten, sodass wir quasi per Gesetz zu Schwangerschaft und Geburt gezwungen werden. Es gibt viel zu wenige gute und bezahlbare Möglichkeiten der Kinderbetreuung, wir leisten den größten Teil der unbezahlten Betreuungsarbeit in der Gesellschaft, und das Leben im Patriarchat kostet unglaublich viel Kraft. Und auch all das gilt nur, wenn Sie weiß, heterosexuell, cisgender (das bedeutet, Ihre geschlechtliche Identität entspricht den Geschlechtsmerkmalen, mit denen Sie geboren wurden) und nicht körperlich behindert sind.

Die Welt will unsere Wut nicht. Sie möchte, dass wir nett und höflich sind und immer ein Lächeln auf den Lippen haben. Es leidet wohl kaum jemand mehr unter dieser Auflage als Menschen, die zur BIPOC-Gruppe zählen (BIPOC steht für *Black, Indigenous and People of Colour*), und zwar aufgrund des tief verwurzelten Rassismus und dem Vorherrschen von *Tone Policing* in unserer Gesellschaft. Die Autorin Layla Saad formuliert es so:

> *„Tone Policing ist eine Taktik, die von Privilegierten benutzt wird, um Nichtprivilegierte zum Schweigen zu bringen, indem man sich auf ihren Tonfall konzentriert und nicht auf den eigentlichen Inhalt. Ein Beispiel ist, wenn Weiße BIPOC auffordern, ihre Argumente „freundlicher" zu formulieren. Oder wenn sie einen der folgenden Sätze sagen (oder denken): „Ich kann mich nicht darauf einlassen, was Du über Rassismus sagst, weil Du ‚zu wütend' klingst. Dein Ton ist ‚zu aggressiv'. Die Sprache, die Du in Rassismus-Debatten verwendest, ‚beschämt' mich. Deine Sprache ist ‚hasserfüllt' oder ‚polarisierend'. Du solltest Weiße ‚höflicher' ansprechen, wenn Du möchtest, dass sie sich ‚Eurer Sache anschließen'. Wie Du über diese Sache sprichst, ist nicht ‚produktiv'. Wenn Du Dich erst einmal beruhigen würdest, höre ich Dir vielleicht auch zu. Du bringst zu viel ‚Negativität' herein und solltest Dich lieber auf das Positive konzentrieren." Es gibt so viele direkte und indirekte Wege, auf denen Tone Policing auf dem Vormarsch ist. Im Grunde genommen ist es die Bitte, dass BIPOC ihre Erfahrungen mit Rassismus mitteilen, ohne gleichzeitig ihre (sehr realen) Gefühle zu äußern. Es ist außerdem eine Forderung, dass Rassismus in einer Form dargestellt wird, die leichter zu verdauen ist und keine White Fragility (Anm. d. Übers.: ein soziales Muster weißer Menschen) hervorruft."*

Im medizinischen Bereich ist *Tone Policing* lebensbedrohlich, weil es dazu verwendet wird, die Symptome und Schmerzen nicht-weißer

Frauen zum Schweigen zu bringen, die sowieso schon unter Diskriminierung und gesundheitlichen Einschränkungen leiden, vor denen Bildung und Einkommen nicht schützen[13], wie die folgenden Beispiele zeigen:

- Die Wahrscheinlichkeit unfruchtbar zu sein liegt bei schwarzen Paaren doppelt so hoch wie bei weißen[14], dennoch werden die Möglichkeiten der künstlichen Befruchtung nicht für schwarze Paare beworben.
- Bei schwarzen Frauen liegt die Wahrscheinlichkeit höher, dass unnötige Operationen wie Totaloperationen durchgeführt werden.[15]
- In den USA sterben schwarze Mütter drei- bis viermal so häufig an Geburtskomplikationen wie weiße Mütter. Und wenn Sie glauben, in Großbritannien sei das anders, dann irren Sie: Die Wahrscheinlichkeit, dass schwarze Frauen im gleichen Jahr sterben, in dem sie ein Kind zur Welt gebracht haben, ist *fünfmal* höher als bei weißen Frauen.[16] Bei asiatischen Frauen ist sie doppelt so hoch wie bei weißen Frauen.
- In Großbritannien haben schwarze Frauen doppelt so häufig eine Totgeburt wie weiße Frauen.[17]
- Bei schwarzen Frauen werden Schmerzen unterbehandelt.[18]
- Ein im Jahr 2012 erstellter Überblick über die Endometriose-Forschung stellte fest, dass es nur zwei Artikel über Endometriose bei schwarzen Frauen gab. Sie wurden in den Jahren 1975 und 1976 veröffentlicht und berichteten darüber, dass schwarze Frauen mit Endometriose häufig mit einer entzündlichen Beckenerkrankung fehldiagnostiziert werden[19] – ein Leiden, das durch Geschlechtskrankheiten ausgelöst wird.

Die gesamte Menschheitsgeschichte hindurch wurden Frauen schlecht behandelt und waren Opfer von Schikanen und Missbrauch, und es traf vor allem nicht-weiße Frauen. In feministischen Diskussionen geht es vor allem um die Stimmen und Bedürfnisse weißer Frauen, während es jedoch die Frauen mit anderen Hautfarben sind, die am meisten leiden. Wir sollten zugeben, dass wir alle von der Ausbeutung und Folter schwarzer und farbiger Frauen und Ureinwohnerinnen profitiert haben. Wir haben diese Verbrechen nicht mit unseren eigenen Händen begangen, aber sie werden immer noch durch das Schweigen der weißen Frauen unterstützt.

Im amerikanischen Süden gibt es die Geschichte von Medizinstudenten, die zu Übungszwecken medizinisch unnötige Sterilisationen an schwarzen Frauen durchführten, ohne dass diese wissentlich eingewilligt hatten. Diese Operationen waren so häufig, dass sie den spöttischen Beinamen „Mississippi-Blinddarm-OP" erhielten. Frauen kamen mit ganz gewöhnlichen Symptomen ins Krankenhaus, wo ihnen dann die Gebärmutter ohne Einwilligung entfernt wurde. Es waren die experimentellen Operationen an den Fortpflanzungsorganen schwarzer versklavter Frauen in den 1920er- und 1930er-Jahren, die die Grundlage für die amerikanische Gynäkologie legten. Diese Operationen wurden ohne Betäubung durchgeführt, weil man fälschlicherweise glaubte, dass Schwarze „medizinisch stärkere Exemplare" seien, die so etwas nicht bräuchten – ein Gedanke, der unglaublicherweise auch heute noch vorherrscht[20] und dazu führt, dass die körperlichen Schmerzen schwarzer Patienten ignoriert werden und diese weniger Schmerzmittel erhalten als Weiße.[21] Das gilt sogar für nicht-weiße Kinder, die mit geringerer Wahrscheinlichkeit von Notärzten Schmerzmittel erhalten als weiße Kinder. In den USA überprüften Forscher die Daten von mehr als 900 000 Fällen von Kindern mit akuter Blinddarmentzündung[22] – eine Erkrankung, bei der Mediziner übereinstimmend den Einsatz von Schmerzmitteln empfehlen. Sie stellten fest, dass 56,8 Prozent der Kinder im Rettungswagen Schmerzmittel erhielten, zugleich aber bei schwarzen Kindern mit geringen Schmerzen weniger häufig Schmerzmittel eingesetzt wurden als bei weißen Kindern. In den Fällen, in denen starke Schmerzen vorlagen, erhielten von den weißen Kindern 33,9 Prozent Opioide gegen die Schmerzen, bei den schwarzen Kindern waren es nur 12,2 Prozent.

Es sind häufig die Körper nicht-weißer Frauen, die im Namen des „Fortschritts" ausgebeutet werden. In den 1950er-Jahren wurden Puerto-Ricanerinnen hinters Licht geführt und dienten als erste menschliche Testobjekte für die Pille. Ein von der US-Regierung gefördertes Sterilisationsprogramm sorgte zudem dafür, dass mehr als ein Drittel der Frauen in Puerto Rico ihrer Fortpflanzungsfähigkeit beraubt wurden.[23]

Die Entwicklung und Verwendung der Dreimonatsspritze Depo-Provera® zur Verhütung ist ebenfalls von Rassismus geprägt: In ihrem Buch *Killing the Black Body* berichtet Dorothy Roberts, dass sich bei der

Überprüfung einer Testreihe seitens der amerikanischen Arzneimittelzulassungsbehörde im Jahr 1978 herausstellte, dass die Gesundheit der 4700 schwarzen Testpersonen fahrlässig missachtet wurde.[24] Roberts legt weiterhin dar, dass das südafrikanische Apartheid-Regime schwarzen Frauen Depo-Provera® als Methode der Geburtenkontrolle aufdrängte, indem es das Mittel kostenlos in Fabriken und an anderen Arbeitsplätzen zur Verfügung stellte. Häufig drohten die Frauen ihren Arbeitsplatz zu verlieren, wenn sie nicht zustimmten.[25] Die Injektionen werden schwarzen Mädchen und Frauen auch heute noch aufgedrängt. Programme zur Rassenhygiene waren bereits in Kraft lange bevor die Nazis an die Macht kamen, und 32 Staaten nutzten Bundesmittel, um das zu kontrollieren, was sie als „nicht erwünschte" Bevölkerungsgruppen bezeichneten, worunter auch Menschen mit nicht-weißer Hautfarbe fielen. Im Jahr 1974 stellte der US-amerikanische Richter Gerhard Gesell fest, dass an armen Frauen, von denen die meisten Schwarze waren, schätzungsweise 100 000 bis 150 000 vom Staat bezahlte Sterilisierungen vorgenommen wurden.

Es ist enorm wichtig, dass den heutigen Feministinnen bewusst wird, auf welche Weise sie die Bedürfnisse schwarzer Frauen aus ihren politischen Agenden ausklammern. Verschärft wird die Situation noch dadurch, dass genau diese weißen Frauen häufig gekränkt sind, wenn sie aus den Bereichen ausgeschlossen werden, die allein für schwarze Frauen geschaffen wurden. Anstatt diese Grenzen zu respektieren, setzen wir häufig das Privileg unserer weißen Hautfarbe ein und bestehen darauf, mitmachen zu dürfen. Pamela Merritt, Mitbegründerin der Aktionsgruppe *Reproaction,* weist darauf hin, dass „schwarze Frauen immer schon an vorderster Front standen, wenn es um reproduktive Rechte geht." Aber weiße Frauen sind gut darin, das Thema und die Arbeit zu übernehmen, die schwarze Frauen bereits seit Jahrzehnten leisten, ohne diese anzuerkennen, wie die Entwicklung der *#metoo*-Bewegung gezeigt hat, die im Jahr 2007 von Tarana Burke, einer schwarzen Frau, ins Leben gerufen wurde. Obwohl sie die Bewegung startete, war Burke nicht auf dem Cover des *Time Magazine* vertreten, das die „Brecherinnen des Schweigens" als Personen des Jahres feierte. Die britische Aktivistin für Geburten und reproduktive Gerechtigkeit Mars Lord meint dazu:

„Es wird davon ausgegangen, dass die Erfahrungen weißer Frauen repräsentativ sind und für alle Frauen gelten. Aber so ist es nicht. Seit Jahren schon wird schwarzen Frauen gesagt, sie sollten ihre Hautfarbe beiseite lassen und sich allein auf Frauenrechte konzentrieren. Das ist der Plan der weißen Frauen, damit ihre Themen gehört werden und schwarze Frauen wieder einmal den Kürzeren ziehen. ‚Warum musst Du so aggressiv sein?' ‚Du tyrannisierst mich.' So etwas bekommen schwarze Frauen oft zu hören. Es sind nur einige der Sätze, die darauf ausgelegt sind, schwarze Frauen ruhig zu halten und von den Fragen abzulenken, die sie versuchen zu stellen. Es sind Konfrontationen, die sie nicht gesucht haben. Die Haupttäter sind weiße Männer, und auch wenn schwarze Männer und weiße Frauen nicht unschuldig sind, ist das mittlerweile der Konsensus. Eine schwarze Frau, die sich behauptet, die ‚Nein' sagt, eine Vorgehensweise ablehnt oder sich gegen eine Ungerechtigkeit wehrt, ist aggressiv. Als ich einen kleinen Jungen vor dem wirklich aggressiven Verhalten einer Lehrerin schützen wollte, warf man mir vor, ich sei aggressiv, dabei hatte ich nur eine einzige Frage gestellt. Mein Tonfall war ruhig und keineswegs anklagend. Mich als aggressiv zu bezeichnen, das war ihr Schutzmechanismus gegen mich, denn wem glaubt man schon eher – der netten weißen Lady oder der ‚aggressiven' schwarzen Frau? Es gibt eine Verlagerung der Schuld vom Angreifer auf das Ziel der Aggression.

Mikroaggressionen sind etwas, womit wir uns beschäftigen müssen. Dinge, die als kleine Ungerechtigkeiten angesehen und schnell abgetan werden, sind jeden Tag und jede Woche ein dauernder Schlag ins Gesicht schwarzer Frauen. Wie soll eine schwarze Frau mit ihrer Wut umgehen, wenn die Welt davon ausgeht, dass das ihre Grundstimmung ist?

Belastungen, die mit der Hautfarbe zu tun haben, spielen eine große Rolle beim tatsächlichen Ärger schwarzer Frauen."

Hinter dem Stereotyp der wütenden prämenstruellen Frau steckt das Gewicht weiterer Unterdrückung, und wir müssen erkennen, dass BIPOC-Frauen davon wesentlich stärker betroffen sind. Die Wut der Frauen ist real und hat gute Gründe. PMS bewirkt einfach nur, dass unsere berechtigten Gefühle auch an die Oberfläche kommen, die nicht abgetan werden sollten. Wut abzutun ist nur eine weitere Form der Unterdrückung und schränkt uns ein, also lassen Sie sie raus. Sie haben das Recht, wütend zu sein und Ihre Meinung zu sagen.

Progesteron: Der große Beruhiger

Die zweite Hälfte Ihres Zyklus – vom Eisprung bis zum Beginn Ihrer Periode oder von der Mitte des Sommers bis zum Beginn des Winters – wird als Lutealphase bezeichnet und vom Hormon Progesteron dominiert. In der Mitte der Lutealphase erreicht das Progesteron einen Höchststand (also an Tag 21 in einem 28-Tage-Zyklus oder Tag 29 in einem 36-Tage-Zyklus). Wenn Sie vor diesem Punkt noch nicht in Ihrem Herbst angelangt sind, dann erwischt er Sie spätestens jetzt. Der Höchststand des Progesterons markiert häufig den Übergangstag zwischen Sommer und Herbst, und kann sich ziemlich heikel anfühlen.

Diese Phase des Menstruationszyklus kann bei Frauen so starke Reaktionen hervorrufen, dass ihnen Medikamente verschrieben werden. Ich finde es durchaus in Ordnung, dass es unterstützende Medikamente für Frauen gibt, für die der Herbst eine schwierige Zeit ist. Gleichzeitig sollte meiner Meinung nach das Zyklusbewusstsein immer Teil der Behandlung sein. Es liegt mir fern, das Erleben und die Bedürfnisse von Betroffenen kleinmachen zu wollen. Ich kenne aber aus meiner Arbeit Frauen, die über diese Behandlung wütend waren, weil sie im Nachhinein den Eindruck hatten, dass sie diese mit dem richtigen Wissen nicht gebraucht hätten.

Progesteron ist Ihr Pro-Schwangerschaftshormon und hauptsächlich dafür verantwortlich, eine Schwangerschaft zu fördern und zu erhalten. Es wird in jedem Zyklus gebildet, unabhängig davon, ob Sie schwanger werden möchten oder nicht. Wie Sie bereits im ersten Teil dieses Buches erfahren haben, fördert es in vielerlei Weise Ihre Gesundheit.

Nur kurz zur Erinnerung: Falls Sie mit etwas verhüten, das „nur Progesteron“ enthält, beispielsweise die Minipille, bestimmte Hormonspiralen, implantierte Verhütungsstäbchen oder die Dreimonatsspritze, dann können Sie leider nicht von der gesundheitsfördernden Wirkung des Progesterons profitieren, weil Sie *Progestin* nehmen, nicht Progesteron – das sind zwei ziemlich verschiedene Moleküle.

In Ihrer Lutealphase, in die Ihr Herbst fällt, erfahren Sie durch das Progesteron eine Entschleunigung. Sie werden vorsichtiger und bleiben lieber zu Hause. Das Progesteron will für Ihre Sicherheit sorgen, und zwar für den Fall, dass eine Empfängnis stattgefunden hat, denn etwa um diese Zeit findet auch eine potenzielle Einnistung statt. Nistet sich eine befruchtete Eizelle ein, schnellt die Produktion von Progesteron schlagartig in die Höhe, ebenso wie die Produktion von humanem Choriongonadotropin (hCG), dem Hormon, das Schwangerschaftstests erkennen. Gleichzeitig wird Ihre Verdauung verlangsamt. Die Verweildauer im Darm steigt an, damit Ihr Verdauungssystem mehr Zeit hat, zusätzliche Nährstoffe aus der Nahrung zu ziehen, mit denen ein sich potenziell entwickelnder Embryo versorgt werden kann. Progesteron ist auch verantwortlich für das Aufquellen und Aufgeblähtsein vor der Menstruation und die daraus resultierende Notwendigkeit, eine zwei Nummern größere Jeans anzuziehen.

Niedriger Progesteronspiegel

Obwohl einige Frauen sensibel auf das Progesteron in der Lutealphase reagieren, ist das am häufigsten auftretende Ungleichgewicht jedoch ein Progesteron*mangel*, der sich durch folgende Symptome äußern kann:

- Zwischenblutungen in der zweiten Zyklushälfte
- Schwierigkeiten, schwanger zu werden
- Schwierigkeiten, schwanger zu bleiben
- PMS
- Prämenstruelle Kopfschmerzen und Migräne
- Starke Menstruationsblutungen
- Unregelmäßige oder verkürzte Zyklen
- Aufgeblähtheit und / oder Wassereinlagerungen
- Brustspannen
- Tollpatschigkeit oder schlechte Koordination
- Juckende oder unruhige Beine, insbesondere nachts
- Schlafstörungen
- Eierstockzysten oder Gebärmutterpolypen

Verursacht wird ein Progesteronsmangel in der Regel durch:

- die Einnahme der Pille und / oder einen fehlenden Eisprung. Wie Sie sich erinnern, produziert der nach dem Eisprung zurückbleibende Follikel – Ihr *Corpus luteum* – den größten Teil des freigesetzten Progesterons (Ihre Nebennieren produzieren auch eine geringe Menge). Wenn Sie also keinen Eisprung haben, produzieren Sie auch kein Progesteron.
- hohe Cortisolwerte, wie sie durch chronischen Stress zustande kommen.
- eine nährstoffarme Ernährung oder einen Mangel an Magnesium, Vitamin A, Vitamin B_6, Vitamin C und Zink (all diese Mängel treten häufig nach Einnahme der Pille auf).
- eine Schilddrüsenunterfunktion.
- einen unzureichenden Anstieg von LH.
- das Älterwerden.
- die Perimenopause und Menopause.

Der Progesteronwert wird am 21. Tag Ihres Zyklus getestet, was wunderbar ist, wenn Ihr Zyklus 28 Tage umfasst. Ist er aber kürzer oder länger, ist der 21. Tag nicht geeignet. Wenn Ihr Zyklus kurz, lang oder unregelmäßig ist, dann empfehle ich Ihnen, Ihre Basaltemperatur aufzuzeichnen, um den Zeitpunkt Ihres Eisprungs zu bestimmen. Der ideale Zeitpunkt zum Messen des Progesterons liegt etwa 7 Tage später. Sie können einen niedrigen Progesteronwert mithilfe der folgenden Maßnahmen verbessern:

- Förderung des Eisprungs
- Akupunktur und Beckenmassagen, z. B. nach der Arvigo®-Methode (siehe Seite 343), können die Blutzufuhr zu den Eierstöcken verbessern und die Progesteronproduktion fördern.
- Der Verzehr bestimmter Samen und Kerne je nach Zyklushälfte.
- Gemeinsame Zeit mit Freundinnen: Studien belegen, dass das Zusammensein und Spaß haben mit anderen Frauen den Progesteronspiegel ansteigen lassen kann.

- Einnahme von Nahrungsergänzungsmitteln wie Mönchspfeffer, Maca, Melatonin, Vitamin B_6, Vitamin D, Vitamin C und Vitamin E.
- Einnahme von bioidentischem Progesteron vom Zeitpunkt des Eisprungs bis zum Beginn Ihrer Regel.

Unter Druck

Wenn Sie unter Stress stehen, stellt sich Ihr Körper darauf ein, entweder wegzulaufen oder zu kämpfen – ein Konzept, das unter dem Namen Kampf-oder-Flucht-Reaktion bekannt ist. Ihre Nebennieren setzen dazu die Stresshormone Adrenalin, Noradrenalin und Cortisol frei.

Adrenalin und Noradrenalin sind sozusagen die Ersthelfer in jeder stressigen Situation, in der Sie sich befinden. Das Adrenalin lässt Ihren Puls in die Höhe schnellen, beschleunigt die Atmung, sorgt für Muskelspannung und gibt Ihnen einen Energieschub. Das Noradrenalin zieht Blut aus den Körperbereichen ab, die für eine Kampf-oder-Flucht-Reaktion unerheblich sind, beispielsweise Verdauung, Fortpflanzung und Haut, um dieses dann in Herz, Lunge und Muskeln zu pumpen. (Das erklärt auch, warum Ihr Bauch anfängt zu gluckern, wenn Sie sich nach einem stressigen Tag oder einer anstrengenden Reise hinlegen und ausruhen: Es ist ein Signal dafür, dass der Darm wieder besser durchblutet wird und die Darmbewegung aufgenommen wurde, was mit einem Gluckern einhergeht.)

Als Nächstes tritt Cortisol auf den Plan. Seine Freisetzung erfolgt langsamer und braucht Minuten anstatt Sekundenbruchteile. Es sorgt für einen Anstieg von Blutdruck und Blutzuckerspiegel und unterdrückt das Immunsystem. Das Entscheidende ist, dass all diese eingebauten Mechanismen als schnelle Reaktion in Notsituationen gedacht sind, die Ihrem Überleben dienen. Nun haben wir uns zwar seit der Ära des Steinzeitmenschen auf vielen Ebenen weiterentwickelt, aber unsere Körper sind in den vergangenen 15 000 Jahren nahezu unverändert geblieben. Deshalb reagieren wir auf stressige Situationen (wenn uns beispielsweise der Kollege bei der Arbeit kritisiert) genauso, als stünde ein Säbelzahntiger vor uns. Außerdem stehen wir nahezu ständig unter

Strom. Wenn Sie andauernd Belastungen ausgesetzt sind – nehmen wir einmal an, Sie haben einen langen, unerfreulichen Weg zur Arbeit, einen miesen Chef, Beziehungsprobleme, postpartale Ängste oder Schwierigkeiten, schwanger zu werden, oder es gibt irgendetwas anderes, das Sie schon lange beschäftigt –, dann setzt Ihr Körper ständig Stresshormone frei und unterdrückt häufig die Arbeit anderer Hormone. Das hat massive Auswirkungen auf Ihre Gesundheit, denn Immunsystem und Libido werden unterdrückt, der Blutdruck steigt und die Verdauung ist gestört, was wiederum zu Akne und Übergewicht beiträgt. Und Ihr Körper reagiert sogar schon so, wenn Sie sich etwas Stressiges nur vorstellen oder im Vorfeld daran denken.

Trotzdem benötigen wir Cortisol. Wenn ich an Cortisol denke, kommt mir sofort das Lied *I'm a Survivor* von Destiny's Child in den Sinn. Cortisol ist nicht nur an Ihrer Kampf-oder-Flucht-Reaktion beteiligt. Nahezu jede Zelle in Ihrem Körper hat einen Rezeptor für Cortisol; das bedeutet, dass es je nach der Zelle, an die es andockt, verschiedene Reaktionen auslösen kann. Aus diesem Grund spielt es auch bei vielen Körperfunktionen eine Rolle, etwa der Kontrolle des Blutzuckerspiegels. Außerdem beeinflusst es Blutdruck, Gewichtskontrolle und Gedächtnisbildung. Cortisol ist auch entzündungslindernd, was kurzfristig gut ist. Werden jedoch über einen längeren Zeitraum hohe Mengen freigesetzt, kann die entzündungshemmende Wirkung das Immunsystem unterdrücken. Die Menge des freigesetzten Cortisols sollte im Tagesverlauf einem bestimmten Muster folgen, das auch als Cortisol-Kurve bekannt ist. Ist diese Kurve im grünen Bereich, dann beginnt sie am Morgen an einem hohen Punkt und erreicht rund eine Stunde nach dem Aufwachen ihren Höchststand, sodass Sie hellwach und bereit für den Tag sind. Im Verlauf des Tages sollte sie dann langsam wieder sinken, sodass der Cortisolspiegel niedrig genug ist, um Entspannung zu ermöglichen. Cortisol macht dann Platz für Melatonin, das Sie müde macht, damit Sie ins Bett gehen und tief schlafen können. Der hohe Spiegel am Morgen, der Ihnen beim Aufwachen hilft, wird auch als Cortisol-Aufwachreaktion (CAR) bezeichnet. Diese Reaktion bestimmt Ihren zirkadianen Rhythmus – also das Muster, das Sie im Verlauf von 24 Stunden durchlaufen. Es wird oft als innere Uhr bezeichnet und beeinflusst unter anderem auch die Regelmäßigkeit Ihres Menstruationszyklus.

Was ist jedoch, wenn bei Ihnen keine optimale Kurve vorliegt? Wie alle Ihre Hormone kann das Cortisol auch aus dem Gleichgewicht geraten und zu hoch oder zu niedrig sein. Wenn der Cortisolspiegel am Morgen niedrig ist, fällt Ihnen das Aufwachen schwer, wohingegen ein zu hoher Spiegel am Morgen bewirkt, dass Sie schon beim Aufwachen innere Unruhe oder Angst verspüren. Bei einem zu hohen Cortisolspiegel am Abend und in der Nacht hat man möglicherweise erneut Antrieb, geht nicht rechtzeitig ins Bett und schläft auch nicht gut.

Als Vanessa mich aufsuchte, war sie fix und fertig. Sie war kürzlich befördert worden, zweifelte aber langsam daran, ob sie die neue Rolle auch erfolgreich ausfüllen konnte, weil sie häufig erschöpft war. Sie hatte gehört, dass Akupunktur bei Energiemangel und Schlafstörungen helfen konnte und wollte es einmal ausprobieren. Sie litt auch unter PMS und in der Woche, bevor ihre Periode begann, hatte sie häufig Stimmungsschwankungen und war reizbar.

Sie erzählte mir, dass sie sich morgens beim Aufwachen nur selten frisch und erholt fühlte, und weil sie bei ihrem Wecker immer wieder auf die Schlummer-Taste drückte, artete ihr Morgen meist in eine koffeingetriebene Hetze zur Arbeit aus. Gegen 10 Uhr morgens fühlte sie sich dann endlich wach genug, um sich konzentrieren zu können. Die Energie hielt aber nur bis 14 Uhr an und sie konnte sich anschließend nur mit Kaffee über den Rest des Tages retten. Auf der Heimfahrt in der U-Bahn nickte sie meist kurz beim Lesen weg, aber sobald die Bettgehzeit näher rückte, begannen ihre Gedanken sich zu überschlagen und an Schlaf war nicht mehr zu denken. Ich schlug vor, zuerst das Cortisol-Tagesprofil zu bestimmen. Die Ergebnisse waren mehr als aufschlussreich, denn ihre Cortisol-Produktion war komplett verdreht: Am Morgen war sie niedrig statt hoch und am Abend war es genau umgekehrt. Wir mussten also versuchen herauszufinden, warum dies so war.

Es stellte sich heraus, dass Vanessa ihre neue Arbeit zwar liebte, gleichzeitig aber das Gefühl hatte, unter verstärktem Leistungsdruck zu stehen und den Überblick behalten zu müssen. Das führte dazu, dass sie ihre E-Mails zu Hause erneut checkte und anschließend noch Dinge bearbeitete, zu denen sie tagsüber nicht gekommen war. Durch den sich daraus ergebenden Stress und aufgrund des blauen Lichts ihres Laptops sowie dem Glas Wein und dem Scrollen durch die sozialen Medien, mit denen sie anschließend abzuschalten versuchte, war es kein Wunder, dass sie Probleme hatte. Ihre ganze abendliche Routine hatte eher eine stimulierende Wirkung. Ich teilte Vanessa mit, dass Akupunktur ihr zwar helfen könne, die Veränderungen aber nicht nachhaltig sein würden, wenn sie nicht etwas an ihrem Tagesablauf änderte. Zum Glück war sie bereit, verschiedene Dinge auszuprobieren. Ich schlug Vanessa folgende Maßnahmen vor:

- Ein Tageslichtwecker und sofortiges Öffnen der Vorhänge nach dem Aufwachen, um Licht ins Zimmer zu lassen. Außerdem sollte sie ein Glas Wasser trinken.
- Den Morgenkaffee nahe am Fenster trinken, dazu ein leichtes Frühstück essen (das sie zuvor immer ausgelassen hatte). Ich empfahl Protein zum Frühstück, zur Unterstützung von Energiepegel und Blutzuckerspiegel. Gekochte Eier und Toast erschienen ihr machbar, weil sie unter die Dusche gehen konnte, während die Eier kochten.
- Im Tagesverlauf auf ihre Lippen achten, um festzustellen, ob sie dehydriert war: Sie stellte schnell fest, dass dies der Fall war, weil ihre Lippen nahezu ständig trocken waren. Trank sie mehr Wasser, löste sich das Problem.
- Ein kleiner Snack am Vormittag, z. B. in Nussbutter getauchte Apfelspalten oder ein Protein-Smoothie.
- Ein ordentliches Mittagessen: Häufig aß sie nur Salat oder eine Suppe, weil sie das für gesund hielt, hatte so aber nicht ausreichend Energie für den Nachmittag. Ich wollte, dass sie etwas reichhaltigeres aß, in dem auch tierisches Eiweiß vorkam.
- Anstatt nachmittags zum Kaffee zu greifen, eine Bildschirm-Pause machen und ein Glas Wasser trinken: Wenn sie trotzdem noch glaubte, Koffein zu benötigen, sollte sie statt Kaffee lieber grünen Tee wählen.
- Keine Arbeit mit nach Hause nehmen: Das fiel ihr nicht leicht, aber wir sprachen darüber, wie wichtig es war, Privat- und Berufsleben zu trennen und darin auch ein Vorbild für ihr Team zu sein.
- Abends Maßnahmen ergreifen, um das blaue Licht von Monitoren und Displays zu unterdrücken, damit der Körper nicht glaubt, es sei immer noch Tag: Dazu konnte sie Software wie *f.lux* verwenden, eine Brille mit

Blaulichtfilter tragen oder die entsprechende Funktion auf ihrem Smartphone aktivieren.
- Ein heißes Bad vor dem Schlafengehen mit zwei Handvoll Bittersalz, das reich an Magnesium ist und das Nervensystem beruhigen sowie guten Schlaf fördern kann.

Wir legten die Akupunktur-Sitzungen auf mittwochabends – das war der Wochentag, an dem sie richtig zu kämpfen hatte und am stärksten gestresst war. In der Woche vor dem Einsetzen der Periode, wenn sie unter prämenstrueller Reizbarkeit litt, schoben wir zusätzlich zwei kürzere Behandlungen ein. Vanessa fiel die erste Woche sehr schwer. Sie war es nicht gewöhnt, dem regelmäßigen Essen eine Priorität einzuräumen und musste sich erst daran gewöhnen. Gleichzeitig stellte sie fest, dass sie dank regelmäßiger Mahlzeiten und der ausreichenden Zufuhr von Protein und Wasser wesentlich mehr Energie nachmittags hatte. Die zweite Woche fiel ihr schon leichter, und alle ergriffenen Maßnahmen zusammen sorgten dafür, dass sie schneller einschlief. Ab der dritten Woche wurde auch das morgendliche Aufstehen leichter. In der vierten Woche allerdings erlitt sie einen kleinen Einbruch, weil ihre Kollegin in Urlaub ging und ihre Arbeitsbelastung anstieg. Das war zwar ein zeitlich begrenztes Problem, aber ich fürchtete trotzdem, dass die zusätzliche Arbeit, die sie in den Abendstunden erledigen wollte, zu einem Rückfall führen könnte. Also schlug ich ihr vor, dass sie lieber eine Stunde früher aufstehen sollte – um 6 Uhr statt um 7 Uhr – anstatt abends zu arbeiten. Diese Vorstellung fand Vanessa zunächst ziemlich abschreckend, aber im Wissen, dass es sich nur um eine Woche handelte, wollte sie es versuchen und war überrascht, wie gut es funktionierte. Vor allem aber war es der Beweis dafür, wie weit sie innerhalb von wenigen Wochen gekommen war. Auch wenn sie erleichtert war, zu ihrer 7-Uhr-Routine zurückzukehren, motivierte das Erledigen der zusätzlichen Arbeitsbelastung in dieser Woche sie dazu weiterzumachen. Ich behandelte Vanessa zwei Monate lang regelmäßig, dann reduzierten wir die Behandlungen auf eine Sitzung zur Zeit des Eisprungs und eine beim Eintritt des Herbsts rund eine Woche später. Weitere zwei Monate später konnten wir die Sitzungen ganz einstellen, weil ihr PMS sich so stark verbessert hatte.

Nebennierenschwäche

Eine Störung der Nebennierenfunktion kann folgende Ursachen haben:

- Anhaltende seelische und geistige Belastung
- Nahrungsmittelallergien oder Nahrungsmittelunverträglichkeiten: Gluten, Zucker, Milchprodukte und andere
- Übermäßiger Sport, Diäten und Essstörungen
- Nachrichten (oder ausbleibende Nachrichten) auf dem Handy
- Steroide, z. B. zur Behandlung von Asthma und Allergien
- Morbus Addison, auch bekannt als Nebenniereninsuffizienz, eine hormonelle Störung, bei der die Nebennieren nicht ausreichend Hormone produzieren, um wichtige Körperprozesse zu steuern.
- Adrenogenitale Hyperplasie, eine Gruppe seltener vererbter Stoffwechselerkrankungen, bei denen die Hormonproduktion in den Nebennieren gestört ist, was zu niedrigeren Mengen an Cortisol und erhöhten Androgenwerten führt.

Die folgenden Anzeichen und Symptome können auf eine Funktionsstörung der Nebennieren hindeuten. (Wichtig: Sie können innerhalb von 24 Stunden sowohl hohe als auch niedrige Cortisolwerte haben, es geht vor allem um die Kurve.) Probleme können vorliegen, wenn Sie:

- sich müde und ausgebrannt fühlen;
- sich nach dem Schlaf nicht erholt fühlen;
- Kaffee und Zucker brauchen, um zu funktionieren;
- Probleme haben, morgens richtig wach zu werden;
- keine Ausdauer mehr haben, vor allem zwischen 14 und 17 Uhr;
- gleichzeitig müde und aufgedreht sind;
- Schwierigkeiten haben, sich zur Schlafenszeit zu entspannen;
- Einschlafprobleme haben;
- Durchschlafprobleme haben;

- einen unregelmäßigen Menstruationszyklus haben;
- unter Amenorrhoe leiden (keine Periode);
- ständig von einer Aufgabe zur nächsten hetzen;
- innere Unruhe oder Nervosität spüren;
- reizbar sind und zu Wutanfällen neigen;
- zerstreut und nicht anwesend sind;
- niedrigen / hohen Blutdruck haben;
- ein leichtes Schwindelgefühl beim Aufstehen spüren;
- den eigenen Herzschlag spüren und Herzklopfen haben, selbst im entspannten Zustand;
- einen hohen Blutzuckerspiegel, eine Insulinresistenz oder Diabetes haben;
- unter einem niedrigen Blutzuckerspiegel zwischen den Mahlzeiten leiden;
- von verminderter Fruchtbarkeit betroffen sind;
- sich jede Erkältung einfangen, die in der Luft liegt, und es lange dauert, bis Sie sich von einer Krankheit erholen oder Wunden heilen;
- Asthma / Bronchitis / Allergien haben;
- nur wenig belastbar sind und eine geringe Stressresilienz haben;
- Lust auf Salz haben;
- stark schwitzen;
- unter Übelkeit, Erbrechen oder Durchfall (oder einem Wechsel zwischen Durchfall und Verstopfung) leiden;
- von Muskelschwäche und / oder Muskel- und Gelenkschmerzen betroffen sind;
- eine erhöhte Anfälligkeit für Prellungen und blaue Flecken haben.

Was Sie tun können:

- Bitten Sie Ihren Arzt, morgens (vor 9 Uhr) den Cortisolspiegel zu messen. Noch besser ist ein Tagesprofil, bei dem er viermal am Tag gemessen wird, weil Sie so mehr über Ihre Cortisol-Kurve erfahren.

- Finden Sie heraus, warum Ihre Nebennierenfunktion beeinträchtigt ist.
- Gehen Sie tagsüber nach draußen, um ausreichend Licht zu bekommen, und nutzen Sie in Innenräumen eine Vollspektrum-Beleuchtung (sogenannte Tageslichtlampen).
- Richten Sie Ihren Tag so ein, dass Sie sich am Abend entspannen und das blaue Licht von elektronischen Geräten meiden können, damit der Cortisolspiegel sinken und der Melatoninspiegel steigen kann.
- Streicheln Sie einen pelzigen Freund. Kuscheln mit Haustieren erhöht den Ausstoß von Oxytocin und Endorphinen – beruhigende und heilende Hormone, die Stresshormone herunterregeln.
- Arbeiten Sie an der Regulierung Ihres Blutzuckerspiegels.
- Lassen Sie die Finger von Koffein und Zucker. Ihrem Blutzuckerspiegel geht es ohne solch eine Achterbahnfahrt besser.
- Schauen Sie sich einen lustigen Film an. Aus vollem Herzen laut zu lachen, ist eine gute Medizin.
- Sie können die Freisetzung von Oxytocin und Endorphinen auch fördern, indem Sie einen Orgasmus haben oder Ihren Oberbauch sanft streicheln. Schließen Sie die Augen, atmen Sie mehrmals tief in den Bauch hinein und streichen Sie mit den Fingerspitzen ganz leicht vom unteren Ende des Brustbeins bis zu Ihrem Bauchnabel. Das fühlt sich auch gut an, wenn es durch eine Lage Kleidung erfolgt (speziell wenn diese enger anliegt), weshalb Sie das überall tun können, auch an der Bushaltestelle.
- Forschungen haben gezeigt, dass Gartenarbeit und Lesen den Cortisolspiegel senken, wobei die größte Wirkung beim Gärtnern erzielt wird.[26] Wenn Sie keinen eigenen Garten haben, dann halten Sie Ausschau nach jemandem, der Hilfe mit seinem benötigt, denn Großzügigkeit senkt ebenfalls die Cortisolwerte.

Pregnenolon-Diebstahl – gibt es das wirklich?

Pregnenolon ist ein Hormon, das aus Cholesterin hergestellt wird. Es ist der Vorläufer von Progesteron oder, anders gesagt, es ist das, woraus Progesteron besteht. Aus Pregnenolon werden aber auch noch andere Hormone gebildet: das Stresshormon Cortisol und das Steroidhormon DHEA, das in Östrogen und Testosteron umgewandelt wird.

Es gibt eine Theorie, der zufolge eine erhöhte Freisetzung von Cortisol durch starken oder chronischen Stress dazu führt, dass die zur Verfügung stehende Menge an Pregnenolon vor allem zur Herstellung von mehr Cortisol verwendet wird, sodass weniger für andere Hormone zur Verfügung steht. Man nennt das Konzept auch „Pregnenolon-Diebstahl" und es soll erklären, warum bei Stress die Herstellung von Hormonen wie Progesteron sinkt. Aber die Synthese der Hormonproduktion ist wesentlich komplizierter und die meisten Diagramme, die zur Erklärung eingesetzt werden, sind stark vereinfacht und erwecken den Eindruck, dass nur ein einziger Vorrat an Pregnenolon verfügbar ist. In Wirklichkeit findet die Umwandlung von Cholesterin in Pregnenolon in unterschiedlichen Zelltypen in den Nebennieren statt, und diese unterschiedlichen Zellen sind alle auf die Produktion bestimmter Hormone spezialisiert. Einfach gesagt: Es gibt keinen Vorrat an Pregnenolon, an dem man sich bedienen könnte.

Bedeutet das nun, das Stress die Hormonproduktion nicht beeinflusst? Leider nein. Wenn Ihr Körper eine Bedrohung wahrnimmt, wird die Fortpflanzungsfunktion heruntergeregelt, denn Notfälle und Überleben stehen an erster Stelle. Und als ob das nicht genug wäre, trickst das Cortisol das Progesteron auch noch aus, indem es die Progesteronrezeptoren blockiert. Wenn Hormone im Körper freigesetzt werden, sollen sie nicht jede Zelle beeinflussen, sondern nur bestimmte. Freigesetzte Hormone reisen daher durch den Körper und suchen nach Zellen, die über die passenden Rezeptoren (also eine Art Schloss) verfügen, in die das jeweilige Hormon wie ein Schlüssel passt. Das Cortisol blockiert nun bei Stress die Rezeptoren für Progesteron, weil eine Schwangerschaft ihm in dem Moment nicht als sicher und wünschenswert erscheint – das Wichtigste ist schließlich die Konzentration auf das, was es für einen Säbelzahntiger hält.

Wenn Sie nun denken, dass all diese Ausführungen über Stress nichts mit Ihnen zu tun haben, dann gratuliere ich Ihnen. Ich bitte Sie aber dennoch, einmal darauf zu achten, wie Ihre Reaktionen auf alltägliche Ereignisse aussehen, denn wir reagieren häufig so schnell und „gut“ auf Stress, dass wir ihn nicht einmal mehr bemerken.

Die besten Tipps für den Herbst

- Respektieren Sie die Phase, in der Sie sich befinden, und wie es Ihnen damit geht.
- Sagen Sie so häufig wie möglich „Nein“.
- Merken Sie sich, zu welcher Tageszeit Sie am fittesten sind, und legen Sie alle Aufgaben, die unbedingt erledigt werden müssen, in diese Zeit.
- Sorgen Sie für ausreichend Spielraum. Sie werden alles langsamer tun, also planen Sie mehr Zeit ein, um Dinge und Orte zu erreichen.
- Hören Sie auf, sich zum Märtyrer zu machen, und nehmen Sie Hilfe an. Ja, sicherlich, Sie selbst könnten es vielleicht schneller und besser erledigen, aber vielleicht haben Sie so die Möglichkeit, sich einen Moment auszuruhen und jemand anderes ist einmal an der Reihe. Und falls Sie möchten, dass man Ihnen auch weiterhin hilft (und das wollen Sie, selbst wenn nicht alles perfekt erledigt wird), dann nörgeln Sie nicht herum, sondern verteilen Lobesworte und bedanken sich. Lassen Sie zu, dass man Sie unterstützt.
- Machen Sie im Sommer einen Großeinkauf, damit Sie im Herbst alles da haben, um sich gesund zu ernähren und Sie nur Kleinigkeiten nachkaufen müssen. Schieben Sie ihn nicht zu lange hinaus, denn wenn im Kühlschrank gähnende Leere herrscht und Sie im Herbst der Heißhunger auf Fettiges, Salziges und Süßes packt, landen im Einkaufswagen am Ende vor allem Unmengen an Chips, Käse und Keksen. Sie möchten nicht wie ein Zombie durch die Supermarktgänge wandeln, sich dabei fragen, was zum Teufel Sie zu Abend essen sollen,

und dann frustriert die Süßigkeitenregale plündern, damit Sie die Heimfahrt überstehen.

- Kochen Sie vor. Bereiten Sie einige Gerichte zu und frieren Sie sie ein, damit Sie gut versorgt sind, wenn die Erschöpfung zuschlägt.
- Werden Sie Dinge los, bevor Sie in Ihrem Inneren gären und hochkochen. Gehen Sie tanzen, üben Sie freies Schreiben oder schreien Sie sich einfach einmal frei.
- Achten Sie darauf, dass Sie im „Überarbeitungsmodus“ nicht all die gute Arbeit zunichte machen, die Sie vorher geleistet haben. Legen Sie Pausen ein, bevor Sie radikale Entscheidungen treffen.
- Denken Sie gegen Ende des Herbsts darüber nach, was Ihrer Aufmerksamkeit bedarf, damit Sie einen guten Abschluss finden, bevor der nächste Zyklus beginnt. Es ähnelt dem Aufräumen, bevor man zu Bett geht.

Kapitel 7

Ch-ch-ch-ch-changes – Veränderungen

Es gibt bestimmte Zeiten im Leben, in denen die Hormone gefühlt ein wenig verrückt spielen oder in denen sich Ihr Verhältnis zu Ihrem Körper und Zyklus verändern kann. Das Schöne an der Zyklusstrategie ist, dass sie nicht festgelegt ist und an die Umstände angepasst werden kann, in denen Sie sich gerade befinden. In diesem Kapitel werden wir uns mit folgenden Themen beschäftigen: Teenagerzeit, hormonelle Verhütungsmethoden, Empfängnis, Schwangerschaft, Mutterschaft, Leben als Transgender und Nutzen des Mondzyklus als Ersatz (wenn Sie nicht mehr menstruieren) oder als Ergänzung zum Menstruationszyklus.

Vom Mädchen zur Frau

Die erste Periode kann ein Schock sein, speziell wenn man nicht darauf vorbereitet wurde. Es kann auch etwas sein, dem man entgegenfiebert, ein bestimmter Status – vor allem dann, wenn die besten Freundinnen ihre Regel schon haben. Bei den meisten ist die erste Periode mit gemischten Gefühlen verbunden, denn ganz gleich, ob man sie nicht bekommen wollte oder herbeigesehnt hat, ob ihre Ankunft gefeiert oder verschämt unter den Tisch gekehrt wurde – die erste Periode bedeutet eine Veränderung. Man lässt die Kindheit hinter sich und „wird zur Frau“, ob man nun will oder nicht.

Obwohl die meisten ihre Tage mit 12-13 Jahren zum ersten Mal bekommen, kann es auch früher oder später passieren. Die Pubertät ist ein Prozess, und eines der ersten Anzeichen ist das Erscheinen der Brustknospen, wenn der Bereich rund um die Brustwarze sich vorzuwölben beginnt. Die Brustwarzen werden dunkler und weisen womöglich kleine punktförmige Erhebungen auf. Zwei oder drei Jahre nach der Entwicklung von Brustknospen beginnt in der Regel die Menstruation, wobei der Zeitraum auch kürzer sein kann, wenn die Brustknospen sich erst nach dem dreizehnten Lebensjahr zeigen. Neben dem veränderten Körperbau, der Bildung von Brüsten und dem Auftauchen der Schambehaarung, findet sich nun vielleicht eine weißliche Flüssigkeit im Schlüpfer und in der Scheide. Das kann bereits ein Jahr vor dem tatsächlichen Einsetzen der Regel der Fall sein. Der getrocknete Schleim im Schlüpfer kann auch leicht gelblich aussehen und in den Wochen, bevor die erste Periode einsetzt, eine glasige Konsistenz annehmen. Der Schleim stammt vom Gebärmutterhals und ist bei glasiger Konsistenz ein Anzeichen dafür, dass ein Eisprung stattfindet. Er ist auch hilfreich, um zu bestimmen, wann die Periode beginnt (etwa 14 Tage später). Das gilt sowohl für die erste Periode als auch für alle darauffolgenden Zyklen.

Bei Teenagern ist es nicht unüblich, dass anovulatorische Zyklen ohne Eisprung auftreten. Es ist auch vollkommen normal, dass es mehrere Jahre dauern kann, bis der Eisprung regelmäßig stattfindet. In den ersten zwei Jahren der Menstruation findet bei rund der Hälfte der Zyklen ein Eisprung statt.[1] Diese Zahl steigt dann auf 75 Prozent in den ersten fünf Jahren[2] und in den nächsten Jahren sind es 80 Prozent, was als normale Rate für eine erwachsene Frau gilt. Als Folge unregelmäßiger Eisprünge leiden Teenager häufig unter polyzystischen Ovarien. In den Eierstöcken sind die Follikel eifrig dabei, auf die hormonellen Signale zu reagieren, die nun überall im Körper aufblinken, und bereiten sich auf die Ovulation vor, die jedoch nicht immer stattfindet. Stattdessen finden sozusagen lauter Generalproben statt, mit der Folge, dass sich auf der Oberfläche der Eierstöcke Follikel ansammeln, die dann zu Zysten werden. Das Auftreten mehrerer Zysten (daher der medizinische Ausdruck „polyzystisch") bedeutet nicht, dass man unter dem polyzystischen Ovarialsyndrom (PCOS) leidet. Da diese Zysten im Teenageralter so häufig auftreten, muss man, um als Teenager mit PCOS diagnostiziert zu werden, schon alle drei der sogenannten Rotterdam-Kriterien erfüllen (mehr dazu auf Seite 379). Wenn Sie unter Eierstockzysten leiden, diese aber keine Probleme bereiten, Ihr Zyklus ansonsten regelmäßig ist und keine Anzeichen für einen Überschuss an männlichen Hormonen (sogenannte Hyperandrogenisierung) vorliegen, beispielsweise eine starke Behaarung im Gesicht und am Körper oder ein entsprechendes Bluttestergebnis, dann müssen Sie wahrscheinlich nur etwas für Ihre Gesundheit tun, indem Sie regelmäßig und gesund essen und für ausreichend Bewegung und Schlaf sorgen (mehr dazu im dritten Teil dieses Buchs). Im Laufe der Zeit wird der Eisprung wahrscheinlich regelmäßiger stattfinden. Sollte es also kein eindeutiges Problem geben, kann man die Sache erst einmal beobachten und darauf achten, möglichst wenig Kontakt mit Chemikalien zu haben, die Östrogen imitieren, z. B. Bisphenol A (BPA), das häufig in Essensbehältern und Wasserflaschen aus Plastik vorkommt, ebenso wie in Kassenbons, die auf Thermopapier gedruckt sind (siehe Seite 337). BPA wird nicht nur mit einer verfrühten Pubertät und Brustkrebs in Verbindung gebracht, sondern kann einen möglichen Östrogenüberschuss zusätzlich verschärfen, zu dem es kommen kann, bis der Eisprung regelmäßig eintritt.

Anovulation

Die meisten Mediziner gehen – ebenso wie die breite Öffentlichkeit – davon aus, dass der Eintritt der Regel bedeutet, dass rund zwei Wochen vor Einsetzen der Blutung ein Eisprung stattgefunden hat. Norwegische Forscher, die die Ovulation bei mehr als 3000 Frauen getestet haben, stellten allerdings fest, dass nur 63,3 Prozent der Probandinnen im entsprechenden Zyklus einen Eisprung hatten, obwohl alle regelmäßige Zyklen aufwiesen. Sie schlossen daraus, dass Anovulation (der fehlende Eisprung in einem Zyklus) in mehr als einem Drittel der normalen Menstruationszyklen auftritt.

Findet in einem Zyklus kein Eisprung statt, dann kann dies zu einem kürzeren oder längeren Zyklus und einer leichteren oder schwereren Blutung führen. Die beste Methode, um das Vorkommen eines Eisprungs festzustellen, ist das Aufzeichnen der Basaltemperatur, die nach dem Eisprung deutlich sichtbar ansteigen sollte, wodurch sich zwei klare Phasen ergeben: niedrigere Temperaturen vor dem Eisprung und höhere danach. Bleiben die Temperaturen durchgehend im niedrigeren Bereich, hat kein Eisprung stattgefunden.

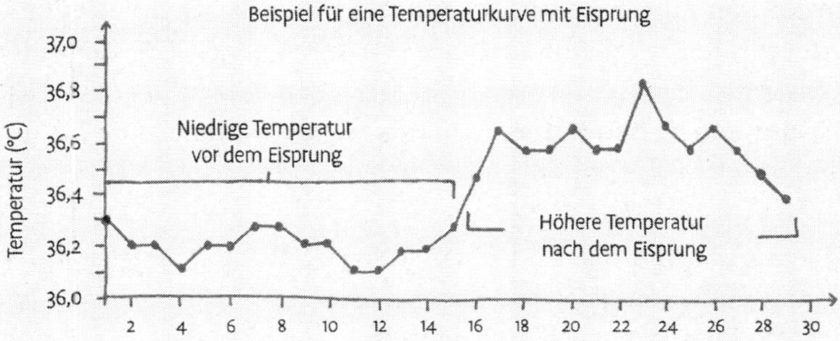

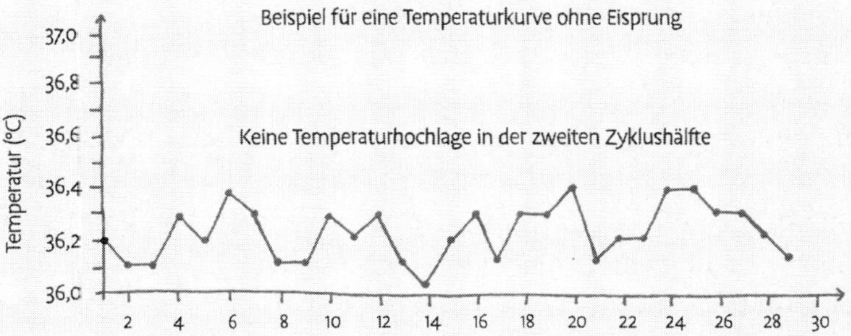

Auch wenn es natürlich unerfreulich ist, wenn Sie schwanger werden wollen, ist das gelegentliche Ausbleiben des Eisprungs kein Grund zur Sorge. Wenn Sie allerdings plötzlich keinen Eisprung mehr bekommen oder er häufiger ausbleibt (insbesondere mehrmals hintereinander), sollten Sie sich untersuchen lassen, denn dies kann auf ein hormonelles Ungleichgewicht hindeuten.

In den ersten Jahren der Menstruation, wenn der Körper versucht zu ovulieren und es nicht immer schafft, kommt es häufiger zu einem Hormonungleichgewicht. Auch das ist normal, obwohl es Dinge gibt, die man unterstützend tun kann. Progesteron, das unter anderem das Östrogen unter Kontrolle hält, wird nur dann produziert, wenn ein Eisprung stattfindet. Ist dies nicht regelmäßig der Fall, neigen Sie zu einer Östrogendominanz. Die Auswirkungen können starke Regelblutungen, PMS, Aufgeblähtheit, Brustspannen und Stimmungsschwankungen sein. Außerdem ist der Körper in diesem Alter noch nicht so gut an den Zustrom von Hormonen gewöhnt, und die im Körper verteilten Hormonrezeptoren reagieren noch äußerst sensibel auf jede Veränderung. Das bedeutet, dass das Hormongleichgewicht instabil ist und dies auch auf Stimmung und Emotionen durchschlagen kann.

Im Teenageralter gilt Folgendes als normal:

- Eine durchschnittliche Zykluslänge von 32 Tagen im ersten Jahr, wobei 21 und 45 Tage als typisch angesehen werden.[3]
- Ein Zeitraum von mehreren Jahren, bis regelmäßige Eisprungzyklen einsetzen. Aus diesem Grund kann es sein, dass:
  - Symptome von Östrogenüberschuss auftreten,
  - polyzystische Ovarien auftreten, ohne dass PCOS vorliegt.

Wenn ein Mädchen 15 Jahre alt ist und die erste Regel noch immer auf sich warten lässt, sollte ein Arzt zu Rate gezogen werden. Es gibt viele Faktoren, die ein Einsetzen der Periode verzögern können (und meist kommt sie dann genau am Tag vor dem Arzttermin), aber es lohnt sich herauszufinden, woran es liegen könnte. Bei starken Menstruationskrämpfen, die den Besuch der Schule und die Teilnahme an wichtigen Aktivitäten verhindern und ohne Schmerztabletten nicht auszuhalten sind, sollte ebenfalls ein Arzttermin vereinbart werden. Regelschmerzen sind weit verbreitet, aber nicht unbedingt normal, und starke Schmerzen können ein Anzeichen für Endometriose (siehe Seite 355) sein. Es dauert leider häufig Jahre, bis diese Krankheit diagnostiziert wird und viele Mediziner sind der irrigen Ansicht, dass Teenager zu jung sind, um davon betroffen zu sein. Das entspricht leider nicht der Wahrheit, also akzeptieren Sie es nicht, wenn Sie es zu hören bekommen, und bitten Sie um Überweisung zu einem Spezialisten, der hoffentlich mehr Ahnung von Endometriose hat. Schmerzhafte Regelblutungen bedeuten übrigens nicht notwendigerweise, dass man darunter leidet und die meisten Krämpfe lassen sich ziemlich schnell durch Veränderungen in Ernährung und Lebensweise in den Griff bekommen, beispielsweise durch den Verzicht auf Milchprodukte, die Gabe von Magnesium, Omega-3-Fetten und B-Vitaminen sowie ausreichend Schlaf und Bewegung. All das hilft übrigens auch bei PMS und Stimmungsschwankungen. Das

Behandeln der Östrogendominanz, die möglicherweise starke Perioden verursacht, kann den Blutverlust mindern, ebenso wie die Einnahme von Eisenpräparaten und Kurkuma und der Einsatz von nicht-steroidalen Entzündungshemmern wie Ibuprofen. Weitere Informationen zu Periodenproblemen finden sich in Kapitel 9, Informationen zur Senkung des Östrogenspiegels in Teil III des Buchs. Befürchten Sie ein Durchbluten der Kleidung, empfehle ich, es einmal mit Periodenunterwäsche zu probieren. Herstellerangaben finden sich im Anhang. Diese Unterwäsche ist unglaublich saugstark und fängt das Blut auf, ohne dass man eine Binde oder einen Tampon benutzen muss. Sie kann auch als „Sicherheitsnetz" dienen, wenn die Blutung sehr stark ist und sie zusammen mit anderen Produkten verwendet wird.

Für die Behandlung menstruierender Teenager hat sich Akupunktur als sehr hilfreich erwiesen für das Regulieren des Zyklus, das Reduzieren starker Blutungen und das Lindern von Schmerzen. Ich liebe es aber auch, Teenagern beizubringen, wie man eine Rizinusölpackung macht (siehe Seite 112) und sich selbst den Bauch massiert, denn beide Methoden bringen uns mit dem eigenen Körper in Berührung. Außerdem sind sie preisgünstiger als wöchentliche Akupunktur-Sitzungen und können ein Leben lang angewendet werden. Es ist nie zu früh, den eigenen Körper kennenzulernen und zu wissen, wie man gut für ihn sorgt. Die Teenagerjahre bieten eine großartige Gelegenheit, den Umgang mit Menstruationsproblemen zu erlernen, anstatt zu Medikamenten zu greifen.

Sollte die Entscheidung für eine hormonelle Methode der Empfängnisverhütung wie die Pille fallen (hoffentlich in dem Bewusstsein, dass sie zwar eine Schwangerschaft verhindert, nicht aber vor Geschlechtskrankheiten schützt), werden Menstruationsprobleme damit nicht „behandelt", denn eine solche findet gar nicht mehr statt. Eisprung und Menstruation sind auf Eis gelegt und die Blutungen, die bei Einnahme der Pille eintreten, sind reine Abbruchblutungen. Eine häufige Nebenwirkung der Pille sind Depressionen, die nun wirklich keiner braucht, und vor allem nicht in der Teenagerzeit, wenn man herausfinden will, wie die Welt funktioniert und wer man selbst ist. Die Erkenntnisse, die durch den Prozess des Menstruationszyklus gewonnen werden, können auch die Richtung im Leben weisen, wohingegen die Einnahme der Pille diese großartige Fähigkeit ausschaltet. Ich sage hier nicht, dass man sie nicht nehmen soll. Es geht mir allein darum, dass alle Aspekte der Einnahme berücksichtigt werden sollten, vor allem weil die Hormone des Menstruationszyklus für die Knochendichte verantwortlich sind. Findet in den Teenagerjahren keine Menstruation statt, kann die Knochendichte in den Zwanzigern niedrig sein, speziell wenn sehr viel Sport getrieben wird.[4]

Teenager und Erwachsene nutzen die Pille häufig auch, um das Erscheinungsbild ihrer Haut zu verbessern, was ich vollkommen verstehen kann. Akne ist nicht schön und hat große Auswirkungen auf das Selbstbild, aber es gibt auch viele andere Methoden, um weniger Pickel zu haben. Die Hormone, die in Kuhmilchprodukten gefunden wurden, sind mit Akne in Verbindung gebracht worden, ebenso wie der Verzehr von Zucker und raffinierten Kohlenhydraten wie Brot, Nudeln, Reis und Frühstückscerealien. Werden diese Lebensmittel nur eingeschränkt verzehrt, zeigt sich eine Besserung. Auch die Einnahme von Omega-3-Fettsäuren, Vitamin E, Zink und Vitamin A kann helfen. Falls Sie in Versuchung sind, ein Medikament namens Accutane® einzunehmen, das häufig zur Behandlung von Akne verwendet wird, dann versuchen Sie bitte zunächst alles andere, denn mehrere Studien haben gezeigt, dass es nicht nur eine Reihe massiver Nebenwirkungen haben kann, sondern auch langfristige Schäden anrichtet. Während einer Schwangerschaft darf es beispielsweise gar nicht genommen werden, weil es Fehlgeburten und schwere Geburtsfehler auslösen kann, weshalb oft auch parallel die Pille verschrieben wird.

Das Aufzeichnen des Zyklus ist eine großartige Angewohnheit, denn dadurch lernt man die Einzelheiten jedes Zyklus kennen und wie man den eigenen Körper liest. Laut dem American College of Obstetricians and Gynecologists (US-amerikanische gynäkologisch-geburtshilfliche Fachgesellschaft) sollte man den Menstruationszyklus als eine Art fünften Vitalwert ansehen (neben Körpertemperatur, Puls, Blutdruck und Atemfrequenz), denn er kann dabei helfen, Gesundheitsprobleme frühzeitig zu erkennen. Er dient auch der Förderung von Selbstwert und Selbstvertrauen und kann ein wichtiges Werkzeug zur Unterstützung der psychischen Gesundheit sein.

In den Teenagerjahren kann der Zyklus von einem langen Frühling geprägt sein, weil der Körper sich erst an die Ovulation gewöhnen muss. Die Zyklen sind dementsprechend auch insgesamt länger, was durchaus Sinn ergibt, denn schließlich befinden Sie sich im Frühling Ihres Lebens – und den sollte man genießen! Junge Menschen stehen unter einem enormen Druck herauszufinden, was sie mit ihrem Leben anstellen wollen, und wenn Sie diesen Druck spüren, dann nutzen Sie die Frühlingsphase, um unbeschwert zu sein und die Ihnen zur Verfügung stehenden Optionen auszuloten. Natürlich kann es im Hinblick auf Schule, Ausbildung, Studium und Berufsleben wichtig sein, die „richtigen" Fächer auszuwählen, aber das ist nicht das A und O, und im Leben bieten sich viele weitere Chancen. Spielen Sie mit Ideen und probieren Sie einen Beruf einfach einmal aus, indem Sie Menschen aus dem angestrebten Berufsfeld ansprechen und fragen, ob Sie bei ihnen etwas Arbeitserfahrung sammeln dürfen. Auf diese Weise kann man ein wenig experimentieren, bevor man sich auf eine bestimmte Richtung festlegt.

Wenn die Lust erwacht

An irgendeinem Punkt, wahrscheinlich im Frühling oder Sommer des Zyklus, erwacht die sexuelle Lust, und es ist wichtig, eine Möglichkeit zu finden, diese auf eine Art auszuleben, die sich gut anfühlt und sicher ist. Masturbation bietet hier eine wunderbare Möglichkeit, denn so kann der Körper erkundet werden und man kann herausfinden, was sich gut anfühlt, bevor eine andere Person beteiligt ist. Außerdem lernt man so die wichtige Lektion, dass man zum Erleben sexueller Lust nicht auf eine andere Person angewiesen ist. Sicherheit bedeutet im Hinblick auf Sex mit anderen vor allem den Gebrauch von Verhütungsmitteln, um sowohl eine Schwangerschaft als auch die Übertragung von Geschlechtskrankheiten auszuschließen. Aber es geht noch um mehr – Sicherheit hat auch mit Zustimmung und dem Respektieren von Grenzen zu tun.

In den Teenagerjahren beginnen wir mit unseren Grenzen zu experimentieren und ein Gefühl für sie zu entwickeln. Zusammen mit der aufkeimenden Sexualität bietet das eine gute Gelegenheit daran zu arbeiten, diese Grenzen anderen gegenüber auch klar zu ziehen. In der Kindheit bekommen Mädchen, die von Jungen angefasst werden und das nicht mögen, oft zu hören, das sei schon in Ordnung und nur seine

Art, seine Zuneigung zu zeigen. So lernen wir häufig schon in jungen Jahren, dass wir Männern erlauben sollten, uns anzufassen, auch wenn wir das eigentlich nicht wollen. Als Teenager haben Sie nun die Chance, dies auszusprechen und Ihre Stimme zu finden. Immer wenn Sie sich unwohl fühlen, weil Ihnen jemand zu nahe kommt oder Sie ungefragt anfasst, sollten Sie die Person wissen lassen, dass Ihnen das unangenehm und nicht in Ordnung ist. Sie können an jedem Punkt Stopp sagen, auch wenn Sie vorher gesagt haben, dass Sie etwas gerne tun möchten, denn Ihre Zustimmung können Sie jederzeit widerrufen. Das macht Sie nicht zu jemandem, der Männer scharf macht und dann doch abblitzen lässt, sondern bedeutet einfach nur, dass Sie sich selbst respektieren. Jungen werden häufig mit der Vorstellung großgezogen, einen Anspruch auf Dinge zu haben. Außerdem vermittelt man ihnen, dass Mädchen sich gerne zieren, „es" aber eigentlich wollen, auch wenn sie „Nein" sagen. Deshalb kann es bei einigen Jungen und Männern sehr schwierig sein, ihnen klarzumachen, dass sie jetzt aufhören müssen. Wenn Sie es nicht ohnehin schon tun, dann sollten Sie sich angewöhnen, Ihre Zustimmung zu geben und auch wieder zu entziehen, wenn Sie sich unwohl fühlen oder Ihre Meinung ändern – dazu haben Sie jederzeit das Recht. Das gilt nicht nur für intime Kontakte, sondern letztendlich für alle Fälle, in denen jemand Ihre persönlichen Grenzen überschreitet oder Sie ohne Ihre Zustimmung berührt.

Der Herbst kann ein wenig schwierig sein – wenngleich es allen so ergeht, unabhängig vom Alter –, aber das ist insbesondere in den Teenagerjahren der Fall, in denen man lernt, seine Emotionen zu steuern und das Gehirn sich in Struktur und Funktion verändert. (Wenn dieses Buch erscheint, bin ich übrigens 38 Jahre alt und an dieser Ecke auch noch nicht viel schlauer, also her mit allen Tipps und Tricks!) Ein Tagebuch zu führen, kann dabei helfen, sich an all die körperlichen und geistigen Umstellungen zu gewöhnen und bietet möglicherweise auch wichtige Hinweise darauf, wo es im Leben einmal hingehen soll. Ich empfehle daher, alles zu notieren, was Sie bewegt und Ihnen in den Sinn kommt, und das Tagebuch an einem sicheren Ort aufzubewahren. Sie können das Ganze natürlich handhaben wie Sie wollen, aber eine Möglichkeit bestünde darin, Ihre Eltern wissen zu lassen, dass Sie solch ein Tagebuch führen, dass dieses nur für Sie selbst gedacht ist und dass es sich ziemlich schrecklich anfühlen würde, wenn eine andere Person es ohne Ihre Erlaubnis liest. Es ist wichtig, dass Sie auch Ihren Eltern gegenüber Grenzen setzen, und wenn man dies in Ruhe tun kann und erklärt, warum einem etwas wichtig ist, dann stehen die Chancen besser, dass Ihre Wünsche respektiert werden. Es bedeutet auch, dass die Tür offen bleibt, für den Fall, dass Sie doch etwas teilen und um Hilfe bitten möchten.

Ein Hinweis für alle Eltern

Bitte respektieren Sie das Recht Ihres Kindes auf Privatsphäre und seien Sie bereit zuzuhören, wenn Ihr Kind seine Zykluserfahrungen mit Ihnen teilen will. Sie müssen keine Antworten haben, seien Sie einfach bereit zuzuhören und die Erfahrungen und Erkenntnisse Ihres Kindes anzuerkennen – und es fest in den Arm zu nehmen, wenn es das gerade braucht.

Noch einmal als kleine Erinnerung:

- Zervixschleim ist ein Zeichen von Gesundheit und Fruchtbarkeit und etwas, worauf man stolz sein kann.
- Eine Schwangerschaft kann auch schon vor der ersten Periode eintreten, weil vor der ersten Periode immer der erste Eisprung stattfindet.
- Hormonelle Verhütungsmittel dienen nicht der „Zyklusregulierung". Sie verhindern einen Eisprung und verursachen lediglich Abbruchblutungen, keine echte Periode.
- Es ist normal, dass der Zyklus zunächst unregelmäßig ist und wahrscheinlich, dass er im Laufe der Zeit regelmäßiger wird.
- Es gibt einiges, was man tun kann, um starken Blutverlust und schmerzhafte Krämpfe zu lindern, ohne dass man dafür die Pille nehmen muss.
- Nahrungsmittel, Essstörungen, Schlaf- und Bewegungsmangel oder extrem viel Sport und die vor dem Bildschirm verbrachte Zeit – all das beeinflusst die Hormonproduktion und daher auch Ihren Zyklus und Ihre Periode.
- Das Aufzeichnen des Zyklus hilft zu verstehen, was gerade im Körper abläuft, und es fördert das Selbstvertrauen und ein gutes Körpergefühl.

Ich würde mir wünschen, dass Sie sich mit dem Wissen aus diesem Buch wappnen und mit Menschen sprechen, denen Sie vertrauen und denen etwas an Ihnen liegt. Stellen Sie ihnen Fragen – ich versichere Ihnen, dass es keine dummen Fragen gibt. Ich hoffe, dass es jemanden gibt, dem Sie nahe stehen, Ihre Erfahrungen anvertrauen mögen und der Sie unterstützt. Vor allem aber möchte ich, dass Sie wissen, dass Ihr Körper und Ihr Geist stark und wunderbar sind und Ihr Körper Weisheit besitzt, selbst wenn Sie sich manchmal verletzt und verwirrt fühlen. Lernen Sie darauf zu vertrauen, was er Ihnen sagt.

Hormonelle Empfängnisverhütung

Ich mag Verhütungsmethoden, die für die Menschen funktionieren, die sie verwenden – also solche, die hoch wirksam sind und keine Gesundheitsprobleme verursachen. Aus diesem Grund kann ich mich leider nicht mit der Pille anfreunden, denn sie kann erhebliche gesundheitliche Probleme hervorrufen. Natürlich war sie als Erfindung revolutionär und einige Menschen nehmen sie augenscheinlich ohne Probleme, aber sie kann zahlreiche Nebenwirkungen haben, und zwar nicht nur während der Einnahmezeit, sondern auch in Form langfristiger Folgen. Ich bin dafür, informierte Entscheidungen zu treffen, befürchte aber, dass die meisten die Pille nehmen, ohne zuvor das Gespräch mit ihrem Arzt geführt zu haben, das ich mir wünschen würde – nämlich eines, in dem Nebenwirkungen und Alternativen zur Sprache kommen, bevor der Rezeptblock gezückt wird. Hormonelle Verhütung wird häufig aufgrund des Fehlens anderer Optionen „gewählt" oder weil andere Optionen nicht bekannt sind. Verstehen Sie mich dennoch nicht falsch: Ich verurteile niemanden dafür, die Pille zu nehmen, schon gar nicht, wenn sie einem als der Weisheit letzter Schluss präsentiert wurde.

Es geht mir nicht darum, Sie davon zu überzeugen, keine hormonelle Empfängnisverhütung zu betreiben. Es ist Ihr Körper und Ihre Entscheidung und ich stehe zu 100 Prozent hinter dem, was Sie für sich richtig halten. Ich betrachte es aber sehr wohl als meine Aufgabe, Sie über die negativen Folgen der Einnahme von Medikamenten wie der Pille zu informieren, denn meistens werden nur die Vorteile angepriesen (wie das verminderte Risiko, an Eierstockkrebs und Endometriumkrebs zu erkranken). Im Laufe der Jahre habe ich viele Klientinnen erlebt, die unter schweren gesundheitlichen Problemen litten und gar nicht auf die Idee kamen, die Pille könne dahinter stecken. Auf diese Fälle möchte ich in diesem kurzen Abschnitt eingehen. Das, was ich beschreibe, mag nicht Ihren Erfahrungen entsprechen (was großartig ist), aber eine große Anzahl von Pillenverwenderinnen werden die Symptome kennen. Die Pille ist so weit verbreitet, dass die meisten meiner Klientinnen sie gar nicht als Medikament auflisten oder in ihre Medizingeschichte aufnehmen. Aber die Pille ist und bleibt ein Medikament und hat Einfluss auf Ihre psychische Gesundheit, Ihre Sexualität, Ihr Verhalten und Ihre Beziehungen. Sie enthält hormonaktive Substanzen, die mit dem Urin der Verwenderinnen ausgeschieden und bei der Wasseraufbereitung nicht herausgefiltert werden, was bedeutet, dass wir alle diesen Wirkstoffen durch die Wasserversorgung ausgesetzt sind (im Übrigen einer der möglichen Gründe, warum die Anzahl der Spermien bei Männern in den letzten 50 Jahren dramatisch gesunken ist). Und es gibt ganz schön viele, die Tag für Tag Hormone herauspinkeln, denn rund 80 Prozent von uns haben zu irgendeinem Zeitpunkt im Leben die Pille genommen. Tatsächlich ist aber bei 42 Prozent der US-amerikanischen Nutzerinnen die Empfängnisverhütung gar nicht der Hauptgrund für die Einnahme – warum also wird sie genommen? Eine im Jahr 2011 vom *Guttmacher Institute* (US-amerikanische Forschungseinrichtung mit dem Schwerpunkt reproduktive Gesundheit) durchgeführte Untersuchung fand zum Thema Pilleneinnahme Folgendes heraus:

- 86 Prozent der Nutzer nehmen sie, um zu verhüten.
- 56 Prozent verwenden sie zusätzlich aus Gründen, die nichts mit Empfängnisverhütung zu tun haben, 31 Prozent davon aufgrund von Regelschmerzen.
- 9 Prozent der Befragten hatten noch nie Sex und verwenden sie ausschließlich für Zwecke, die nichts mit Verhütung zu tun haben.

Und 50 Prozent nehmen die Pille zur „Regulierung" ihrer Periode, was höchst problematisch ist, denn das kann die Pille überhaupt nicht leisten. Wenn man die Menstruation regulieren will, muss man den

Eisprung unterstützen – und nicht unterdrücken. Die Einnahme der Pille verhindert den Eisprung, was bedeutet, dass man mit der Pille keine Periode bekommt, sondern lediglich das, was man als Abbruchblutung bezeichnet. Regelmäßige Menstruation ist gut für die Gesundheit von Herz, Knochen und Brüsten, und es gibt handfeste Belege dafür, dass ein Mangel an Progesteron, das nur beim Eisprung produziert wird, sich nachteilig auf die Gesundheit auswirkt. Eine Studie belegte, dass Frauen mit nur einem Zyklus ohne Eisprung pro Jahr im Durchschnitt vier Prozent ihrer Knochendichte an der Wirbelsäule verlieren.[5] Deshalb ist es so wichtig, die Ovulation zu unterstützen!

Hormonelle Verhütungsmittel werden oft routinemäßig eingesetzt, um Regelschmerzen, PMS, PMDS, starke Blutungen, ausbleibende Perioden, PCOS, Endometriose und Adenomyose zu „behandeln". Viele von uns leiden unter hormonellen und anderen geschlechtsbedingten Beschwerden, die das Leben stark beeinträchtigen und bei denen hormonelle Verhütungsmittel gute Dienste leisten können. Doch auch wenn die Pille einige Symptome lindern kann, behandelt sie sie im Grunde genommen nicht. Sie ist nichts anderes als ein Pflaster, das leider weitere Probleme verursachen kann.

Eine bittere Pille

Den Reichtum des Menstruationszyklus zu erleben, bringt sehr viele Vorteile mit sich, auch wenn mir bewusst ist, dass nicht alle das so empfinden und manche sich weniger Intensität wünschen oder es vorziehen, den Zyklus durch die Einnahme der Pille „auszuschalten". Doch zu welchem Preis? In ihrem Buch *Sweetening the Pill*, das sich mit den Nebenwirkungen und gesellschaftlichen Folgen der Verschreibung der Pille an Millionen Frauen weltweit beschäftigt, konstatiert die Autorin Holly Grigg-Spall: „Wenn die Pille die Nachteile ausschaltet, dann zugleich auch die Vorteile – sie macht da keinen Unterschied." Der unbeteiligte, betäubte Zustand, den einige Anwenderinnen beschreiben, hat Auswirkungen auf ihre Fähigkeit, am Leben teilzunehmen und es zu genießen. Das ist vor allem in der Teenagerzeit ein Problem, in der wir uns zu orientieren versuchen und unsere wachen Instinkte uns gute Hilfestellung leisten können. Einige Frauen stellen fest, dass die Pille keine Auswirkungen auf ihre Zielstrebigkeit, Motivation und Kreativität hat, wohingegen andere eine Abnahme dieser Qualitäten verzeichnen, und das hat große Auswirkungen auf alle Lebensbereiche. Ich habe als Teenager mit der Pilleneinnahme begonnen, als ich anfing, Sex zu haben. Ich fühlte mich erwachsen, ging alleine zum Arzt, kümmerte mich um meine Belange und übernahm Verantwortung. In den sechs Jahren, in denen ich die Pille nahm, litt ich unter Depressionen und hatte keine Lust auf Sex. Ich war wie unbeteiligt an vielem, was in mir und um mich herum vorging. Zwar bin ich mir sicher, dass nicht allein die Pille für meinen damaligen Zustand verantwortlich war, aber es war bemerkenswert, wie viel besser ich mich fühlte, nachdem ich sie abgesetzt hatte.

Ich bin im Übrigen nicht die einzige, die während der Einnahme eine Veränderung der Stimmung bemerkte. Eine Studie an mehr als einer Million Frauen in Dänemark[6] stellte fest, dass die Verwendung hormoneller Verhütungsmittel vor allem bei jungen Erwachsenen und jenen, die eine Progestin-Pille einnahmen, mit dem anschließenden Einsatz von Antidepressiva und der Diagnose Depression in Verbindung gebracht werden konnte. Können wir also bitte damit aufhören, den Pille-Anwenderinnen zu sagen, dass sie keine Depression verursacht?

Welche Auswirkungen hat die Pille noch? Sie erhöht das Risiko, an Brust-, Gebärmutterhals- und Leberkrebs zu erkranken und sollte nicht eingenommen werden, wenn es Fälle von Brustkrebs in der Familie gegeben hat; wenn Sie rauchen, besteht überdies eine erhöhte Gefahr von Blutgerinnseln. Die Weltgesundheitsorganisation führt sie neben Tabak und Asbest als bekanntes Karzinogen auf. Die Pille senkt die Produktion von Cortisol, Testosteron und DHEA – ebenso wie die Knochendichte. Sie wird mit entzündlichen Darmerkrankungen wie Morbus Crohn in Verbindung gebracht[7] und steigert die Produktion einer Substanz, die als Thyroxin-bindendes Globulin (TBG) bezeichnet wird. Sie heftet sich an Ihre Schilddrüsenhormone und verhindert deren Aufgaben im Körper, die beispielsweise dafür sorgen, dass Sie sich energiegeladen fühlen, ein gesundes Gewicht beibehalten und einen vollen Haarschopf haben. Auch die Produktion von SHBG, dem Sexualhormon-bindendem Globulin wird gesteigert, einem Protein, das überschüssige Hormone in Ihrem System „wegputzt“. Bei Einnahme der Pille ist das grundsätzlich eine gute Sache, bewirkt aber auch, dass die geringe Menge an Testosteron, die noch in Ihrem System vorhanden ist, gebunden wird und nicht verwendet werden kann, und das wiederum hat Auswirkungen auf das sexuelle Verlangen. Die Forscherin und Endokrinologin Dr. Claudia Panzer fand heraus, dass selbst vier Monate nach dem Absetzen der Pille der SHBG-Spiegel im Vergleich zu Frauen, die noch nie die Pille genommen hatten, weiterhin erhöht war.[8] Sie empfiehlt, anhand von Langzeitstudien herauszufinden, ob diese Veränderung permanent sein könnte. Laut Dr. Panzer „ist es wichtig, dass Ärzte, die orale Verhütungsmittel verschreiben, ihre Patientinnen auf die möglichen Auswirkungen auf ihr Sexualleben aufmerksam machen, z B. verringerte Lust, Erregung und Feuchtigkeit sowie erhöhte Schmerzen beim Verkehr." Und – hat Ihr Arzt das getan?

Ein sinkender Testosteronspiegel wirkt sich aber nicht nur negativ auf die Libido aus. Da auch das Östrogen durch SHBG gebunden wird, kann es zu vaginaler Atrophie (Verkümmerung oder Verkleinerung von Gewebe) und Scheidentrockenheit kommen. Eine Studie an 22 gesunden Frauen[9] fand heraus, dass nach dreimonatiger Einnahme der Pille Folgendes eintrat:

- Die Dicke der inneren Schamlippen nahm ab.
- Die Größe des Scheideneingangs nahm ab.
- Die Häufigkeit des Geschlechtsverkehrs sank.
- Die Häufigkeit der Orgasmen nahm ab.
- Die Schmerzen beim Sex nahmen zu.

Natürlich ist eine Teilnehmerzahl von 22 Frauen nicht unbedingt repräsentativ, aber ich habe im Verlauf der Jahre so viele Frauen getroffen, deren Erfahrungen die Ergebnisse dieser Studie widerspiegeln, und Nebenwirkungen wie diese müssen auf den Tisch und weiter erforscht werden. Eine weitere Studie fand heraus, dass 25 Prozent der Frauen, die niedrig dosierte „Östrogen"-Pillen nehmen, beim Orgasmus Schmerzen haben (das sind doppelt so viele im Vergleich zu jenen, die eine höher dosierte Pille nehmen oder gar keine). Eine kleinere Studie stellte zudem fest, dass das Volumen der Klitoris ebenfalls abnimmt. All das bringt mich zu der Frage, ob wir unsere Fortpflanzungsfähigkeit hier auf

Kosten eines gesunden und freudvollen Sexuallebens unterdrücken? Vielleicht trifft all das nicht auf Sie zu. Falls doch, sprechen Sie mit Ihrem Arzt. Ihre Sexualität ist es wert.

Und dann gibt es noch das Thema Beziehungen und wie sich die Pille darauf auswirkt. Wenn es um Anziehung und Lust geht, spielen Pheromone eine entscheidende Rolle. Pheromone sind chemische Botenstoffe, die wir absondern und die über die Luft übertragen werden. Sie werden von anderen wahrgenommen und können eine Paarungsreaktion auslösen. Pheromone bewirken, dass wir bestimmte Menschen anziehend finden und andere nicht. Wir sind darauf programmiert, von den Pheromonen einer Person angezogen zu werden, die uns genetisch nicht ähnelt – so sorgt die Natur dafür, dass unser Genpool immer wieder neuen Input bekommt. Studien haben allerdings gezeigt, dass man bei der Einnahme der Pille eher von den Pheromonen einer Person angezogen wird, die ähnliche Gene hat wie man selbst. In diesem Zustand, in dem kein Eisprung stattfindet und der einer Schwangerschaft ähnelt (insofern als das Auf und Ab des Zyklus fehlt), möchte Ihr Körper Sie vor allem in Sicherheit wissen – etwas, das im Falle einer Schwangerschaft wichtig wäre und Sie dazu bringen würde, die Nähe von Menschen zu suchen, die Ihnen Schutz bieten, wie die Mitglieder eines „Stammes", die ähnliche Gene haben wie Sie selbst. Dabei geht es vor allem um den sogenannten Haupthistokompatibilitätskomplex (HHK); das ist eine Gruppe von Genen, die dem Immunsystem helfen, Fremdkörper aufzuspüren, einschließlich Sperma. Mehrere meiner Klientinnen, die während ihrer langjährigen Partnerschaften die Pille genommen hatten und sie nun absetzten, weil sie schwanger werden wollten, stellten nach Beenden der Einnahme fest, dass sie ihren Partner nicht mehr anziehend fanden. Bevor Sie sich also auf eine feste Partnerschaft oder Ehe einlassen, sollten Sie vielleicht die Pille absetzen und sich mit Ihrer Nase in die Achselhöhle Ihres Partners hängen, um festzustellen, ob sein oder ihr natürlicher Geruch auf Sie anziehend wirkt oder eher nicht. Einige Wissenschaftler sind der Ansicht, dass es eine Verbindung geben könnte zwischen Paaren, die ähnliche HHK-Gene haben, und Fruchtbarkeitsproblemen sowie Fehlgeburten. Aber das ist ein Thema, das noch weiterer Erforschung bedarf, bevor Schlüsse gezogen werden können.

Bei hormonellen Verhütungsmitteln unterscheidet man zwischen *kombinierten Mitteln*, die sowohl Östrogen als auch Progesteron enthalten (z. B. die kombinierte Pille, Verhütungspflaster und der NuvaRing®) und *reinen Progesteronpräparaten* (wie die Mirena®-Hormonspirale, die Depo-Provera®-Spritze und die niedlich klingende sogenannte Minipille). Wenn Sie diese Formen hormoneller Verhütung einsetzen, dann nehmen Sie kein Östrogen beziehungsweise Progesteron, sondern lediglich synthetische Varianten davon. Das ist nicht das Gleiche, denn es bedeutet, dass Sie nicht den gleichen Nutzen aus ihnen ziehen wie aus den echten Hormonen, die Ihr Körper während des Menstruationszyklus selbst herstellt.

Obwohl die Mirena®-Hormonspirale vor allem den Zervixschleim verdickt, damit Spermien ihn nicht durchdringen und eine Eizelle erreichen können, und zudem noch durch ein Verdünnen der Gebärmutterschleimhaut dafür sorgt, dass sich ein befruchtetes Ei nicht einnisten kann, unterdrückt sie im ersten Anwendungsjahr auch in 85 Prozent der Fälle den Eisprung.[10] In den Folgejahren sinkt dieser Wert auf 15 Prozent.

Reversible Langzeitverhütungsmethoden bieten eine verhütende Wirkung über einen längeren Zeitraum. Darunter fallen Spritzen, Implantate und Spiralen. Während eine Injektion natürlich nicht rückgängig gemacht werden kann, können Implantate und Spiralen entfernt werden, wofür man natürlich einen Arzt benötigt. Leider habe ich es im Laufe der Jahre mehrfach erlebt, dass verzweifelte Klientinnen mir unter Tränen erzählten, dass sie sechs Monate auf eine Entfernung warten mussten (obwohl der Termin für das Einsetzen jeweils innerhalb einer Woche verfügbar war).

Es gibt auch Gerechtigkeitsthemen rund um das Thema Verhütung. Das amerikanische Kollektiv SisterSong Women of Color Reproductive Justice hat den Begriff der „reproduktiven Gerechtigkeit“ geprägt und definiert als „das menschliche Recht auf persönliche körperliche Selbstbestimmung, Kinder zu haben, keine Kinder zu haben und Kinder in sicheren und nachhaltigen Gemeinschaften großziehen zu können.“ Menschen, die im Gesundheitswesen tätig sind, haben häufig vor allem die Effektivität von Verhütungsmethoden im Blick und übersehen dabei die tatsächlichen Bedürfnisse ihrer Patienten. Manchmal gehen sie auch einfach davon aus, dass Patienten Verhütungsmittel benötigen, obwohl diese sie gar nicht nutzen wollen. Das mittlerweile geschlossene Reproductive Health Technologies Project arbeitete daran, jeder Frau die Möglichkeit einer vollständigen reproduktiven Freiheit zu ermöglichen, und beschreibt das auf der Internetseite so:

> *„Alle Menschen sollten sich frei von Zwängen und Diskriminierung für die Verhütungsmethode entscheiden können, die für sie am besten ist. Dennoch haben Ungleichheit und Machtunterschiede – über alle Alter, Ethnien, Geschlechter, Lebensorte, Bildungs- und Einkommensstufen, sexuelle Ausrichtungen und Behinderungen hinweg – häufig zu Richtlinien und Vorgehensweisen geführt, die den Bedürfnissen von Menschen nicht gerecht wurden und ihre Würde und ihr Selbstbestimmungsrecht nicht respektierten. Es gibt zahlreiche Beispiele für Programme, die in Armut lebenden Frauen Verhütungsmethoden, Sterilisierung oder Abtreibung anboten und dabei die Grundsätze von Selbstbestimmung und informierter Zustimmung opferten, alles im Namen der Armutsbekämpfung."*

Die Dreimonatsspritze Depo-Provera® wird vor allem der afroamerikanischen Bevölkerung aufgedrängt – 9 Prozent weiße Teenager im Vergleich zu 18 Prozent schwarzen Teenagern. Sie findet außerdem derzeit in Rehabilitationszentren für Sexualstraftäter Verwendung, um deren Sexualtrieb zu dämpfen. Studien weisen auf einen Zusammenhang zwischen der Verwendung von Depo-Provera® und dem erhöhten Risiko einer HIV-Infektion hin, was von großer Bedeutung ist, speziell wenn der Einsatz des Mittels in Subsahara-Afrika gefördert wird, wo es hohe HIV-Übertragungsraten gibt. Natürlich haben Menschen ein Recht auf den Zugang zu Verhütungsmitteln, aber sie sollten auch ausreichend informiert werden und das Recht haben, die für sie am besten geeignete Methode zu wählen beziehungsweise ihre Familie zu vergrößern, wenn sie das wollen. Die Bevölkerungskontrolle wurde lange auf die mangelnde Bereitschaft der Frauen geschoben, Verantwortung zu übernehmen und zu verhüten, aber wie Holly Grigg-Spall aufzeigt, „wird Schwangerschaft zu einem Problem erhoben und nicht die Armut selbst [und] es gibt keinerlei Beweise dafür, dass Bevölkerungsdichte zu einem Mangel an Ressourcen und Armut führt. [...] Menschen werden bewusst arm gehalten, damit die Industrienationen (oder zumindest die dort ansässigen Unternehmen) reicher werden." Warum also zeigen wir nicht mit dem Finger auf die multinationalen Konzerne, die den Fluss der Mittel steuern? Ist es nicht das, was reproduktive Wahlmöglichkeiten und den Zugang zu Verhütungsmitteln beeinflusst?

Wir sind nur an sechs Tagen pro Zyklus empfängnisbereit, wohingegen Männer die ganze Zeit fruchtbar sind. Warum also tragen *wir* die Last der Verantwortung, all diese Medikamente und Mittel zu verwenden? Ich sage nicht, dass Männer hormonell verhüten sollten, denn auch hier habe ich Bedenken wegen der Nebenwirkungen. Bisherige Versuche wurden aufgrund der bei den Teilnehmern auftretenden Nebenwirkungen – Depression, Reizbarkeit, Akne, Libidoverlust und temporäre Abnahme der Hodengröße – abgebrochen.[11] Genau die gleichen Nebenwirkungen werden jedoch ständig von Frauen gemeldet (bei uns sind es die Eierstöcke, die schrumpfen) und sie werden immer wieder ignoriert und geleugnet. Wenn die Pille für Frauen heute erst entwickelt würde, wäre sie dann überhaupt über das Teststadium hinausgekommen oder hätte man sie auch aufgegeben?

Fruchtbarkeit nach der Pille

Wenn Sie die informierte Entscheidung treffen, dass Sie hormonell verhüten möchten und die gewählte Methode für Sie funktioniert – fantastisch. Dennoch sollten Sie vorsichtig sein und die langfristigen Auswirkungen bedenken. Wenn Sie vorhaben, Kinder zu bekommen, dann sollten Sie die Pille schon eine Weile vor den ersten Versuchen absetzen, denn es kann durchaus vorkommen, dass Sie zunächst an einer Amenorrhoe leiden und die Periode erst nach einer Weile zurückkehrt. Häufig kommen Frauen zu mir, die die Pille abgesetzt haben, um ein Baby zu bekommen, aber auch noch ein Jahr oder sogar zwei Jahre danach keine Periode haben. Den meisten wird dann eine künstliche Befruchtung empfohlen und sie kommen zu mir, um ihre Chancen zu optimieren. An diesem Punkt denke ich dann oft, dass eine Zusammenarbeit von drei bis sechs Monaten wahrscheinlich eine Rückkehr des Zyklus bewirken könnte, denn diese Frauen sind wahrscheinlich gar nicht unfruchtbar. Ihr Körper erholt sich einfach noch davon, dass sie ein bis zwei Jahrzehnte die Pille genommen haben.

Zum Thema Fruchtbarkeit ist auch eine Studie interessant, die einen Zusammenhang feststellte zwischen der langfristigen Einnahme der Pille (5-10 Jahre) und einer dünnen Gebärmutterschleimhaut.[12] Das ist wichtig, denn eine suboptimale Dicke der Schleimhaut hat negative Auswirkungen auf Ihre Fruchtbarkeit. Wenn beim Versuch einer künstlichen Befruchtung festgestellt wird, dass die Gebärmutterschleimhaut nicht die erforderliche Mindestdicke von 7 bis 8 Millimetern erreicht hat, wird der Versuch abgebrochen und die befruchteten Eizellen eingefroren und zu einem späteren Zeitpunkt eingesetzt.

Eine dänische Studie, die den Zusammenhang zwischen ovarieller Reserve (der Anzahl der Follikel, aus denen sich noch befruchtungsfähige Eizellen entwickeln können) und der Verwendung oraler Verhütungsmittel untersuchte, kam zu dem Schluss, dass die Nutzung der Pille sich negativ auf das Ovarvolumen und AMH auswirkt[13] (AMH ist ein Hormon, das zur Einschätzung der Fruchtbarkeit gemessen wird), und dass Ärzte und Patientinnen sich darüber im Klaren sein müssen, dass eine potenziell eingeschränkte Fruchtbarkeit besteht. Aber der vielleicht wichtigste Punkt zum Thema Schwangerschaft nach der Pille ist, dass sie Ihre Fähigkeit beeinträchtigt, Vitamine und Mineralien aufzunehmen, die für Fruchtbarkeit und Schwangerschaft entscheidend sind (Folsäure und die Vitamine B_2, B_6, B_{12}, C und E sowie die Mineralien Magnesium, Selen und Zink).[14] Ich empfehle daher, dass Sie Ihrem Körper Zeit geben, um sich zu erholen und mithilfe von Ernährung und Nahrungsergänzungsmitteln wieder einen Grundstock an diesen wichtigen Nährstoffen aufbauen, bevor Sie versuchen, schwanger zu werden.

Wenn es um Empfängnisverhütung geht, stimme ich mit der naturheilkundlich tätigen Therapeutin Lara Briden überein, die einmal gesagt hat, dass sechzig Jahre hormonelle Empfängnisverhütung „eine erschreckende Einfallslosigkeit“ bezeugen. Und ich hoffe, dass Sie unabhängig davon, ob Sie die hormonelle Verhütung schätzen oder ablehnen, mir zustimmen, wenn ich sage, dass wir etwas Besseres brauchen.

Welche anderen Optionen gibt es also? In der folgenden Tabelle finden Sie eine Auflistung gebräuchlicher Methoden, eine kurze Beschreibung ihrer Funktionsweise und die jeweilige Erfolgsquote bei typischer

Anwendung. Perfekte Anwendung wäre, wenn die Methode durchgängig und korrekt benutzt wird, typische Anwendung ist das, was im wahren Leben passiert. Wie Sie sich sicher vorstellen können, klafft zwischen den beiden Werten häufig eine gewisse Lücke.

Notfallverhütung oder auch die „Pille danach" (Levonelle®, ellaOne®) kann zur Verhinderung einer Schwangerschaft eingesetzt werden, wenn man ungeschützten Sex hatte oder ein Verhütungsmittel versagt hat (beispielsweise ein gerissenes Kondom). Sie bewirkt, dass der Eisprung verzögert oder gar nicht stattfindet. Wenn Sie also Ihren Eisprung schon hatten, kann man sich nicht darauf verlassen, denn die Einnistung einer befruchteten Eizelle wird dadurch nicht verhindert. Levonelle® etwa muss innerhalb von 72 Stunden (3 Tagen) nach dem Sex eingenommen werden und ellaOne® innerhalb von 120 Stunden (5 Tagen). Kupferhaltige Spiralen hingegen, die auch in Notfällen eingesetzt und dann für die längerfristige Verhütung weiterverwendet werden können, behindern Spermien und können eine Einnistung verhindern. Ihre Wirksamkeit liegt bei 99,9 Prozent, wenn sie innerhalb von 5 Tagen nach dem Geschlechtsverkehr von einem Arzt eingesetzt werden.

Unerfüllter Kinderwunsch

Wir wachsen in dem Wissen auf, dass es nur eines Spermiums bedarf, um uns zu schwängern, und dass man vorsichtig sein muss, denn wenn nur ein einziger eifriger Schwimmer es schafft, sind wir im Handumdrehen schwanger. Das ist zwar grundsätzlich zutreffend, aber leider ist die Sache nicht immer ganz so einfach.

Der Schmerz der Unfruchtbarkeit ist traumatisch. Die Fähigkeit, uns fortzupflanzen, ist tief im menschlichen Selbstbild verankert, und wenn es nicht funktioniert, wirkt sich das auf jeden Bereich unseres Lebens aus. Es beeinträchtigt das Selbstwertgefühl und die Fähigkeit, an den eigenen Körper zu glauben und ihm zu vertrauen. Es ist wie eine unsichtbare klaffende Wunde, die – auch wenn sie irgendwann heilt – immer eine Narbe hinterlassen wird, auch nach einer erfolgreichen Schwangerschaft.

Die Auswirkungen einer Unfruchtbarkeit zeigen sich erbarmungslos Monat für Monat und können es unmöglich machen, irgendeinen

Typ	Markennamen	Hormone	Funktionsweise	Typische Erfolgs-quote	Anmerkungen
Kombinierte Pille	Cilest® Microgynon® Rigevidon® Yasmin® Ovranette® Diane 35®	Östrogen und Progestin	Unterdrückt den Eisprung, verdünnt die Gebärmutterschleimhaut, verdickt den Zervixschleim, erschwert Spermien den Eintritt in die Gebärmutter und das Einnisten eines befruchteten Eis.	93 %	Verringerte Wirksamkeit durch vergessene Einnahme, Erbrechen und Durchfall.
Minipille (enthält nur ein Gestagenhormon)	Cerazette® Cerelle® Noriday® Norgeston® Norethindrone® Ovrette® Micronor® / Micronovum®	Progestin	Verdünnt die Gebärmutterschleimhaut, verdickt den Zervixschleim, kann auch den Eisprung unterdrücken.	93 %	Verringerte Wirksamkeit durch Abweichungen bei ansonsten täglich gleicher Einnahmezeit, vergessene Einnahme, Erbrechen und Durchfall.
Vaginalring	Nuva-Ring®	Östrogen und Progestin	Unterdrückt den Eisprung.	93 %	Flexibler, transparenter Ring, der in der Scheide platziert wird und durchgängig 3 Wochen dort verbleibt.
Verhütungspflaster	Evra®	Östrogen und Progestin werden über die Haut aufgenommen und gelangen ins Blut	Unterdrückt den Eisprung, verdünnt die Gebärmutterschleimhaut, verdickt den Zervixschleim, erschwert Spermien den Eintritt in die Gebärmutter und das Einnisten eines befruchteten Eis.	93 %	4x4 cm großes Pflaster, wird auf die Haut geklebt und wöchentlich gewechselt. Keine Beeinträchtigung durch Durchfall und Erbrechen.

Typ	Markennamen	Hormone	Funktionsweise	Typische Erfolgsquote	Anmerkungen
Implantate	Implanon NXT® Nexplanon®	Progestin	Unterdrücken den Eisprung, verdickt den Zervixschleim	99,9 %	Verhütungsstäbchen wird beim Arzt an der Innenseite des Oberarms unter der Haut platziert, kann bis zu 3 Jahre dort verbleiben.
Dreimonatsspritze	Depo-Provera®	Progestin	Verhindert, dass der Eierstock eine Eizelle freisetzt.	96 %	Alle 3 Monate erfolgt eine Injektion mit Progestin; kann zu Zwischenblutungen führen; Perioden können auch leichter werden oder ganz ausbleiben.
Hormonelles Intrauterinpessar (Hormonspirale)	Mirena® Levosert® Jaydess® Kyleena®	Progestin	Verdünnt die Gebärmutterschleimhaut, verdickt den Zervixschleim; kann auch den Eisprung unterdrücken, v. a. im ersten Anwendungsjahr.	99,3 %	Kleiner T-förmiger Kunststoffkörper, der Progestin abgibt und vom Arzt in die Gebärmutter eingesetzt wird. Kann anfangs zu unvorhergesehenen Blutungen führen; Perioden können auch leichter werden oder ganz ausbleiben; kann je nach Hersteller 3-5 Jahre dort verbleiben.
Kupferspirale	Paragard®	Keine	Von der Spirale abgegebene Kupferionen sind giftig für Spermien und verhindern, dass sie eine Eizelle erreichen.	99,2 %	Kleiner T-förmiger Körper aus Kunststoff und Kupfer, der in die Gebärmutter eingesetzt wird und dort bis zu 10 Jahre verbleiben kann; Perioden können länger, schwerer und schmerzhafter werden.
Kondom		Keine	Verhindert, dass Spermien in die Scheide gelangen.	87 % (männlich) 79 % (weiblich)	Verhindern zusätzlich die Übertragung von Geschlechtskrankheiten.

Diaphragma und Portiokappe		Keine	Decken den Gebärmutterhals (Eingang zur Gebärmutter) ab und verhindern, dass Spermien auf ein Ei treffen.	83 %	In verschiedenen Größen und Formen erhältlich; Beratung unerlässlich, um ein passendes Modell zu finden.
Spermizid		Keine	Enthält eine Substanz, die Spermien abtötet; wird meist zusätzlich zu Kondom oder Diaphragma benutzt.	79 %	Erhältlich als Schaum, Salbe, Gel, Spray, Zäpfchen oder Tablette, die vor dem Sex in die Scheide eingeführt werden; kann eine ziemliche Schweinerei sein und Scheide oder Penis reizen.
Coitus interruptus		Keine	Penis wird vor der Ejakulation herausgezogen.	80 %	Erfordert Kontrolle und Vertrauen; einige Studien legen nahe, dass bereits in der Flüssigkeit, die vor dem Samenerguss aus dem Penis kommt, Sperma vorhanden ist.
Zyklusbewusstsein		Keine	Körperzeichen wie Basaltemperatur, Zervixschleim und Position des Muttermunds werden aufgezeichnet, um das Fruchtbarkeitsfenster zu bestimmen.	85 %	Während des fruchtbaren Fensters sollte Sex vermieden werden, bei dem der Penis in die Vagina eindringt oder weitere Schutzmaßnahmen (Kondome, Pessare usw.) genutzt werden.
Sterilisierung bei Frauen		Keine	Eileiter werden durchtrennt oder mithilfe von Ringen blockiert oder geklippt, sodass keine Eizelle die Gebärmutter erreicht.	99,5 %	Dauerhafte Lösung, da Operationen zur Aufhebung nicht immer erfolgreich sind.
Vasektomie		Keine	Einfache und schnelle Operation, bei der die Samenleiter, die das Sperma von den Hoden zum Penis transportieren, abgebunden oder durchtrennt werden.	99,85 %	Dauerhafte Lösung, da Operationen zur Aufhebung nicht immer erfolgreich sind.

Aspekt des Zyklus zu genießen, denn selbst seine angenehmsten Seiten sind mit Anspannung verbunden. Der Druck, schwanger zu werden, kann dazu führen, dass man die mit den einzelnen Phasen verbundenen Superkräfte kaum nutzt, weshalb Schwierigkeiten mit dem Schwangerwerden das Selbstbild und den Selbstwert einer Person beeinträchtigen können. Empfängnis ist keine Fertigkeit, die Sie erwerben müssten – es ist eine biologische Reaktion. Doch wenn sie nicht eintritt, dann wirkt sich das auch auf Ihr Selbstvertrauen in anderen Lebensbereichen aus.

Der Frühling ist die Phase Ihres Zyklus, in der Sie sich für einen neuen Versuch wappnen, um schwanger zu werden, und aus diesem Grund steckt er voller Hoffnung und Möglichkeiten. Ihre Gefühle können allerdings durchaus gemischt sein. Vielleicht meinen Sie, sich vor weiterem Schmerz schützen zu müssen, indem Sie Ihre Erwartungen und Ihren Optimismus herunterschrauben. Außerdem wird Sex zu einer ernsten Sache, denn die Spontaneität geht schnell flöten, ebenso wie Nähe und Freude. Sie können die spielerische Natur des Frühlings aber auch nutzen, um wieder eine stärkere Verbindung und mehr Lockerheit aufzubauen. Ihr Frühling entspricht Ihrer Jugend, also denken Sie zurück an etwas, das Sie als Teenager vermutlich häufig gemacht haben: Küssen. Wann haben Sie zum letzten Mal so richtig geknutscht und sich dieser so wichtigen Form der Nähe komplett hingegeben? Küssen fördert die Aufrechterhaltung von Nähe in Partnerschaften und ist die Einstiegsdroge für Vergnügungen, an denen es in Ihrer Partnerschaft wahrscheinlich etwas mangelt, wenn der Sex gerade auf das Rendezvous zwischen einer Eizelle und einem Spermium reduziert ist.

Wenn man nur noch darauf fokussiert ist, schwanger zu werden, fühlt man sich oft seines Sommers beraubt, und er hält womöglich auch nur wenige Tage an, denn sobald der Eisprung vorüber ist, beginnt die zweiwöchige Wartezeit auf den Moment, an dem man einen Schwangerschaftstest machen kann. Loszulassen und das Leben zu genießen, fällt einem schwer, weil man vielleicht unabsichtlich irgendetwas tun könnte, das dem Embryo schadet, der gerade versucht, sich in der Gebärmutter einzunisten. In Wirklichkeit gibt es zu diesem Zeitpunkt praktisch nichts, was Sie beeinflussen könnten. Wenn Sie schon eine Weile versuchen, schwanger zu werden, dann haben Sie jetzt vermutlich in Bezug auf Ihr Leben die Pausetaste gedrückt, und es gibt nur wenig, was so richtig Spaß macht – vor allem, wenn Sie sich zur Unterstützung Ihrer Schwangerschaftspläne nicht mehr mit den gleichen Menschen an den gleichen Orten treffen wie zuvor. Wenn Sie Ihren Alkoholkonsum einschränken und früher schlafen gehen, dann verabschieden sich Freundschaften, deren Grundlage das gemeinsame Weintrinken bis spät in die Nacht war, recht schnell aus Ihrem Leben. Und natürlich kann es schmerzlich für Sie sein, Zeit mit Menschen zu verbringen, deren Kinderwunsch bereits in Erfüllung gegangen ist. Unfruchtbarkeit kann dazu führen, dass man sich isoliert fühlt. Die Menschen in Ihrem Umfeld haben möglicherweise keine Ahnung, was in Ihnen vorgeht, und jene, die es doch wissen, verstehen Sie vielleicht nicht und treten ungewollt in Fettnäpfchen, sodass Sie sich aus Selbstschutz zurückziehen. In Ihrem Sommer geht es um Nähe und Verbindung, aber wenn es beim Sex vor allem um die Zeugung geht, wird er rein funktional, ein Mittel zum Zweck, das sich mehr und mehr wie eine lästige Pflicht anfühlen kann. Die Nähe und Kommunikation in einer Beziehung leiden häufig, und es kann sein, dass Sie sich mehr und mehr in sich selbst zurückziehen. Zu Beginn des Sommers spüren Sie vielleicht ein Übermaß an Liebe in sich, und zugleich die Trauer darüber, dass Sie diese Liebe keinem Kind schenken können.

Die zweite Hälfte des Zyklus ist eine Qual, wenn Sie verzweifelt darauf warten zu erfahren, ob es geklappt hat. Die seelische Not während der zweiwöchigen Wartezeit macht den Herbst keineswegs einfacher. Sie sind sowieso schon dünnhäutiger, und es fällt schwer, sich an all das zu erinnern, was man bereits im Leben erreicht hat, denn all diese Erfolge bedeuten nichts, wenn die Gebärmutter leer bleibt. Ihre Unfruchtbarkeit bestimmt Ihr Selbstbild und irrationale Selbstbeschuldigungen geben Ihrem inneren Kritiker endlose Möglichkeiten, um sich auszutoben. Deshalb ist es besonders wichtig, dass Sie Möglichkeiten finden, um ihm Grenzen zu setzen und Ihr Selbstwertgefühl zu bewahren. Ihre prämenstruelle Krise kann sich in der Haltung gegenüber Ihrem Partner ausdrücken, vor allem wenn die Schwierigkeiten mit ihm zu tun haben, denn – um es ganz offen zu sagen und unabhängig davon, ob es Ihnen bewusst ist oder nicht – Ihr Gegenüber hat es nicht geschafft, Sie zu schwängern. Auch wenn Unfruchtbarkeit bei Männern ebenso weit verbreitet ist wie bei Frauen, konzentrieren sich Fruchtbarkeitsbehandlungen fast ausschließlich auf den weiblichen Körper, und Sie sind vielleicht wütend, dass Sie all das durchmachen müssen.

Die Ankunft Ihrer Periode erinnert Sie schmerzlich und unausweichlich daran, dass Ihr Körper Sie im Stich lässt, und die immer wiederkehrende Blutung kann die positiven Gefühle überschatten, die Sie während der sonnigen Jahreszeiten des Zyklus gegenüber Ihrem Körper entwickeln. Die mit Unfruchtbarkeit verbundene Trauer und Verzweiflung lassen den Winter zu einer wahrhaft dunklen Jahreszeit werden, in der es schwer fallen kann, Sinn oder Erfüllung im Leben zu sehen, wenn die einzig mögliche Erfüllung für Sie derzeit darin liegt, ein Kind zu bekommen. Immer neue Schichten des Verlusts sammeln sich an, wenn sich Ihr Weg zur Schwangerschaft immer länger hinzieht – jede unbefruchtete Eizelle, jede abgehende befruchtete Eizelle, jeder nicht ausgetragene Embryo und jede Fehlgeburt hinterlassen Spuren, führen zum Verlust von Kontrolle, Selbstwert und Vertrauen in den eigenen Körper. Auch die sexuelle Nähe und Spontaneität in der Partnerschaft leiden, und dann sind da auch noch die Kosten für die Behandlungen, denen Sie sich womöglich unterziehen. All dies zusammengenommen bedeutet, dass Sie bei einem unerfüllten Kinderwunsch eine Menge tun müssen, um den „Laden am Laufen“ zu halten, Ihren Alltag zu bewältigen und Ihre Beziehung zu bewahren. Man macht sich selbst Druck, positiv zu denken, sich „einfach zu entspannen und es wird schon klappen“ (als hätte diese Ansage jemals zu echter Entspannung beigetragen). In der Regel gibt es auch eine Grenze, wie viel Traurigkeit die Menschen in unserem Umfeld ertragen können, sodass Sie mit zunehmender Trauer das Gefühl haben werden, sich noch mehr zusammenreißen zu müssen. Sie ziehen sich noch stärker in sich zurück und fühlen sich irgendwann wie abgetrennt von der Welt.

Wenn Klientinnen zu mir kommen, die Schwierigkeiten haben, schwanger zu werden, dann brechen Trauer und Tränen oft gleich zu Anfang aus ihnen heraus, weil sie wissen, dass ich ihre Gefühle wertschätze und meine Räumlichkeiten ein sicherer Ort sind, um sie zu zeigen. Ich hoffe, dass Sie jemanden haben, der einfach für Sie da ist und sich Ihre unangenehmen Gefühle und Erfahrungen anhört, ohne Sie aufmuntern zu wollen (auch wenn es natürlich Zeiten gibt, in denen das ebenfalls wichtig ist). Ich empfehle Ihnen zudem, sich vor Ort nach einer Selbsthilfegruppe umzuschauen, ebenso wie professionelle Unterstützung durch eine fachkundige Person, wenn das im Rahmen Ihres Budgets ist. Schaffen Sie einen sicheren Raum für sich selbst, in dem Sie schreiben und Ihre Tränen und Gedanken fließen lassen können. Geben Sie sich selbst die Erlaubnis, alles zu fühlen, denn wenn Sie die Möglichkeit haben, im Winter emotionalen Hausputz zu betreiben, schaffen Sie Raum dafür, in den anderen Jahreszeiten auch andere Gefühle zu leben.

Die Arbeit mit Ihrem Zyklus kann die Art und Weise verändern, wie Sie ihn erleben, und sie kann für eine positivere Beziehung zu Ihrem Körper sorgen. Ich möchte Sie allerdings nicht anlügen: Sie werden trotzdem darauf fokussiert sein, schwanger zu werden. Aber durch ein erhöhtes Zyklusbewusstsein haben Sie die Möglichkeit, andere Teile Ihrer selbst wiederzuentdecken – die Person, die Sie vor dieser ganzen Kinderwunschgeschichte waren, und die Sie womöglich völlig aus den Augen verloren haben.

Wenn Sie sich im Einklang mit Ihren Jahreszeiten bewegen, können Sie alle Emotionen zulassen und sie in einen bestimmten Rahmen setzen. Das Bewusstsein für Ihren persönlichen Rhythmus unterstützt die Erkenntnis, dass Ihre Hormone auf andere Weise für Sie da sind und Sie die positiven Auswirkungen spüren können, auch wenn sie im Vergleich zu Ihrem Kinderwunsch blass erscheinen mögen.

Das Aufzeichnen der Basaltemperatur kann für Paare, die sich ein Kind wünschen, extrem hilfreich sein und auch für den Arzt oder Heilpraktiker, der sie begleitet. Andererseits kann es auch für Stress sorgen, wenn Sie die Daten nicht mit Neugier betrachten und zu Ihrer Information nutzen, sondern sie zu etwas werden, das Ihr Leben diktiert. Die Zyklusstrategie verlagert den Fokus von der gemessenen Temperatur auf Ihr Erleben und sie gibt Ihnen die Möglichkeit, sich gut um sich zu kümmern.

Wenn Sie schwanger werden wollen, dann werden Sie vermutlich jedes ergänzende Therapieangebot nutzen, das Sie bekommen können. Als Fachfrau für chinesische Medizin und für die Arvigo®-Methode hege ich gegenüber einigen dieser Angebote begründete Vorurteile. Glücklicherweise habe ich bei meiner Arbeit häufig die Gelegenheit,

Schwangerschaften und Geburten zu feiern. Aber ich begleite auch Klientinnen auf ihrem Weg zu der Erkenntnis, dass sich ihr Wunsch vielleicht nicht erfüllen wird, und auch bei all dem, was danach für sie kommt. Bitte nehmen Sie sich in Acht vor Kliniken und Anbietern, die spektakuläre Erfolgsraten versprechen. Finden Sie jemanden, der Ahnung und einen transparenten Ansatz hat, Ihnen empfohlen wurde und bei dem Sie ein gutes Bauchgefühl haben. Kinderwunschbehandlungen können auch finanziell belastend sein, also sollten Sie der Person oder Institution, der Sie Ihr Geld geben, vertrauen.

Es ist im Übrigen vollkommen in Ordnung, einmal eine Pause einzulegen und Ihre Versuche, schwanger zu werden, bewusst einzustellen. Ich weiß, dass die Vorstellung, wertvolle Zeit zu verlieren, Panik auslösen kann, aber wenn Sie einmal aus der Achterbahn der Gefühle aussteigen, kann sich das äußerst positiv auf Ihre seelische und körperliche Gesundheit auswirken – von der Gesundheit Ihrer Beziehung einmal ganz zu schweigen. Sie haben so die Zeit, sich bewusst zu machen, dass Sie mehr sind als Ihre Gebärfunktion, und Sie können in Ruhe über die nächsten Schritte nachdenken. Meistens fühlt es sich enorm erholsam und erleichternd an, einmal die Pause-Taste zu drücken.

Fruchtbarkeit ist häufig ein Tabu-Thema. Aber es wird zu einem noch stärkeren Tabu, sobald man ein Baby hat. Das Trauma von Unfruchtbarkeit und Fehlgeburten verschwindet nicht einfach mit der Geburt eines Babys. Es kann beeinflussen, wie Sie Ihren Körper langfristig sehen und zudem die Fähigkeit beeinträchtigen, alle Gefühle der Mutterschaft zuzulassen, vor allem die weniger schönen wie Frustration, Niedergeschlagenheit und Wut, die durch die Hormone des Menstruationszyklus intensiviert werden. Anstatt zu akzeptieren, dass diese Gefühle Teil der Erfahrung sind, und Sie sich deshalb nicht selbst geißeln dürfen, fühlen Sie sich vielleicht schuldig und wollen diese Gefühle verdrängen, weil Sie doch das Glück haben, Mutter geworden zu sein und andere nicht.

Wenn Sie sich wirklich ein Kind wünschen, kann Ihre Beziehung zu Ihrem Zyklus und Fortpflanzungssystem ins Negative abrutschen. Zyklusbewusstsein aus einer Perspektive, die nicht auf Fruchtbarkeit fokussiert ist, kann wieder zu einem ausgeglicheneren Verhältnis zu Ihrem inneren Rhythmus führen.

Schwangerschaft

Zyklusbewusstsein ist eine hervorragende Vorbereitung auf Schwanger- und Elternschaft, wobei die Zyklusstrategie auch während der Schwangerschaft und der Zeit nach der Geburt genutzt werden kann. Natürlich haben Sie während der Schwangerschaft keinen Zyklus im herkömmlichen Sinne (obwohl es bei einigen Schwangerschaften im ersten Drittel zu Schmierblutungen kommen kann, und zwar zu genau der Zeit, wann Sie sonst Ihre Periode bekommen hätten). Stattdessen beginnt mit der Schwangerschaft eine ganz andere Art von Zyklus, mit einer längeren Dauer und Teilen, die wunderbar sind, aber auch solchen, die hart sein können.

Das erste Trimester ist wie ein ausgedehnter Winter und gibt Ihnen die Zeit, sich an die neue Situation zu gewöhnen. Auch wenn Ihre Schwangerschaft geplant und gewollt war, kann sie dennoch ein Schock sein, und wenn Sie ängstlich sind oder zuvor schon einmal ein Kind verloren haben, kann es sich belastend anfühlen. Es ist eine Zeit, in der sich alles verlangsamt, Ihre Energie vermutlich schneller nachlässt als Sie gedacht haben, und Sie von einem Moment auf den anderen einschlafen können (weil in Ihnen gerade sowohl ein Mensch als auch eine Plazenta heranwachsen, was ganz schön Energie kostet). Ihre Verdauung kommt durch das Progesteron praktisch zum Erliegen, denn das Schwangerschaftshormon erhöht die Verweildauer im Darm, damit der Körper mehr Zeit hat, um Nährstoffe aus der Nahrung zu ziehen. Im ersten Trimester können schon alltägliche Dinge Sie übermäßig erschöpfen, etwa das Fahren mit öffentlichen Verkehrsmitteln, vor allem wenn Sie unter Morgenübelkeit leiden oder ihrer schwereren Form, der *Hyperemesis gravidarum.* In diesem Fall haben Sie keine Wahl und müssen sich unbedingt Ruhe und Erholung gönnen.

Einige von Ihnen werden mit Beginn des zweiten Trimesters in eine Frühlingsphase eintreten. Wenn Sie allerdings erschöpft sind und das Leben oder die Schwangerschaft Ihnen zu schaffen machen, bleiben Sie womöglich einen weiteren Monat im Winter stecken. Den Eintritt des Frühlings bemerken Sie daran, dass Ihr Interesse an bunten und gesunden Lebensmitteln zurückkehrt. Sie möchten nicht mehr nur auf dem Sofa liegen, sondern sich bewegen und eventuell zeigt sich sogar ein

Funken Libido. Bislang waren Sie vollauf mit der Erfüllung Ihrer Grundbedürfnisse (essen, trinken, schlafen) beschäftigt, aber nun können Sie auch wieder an andere Menschen denken und an das Kind, das in Ihnen wächst. Sie sind interessiert an allem, was in der Welt vorgeht, und Sie sind bereit, sich ihr wieder zuzuwenden. Der Frühling der Schwangerschaft birgt Hoffnung und Potenzial – weil die Schwangerschaft stabil ist und alles gut gehen wird.

Der Übergang in den Sommer findet an irgendeinem Punkt im zweiten Trimester statt. Er ist womöglich weniger ausgeprägt als der Eintritt in den Frühling, aber wenn Sie wieder Lust auf Sex bekommen, sind Sie definitiv dort angelangt. Der Sommer ist so etwas wie die Flitterwochen der Schwangerschaft, wenn Energie und Stimmung steigen und Sie immer noch recht beweglich sind, also nutzen Sie ihn bestmöglich. Tun Sie die Dinge, die Ihnen Spaß machen, treffen Sie sich mit Freunden und schauen Sie, dass Sie den Großteil dessen erledigen, was auf Ihrer Baby-Checkliste steht, damit Sie es im Herbst ein wenig ruhiger angehen lassen können. Eine mögliche Kehrseite des Sommers ist, dass Ihr Babybauch nun sichtbarer wird und vielleicht jeder das Gefühl hat, seinen Kommentar dazu abgeben oder ihn berühren zu müssen – hier zeigt sich wieder das Sommermotiv, dass wir uns eventuell zu sehr im Blickfeld fühlen. Sie haben im Übrigen auch zu dieser Zeit das Recht, grapschende Hände abzuwehren.

Der Eintritt in die Herbstphase findet ungefähr zu Beginn des dritten Trimesters statt oder etwas später. Wir alle erleben eine Schwangerschaft unterschiedlich, genau wie den Menstruationszyklus, und wann bei Ihnen welche Jahreszeit hereinbricht, hängt unter anderem davon ab, wie gut Sie sich bisher in der Schwangerschaft gefühlt haben und wie viel Unterstützung Sie hatten. Vielleicht gehen Sie alles etwas langsamer an, sind betroffen von schwankender Stimmung und einem ebensolchen Blutzuckerspiegel, sind fuchsteufelswild oder total erschöpft. Hören Sie auf Ihren Körper. Wenn Sie gereizt und wütend sind, dann achten Sie auf die Ursachen, denn so haben Sie die Chance, diese Themen anzugehen, bevor das Baby da ist. Ungelöste Konflikte können sogar die Wehen beeinflussen, also beschönigen Sie nichts und klären Sie die Dinge. Wenn Sie erschöpft sind, dann ruhen Sie sich um Himmels Willen aus und konzentrieren Sie sich auf das, was Ihnen gut tut – Geburt und

Elternschaft kosten Kraft, und wenn Sie schon vorher am Stock gehen, wird es nicht besser.

Die Herbstphase der Schwangerschaft ist die perfekte Zeit, um Ihr Leben unter die Lupe zu nehmen, Entscheidungen zu treffen und Dinge zu überarbeiten. Sortieren und ordnen Sie, geben Sie Dinge ab, die Sie nicht mehr brauchen, füllen Sie Ihr Gefrierfach auf, erledigen Sie Kleinkram, wirtschaften Sie herum, ruhen Sie sich aus und klären Sie alle noch offenen Angelegenheiten im Innen und Außen. Sortieren Sie aus und kommen Sie in Nestbau-Stimmung, wenn Ihnen danach ist (es ist auch vollkommen in Ordnung, wenn Sie keine Lust dazu verspüren). Wenn es Ihnen schwer fällt, andere um etwas zu bitten, dann ist jetzt die beste Zeit, es zu üben. Finden Sie Ihre Stimme und lassen Sie die Menschen in Ihrem Umfeld wissen, was Sie wollen und brauchen. Das kann sich auf Dinge beziehen, die Sie in der Schwangerschaft brauchen, oder für die Geburt (eine Zeit, in der selbst die stärksten Frauen ihre Stimme verlieren können und die ruhigsten ihre finden) oder für die erste Zeit als Familie. Legen Sie jetzt die Regeln für die Tage und Wochen nach der Geburt fest, damit Ihre Nächsten und Liebsten die Chance haben, die eigenen Erwartungen anzupassen und sich Ihren Wünschen entsprechend zu verhalten.

Im Menstruationszyklus betreten Sie Ihren Winter entweder in den Stunden oder Tagen vor Einsetzen der Blutung – indem Sie sich beispielsweise von der Welt getrennt fühlen – oder es ist das körperliche Signal der Blutung, das den Winter einläutet. Genauso ist es auch mit den Wehen: Entweder Sie befinden sich bereits Tage oder Wochen vor der Geburt in einem Zwischenstadium oder der Beginn der Wehen transportiert Sie dorthin. Und die Geburt ist wahrscheinlich der tiefste Winter, den Sie bisher erlebt haben. Es ist der ultimative Vorgang des Loslassens, des Reisens in die inneren Tiefen und des Öffnens von Türen, von deren Existenz Sie bislang nichts geahnt haben und vor denen Sie am liebsten davonlaufen würden. Man möchte loslassen, damit etwas Größeres als man selbst übernehmen kann, doch es sind immer noch wir und die Wehen können uns nicht überragen.

Während der Wehen ist der Rückzug an einen dunklen, sicheren Ort entscheidend, denn das ermöglicht Ihrem Körper, einen optimalen Hormonspiegel zu erreichen, und es fördert eine glatte und effiziente

Geburt. Auf die gleiche Weise, wie Masturbation und Orgasmen bei Regelschmerzen helfen können, können sie auch die Wehen erleichtern und zudem, ebenso wie eine Stimulierung der Brustwarzen, die Kontraktionen fördern. Es gibt viele Ähnlichkeiten zwischen Menstruation und Geburt, denn ganz gleich wie die Geburt verläuft, sie wirft Sie auf sich selbst zurück – ein Zustand, der Ihnen vertraut sein dürfte, wenn Sie häufig mit schweren Regelschmerzen zu kämpfen haben.

Nach der Geburt hält die Blutung noch eine Weile an, und so lange das der Fall ist, befinden Sie sich definitiv im Winter, also verhalten Sie sich bitte entsprechend. Ich habe schon zu viele frischgebackene Mütter erlebt, die dem Winter nach der Geburt schnellstmöglich zu entkommen versuchten und mit Schmerzen die Straße entlang humpelten, obwohl ihre Wunden noch nicht verheilt waren und sie sich eigentlich ausruhen sollten. Auf die gleiche Weise, wie ausreichende Ruhephasen während der Periode Sie optimal auf die produktive Zeit in Frühling und Sommer vorbereiten, wird sich die Ruhe im vierten Trimester in den kommenden Monaten und Jahren für Sie auszahlen. Es ist eine Zeit, die Sie weder zurückholen, noch bei eventuellen erneuten Geburten so erleben können, zumindest nicht ohne starke Unterstützung durch andere. Nehmen Sie sich zumindest Zeit für eine Woche im Bett und eine weitere, in der das Bett immer noch eine zentrale Rolle spielt. Ziehen Sie die Zugbrücke hoch und laden Sie Besucher aus, es sei denn, es handelt sich um die hilfreiche Sorte, die Essen mitbringt, Ihre Wäsche aufhängt und das Geschirr spült, aber selbst in diesen Fällen ist ein begrenztes Zeitfenster von Vorteil. Wenn Sie entscheiden, wer Sie besuchen kommen darf, dann bedenken Sie dabei auch, bei wem es Ihnen nichts ausmacht, in Unterhosen herumzulaufen und Ihre Brüste beim Stillen zu zeigen, denn ganz gleich, wie Sie Ihr Baby füttern wollen, ist das eine wichtige Messlatte für die richtigen Menschen. Die Familie kann in solchen Momenten schon einmal Druck machen, aber dies ist Ihre Zeit als frischgebackene Familie, also stellen Sie Ihre Bedürfnisse an erste Stelle. Menschen, auf deren Besuch Sie nicht so erpicht sind, sollten in der ersten Woche gar nicht zu den Besuchern zählen. Ihre Hormone durchlaufen nämlich zwischen dem zweiten und fünften Tag nach der Geburt eine größere Umstellung (meist am dritten oder vierten Tag), und während einige dies problemlos meistern (in der Regel dann, wenn die

Geburt glatt verlief und das Elternsein ruhig begann), durchleben viele meiner Klientinnen Weinphasen oder größere Gefühlsausbrüche – Letztere meistens, wenn die Geburt sehr schwer war oder sie sich gleich danach zu viel aufgehalst haben. Das muss objektiv betrachtet im Übrigen nicht einmal viel gewesen sein, denn selbst kleine Dinge, etwa duschen, können zu diesem Zeitpunkt zu Erschöpfung führen.

Die ersten drei Monate nach der Geburt werden auch als viertes Trimester bezeichnet, denn es ist eine Zeit, in der Ihr Baby den großen Schritt aus der Gebärmutter in die Welt macht und auch Sie sich im Übergang befinden, selbst wenn dies nicht Ihr erstes Kind ist. Jedes Baby ist anders und alle benötigen sie Zeit, um sich an die Welt hier draußen zu gewöhnen, die so anders ist als jene, die sie zurückgelassen haben. Auch Ihre Welt hat sich verändert, und deshalb benötigen auch Sie Zeit, um sich in das neue Leben einzufinden: wie Sie Ihr Baby versorgen und nähren, wie Sie sich selbst versorgen und nähren und wie Sie all die anderen Dinge angehen, z. B. Ihre Beziehung und Ihr Berufsleben. Rückzug und Raum, um mit Ihrem inneren Wissen in Kontakt zu kommen, werden Ihnen helfen. Das vierte Trimester ist die Zeit, in der Sie sich wahrscheinlich durchlässig und verletzlich fühlen. Wenn Ihnen nahestehende Menschen oder auch vollkommen Fremde wenig hilfreiche Bemerkungen über Ihr Baby und die von Ihnen getroffenen Entscheidungen machen, kann Sie das bis ins Mark treffen und das Selbstvertrauen zerstören, das Sie gerade in der neuen Elternrolle aufbauen. Überlegen Sie sich gut, wen Sie in dieser Zeit in Ihrer Nähe haben mögen, und seien Sie sich vor allem bewusst, dass die von Ihnen für sich selbst und Ihre Familie getroffenen Entscheidungen das Beste für Sie sind. Sie machen das großartig, ganz ehrlich.

Etwa drei Monate nach der Geburt bekommen Sie hoffentlich wieder mehr Lust, am Leben teilzunehmen und aus dem Haus zu gehen – ein sicheres Anzeichen dafür, dass Sie das vierte Trimester und den Winter hinter sich lassen. Um ehrlich zu sein, habe ich es allerdings so erlebt, dass sich Elemente des vierten Trimesters bis zu achtzehn Monate nach der Geburt hielten. Einige davon waren schön, andere waren anstrengend, und ich nehme einmal an, dass ich nicht die Einzige bin, der es so ergeht. Erst als meine Menstruation wieder einsetzte, spürte ich eine deutliche Veränderung.

Stillen beziehungsweise *Chestfeeding* (ein Begriff, den manche Transmänner benutzen, die sich nicht mit ihrer weiblichen Brust identifizieren) kann manchmal bewirken, dass Eisprung und Menstruation aussetzen, was einer sogenannten Laktationsamenorrhoe entspricht. Stillen Sie hingegen nicht, kann der erste Eisprung bereits drei Wochen nach der Geburt eintreten[15], weshalb man sich schon frühzeitig über Verhütung unterhalten und entsprechende Entscheidungen treffen sollte, auch wenn Sie vielleicht gar nicht planen, so früh wieder aufs Pferd zu steigen. Sex kann nach einer Geburt unangenehm und schmerzhaft sein, selbst nach einem Kaiserschnitt, und das muss gar nichts mit einem emotionalen oder körperlichen Trauma zu tun haben. Es ist vielmehr häufig der niedrige Östrogenspiegel, der zu Scheidentrockenheit führt, einem häufigen Problem in der Zeit nach der Geburt.

Wenn Sie unter dem polyzystischen Ovarialsyndrom (PCOS) oder einer Schilddrüsenunterfunktion leiden, dann ist es wichtig zu verstehen, dass sich beides auf die Milchmenge auswirken kann, wenn Sie stillen. Holen Sie sich in diesem Fall noch während der Schwangerschaft Hilfe bei einer professionellen Still- und Laktationsberaterin, damit Sie auf diese Möglichkeit vorbereitet sind.

Schwangerschaft ist ein Grenzzustand, eine Übergangszeit zwischen dem Ort, an dem Sie vorher waren, und dem, den Sie dabei sind zu betreten. Einige genießen dieses Gefühl, andere wiederum finden es zutiefst beunruhigend. Auch das Ausbleiben der Menstruation bringt einige Herausforderungen mit sich, weil der Punkt des Loslassens fehlt, den Sie sonst von Ihrem Zyklus gewohnt sind. Umso wichtiger ist es, trotzdem Möglichkeiten zu finden, wie aufgestaute Gefühle abgebaut werden können. Während der Schwangerschaft und in der Zeit unmittelbar nach der Geburt können Sie statt des Menstruationszyklus den Mondzyklus nutzen, um jeden Monat etwas Ruhezeit für sich einzuplanen und mit dem Rhythmus eines Zyklus zu arbeiten (siehe Seite 272).

Wenn Elternschaft und PMS kollidieren

Wundervoll und lohnenswert, einengend und hart – Elternschaft bringt eine Menge an Herausforderungen mit sich. Wenn es bereits schwerfällt, für die eigenen Grundbedürfnisse zu sorgen, etwa eine ausreichende

Flüssigkeitsversorgung, regelmäßige Mahlzeiten und ausreichend Schlaf, wie soll man sich dann um die anderen Dinge kümmern, die einem wichtig sind, wie enge Beziehungen sowie persönliche und berufliche Ziele? Ganz zu schweigen von all dem, was ein Leben mit Kind mit Ihren Hormonen macht und wie schwierig es ist, den Menstruationszyklus zu bewältigen, wenn Sie sich von den ständigen an Sie gerichteten Forderungen erdrückt fühlen. Aber Ihr Zyklus fordert ein, dass Sie etwas für sich selbst tun, und die inneren Jahreszeiten bieten immer wieder die Möglichkeit zu erforschen, wer Sie sind, was Sie wollen und was Sie brauchen.

Frühling und Sommer sind großartige Jahreszeiten, um Kinder zu haben. Die spielerische und neugierige Natur des Frühlings macht ihn zum perfekten Moment, um Zeit mit Ihren Kindern zu verbringen, und der Anstieg an Energie und Optimismus, den Sie hoffentlich im Sommer verspüren, kann das Elternsein erheblich leichter machen, also sollten Sie diese Jahreszeiten gezielt nutzen und Zeit im Kalender einplanen, die Sie mit Ihren Kindern verbringen. Wenn es um feste Einschlafzeiten, das Trockenwerden oder das Einführen eines neuen Tagesablaufs geht, dann sollten Sie diese Dinge im Frühling beginnen, damit der Großteil der Arbeit in die Jahreszeiten fällt, in denen Sie sich den Herausforderungen auch gewachsen fühlen. Wenn Sie versuchen, Ihrem Kind das Durchschlafen beizubringen, wenn Sie gerade in Ihrem Herbst stecken, sind die Erfolgsaussichten eher gering.

Mit dem Großziehen eines kleinen menschlichen Wesens erfüllen Sie eine der anspruchsvollsten Aufgaben, die es gibt. Es ist aber auch eine, bei der Sie die Ergebnisse Ihrer harten Arbeit nicht immer sehen und würdigen können, denn Sie stecken meist so im Trott, dass Sie den Wald vor lauter Bäumen nicht sehen, und Sie arbeiten nicht mit anderen zusammen, die Ihre Arbeit spiegeln und anerkennen. Frühling und Sommer können auch aus dem Grund frustrierend sein, dass Sie nun womöglich Arbeiten erledigen möchten, die nichts mit der Kindererziehung zu tun haben, dies aber nicht wie gewohnt tun können. Zeitmangel kann allerdings auch motivieren, und Sie werden womöglich überrascht sein, wie viel Sie zu schaffen imstande sind. Obwohl wir mittlerweile im 21. Jahrhundert angekommen sind, ist es immer noch unsere Bereitschaft, als Mütter unsere beruflichen Ziele hintenan zu stellen, die von der Gesellschaft erwartet und belohnt wird, sodass Ihre Rückkehr in den Job auf negative Reaktionen stoßen kann. Selbst beim Schreiben dieses Buches musste ich mir anhören, dass ich eben nicht alles haben könne, also Mutter sein und mich zur Arbeit an einem solch anspruchsvollen Projekt verpflichten. Mein Lebensgefährte bekam solche Sprüche nie zu hören.

Die meisten Mütter, die ich kenne, brauchen dringend immer wieder Auszeiten, vor allem aber im Herbst und im Winter des Zyklus, wenn prämenstruelle Reizbarkeit und Depression es unheimlich verlockend machen, das sinkende Schiff zu verlassen. Dem übermächtigen Drang, einfach alles stehen und liegen zu lassen und sich zurückzuziehen, kann man oft nicht nachgeben, wenn die Kinder noch sehr klein sind und man nicht einmal in Ruhe alleine zur Toilette gehen kann. Die kleinen Quälgeister haben ein untrügliches Gespür dafür, dass man gerade lieber für sich wäre, doch für unsere seelische Gesundheit ist es unabdingbar, dass wir Gelegenheit dazu finden. Denken Sie daran: Das, was Sie im Herbst bewegt, ist schon den ganzen Zyklus über ein Thema, wird aber in der ersten Hälfte vom Östrogen überdeckt und zeigt sich daher erst, wenn Sie im Herbst angekommen sind. Die kombinierte Wirkung aus der hohen seelischen Belastung, der Mütter unterliegen, und der Tendenz, dass sie den Großteil der unbezahlten Arbeit in der Familie erledigen (in Form von Hausarbeit sowie praktischer und emotionaler Unterstützung aller Familienmitglieder), führt in der Regel dazu, dass der Herbst stürmisch ausfällt, selbst wenn Sie Ihre Gedanken und Gefühle größtenteils mit sich selbst ausmachen. Achten Sie darauf, was Sie so richtig wütend macht oder herunterzieht, und schmieden Sie Pläne, wie man die Dinge ändern könnte. Keine Ahnung, was genau Sie verändern sollen? Ich würde einmal schwer darauf tippen, dass es vor allem darum geht, weniger für andere und mehr für sich selbst zu tun.

Wenn Sie vermuten, dass Sie unter Depressionen leiden, dann sind Sie keineswegs allein damit. Eine von fünf Frauen leidet unter psychischen Problemen, die mit der Mutterschaft in Verbindung stehen, und das ist kein Wunder bei der mangelnden Unterstützung, die wir meist haben. Wir sind nicht dafür gemacht, all das alleine zu bewältigen, und es braucht wirklich – wie ein afrikanisches Sprichwort es so schön sagt – ein ganzes Dorf, um ein Kind großzuziehen, vor allem weil die Eltern sonst irgendwann durchdrehen. Wenn Sie ein Kind haben, dann entsteht dadurch eine größere Umwälzung bei Ihnen selbst und in Ihren engeren Beziehungen. Sie werden verdammt wenig Schlaf abbekommen, also freunden Sie sich schon einmal mit instabilen Blutzuckerwerten, Stimmungsschwankungen, Entzündungen und Heißhungerattacken an. Außerdem werden Sie sich vermutlich weniger gut ernähren als in der Schwangerschaft und von schlechten Kohlenhydraten, Zucker und Koffein leben, was in puncto Entzündungen und Blutzuckerspiegel zu noch mehr Problemen führt. Durch die Kombination von massiven seelischen und körperlichen Veränderungen in den Jahren nach der Geburt sowie mangelnde Unterstützung und Selbstfürsorge ist es nicht weiter verwunderlich, dass viele Mütter psychische Probleme bekommen. Wenn Sie schon vorher einmal unter solchen Beschwerden gelitten haben, dann stehen die Chancen 50:50, dass diese im vierten Trimester wiederkehren. Ein Kind zu bekommen, kann außerdem eine prämenstruelle dysphorische Störung auslösen (PMDS, eine extreme Form von PMS); das bedeutet, dass es besonders wichtig für Sie ist, ein Team von Unterstützern zu haben und einen Plan zu entwickeln, *bevor* Ihr Baby da ist.

Postpartum-Thyreoiditis

Die Postpartum-Thyreoiditis ist ein hormonelles Ungleichgewicht, dass zu einer postpartalen Depression führen kann. Dabei entzündet sich die Schilddrüse im Jahr nach der Geburt. Die Diagnose kann schwierig sein, weil die Anzeichen und Symptome häufig den Umständen des Lebens mit einem Neugeborenen zugeschrieben werden. Etwa eine von 18 Müttern ist betroffen.[16]
Die Postpartum-Thyreoiditis verläuft in zwei Phasen, wobei die Schilddrüse in der ersten übermäßig aktiv ist, in der zweiten zu wenig arbeitet. Sie können aber auch unter Postpartum-Thyreoiditis leiden und nur eine Phase erleben, denn in 43 Prozent der Fälle kommt es nur zu einer Schilddrüsenunterfunktion.[17]
Zu den Anzeichen für eine Postpartum-Thyreoiditis zählen folgende:

- Etwa einen Monat bis vier Monate nach der Geburt treten Symptome auf, die einer Schilddrüsenüberfunktion ähneln, beispielsweise innere Unruhe, Reizbarkeit, schneller Puls, Herzklopfen, rapider Gewichtsverlust, Müdigkeit, Schlaflosigkeit, Zittern und Hitzeempfindlichkeit. Diese Symptome dauern meist etwa ein bis drei Monate an, wonach die zweite Phase beginnt.
- Wenn die Schilddrüsenfunktion nachlässt, zeigen sich Symptome einer Schilddrüsenunterfunktion, darunter Erschöpfung, Niedergeschlagenheit, Gewichtszunahme, Haarausfall, Verstopfung, Schmerzen, Konzentrationsschwierigkeiten, Libidoverlust und eine Neigung zum Frieren. Diese Symptome tauchen meist vier bis acht Monate nach der Geburt auf und halten neun bis zwölf Monate an.

Die Auswirkungen der Postpartum-Thyreoiditis können Ihnen wirklich das Leben schwer machen. Die Umstellung auf das Elternsein ist schon hart genug, ohne dass die Hormone verrückt spielen. Zwar behaupten Mediziner, dass sich die Krankheit von selbst gibt (meist innerhalb von einem Jahr), aber diese Aussage finde ich nicht hilfreich. Es spielt nicht nur die Erfahrungen von Frauen herab, sondern kann auch die kritische Zeit des Bondings mit dem Kind beeinträchtigen. Bei Frauen, die unter einer Postpartum-Thyreoiditis leiden, liegt zudem die Wahrscheinlichkeit bei 25 bis 30 Prozent, dass sie in den folgenden 5-10 Jahren eine permanente Schilddrüsenunterfunktion entwickeln.[18] Das bedeutet, dass das Jahr nach der Geburt eine einmalige Gelegenheit bietet, um das Risiko der Entwicklung einer dauerhaften Schilddrüsenunterfunktion zu bewerten und all jene Fälle herauszufiltern, die in den Folgejahren regelmäßig untersucht werden sollten.

Wenn Sie (oder jemand aus Ihrer Familie) schon einmal von einer Autoimmunerkrankung oder einem Schilddrüsenleiden betroffen waren, oder Sie unter Typ-1-Diabetes leiden, dann sollten Sie Ihr Blut während der Schwangerschaft auf Schilddrüsenhormone und Antikörper untersuchen lassen, weil bei Ihnen ein erhöhtes Risiko besteht, eine Postpartum-Thyreoiditis zu entwickeln. Von allen Schwangeren, die im dritten Trimester positiv auf Schilddrüsenantikörper getestet werden, entwickeln rund 80 Prozent anschließend eine Postpartum-Thyreoiditis.[19] Wenn Sie das Gefühl haben, dass es für Ihr Befinden noch andere Gründe gibt als die Belastung durch ein Neugeborenes, dann sprechen Sie bitte Ihren Arzt auf eine Untersuchung Ihrer Schilddrüsenwerte an, insbesondere wenn bei Ihnen die Diagnose einer postpartalen Depression gestellt wurde. Es kann nämlich sein, dass Sie statt Antidepressiva eher Medikamente für die Schilddrüse und Unterstützung im Alltag benötigen. (Denken Sie daran, dass der TSH-Wert für sich genommen nicht für eine Diagnose ausreicht und selbst wenn fT3 und fT4 bestimmt werden, sind diese Ergebnisse nicht immer aussagekräftig. Auch wenn die Werte sich noch im Normbereich befinden, können bereits Symptome und Beschwerden vorliegen. In diesem Fall sollte die Diagnose eher anhand der Symptome erfolgen statt anhand von Zahlen auf einem Stück Papier. Näheres dazu finden Sie auf Seite 365.) Wir sollten aufhören, uns sagen zu lassen, dass es normal ist, sich so zu fühlen, wenn man ein Baby hat.

Wenn Sie ein Kind haben, dann besteht Ihre Aufgabe darin, es zu lieben, es zu ernähren und es warm zu halten. Damit Sie auch ganz sicher auf diese Aufgaben fokussiert sind, durchläuft Ihr Gehirn während der Schwangerschaft eine Veränderung – es schrumpft und strukturiert sich neu. Diese Veränderung bedeutet zusammen mit dem niedrigen Hormonspiegel in der Nachgeburtszeit, dass Ihre Multitasking-Tage vorbei sind und es schon schwierig sein kann, an einen Telefonanruf zu denken. Einfache Aufgaben werden zu schwierigen und stressigen Angelegenheiten, und Sie befinden sich in einem Zustand erhöhter Wachsamkeit, der sich nicht abschalten lässt. Die Folge: Sie sind zugleich müde und aufgedreht. Wenn Sie unter Stress stehen, übernimmt das Nebennierenhormon Cortisol die Regie, damit Sie die Krise überleben. Ein kleines Kind zu haben, kann sich aber zu einer Dauerkrise auswachsen, sodass Ihre

Nebennieren Überstunden einlegen müssen. Sie funktionieren am besten, wenn Sie regelmäßige Mahlzeiten zu sich nehmen und gut schlafen – eher problematisch mit einem Baby. Wenn Sie dem Stress nichts entgegensetzen, kann dies zu einer Gewichtszunahme rund um die Körpermitte sowie Müdigkeit und Depression führen – genau das, was Ihnen jetzt gerade noch fehlt. Sie können Ihre Nebennieren unterstützen, indem Sie ausreichend und regelmäßig Flüssigkeit und Nahrung zu sich nehmen. Versuchen Sie auf keinen Fall bewusst weniger zu essen oder Mahlzeiten auszulassen, um abzunehmen, denn das führt am Ende nur zu niedrigem Blutzucker, schlechter Laune und dem Ausstoß von Cortisol, das dann seinerseits die Fettverbrennung ausschaltet, um Brennstoff zu sparen – und das war's dann mit dem Abnehmen!

Anzeichen für eine Störung der Nebennierenfunktion sind unter anderem: Probleme, morgens aus dem Bett zu kommen; Durchhänger am Nachmittag; Heißhunger auf Zucker, Fett und Salz; ein geschwächtes Immunsystem; Libidoverlust; Benommenheit oder Schwindelgefühle, speziell beim Aufstehen; benebeltes Gehirn; Gedächtnisprobleme; Reizbarkeit; reduzierte Belastbarkeit; Einschlaf- oder Durchschlafstörungen (weil ein niedriger Cortisolwert beeinflusst, wie Ihr Blutzuckerspiegel in der Nacht reguliert wird; ein niedriger Blutzucker kann Sie aufwachen lassen, damit Sie dem Körper Nahrung zuführen); verstärktes prämenstruelles Syndrom und Symptome der Menopause.

Perimenopause und Menopause

Die eigentliche Menopause dauert nur einen Tag, und dieser kommt, wenn Sie ein Jahr lang keine Periode hatten. Das, was die meisten von uns für die Menopause halten, ist in Wirklichkeit die Perimenopause, also der davorliegende Zeitraum, in dem Symptome auftreten wie Veränderungen von Zykluslänge und Blutungsstärke, Hitzewallungen, Nachtschweiß, Schlaflosigkeit, Müdigkeit und PMS.

Rund 95 Prozent aller Frauen erleben die Menopause zwischen 44 und 56 Jahren, wobei der Durchschnitt bei 50 Jahren liegt. Genetische Faktoren und die Tatsache, ob Sie rauchen oder nicht, können einen Einfluss darauf haben, wann die Menopause eintritt. Es gilt: Je stärker Sie rauchen, desto früher kann sie anstehen. Etwa zwei Prozent kommen vorzeitig in die Wechseljahre, also vor dem 40. Lebensjahr, und das Risiko scheint vererbbar zu sein. Wenn es bei Ihnen weibliche Familienmitglieder gibt, die schon früh in die Menopause kamen, dann sollten Sie das bei Ihrer Familienplanung im Hinterkopf behalten.

Geht der Vorrat an Eizellen zur Neige und nimmt ihre Qualität ab, wird auch die Bildung der Follikel beeinträchtigt, was zu einer Abnahme der Fruchtbarkeit und dem Auftreten unregelmäßiger Zyklen führt. Zunächst arbeitet Ihre Hypophyse härter, um Follikel aus Ihren Eierstöcken freizusetzen, indem sie mehr follikelstimulierendes Hormon (FSH) ausschüttet, das diese anregen soll. Das verkürzt die erste Zyklushälfte und sorgt für häufigere Zyklen. Auf diese Art versucht Ihr Körper Ihnen noch Empfängnischancen zu ermöglichen, bevor Sie ganz aufhören, einen Eisprung zu haben. Die unregelmäßigen (und meist kürzeren) Zyklen beginnen meist in den Vierzigern oder sogar schon in den Dreißigern und markieren den Beginn der Perimenopause, auch wenn Sie möglicherweise noch zehn weitere Jahre Ihre Periode bekommen.

Wie schon in Kapitel 1 beschrieben, durchlaufen in jedem Zyklus Tausende Follikel einen natürlichen Atresie-Prozess (das heißt, sie sterben ab), sodass die Follikelzahl bei Eintritt der Perimenopause bereits deutlich reduziert ist. Auch die Zellen auf den Follikeln, die für die Hormonproduktion verantwortlich sind, werden weniger, was zu einer Abnahme der Hormonproduktion in den Eierstöcken führt. Die Anzahl der Zyklen ohne Eisprung nimmt zu, und die Zyklen werden tendenziell länger. Es kann sogar sein, dass Sie mehrere Monate Ihre Tage nicht bekommen. Weil es keinen regelmäßigen Eisprung mehr gibt und keinen funktionstüchtigen Gelbkörper, der Progesteron produziert, gewinnt das Östrogen die Oberhand, falls dies nicht zuvor schon der Fall war. Symptome einer Östrogendominanz treten auf, etwa stärkere / längere Blutungen, PMS, Brustspannen, Aufgeblähtheit, Kopfschmerzen und Wassereinlagerungen. Ohne die beruhigende Wirkung von Progesteron auf Ihr Nervensystem fühlen Sie sich eventuell unruhig und nervös und schlafen schlechter; das bedeutet, dass Sie tagsüber erschöpft sind und sich in einem Teufelskreis aus mieser Stimmung und Schlafmangel wiederfinden.

Mit der Zeit sinkt auch der Östrogenspiegel und es zeigen sich die Anzeichen eines Östrogenmangels, wie Scheidentrockenheit, Schmerzen beim Sex (sofern Sie überhaupt noch Interesse daran haben), Blasenschwäche oder eine überaktive Blase (die zudem zu Entzündungen neigt), Hitzewallungen, Nachtschweiß, Schlafstörungen, Gedächtnisprobleme und ein allgemeines Gefühl, einfach alt zu werden. Sie haben vielleicht Herzklopfen, auch wenn Sie völlig entspannt sind, und wachen mitten in der Nacht schweißgebadet auf und müssen erst einmal Ihr Bett neu beziehen. Viele meiner Klientinnen stellen fest, dass die Symptome sich sofort verschlimmern, wenn sie ein Glas Wein trinken oder reichhaltiges, stark gewürztes Essen zu sich nehmen. Hüten Sie sich also vor Speisen und Getränken, die eine aufheizende Wirkung haben, und wählen Sie lieber eine Ernährung, die nahrhaft und kühlend ist (mager und grün ist eine gute Richtung).

All dies mag sich wie ein einigermaßen vorhersehbarer und linearer Prozess anhören, aber obwohl die hormonelle Abfolge eindeutig klingen mag, kann sich der Alltag anfühlen, als befänden Sie sich in einer Achterbahn – und in gewisser Hinsicht ist das auch so. Werfen Sie einen Blick auf das nachfolgende Diagramm, und Sie werden erkennen, dass es in der Perimenopause eben kein vorhersehbares Auf und Ab der Hormone in jedem Zyklus gibt, sondern eher wilde Schwankungen. (Der landläufige Begriff „Wechseljahre" ist unterteilt in vier Phasen: die Prämenopause, wenn es noch eine Blutung gibt, die Perimenopause, wenn der Zyklus oft ausbleibt und sich viele Symptome einstellen, die „eintägige" Menopause sowie die Postmenopause, wenn es keinen Zyklus mehr gibt; Anm. d. Übers.)

All das klingt vermutlich nicht gerade toll, deshalb ist es wichtig, sich vor Augen zu halten, dass die Menopause kein Leiden ist. Sie ist Teil des Lebens und viele haben auch positive Erfahrungen damit gemacht. Es ist eine Zeit, in der man wirklich in seine Kraft kommt, auch wenn der Weg dorthin steinig sein kann. Je stärker Sie in den Jahren zuvor mit Ihrem Zyklus arbeiten, umso leichter wird der psychische Übergang sein. Alles, was Sie bislang im Leben noch nicht angegangen sind, wird jetzt mehr Raum einnehmen, und Sie können den Kopf nicht länger in den Sand stecken. Ohne das Östrogen, das zuvor die weniger netten Aspekte übertünchte, werden Sie Ihr Leben und Ihre Beziehungen durch eine andere Brille betrachten. Östrogen bewirkt, dass wir uns um andere Menschen kümmern und sie wichtig nehmen. Sinkt es, sinkt damit

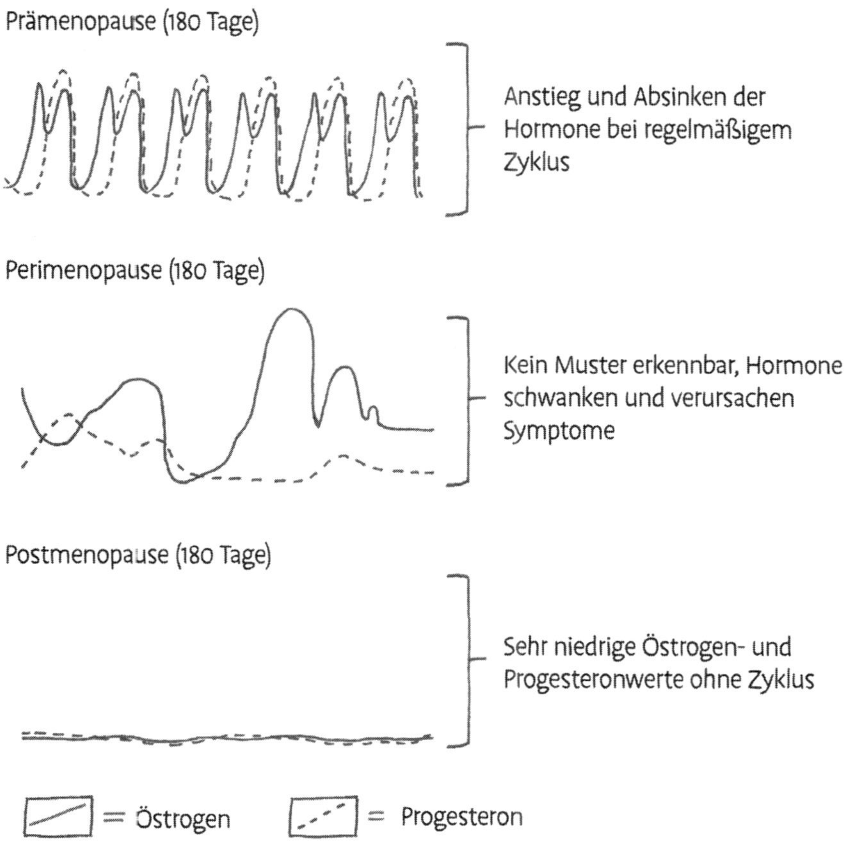

auch unsere Toleranz für andere und deren Probleme. Vielleicht erinnern Sie sich an all die Zeiten, in denen Sie sich um andere kümmerten anstatt um sich selbst, und das kann Verbitterung und Unmut hervorrufen. Genau aus diesem Grund ist es so wichtig, schon früh im Leben mit dem Menstruationszyklus zu arbeiten, denn jeder Zyklus bringt Ihnen Erkenntnisse und hilft, mehr über sich selbst zu erfahren und sich mit Freundlichkeit zu begegnen. Das beinhaltet auch das Setzen gesunder Grenzen und das Finden eines Gleichgewichts zwischen der Fürsorge für andere und uns selbst.

Während der Perimenopause kann uns PMS früher und härter treffen als zuvor. Das Durchleben der Herbstphase des Zyklus kann zusätzlich belastend sein, weil man sich nun auch noch in der Herbstphase des Lebens befindet. Dieser doppelte Hammer verstärkt sowohl die mit dem Herbst verbundenen Fähigkeiten als auch die Fallstricke. Es entsteht ein Gefühl von Dringlichkeit – ob es nun darum geht, noch „schnell" ein Kind zu bekommen oder im Beruf voranzukommen.

Wenn Sie sich auf den Winter Ihres Lebens zubewegen, dann kommen Sie noch stärker in Ihre innere Weisheit und werden selbstsicherer. Aber diese Phase im Leben ist in der chinesischen Medizin auch mit dem Element Metall verbunden, also ist es wichtig, darauf zu achten, was in Körper und Geist verhärten oder spröde werden könnte, und daran zu arbeiten, dass Sie flexibel bleiben.

In dem Zeitraum, in dem Östrogen und Testosteron im Vergleich zu anderen Hormonen hoch sind, kann das sexuelle Verlangen seinen höchsten Punkt im Leben erreichen. Wenn dann das Östrogen absinkt, insbesondere nach der Menopause, können sich verstärkt urogenitale Leiden einstellen. Durch den geringeren Östrogenspiegel kommt es zur Atrophie der Scheide, sodass die Scheidenwände dünner und trockener werden. Auch die Produktion und Menge der Flüssigkeit, die bei Erregung abgegeben wird, gehen zurück, was penetrativen Sex unangenehm und schmerzhaft werden lässt. Jucken, Reizungen und Brennen können selbst bei fehlender sexueller Aktivität auftreten, und weil auch das Kollagen, das Ihre Haut prall und elastisch hält, vom Östrogen abhängig ist, geht ein fallender Östrogenspiegel oft mit einer Blasenschwäche einher. Leider ist das nicht das einzige Blasensymptom, das sich zeigen kann. Eine Reizblase und Infektionen des Harntrakts treten nun ebenfalls häufiger auf.

Das häufigste Leiden, mit dem Klientinnen in der Perimenopause zu mir kommen, sind abnorme uterine Blutungen (AUB). Darunter versteht man Blutungen, die außerhalb des normalen Menstruationszyklus auftreten und nicht durch eine Krankheit verursacht werden. Sie können die Form von leichten Schmierblutungen annehmen oder es kann sich um einen starken Blutfluss handeln, der nie aufzuhören scheint und Blutklumpen enthalten kann, die auch größer sein können. Abnorme uterine Blutungen sind ebenfalls ein Zeichen einer Östrogendominanz, weshalb es wichtig ist, die Östrogenbelastung zu reduzieren, unter anderem über eine Ernährungsumstellung und das Vermeiden von

Kontakt mit östrogenimitierenden Substanzen wie BPA aus Plastik. Außerdem kann man die Ausscheidung von Östrogen durch den Körper fördern. Die chinesische Medizin und / oder die Arvigo®-Methode können in solchen Situationen Wunder bewirken und nicht nur die zugrunde liegende Ursache angehen, sondern auch starke Blutungen lindern und eine Anämie verhindern – eine häufige Komplikation, die zu weiterem Blutverlust führen kann. Ich würde mir wirklich wünschen, dass die Kosten für diese Behandlungen vom Gesundheitssystem übernommen würden, denn ich bezweifele nicht, dass so tausenden Frauen unnötige Hysterektomien erspart blieben. Bei diesem chirurgischen Eingriff wird die Gebärmutter entfernt, manchmal zusätzlich auch der Gebärmutterhals, die Eileiter und die Eierstöcke.

Hysterektomie

Obwohl es durchaus Betroffene gibt, die so sehr unter ihrer Menstruation leiden, dass sie sich verzweifelt eine Totaloperation wünschen und dies auch noch im Nachhinein als gute Entscheidung betrachten, würden doch alle, mit denen ich über eine Hysterektomie gesprochen habe, ihre Gebärmutter lieber behalten, wenn ihre belastenden Symptome auf andere Weise behoben werden könnten. Mediziner neigen noch immer dazu zu glauben, dass die Gebärmutter überflüssig ist, sobald man seine besten Jahre hinter sich hat – und da sie höchstens noch Ärger machen kann, warum also nicht einfach herausnehmen? Meinen Erfahrungen nach kann eine Totaloperation allerdings seelische Traumata auslösen, gerade wenn die Entscheidung nicht freiwillig war, sondern eher aufgezwungen wurde. Die OP ändert häufig auch nichts an der Ursache des Problems, der Östrogendominanz. Gerade in dieser Zeit sollte man genau unter die Lupe nehmen, was sich in puncto Östrogen tut, denn wenn der Spiegel zu hoch ist, kann dies eine Vielzahl unangenehmer Symptome verursachen und das Risiko erhöhen, an hormonabhängigem Krebs zu erkranken. Eine Hysterektomie erhöht das langfristige Risiko für Scheidensenkungen, Scheidenvorfälle und Inkontinenz.[20] Trotzdem kann ihre Durchführung die richtige Entscheidung sein, wenn alle anderen Behandlungsmethoden ausgeschöpft sind oder Krebs entdeckt wurde. Bedenken Sie dabei jedoch, dass sie Endometriose nicht heilt und nur in einigen wenigen Fällen hilfreich ist. Unabhängig vom Alter tritt, sofern die Eierstöcke ebenfalls entfernt werden, eine sofortige Menopause ein, die auch als chirurgische Menopause bezeichnet wird. Der Verlust der Eierstockhormone durch die Menopause geht mit einem Abnehmen der Gesundheit von Herz und Kreislauf einher und dem Fortschreiten von Symptomen wie Osteoporose, Demenz, Alzheimer und einigen Krebsarten. Forschungen haben gezeigt, dass die Eierstöcke selbst nach dem Eintreten der natürlichen Menopause weiterhin Hormone produzieren, die Ihrer Gesundheit förderlich sind. Also sollten Sie sie in jedem Fall behalten, sofern es nicht eindeutige medizinische Gründe dafür gibt, sie zu entfernen.

Wenn Sie eine Totaloperation hatten, Ihre Eierstöcke aber nicht entfernt wurden, dann haben Sie noch immer einen Menstruationszyklus – nur eben ohne Blutung. Das bedeutet, dass Sie immer noch unter PMS leiden und ein Gefühl der Erleichterung verspüren können, wenn Ihr Hormonspiegel sinkt, weil eigentlich die Menstruation einsetzen würde. Auch Ihre vier inneren Jahreszeiten erleben Sie weiterhin. Sobald die ersten Schübe von Amenorrhoe auftauchen, wenn die Periode mehrere Monate nacheinander ausbleibt und Sie spüren, dass Ihr Körper die Zyklusjahre nun hinter sich gelassen hat, können Sie den Mondzyklus nutzen, um weiterhin einen Lebensrhythmus und fest eingeplante Zeiten für Ruhe und Erholung zu haben (siehe Seite 272).

Wenn der Östrogenspiegel zu sinken beginnt, schrumpfen Gebärmutter und Brüste. Zuvor allerdings, im Alter zwischen 35 und 45 Jahren, neigen Frauen mehr als in jeder anderen Zeit ihres Lebens dazu, an Gewicht zuzulegen. Wenn wir also in der Perimenopause ankommen, tragen die meisten von uns einige Pfunde zu viel mit sich herum. Das ist insofern ein Problem, als mit der Menopause nicht nur das Risiko steigt, von Diabetes und Herz-Kreislauf-Erkrankungen betroffen zu sein. Übergewicht ist ein weiterer Risikofaktor für eine Östrogendominanz, weil Fettzellen ihr eigenes Östrogen herstellen. Wenn Sie versuchen abzunehmen, dann sollten Sie den Verzehr gesunder Fette aber nicht einschränken. Sie benötigen sie, um Hormone zu produzieren und überschüssiges, eingelagertes Fett umzuwandeln und zu verlieren. Gesunde Fette lindern zudem Entzündungen und sind entscheidend, wenn es um die Nervenfunktion geht – das bedeutet, dass sie die Gehirngesundheit fördern und Ihre Fähigkeit, sich daran zu erinnern, wo Sie dieses Dingsbums hingelegt haben.

Sollten Sie irgendwann feststellen, dass Ihr Gedächtnis grottenschlecht wird und es sich so anfühlt, als wäre Ihr Hirn benebelt, dann könnte das sinkende Östrogen dafür verantwortlich sein, aber auch Ihre Schilddrüse. Tatsächlich sind unregelmäßige Perioden ebenso wie starke Blutungen, Amenorrhoe und Gewichtszunahme Anzeichen sowohl der Perimenopause als auch einer Schilddrüsenunterfunktion – einem Leiden, das sich mit zunehmendem Alter verschlimmert und von dem mehr Frauen betroffen sind als Männer. Nahezu 45 Prozent aller Schilddrüsen von Frauen über 60 zeigen Anzeichen einer Unterfunktion[21] und etwa 20 Prozent von ihnen leiden unter einer subklinischen Schilddrüsenunterfunktion[22] – also einer Hypothyreose, die von klinischen Tests nicht erfasst wird. Es lohnt sich daher Ihre Schilddrüsenfunktion überprüfen zu lassen, wenn die oben aufgeführten Symptome zusammen mit anderen auftreten, die für diese Erkrankung typisch sind. Das gilt vor allem dann, wenn Sie versuchen, in den ersten Zügen der Perimenopause noch schwanger zu werden, weil bei Betroffenen ein erhöhtes Risiko für Fehlgeburten besteht (häufig fällt die Erkrankung erst nach mehreren Fehlgeburten auf).

In der Perimenopause steigt auch das Risiko, an Depressionen zu erkranken, vielleicht als Reaktion auf Symptome wie unterbrochenen Schlaf und Hitzewallungen, in Kombination mit den allgemeinen Widrigkeiten des Lebens. Eine PMS-Vorgeschichte scheint die Wahrscheinlichkeit einer perimenopausalen Depression zu erhöhen – vermutlich, weil die gleichen Themen, die in jedem Zyklus zu Spannungen führen, immer noch vorhanden sind und durch die Hormonschwankungen jetzt intensiver wahrgenommen werden. Dennoch sollte man im

Hinterkopf behalten, dass eine Harvard-Studie zu Stimmung und Zyklen herausfand, dass 83 Prozent der Teilnehmerinnen keine Stimmungsveränderungen bemerken.[23]

Es gibt viele Kräuter und Nahrungsergänzungen, die sich in der Perimenopause und der Postmenopause als unschätzbar wertvoll erweisen können, ebenso wie der Einsatz bioidentischer Hormone und einer Hormonersatztherapie (HET). Bioidentische Hormone können unangenehme Symptome wie perimenopausale Schlaflosigkeit und Hitzewallungen reduzieren. Es handelt sich hierbei um Hormone, die die gleiche chemische Struktur haben wie die von Ihrem Körper produzierten, aber von einem Wirkstoff stammen, der aus der mexikanischen Yamswurzel gewonnen wird – der Quelle für viele Hormonbehandlungen, einschließlich der ach so wunderbaren Empfängnisverhütungspille. Verschrieben werden sie in Form von Gels oder Tabletten, manchmal auch als sublinguale Lozenges, die sich unter der Zunge auflösen, und da sie den von Ihrem Körper produzierten Hormonen zu 100 Prozent entsprechen, lösen sie die gleichen Wirkungen und Vorteile aus.

Eine genaue Betrachtung der Vor- und Nachteile einer Hormonersatztherapie (HET) würde den Rahmen dieses Buches sprengen, aber es gibt einige wichtige Punkte, die Sie bedenken sollten:

- Obwohl Frauen schon seit den 1970er-Jahren Östrogen verschrieben bekommen, gab es die ersten klinischen Untersuchungen an Frauen erst ab 1991. Vor diesem Zeitpunkt erfolgten die Tests an Männern.
- Es gibt mehr als 50 verschiedene Typen von HET.
- Der Schwerpunkt einer HET liegt darin, den Körper mit mehr Östrogen zu versorgen. Perimenopausale Symptome sind allerdings häufig eher die Folge einer Östrogendominanz. Überlegen Sie daher, ob es eine gute Idee ist, Ihren Körper mit mehr Östrogen zu versorgen. Wie wäre es mit dem Einsatz von Progesteron und Androgenen wie DHEA und Testosteron anstelle von Östrogen oder auch ergänzend dazu?
- Ich rate Ihnen, vor dem Beginn einer HET oder einer Behandlung mit bioidentischen Hormonen einen DUTCH-Test (*Dried Urine Test for Comprehensive Hormones*) zu machen, einen äußerst umfassenden Hormontest (nähere Informationen auf Seite 302). Dieser Test liefert eine Unmenge an Informationen über Ihren Hormonstatus und wie Sie sie

verstoffwechseln, was Ihnen und Ihrem Arzt helfen wird herauszufinden, was die individuell besten Optionen sind.
- Unabhängig davon, ob Sie bioidentische Hormone, eine klassische HET, Kräuter oder Vitamine einsetzen, geht es vor allem darum, den richtigen Ansatz und die richtige Dosierung zu finden. Deshalb empfehle ich die Zusammenarbeit mit einem qualifizierten Facharzt oder einem auf Naturheilkunde ausgerichteten Therapeuten, der sich auf die Menopause spezialisiert hat.
- Ein beunruhigendes Symptom reicht aus, um Ihr Leben massiv zu beeinträchtigen, und alle zuvor erwähnten Methoden können in diesem Lebensstadium einen erheblichen Unterschied ausmachen. Dennoch sollten Sie darauf achten, dass Sie es nicht bei einer HET belassen, sondern auch Stress, Schlaf und Ernährung angehen.

Ein hoher Cortisolspiegel beeinträchtigt die kognitiven Funktionen und das Gedächtnis und verstärkt Symptome wie Hitzewallungen, Depressionen und innere Unruhe. Wenn bei diesen unangenehmen Symptomen eine Besserung erzielt werden soll, muss die Stressreduzierung an erster Stelle stehen, damit der Cortisolspiegel wieder in den Normbereich absinkt. Nach Jahrzehnten, in denen Sie sich um andere gekümmert und sich selbst an die letzte Stelle gesetzt haben, ist es nun höchste Zeit, endlich gut für sich selbst zu sorgen. Zum Glück hilft der sinkende Östrogenspiegel dabei, denn Selbstfürsorge ist jetzt keine Option mehr – sie ist ein Muss. Wenn Sie es bislang noch nicht getan haben, dann sollten Sie nun, während dieses Übergangs in die nächste Lebensphase, Klarheit darüber entwickeln, was Sie vom Leben wollen. Treffen Sie Entscheidungen – und seien es solche darüber, was Sie *nicht* wollen –, denn durch beherztes Ausmisten entsteht wieder Platz für Neues.

Sport kann in Bezug auf Stress Wunder wirken. Wenn Sie nicht gut mit Stress umgehen können und Sport treiben, sollten Sie allerdings darauf achten, weniger und leichter zu trainieren, weil sonst ein Ungleichgewicht zwischen Stresshormonen verschärft werden kann. Sind Sie hingegen relativ stressresistent, sollten Sie es mit hochintensivem Intervalltraining versuchen, da dieses die Insulinempfindlichkeit verbessert, beim Abnehmen hilft, den Spiegel an Wachstumshormonen zum Muskelaufbau erhöht und die Knochendichte steigert. Ihr Bedarf an Kalorien ist wesentlich geringer als zuvor, und Nährstoffe sollten Sie am besten über Gemüse, gesunde Fette und Protein beziehen. Was übrigens nicht heißt, dass Sie Kohlenhydrate komplett meiden sollten. Sehen Sie einfach zu, dass sie nicht den Hauptteil Ihrer Mahlzeiten ausmachen, und entscheiden Sie sich eher für komplexe Kohlenhydrate.

In der Perimenopause erhalten wir einen letzten Schub, die Dinge auf die Reihe zu bringen, und die Arbeit mit dem Zyklus kann uns dabei unterstützen. Es herrscht ein Drang, die notwendige innere Arbeit zu leisten, bevor Sie in Ihre weisen Jahre kommen, ein erweitertes Bewusstsein entwickeln und die Welt in Ordnung bringen.

Die Zeit nach der Menopause wird in Verbindung gebracht mit einer Verbesserung des emotionalen Wohlbefindens. Ich nehme einmal an, das liegt daran, dass wir uns stärker über uns selbst und unseren Platz in der Welt im Klaren sind, uns nicht mehr so viele Gedanken über andere Menschen machen und vor allem nicht mehr darüber, was sie von uns denken. Dank der geburtenstarken Jahrgänge und der Tatsache, dass wir mittlerweile immer länger leben, gibt es heute mehr postmenopausale Frauen auf dem Planeten, als dies je zuvor der Fall war – und das sind eine Menge beeindruckender Frauen, deren Stimmen in einflussreichen Positionen gehört werden sollten.

Nicht nur Frauen menstruieren

Perioden können unangenehm und schmerzhaft sein, aber wenn Sie trans, non-binär oder intersexuell sind, kommt womöglich die zusätzliche Herausforderung einer Geschlechtsidentitätsstörung hinzu – der Kummer, den Menschen erleben, die sich nicht mit dem bei der Geburt zugewiesenen Geschlecht identifizieren können. Laut dem Transmann und Model Kenny Jones „machen Perioden mir die Teile des Körpers, die sich nicht unbedingt nach ‚mir' anfühlen, extrem bewusst; es ist als würde mein Körper sagen: ‚Ach übrigens, falls Du es vergessen hast, biologisch bist Du eine Frau!' und ich habe festgestellt, dass ich wirklich unruhig werde – mein Körper scheint zu wissen, dass ihm etwas bevorsteht, das mir nicht unbedingt gefällt."

Transgender ist eine Bezeichnung für Menschen, deren geschlechtliche Identität nicht dem Geschlecht entspricht, das ihnen bei der Geburt zugewiesen wurde.
Nichtbinär ist ein Begriff, um Menschen zu beschreiben, die sich nicht in das herkömmliche zweigeschlechtliche Geschlechtersystem einordnen können oder wollen.
Intersexualität ist ein Oberbegriff für verschiedene Phänomene, bei denen ein Mensch mit Fortpflanzungsorganen und / oder einer sexuellen Anatomie geboren wird, die nicht den üblichen Definitionen von männlich oder weiblich entspricht.
Cisgender sind Menschen, deren geschlechtliche Identität derjenigen entspricht, die ihnen bei der Geburt zugewiesen wurde.

In den sozialen Medien stoße ich häufig (meist, wenn jemand nicht akzeptieren kann, dass es Menschen gibt, die menstruieren, sich aber nicht mit Weiblichkeit identifizieren), auf die Aussage, dass all jene, die ihre Periode nicht haben wollen, doch einfach Testosteron nehmen und das Thema beenden sollen. Leider ist es nicht so einfach. Auch wenn bei einigen die Einnahme von Testosteron (T) schon relativ zügig zu einem Ausbleiben der Regel führt, klappt dies nicht bei allen. Außerdem möchten, wie Cass Bliss erklärt – ein nichtbinärer Aktivist und Künstler, der auch unter dem Namen „The Period Prince“ bekannt ist –, nicht alle Testosteron nehmen, und selbst wenn sie es tun wollen, haben nicht alle Zugang dazu oder können es sich leisten, wenn die Kosten nicht durch das Gesundheitssystem gedeckt sind. In Hinblick darauf, wie die Einnahme von Testosteron den Zyklus beeinflusst, waren die bisherigen Erfahrungen nicht so berauschend laut eines Artikels für die Zeitschrift *Seventeen*: „Bevor ich mit der Einnahme von Testosteron begann, hatte ich eine moderate Periode von 3-5 Tagen Dauer und wenig Beeinträchtigungen. Nachdem ich drei bis vier Monate lang Hormone genommen hatte, wurde meine Periode extrem unregelmäßig, hielt bis zu zwei Wochen an und verursachte die schlimmsten Krämpfe, die ich je in meinem Leben hatte. Das hielt die sechs Monate an, in denen ich Testosteron einnahm, und ist noch nicht besser geworden, seit ich die Hormone aus finanziellen und Versicherungsgründen absetzen musste.“[24]

Wer Testosteron nimmt und feststellt, dass dies die Periode stoppt, kann dennoch unter menstruellen Symptomen leiden. Kenny begann den medizinischen Übergang im Alter von 16 Jahren mit der Einnahme von Hormonblockern, die nach einigen Monaten, in denen die Blutmenge stetig abnahm, schließlich zu einer Beendigung der Periode führte. Mit 18 wechselte er dann zu Testosteron und stellte fest, dass er eine Weile unter Schmerzen und Schmierblutungen litt. Seit er 19 ist, blutet er nicht mehr, aber selbst mit heute 24 erlebt er gelegentlich noch leichte Periodensymptome wie Krämpfe, Aufgeblähtheit und Gefühlsschwankungen.

Unter dem Hashtag *#bleedingwhiletrans* finden sich äußerst hilfreiche Bewertungen von Menstruationsprodukten und wie gut sie für nicht weibliche Menstruierende geeignet sind. Es geht dabei vor allem um Probleme bei der Benutzung, aber auch darum, ob die Produktverpackung stark geschlechtsspezifisch ausgerichtet ist und wie sehr Unternehmen aktiv versuchen, einen Raum für alle Menschen mit Periode zu schaffen. So können Hersteller von Periodenunterwäsche zwar bei einem Produkt, das als „Boy Shorts“ beschrieben ist, damit werben, dass es für alle Geschlechter geeignet ist, aber andere sind eindeutig für Cisfrauen gedacht und berücksichtigen nicht, dass Transmenstruierende nicht möchten, dass ihre Pobacken aus der Unterwäsche herausschauen. Es gibt allerdings auch Unternehmen wie die kanadische Firma Lunapads und der amerikanische Hersteller Pyramid Seven, deren Boxershorts speziell auf die Bedürfnisse all jener ausgelegt sind, die sich nicht als Frauen sehen, und sowohl die Sprache als auch die Fotos auf der Webseite zeigen Inklusion.

Cass weist darauf hin, dass man zwar mit seinen Genitalien in Berührung kommt, wenn man einen Tampon oder eine Menstruationstasse einführt, und dies die Identitätsstörung verschlimmern kann, eine Tasse aber zugleich den Vorteil hat, dass sie bis zu 12 Stunden getragen werden kann, was das Nutzen öffentlicher Toiletten sicherer und angenehmer macht. Cass sagt allerdings auch, dass „der größte Nachteil bei der Verwendung einer Tasse statt Binden oder Tampons darin besteht, dass man beim Einsetzen und Herausnehmen in direkten Kontakt mit seinem Menstruationsblut kommt. Ich persönlich kann mit den Unannehmlichkeiten einer Tasse wesentlich besser umgehen als mit der

Panik, die mich früher überkam, wenn ich drei bis vier Mal täglich meinen Tampon auf der Herrentoilette wechseln musste."

Selbstfürsorge während der Periode ist unumgänglich, und das betrifft nicht nur die körperliche und seelische Gesundheit, sondern auch die persönliche Sicherheit. Wenn man nicht den gängigen Geschlechtsvorstellungen entspricht, besteht immer das Risiko körperlicher Gewalt, und es vervielfacht sich, wenn man menstruiert. Der Umgang mit der Blutung in einer öffentlichen Toilette, die geschlechtsspezifisch ist, kann die reale Gefahr bergen, sich ungewollt zu outen. Wenn zudem Ihre Brust in dieser Zeit häufig anschwillt oder berührungsempfindlich ist, kann das Tragen eines Brustabbinders so unangenehm sein, dass Sie darauf verzichten müssen. Diese Erfahrung musste auch Cass machen: „Meine Brüste schwollen an, was als Transmann besonders frustrierend ist. Es war so schlimm, dass ich den Abbinder nicht tragen konnte und dadurch öfter für eine Frau gehalten wurde."

Herbst und Winter für einen Rückzug zu nutzen, das kann für Sie noch notwendiger sein als für Cisfrauen. Wenn Sie Ihren Zyklus aufzeichnen, kann er eine gute Planungshilfe sein für Zeiten, in denen Sie vielleicht lieber abtauchen wollen. Kenny hat festgestellt, dass sich sein Körper nach einigen Tagen, an denen er kein Testosteron nimmt, beginnt so anzufühlen, als stünde die Periode kurz bevor. Zu diesen Zeiten klinkt er sich lieber eine Weile aus:

> *„Wenn ich einige Tage kein Testosteron nehme, beginne ich in mir selbst zu versinken und möchte lieber nicht aus dem Haus gehen. Ich weiß, dass ich einen freien Tag brauche, an dem ich chille und nichts tue, also versuche ich Termine umzulegen und möglichst darauf einzugehen, wie ich mich fühle. Es ergibt keinen Sinn, meinen eigenen Körper zu bekämpfen, sondern schadet mir eher, und ich stelle fest, dass ich am kreativsten bin, wenn ich mich so in mich selbst versenke. Ich hasste meine Periode und sie gehörte zu den Dingen, die ich am schwersten an meinem Körper akzeptieren konnte, aber in solch dramatischen Zeiten findet man auch heraus, wer man ist, und ich habe meinen Frieden damit gemacht. So sehr ich es auch vermeiden wollte, ich musste etwas über meinen Körper lernen, damit ich mich um mich selbst kümmern konnte, und je*

mehr ich dagegen anrannte, umso schlimmer wurde es. Zu akzeptieren, dass ich damit würde leben müssen, war die beste Entscheidung, die ich je getroffen habe."

Cass erhält viele Anfragen von Menschen, die ihre Periode nicht bekommen wollen und überlegen, zu diesem Zweck medizinische Maßnahmen zu ergreifen. Er warnt sie nicht nur, dass sie die gewünschten Ziele möglicherweise nicht im anvisierten Zeitraum erreichen, sondern sagt ihnen auch: „Die Tatsache, dass ein Organ in Eurem Körper die Fähigkeit hat, ab und an seine Schleimhaut abzustoßen, macht nicht aus, was für ein Mensch Ihr seid oder wie die Welt Euch sehen sollte … Eure Periode definiert nicht, wer Ihr seid."[25]

Schwestern des Mondes

Die Länge des Mondzyklus beträgt 29,5 Tage. Das entspricht nahezu genau der sogenannten durchschnittlichen Zykluslänge von 28 Tagen, und in den sozialen Medien wird zunehmend darüber geredet, seinen Menstruationszyklus mit dem Mondzyklus zu synchronisieren. Nach den uns zur Verfügung stehenden Forschungsdaten – in diesem Fall die Analyse von 7,5 Millionen Menstruationszyklen durch die Menstruations-App *Clue* – scheint es keinen Zusammenhang zwischen beiden zu geben. Trotzdem gibt es Menschen, deren Erleben des Menstruationszyklus durch die Phasen des Mondzyklus intensiviert wird, und die das parallele Beobachten beider Zyklen hilf- und aufschlussreich finden.

Die Arbeit mit dem Mondzyklus ist vor allem hilfreich in Lebensphasen, in denen Sie keine Periode haben: bei zeitweiser Amenorrhoe, Einnahme der Pille, Schwangerschaft, Stillen, in der Perimenopause (wenn die Periode seltener kommt) und der Postmenopause (wenn Sie keine Blutungen mehr haben). Der Mondzyklus eignet sich auch gut, wenn Sie eine Hysterektomie hatten oder eine Transfrau sind, die mit einem Zyklus arbeiten möchte. Michaela, ein postmenopausale Klientin von mir, war erleichtert, dass sie ihre schweren Regelblutungen nicht mehr hatte, fühlte sich aber ohne das Vorhandensein ihres Zyklus auch ein wenig ratlos: „Obwohl ich immer schrecklich starke Blutungen hatte und froh war, sie los zu sein, fehlt mir der Zyklus doch, denn ich habe im Winter immer sehr gut für mich gesorgt und wusste auch in den anderen Phasen meine Stärken auszuspielen. Als mein Zyklus aussetzte, fühlte ich mich nicht mehr so gut geerdet. Durch den Mondzyklus habe ich jetzt wieder Ankerpunkte und einen Rhythmus. Er lässt mich innehalten, tief durchatmen und bringt mich dazu, auf meine Energie, meine Wünsche und meine Bedürfnisse zu achten."

In jeder Phase des Mondzyklus gibt es bestimmte Eigenschaften und Handlungen, die jene der Zyklusjahreszeiten widerspiegeln, wie Sarah Gottesdiener – Künstlerin, Designerin, Autorin und Herausgeberin von *Many Moons*, der Arbeitsbücher mit Kultstatus – erläutert:

> *„Während der Neumondphase setzen wir Intentionen. Während des zunehmenden Mondes unternehmen wir erste praktische Schritte. Bei Vollmond feiern und bekräftigen wir unser Ziel und wollen noch höher hinaus. Während des abnehmenden Mondes lassen wir los, arbeiten uns durch Hindernisse und trennen uns von allem, was uns nicht länger dient. Der Neumond ist der Punkt der Endgültigkeit. Während der Mond sich vom Neumond zum Vollmond bewegt, liegt der Schwerpunkt auf Wachstum, Aufbau und Schutz. Wenn der Mond sich von Vollmond zu Neumond bewegt, konzentriert sich unsere Arbeit auf das Freigeben und Loslassen."*

Wenn Sie nicht menstruieren und stattdessen mit dem Mond arbeiten möchten, dann finden Sie hier die Entsprechungen zu den Jahreszeiten des Menstruationszyklus:

- Menstruation / Winter ist die Zeit des Neumonds.
- Die Zeit vor dem Eisprung / Frühling ist die Zeit des zunehmenden Monds.
- Eisprung / Sommer ist die Zeit des Vollmonds.
- Prämenstruum / Herbst ist die Zeit des abnehmenden Monds.
- Der Neumond ist die Leerzeit vor und zu Beginn des Winters.

Sarah hat mir großzügigerweise erlaubt, ihre Worte aus *Many Moons* zu verwenden, um die Phasen des Mondzyklus hier zu beschreiben.

Neumond (Menstruation, Winter)

Dies ist der Zeitraum von dem Punkt, an dem der Mond nicht sichtbar ist und komplett dunkel erscheint, bis zur ersten Andeutung einer Sichel. Wir sehen die schimmernde Verheißung von Möglichkeiten, die Hoffnung weckt und einen Neubeginn ermöglicht. Es ist eine wundervolle Zeit für das Setzen neuer Intentionen, den Beginn neuer Projekte, das Führen von Vorstellungsgesprächen und für das Potenzial, dass neue Dinge sich entfalten. Diese Phase des Mondzyklus ist perfekt geeignet für Karrieresprünge, kreative Unternehmungen sowie Liebe und Romantik. Säen Sie die Samen von Hoffnung, Vertrauen und Optimismus. Versammeln Sie Ressourcen um sich, setzen Sie Meetings an, entwickeln Sie Strategien und formulieren Sie Ihre Ideen.

Zunehmender Mond (vor dem Eisprung, Frühling)

Während der Mond weiter zunimmt, erreicht er sein erstes Quartal, in dem genau die Hälfte dessen, was für uns sichtbar ist, beleuchtet wird. Während es in der Zeit des Neumonds darum ging, Samen zu säen und Hoffnung und Optimismus in uns reifen zu lassen, dreht sich nun alles darum, in Schwung zu kommen und Ihre Arbeit in die Welt zu bringen. Sie sind umgeben von Ressourcen, also beginnen Sie, all das aufzubauen, was Sie um sich herum sehen, hören und berühren möchten. Diese Zeit ist gut für Anziehung, verstärkten Erfolg und Fruchtbarkeit. Bauen Sie Strukturen, bessere Gewohnheiten und Netzwerke auf und starten Sie Ihr neues Projekt.

Vollmond (Eisprung, Sommer)

Der Mond ist nun am vollsten, und die ganze sonnenbeschienene Seite des Mondes ist sichtbar, während die Schattenseite komplett unsichtbar bleibt. Greifen Sie nach all dem, was Sie wollen, ziehen Sie die Energie des Mondes zu sich und lassen Sie sie wirken. Seien Sie dankbar und achten Sie auf Ihre Instinkte. Stellen Sie sich vor, was in Ihrem Leben geschehen würde, wenn absolut gar nichts schiefgehen könnte, wenn alles Gewünschte vorhanden wäre und nur darauf wartete, von Ihnen gewählt zu werden. Kommen Sie mit anderen zusammen, wenn es sich energetisch richtig anfühlt, und laden Sie zu einem Abendessen ein oder zum gemeinsamen Handarbeiten und Werkeln. Gründen Sie einen kreativen Mondzirkel, in dem alle über ihre Intentionen sprechen und sie verstärkt durch die Energie aller ins Universum aussenden. Der Vollmond ist eine großartige Zeit, um Energie anzuziehen und sich mit dem zu verbinden, was Sie in Ihr Leben ziehen wollen.

Abnehmender Mond (Prämenstruum, Herbst)

Der Mond nimmt nun ab und tritt seine Reise von Vollmond zu Neumond an. In dieser Phase geht es darum, Dinge in Ordnung zu bringen, die nicht in Ordnung sind, ebenso wie um Papierkram, Arzttermine, Schränke. Es geht um das Schaffen von Raum für neue Chancen, Gedanken und positive Menschen und Erfahrungen, die Ihnen helfen. Aber zuerst müssen Sie in die Gänge kommen und Platz für Neues schaffen, denn jetzt ist die richtige Zeit hierfür! Energetisch fühlen Sie sich vielleicht müde oder lustlos. Erkennen Sie die Wichtigkeit von Ruhe und Stille. Nehmen Sie sich mehr Zeit für das Schlafen oder Ausruhen, mehr Zeit, um zuzuhören. Es ist eine wunderbare Zeit, um nach innen zu gehen und sich mit Ihrer Intuition zu verbinden – stellen Sie ihr Fragen und lauschen Sie auf die Antworten. Es ist in Ordnung, sich zu verabschieden und den Brief zu schreiben, den Sie niemals absenden werden. Vergeben Sie sich selbst und anderen, und leisten Sie innere Wiedergutmachung. Der abnehmende Mond fördert die Befreiung von der Sogwirkung, die andere Menschen, Orte und die Vergangenheit vielleicht auf Sie haben. Wir können uns endgültig von Dingen verabschieden, die uns nicht länger dienen.

Neumond (Stunden und Tage vor dem Winter)

Neumond ist dann, wenn der letzte Schimmer des abnehmenden Mondes sich verabschiedet hat und der Mond dunkel ist. Es sind die zwei oder drei Tage der Leere, bevor er wieder erscheint. Es ist die Zeit für konzentrierte Ruhe. Nehmen Sie ein langes Bad, legen Sie sich hin und schließen Sie die Augen. Konzentrieren Sie sich darauf, ruhig zu sein und mehr zu schlafen. Unsere Kultur erlaubt es uns häufig nicht, der Ruhe Priorität zu geben. Dennoch ist nun die Zeit, in der wir sie mehr denn je benötigen. Können Sie sich während dieser Zeit einen Tag oder zwei Tage Ruhe und Entspannung gönnen?

Auf die Phasen des Mondzyklus zu achten und im Einklang mit ihnen zu leben, gibt allen, die nicht menstruieren, die Möglichkeit, von den unterschiedlichen Zeitqualitäten zu profitieren, die durch ein zyklisches Leben entstehen. Die Zeiten, die für Ruhe und Erneuerung eingeplant sind, bringen dabei häufig den größten Nutzen.

TEIL 3

SELBSTFÜRSORGE

In diesem Teil wird es nun konkret und wir werfen einen Blick darauf, was Sie zur Optimierung Ihres Zyklus und der Förderung von Gesundheit und Fruchtbarkeit tun können – allein und auch mit Unterstützung durch qualifizierte Mediziner und naturheilkundlich tätige Therapeuten. Bevor wir jedoch dazu kommen, möchte ich noch einmal betonen, dass bereits das Aufzeichnen des Zyklus ein großartiger Akt der Selbstfürsorge ist und Sie allein dadurch schon massive Verbesserungen sehen werden, weil Sie sich jetzt Ihres Zyklus bewusst sind und mit ihm arbeiten.

Die schiere Masse der Angebote an Pflege- und Wellness-Produkten kann verwirren und überwältigen. Es gibt jede Menge widersprüchliche Forschungsergebnisse und Trends, die kommen und gehen. Ich möchte Ihnen die Informationen an die Hand geben, die Sie benötigen, um gute Entscheidungen für Ihre Gesundheit zu treffen. Probieren Sie unterschiedliche Dinge aus und schauen Sie, wie es sich anfühlt. Es ist vollkommen in Ordnung, wenn Sie sich die Rosinen herauspicken, um herauszufinden, was gerade gut funktioniert und was nicht. Wenn es um Veränderungen geht, empfehle ich folgende Vorgehensweise:

- **Ändern Sie immer nur eine Sache zugleich und nehmen Sie sich Zeit dafür.**
  Wenn Sie versuchen, mehrere Dinge auf einmal zu machen, ist das ein Schock für Ihr Nervensystem und führt dazu, dass Sie in Stress geraten – also genau das, was Sie eigentlich vermeiden wollen. Langsame, stufenweise Veränderungen sind in der Regel nachhaltiger als plötzliche.
- **Führen Sie zunächst neue Verhaltensweisen ein.**
  Wir konzentrieren uns häufig darauf, was wir *nicht* tun sollen. Mir fallen Umstellungen jedoch leichter, wenn ich ein gutes Verhalten ergänze, anstatt ein anderes loszuwerden. Wenn das Ganze dann gut angelaufen

ist und Sie erste Erfolge spüren, können Sie damit beginnen, etwas einzuschränken oder abzustellen.

- **Beginnen Sie mit kleinen Schritten.**
  Wenn Sie sich ein großes und langfristiges Ziel gesetzt haben, kann es schnell überwältigend erscheinen. Bauen Sie hingegen kleinere Zwischenziele ein, fühlt es sich gleich viel machbarer an. Wer mit dem Laufen beginnt, trainiert auch nicht gleich für einen Marathon – der erste Schritt besteht darin, das Sofa zu verlassen und sich langsam an die 10-km-Marke heranzutasten. Wie können Sie zum Erreichen Ihrer Ziele eine ähnliche Strategie einsetzen?
- **Entwerfen Sie einen detaillierten Plan.**
  Wenn es darum geht, erfolgreich Veränderungen vorzunehmen, steckt der Teufel oft im Detail. Schnappen Sie sich also Stift und Papier und erstellen Sie einen Plan, der Ihnen das Gefühl gibt, motiviert und vorbereitet zu sein. Was möchten Sie verändern? Was sind die positiven Folgen, wenn es Ihnen gelingt? Welche negativen Folgen hat es, wenn Sie diese Veränderung nicht vornehmen? Zu welcher Tageszeit tun Sie es? Was könnte Sie am Erreichen des Ziels hindern und wie können Sie vermeiden, dass das passiert? Hängen Sie Ihren Plan gut sichtbar auf, damit er Sie weiterhin inspiriert.
- **Binden Sie andere mit ein.**
  Wenn Sie Ihren Plan mit Freunden, Kollegen oder Familienmitgliedern teilen, dann fühlen Sie sich stärker verpflichtet und – noch besser – die anderen machen vielleicht sogar mit.
- **Bitten Sie um Unterstützung.**
  Sie müssen nicht alles alleine bewältigen. Es gibt jede Menge Selbsthilfegruppen (oder Sie starten einfach eine eigene) und Angehörige oder Freunde unterstützen häufig auch gerne, wenn sie wissen, worum es geht, und Sie die Hilfe annehmen können. Professionelle Hilfe kann Ihnen zu einem guten Start verhelfen und Sie können so nützliche Techniken kennenlernen. Wenn Sie das Gefühl haben, dass Ihr Budget das nicht hergibt, dann schauen Sie doch einmal in Verzeichnissen von Hochschulen in Ihrer Umgebung nach, ob diese vielleicht Studentenkliniken haben, in denen Studenten unter der Leitung von Ausbildern praktische Erfahrungen sammeln. Studentenkliniken und Gemeinschaftsprojekte sind eine wesentlich preisgünstigere Alternative.

- **Machen Sie es wie Jerry Seinfeld.**
Jeden Tag konsequent zu sein, ist das, was Erfolg bringt, und meine Lieblingsmethode zum Erreichen dieses Ziels stammt von dem Comedian Jerry Seinfeld, der sich auf diese Weise motiviert, täglich Witze zu schreiben: Holen Sie sich einen Wandkalender, auf dem das ganze Jahr zu sehen ist, und hängen Sie ihn irgendwo auf, wo Sie ihn täglich vor Augen haben. An jedem Tag, an dem Sie Ihr Ziel erreichen – gefrühstückt haben, zwei Kilometer gegangen sind, Ihre Nahrungsergänzungsmittel eingenommen haben –, nehmen Sie einen roten Filzstift und markieren ihn mit einem fetten X. Nach einigen Tagen bilden die Kreuze dann eine Kette, und je länger diese wird, umso schwerer wird es, sie zu durchbrechen. Der Schlüssel liegt darin, die Kette nicht abreißen zu lassen.

Kapitel 8

Wie Sie gut für sich sorgen

Selbstfürsorge ist kein Luxus, es ist vielmehr Selbsterhaltung, und das ist ein Akt politischer Kriegsführung.
– Audre Lorde –

Selbstfürsorge ist heutzutage ein brisantes Wort – oder sollte ich lieber „Hashtag" sagen? Die Linie zwischen Selbstnachsicht und Selbstfürsorge ist ein schmaler Grat. Alles, was Sie in diesem Kapitel finden, ist allerdings Selbstfürsorge auf grundlegender Ebene:

- Ausreichende Flüssigkeitszufuhr
- Gutes Essen, und zwar nicht nur in Bezug auf das, was Sie essen, sondern auch darauf, wie Sie essen.
- Gute Verdauung
- Ausreichend Schlaf
- Vermeiden von hormonaktiven Substanzen im Essen und im Lebensumfeld

Kein Charme ohne Darm

Wenn ich mich mit neuen Klientinnen zusammensetze und wir die Probleme besprechen, die sie mit ihrem Fortpflanzungssystem haben, dann frage ich zu Anfang nach der Verdauung, denn wie Sie gleich feststellen werden, sorgt eine gesunde Verdauung für ein glückliches Leben. Gleichzeitig ist es ein schwieriges Thema, denn die meisten mögen sich nicht damit befassen. Wenn ich nach der Art der Verdauung frage, höre ich meist „Prima" – und aus dem Tonfall wird mehr als deutlich, dass das Thema hiermit beendet ist. Aber wir müssen dort hinschauen, denn ohne eine optimale Verdauung werden Sie Probleme haben, eine hormonelle Gesundheit zu erzielen, ganz gleich, was Sie essen.

Wenn Ihr Darm in Bestform ist, dann entzieht er der Nahrung, die Sie zu sich nehmen, die Nährstoffe und nutzt sie. Ihr Immunsystem ist stark und Sie sind problemlos in der Lage, zu entgiften und Abfallstoffe auszuscheiden. Hat Ihr Darm allerdings zu kämpfen, dann kann es zu Problemen wie Verstopfung oder Durchfall, Aufgeblähtheit und Blähungen kommen. Verdauungsstörungen sind allerdings nur der Anfang, denn wenn Ihre Verdauung nicht gut funktioniert, kann dies Störungen des Hormonhaushalts, Hautprobleme, wiederkehrende Infektionen, Depressionen und andere psychische Leiden nach sich ziehen.

Traditionelle Ernährungsweisen, wie sie in den Mittelmeerländern oder in Japan üblich sind, werden im Vergleich zur typischen Ernährung der westlichen Welt, die zwar kalorienreich, aber nährstoffarm ist, mit niedrigeren Depressionsraten verbunden – und es gibt durchaus einige Gründe, warum es solch eine starke Verbindung zwischen Depressionen und Ernährung gibt. Lassen Sie uns zunächst über Serotonin reden, ein wundervolles Molekül im Körper, von dem Sie bestimmt schon einmal gehört haben. Es fungiert als Neurotransmitter und Hormon und beeinflusst sehr viele Dinge, beispielsweise Appetit, Schlaf und Stimmung. Es gibt eine Verbindung zwischen niedrigen Serotoninwerten und Depressionen und Fettleibigkeit – ein Grund, warum bei Depressionen so häufig selektive Serotonin-Wiederaufnahmehemmer (SSRI) verordnet werden. Und nun wird es interessant – denn 95 Prozent des Serotonins wird in den Zellen des Verdauungstrakts hergestellt! Wenn Sie sich also in Ihrer Haut wohlfühlen und ein gesundes Gewicht halten wollen, dann sind die Verbesserung von Ernährung und Verdauung unumgänglich. Depressionen können auch durch chronische Entzündungen im Körper ausgelöst werden. Warum Menschen unter Depressionen leiden, kann viele Gründe haben, z. B. traumatische Erlebnisse, aber man geht davon aus, dass bei mindestens 30 Prozent aller Fälle erhöhte Mengen von C-reaktivem Protein und Zytokinen vorhanden sind – Entzündungsmarker, die sich im Blut von Menschen finden, die unter Depressionen leiden, aber ansonsten gesund sind. Wollen Sie einmal raten, wo diese Entzündungen beginnen? Genau, im Darm.

Generation Entzündung

Entzündungen im Körper sind unter bestimmten Umständen eine gute Sache, wenn wir uns beispielsweise verletzt haben oder in Kontakt mit einer ansteckenden Krankheit kommen. Ihr Körper muss Tag für Tag mit allen möglichen Bedrohungen fertig werden, und wenn er eine Gefahr entdeckt, wird eine Entzündungsreaktion ausgelöst. Ihre Temperatur steigt, und Rötungen, Schwellungen und Schmerzen treten auf. Mithilfe dieser Maßnahmen will das Immunsystem die Wirkung von schädlichen Stoffen und Krankheitserregern im Körper begrenzen. Schwierig wird es, wenn Entzündungen sich im Körper festsetzen, denn anhaltende geringgradige Entzündungen verursachen Nahrungsmittelunverträglichkeiten, Ausschläge, kognitive Störungen, Gewichtszunahme, Müdigkeit, Depressionen, Ängste, Schlaflosigkeit, Migräne und Fibromyalgie (eine chronische Erkrankung, die sich in Form von Schmerzen in verschiedenen Körperregionen, einer verstärkten Schmerzreaktion und Erschöpfung äußert). Entzündungen können auch ein Thema sein, wenn Sie unter Regelschmerzen, PMS, PCOS, Myomen, Endometriose, Adenomyose und Brustspannen oder Zysten leiden.

Schlechter Schlaf kann Entzündungen verursachen, ebenso wie eine Ernährung, die reich an entzündungsfördernden Getränken und Lebensmitteln ist. Zucker, Alkohol, verarbeitete Lebensmittel und Weißmehlprodukte wie Nudeln und Brot können Entzündungen auslösen. Zwar können Nahrungsergänzungsmittel wie Probiotika, Kurkuma, Resveratrol, Omega-3-Fettsäuren, liposomales Glutathion, N-Acetylcystein und Bioflavonoide wie grüner Tee und Traubenkernextrakt allesamt zu einer Reduzierung von Entzündungen beitragen, aber es ergibt keinen Sinn, sie zu nehmen, wenn Sie nicht zugleich Ihre Ernährung so umstellen, dass Sie die Lebensmittel meiden, die diese Entzündungen ausgelöst haben. Eine Ernährungsstrategie, bei der die üblichen entzündungsfördernden Verdächtigen vom Speiseplan verschwinden, hilft zwar den meisten Menschen, aber wenn Sie es genau wissen wollen und dazu noch vermuten, dass Sie unter einer Nahrungsmittelunverträglichkeit leiden, sollten Sie eine Eliminationsdiät in Betracht ziehen.

Reinen Tisch machen – die Eliminationsdiät

Es gibt derzeit keinen Unverträglichkeitstest, der genauer wäre als eine Eliminationsdiät. Sie stellt eine preiswerte Möglichkeit dar, mögliche Überempfindlichkeiten zu erkennen und bringt Sie in Kontakt mit Ihrem Körper – etwas, das ein teurer Bluttest nicht leisten kann. Natürlich ist es nicht immer leicht und erfordert einen gewissen Einsatz, weshalb es wichtig ist, dass man vorausschauend denkt und Mahlzeiten im Vorfeld gut plant und zubereitet. Und natürlich sollten Sie ein solches Projekt in der dafür idealen inneren Jahreszeit starten, dem Frühling.

Ich empfehle hierzu das Paleo-Autoimmunprotokoll (AIP). In der ersten Phase werden die Lebensmittel gemieden, die am häufigsten Probleme verursachen, wie Getreide, Milchprodukte, Zucker, Alkohol, Nüsse, Samen und Nachtschattengewächse (Auberginen, Tomaten, Paprika und Kartoffeln). Diese Nahrungsmittel sollten mindestens drei Wochen lang nicht verzehrt werden, bevor man zur zweiten Phase übergeht, in der jedes Lebensmittel einzeln wieder eingeführt und vier Tage lang in drei Mahlzeiten pro Tag verzehrt wird (oder auch weniger, wenn starke Reaktionen erfolgen). Dann wird das entsprechende Lebensmittel wieder vom Speiseplan gestrichen und Sie schauen, wie Ihr Körper reagiert, bevor Sie beim nächsten Lebensmittel genauso vorgehen. Das bedeutet einen eingeschränkten Speiseplan für insgesamt drei Wochen und achtsames Essen für rund drei Monate. Durch die sanfte Wiedereinführung können Sie gut prüfen, wie Sie sich fühlen, wenn Sie bestimmte Nahrungsmittel zu sich nehmen. Bei negativen Reaktionen wie Schmerzen, Kopfweh, Verdauungsproblemen, Hautproblemen, einer verstopften Nase, Abgeschlagenheit, kognitiven Störungen, Gewichtszunahme oder Stimmungsschwankungen wissen Sie, was Sie besser dauerhaft weglassen sollten. Zu Beginn ist es nicht leicht, aber die Ergebnisse sind faszinierend. Ich habe es einmal geschafft, das Programm durchzuhalten, und da ich in der Regel nur ein- bis zweimal im Jahr Kopfweh habe, war ich erstaunt über die Kopfschmerzen, unter denen ich nach der Wiedereinführung von Milchprodukten litt, ganz zu schweigen vom Niesen und der Menge an Schleim, der aus meiner Nase lief. Bevor ich Milchprodukte von meinem Speiseplan gestrichen hatte, war ich mir der Wirkung, die sie auf mich hatten, größtenteils nicht bewusst. Aus diesem Grund empfehle ich auch, das AIP immer wieder einmal anzuwenden, da sich Nahrungsmittelunverträglichkeiten auch ändern können. Ich empfehle es vor allem, wenn Sie unter Endometriose, interstitieller Zystitis, Beckenschmerzen und Vulvodynie leiden. Sollten Sie schon einmal unter Essstörungen gelitten haben, empfehle ich die Eliminationsdiät nicht, da die einschränkende Komponente eine Triggerwirkung haben könnte. Sollten Sie unter einem durchlässigen Darm (Leaky-Gut-Syndrom) leiden, sollten Sie vorher überlegen, ob eine Eliminationsdiät für Sie zu einem deprimierenden Unterfangen werde könnte, wenn Sie feststellen, dass Sie auf viele Lebensmittel reagieren, oder ob es Sie darin bestärkt, an der Heilung Ihres Darms zu arbeiten.

Das Leaky-Gut-Syndrom

Die Oberfläche Ihrer Darmschleimhaut ist gigantisch und nimmt in etwa die Fläche eines Tennisplatzes ein. Sie ist hoch durchlässig, um möglichst viele Nährstoffe aufnehmen zu können, und schützt Sie außerdem vor Schadstoffen und Krankheitserregern. Das tut sie unter anderem, indem sie unterscheidet, ob eine Substanz Freund oder Feind ist, bevor sie es ihr ermöglicht, die Darmwand zu durchdringen und in den Blutkreislauf zu gelangen. Zwischen den Zellen der Darmwand befinden sich sogenannte *Tight Junctions*, die man sich vorstellen kann wie eine gut bewachte, enge Tür zu einem exklusiven Club – alle wollen gerne hinein, aber der Türsteher entscheidet, wer darf und wer nicht. Stress, Infektionen, Giftstoffe und das Alter können bewirken, dass diese engen Verbindungen in der Darmwand aufbrechen, was zu einem Krankheitsbild namens pathologisch durchlässige Darmwand oder auch Leaky-Gut-Syndrom führt. Dabei durchdringen unverdaute Nahrungsbestandteile, Bakterien und Giftstoffe die Schleimhaut des Dünndarms und gelangen ins Blut, wo sie dann das Immunsystem reizen und Entzündungen verursachen. Es ist so, als würde das Security-Team ein bisschen nachlässig und die Tür nicht mehr ordentlich kontrollieren, und bevor man sich versieht, ist der Club voller Typen, die nichts als Ärger machen.

Bei einigen Menschen verursachen entzündungsfördernde Nahrungsmittel wie Gluten und Milchprodukte eine pathologisch durchlässige Darmwand, aber es gibt auch andere mögliche Ursachen wie Transfette aus frittiertem Essen, Zucker, künstliche Süßstoffe, Alkohol, verarbeitete Fette wie Raps-, Mais- und Sonnenblumenöl sowie Margarine, emotionale und / oder körperliche Belastungen (einschließlich intensiver Sport und Flüssigkeitsmangel), mangelndes Kauen der Nahrung, Candida-Überbesiedlung, Dünndarmfehlbesiedlung (SIBO, kann zu einem Reizdarmsyndrom führen), Darmparasiten, Einwirkung von Umweltgiften wie Pestiziden und BPA sowie die Verwendung von Medikamenten wie Ibuprofen und Antibiotika. Zu den Anzeichen und Symptomen für ein Leaky-Gut-Syndrom zählen folgende:

- Verdauungsstörungen wie Aufgedunsenheit, Blähungen, Durchfall, Reizdarmsyndrom und entzündliche Darmerkrankungen wie Morbus Crohn und Colitis ulcerosa.
- Lebensmittelallergien oder Nahrungsmittelunverträglichkeiten
- Psychische Probleme wie Depressionen, Ängste, ADS und ADHS
- Störungen im Gleichgewicht des Hormonhaushalts wie PMS und PCOS
- Jahreszeitlich bedingte Allergien und Asthma
- Hautprobleme wie Akne oder Ekzeme
- Diagnose einer Autoimmunerkrankung
- Diagnose einer Candida-Überbesiedelung
- Diagnose eines chronischen Erschöpfungssyndroms oder von Fibromyalgie

Wenn Sie eine Eliminationsdiät befolgen, bei der Sie gezielt solche Lebensmittel meiden, die in der Regel für ein Leaky-Gut-Syndrom verantwortlich sind, geben Sie Ihrem Verdauungssystem ausreichend Zeit, um zu heilen, und Sie können zugleich herausfinden, welche Unverträglichkeiten Sie haben. Das kann übrigens auch ohne störende Symptome eine gute Idee sein. Das Befolgen einer Ernährung, die sich eher entzündungshemmend auswirkt, lohnt sich für uns alle. Es gibt allerdings noch eine weitere Unverträglichkeit, die mit der Ernährung zusammenhängt und die Sie kennen sollten: Histaminintoleranz.

Histaminintoleranz

Von Histamin haben Sie wahrscheinlich schon einmal gehört. Es wird gebildet, wenn Sie Allergien haben, und ruft eine unmittelbare Entzündungsreaktion hervor. Die Einnahme eines Antihistaminikums kann hier hilfreich sein, weil es die durch das Histamin erzeugte Entzündungsreaktion lindert, indem es die Wirkung des Histamins aufhebt oder abschwächt. Wenn Ihr Körper Histamin nicht richtig abbauen kann, können Sie eine sogenannte Histaminintoleranz entwickeln. Hier führt der Verzehr von Lebensmitteln, die viel Histamin enthalten oder viel Histamin freisetzen, zu einer Menge unangenehmer Symptome wie:

- Kopfschmerzen und Migräne
- Verstopfte Nase und Niesen
- Hitzewallungen und Schwitzen
- Atemprobleme
- Benommenheit und Schwindel
- Ängste
- Schlaflosigkeit
- Kognitive Störungen
- Bluthochdruck
- Bauchkrämpfe
- Übelkeit und Erbrechen
- Erschöpfung
- Schwellungen
- Berührungsempfindliche Brüste beziehungsweise Brustspannen
- Regelschmerzen

Eine Histaminintoleranz ist schwer zu erkennen, weil die Symptome variieren und viele Menschen das Krankheitsbild gar nicht kennen. Ich litt zehn Jahre lang unter Symptomen, bevor ich etwas über Histaminintoleranz erfuhr und der Groschen endlich fiel – und ich arbeite in diesem Bereich und war in dem Zeitraum auch bei verschiedenen Medizinern in Behandlung. Es ist ein ziemlich frustrierendes Leiden, weil – wie Sie gleich sehen werden – sehr viele Lebensmittel und Getränke, die im Grunde sehr gesund sind, Symptome hervorrufen. Ganz schön blöd, wenn man eine Menge Geld und Aufwand in eine gesunde Ernährung gesteckt hat.

Histaminreiche Lebensmittel, die eine Reaktion hervorrufen können:

- Fermentierte Nahrungs- und Genussmittel wie Wein, Champagner, Bier, Kombucha (ein fermentierter Tee, der leicht sprudelt), Kefir (ein traditionelles, aus Milch hergestelltes fermentiertes Getränk), Sauerkraut, Sauerteig, saure Sahne, Buttermilch, Joghurt, Sojasoße
- Knochenbrühe
- Essig (Apfelessig, Weinessig, Essiggurken, Mayonnaise)
- Gepökelte und geräucherte Fleisch- und Wurstwaren (Schinken, Pfeffersalami, Salami, Prosciutto)
- Trockenfrüchte (Aprikosen, Feigen, Pflaumen, Rosinen)
- Die meisten Zitrusfrüchte
- Einige Gemüsesorten (Auberginen, Avocado, Spinat, Tomaten)
- Einige Nüsse (Cashewkerne, Walnüsse)
- Räucherfisch und einige Fischarten (Makrele, Thunfisch, Sardinen, Anchovis)
- Gereifter Käse

Zu den histaminfreisetzenden Lebensmitteln gehören:

- Alkohol
- Bananen
- Schokolade
- Kuhmilch
- Papaya
- Ananas
- Schalentiere
- Erdbeeren
- Tomaten

Es gibt verschiedene Ursachen für einen hohen Histaminspiegel, beispielsweise Allergien, eine Dünndarmfehlbesiedlung, das Leaky-Gut-Syndrom und ein Mangel an einem Enzym namens Diaminoxidase

(DAO), das für den Abbau von Histamin benötigt wird. Ein niedriger DAO-Spiegel kann durch Glutenintoleranz, Leaky-Gut-Syndrom, Morbus Crohn, Colitis ulcerosa, entzündliche Darmerkrankungen und einige Medikamente bedingt sein, wie nichtsteroidale Entzündungshemmer, Antidepressiva und Antihistaminika. Auch Alkohol, Energydrinks sowie schwarzer und grüner Tee können die Wirkung von DAO beeinträchtigen, sodass es dem Körper schwerer fällt, Histamin abzubauen.

Östrogen regt die Histamin-Produktion an und unterdrückt die Wirkung von DAO. Dadurch verschlimmern sich die Symptome einer Histaminintoleranz häufig dann im Zyklus, wenn Östrogen im Vergleich zum Progesteron stärker vorhanden ist, also beim Eisprung und kurz vor der Menstruation. Hinzu kommt, dass Histamin die Produktion von Östrogen anregt, was wiederum zu einer verstärkten Histamin-Produktion führt – ein echter Teufelskreis.

Ob Sie von einer Histaminintoleranz betroffen sind, können Sie herausfinden, indem Sie eine Eliminationsdiät durchführen, bei der Sie die oben aufgeführten Lebensmittel meiden und dann nach einer Weile wieder einführen, um zu sehen, wie Sie darauf reagieren. Ihr Arzt kann Ihr Blut auch auf Histamin- und DAO-Werte testen, wobei solche Tests jedoch erfolgen sollten, nachdem Sie histaminreiche und Histamin freisetzende Lebensmittel zu sich genommen haben und nicht nach deren Absetzen. Neben dem Verzicht auf Lebensmittel, die die Symptome auslösen, können Sie als Behandlung ergänzend Magnesium, Vitamin B_6, S-Adenosyl-L-Methionin (SAMe), Quercetin und DAO einnehmen. Auch das Fördern eines regelmäßigen Eisprungs ist wichtig, weil das Progesteron die körpereigene Produktion von DAO anregt. Aus diesem Grund bessern sich die Symptome häufig, wenn der Progesteronspiegel nach dem Eisprung steigt. Aufgrund der hohen Menge an Progesteron, die in der Schwangerschaft produziert wird und die DAO-Produktion anregt, bessern sich die Symptome in dieser Zeit ebenfalls häufig oder verschwinden sogar gänzlich; nach der Geburt kommt es jedoch oft zu einem Rückfall.

Sobald Sie einmal herausgefunden haben, welche Nahrungsmittel Ihnen nicht bekommen, können Sie daran arbeiten, Ihren Darm wieder auf Vordermann und Ihr Mikrobiom (die hilfreichen Mikroorganismen in Ihrem Körper) wieder ins Gleichgewicht zu bringen.

Mensch gegen Mikroorganismen

Ihr Körper beherbergt eine riesige Menge an Bakterien, Pilzen, Viren und anderen Mikroben. In und auf Ihrem Körper leben mehr als 100 Billionen Mikroorganismen und sie sind Ihren eigenen Körperzellen zahlenmäßig nicht unterlegen – tatsächlich geht man von einem Verhältnis von 1:1 aus. Das hört sich vielleicht so an, als müsse man sie bekämpfen, aber Ihre spezielle Mikrobenpopulation – Ihr Mikrobiom – ist vor allem von Nutzen für Sie. Diese Mikroben machen nicht nur den größten Teil Ihres Immunsystems aus, auch 99 Prozent der Stoffwechselfunktionen im Körper werden von Bakterien-DNA ausgeführt. Ihr Mikrobiom verfügt über ein eigenes Hormonsystem, das jedes Hormon in Ihrem Körper produziert und ausschüttet und gleichzeitig auf die Hormone reagiert, die Ihre eigenen Zellen produzieren und sie reguliert. Im Darm gibt es sogar Bakterien, die als *Östrobolom* bezeichnet werden. Gerät das Östrobolom aus dem Gleichgewicht, resorbiert der Körper Östrogen, das eigentlich über den Darm ausgeschieden werden sollte, und es endet stattdessen in Ihrem Blutkreislauf, was zu einer Östrogendominanz führt (siehe Seite 300).

Es versteht sich wohl von selbst, dass ein Mikrobiom, das aus dem Tritt geraten ist, im Körper für heilloses Chaos sorgen kann. Wenn Ihre Mutter unter der Geburt Antibiotika bekam oder Sie zu irgendeinem Zeitpunkt Ihres Lebens Antibiotika einnehmen mussten, wenn Sie eine Kaiserschnittgeburt waren, nicht gestillt wurden, verarbeitete Lebensmittel essen oder sich einseitig ernähren, dann beeinflusst all das die Gesundheit Ihres Mikrobioms und seine Diversität – und je diverser es ist, desto besser.

Ein guter Start fürs Mikrobiom

Wenn Sie schwanger sind, dann sollten Sie überlegen, wie Sie dem Mikrobiom Ihres Kindes zu einem guten Start verhelfen können, denn die Gesundheit Ihres vaginalen Mikrobioms in der Schwangerschaft und alles, was während Wehen, Geburt und unmittelbar danach passiert, prägen das Mikrobiom Ihres Kindes für sein Leben. Es gibt unzählige Möglichkeiten, das Mikrobiom Ihres

Kindes zu unterstützen, selbst wenn Sie einen Kaiserschnitt haben und nicht stillen können. Dazu zählen:

- Verwenden Sie vor und während der Schwangerschaft keine antibakteriellen Waschlotionen und Handreiniger, vermeiden Sie unnötige Antibiotika, verbessern Sie Ihre Darmfunktion und essen Sie Süßkartoffeln und Kürbis sowie fermentierte Lebensmittel (wenn Sie sie vertragen).
- Vermeiden Sie Antibiotika unter der Geburt, weil eine kleine Dosis auch auf Ihr Baby übergehen wird und man Antibiotika mit einer Zunahme von Mikrobiomstörungen bei Kleinkindern in Verbindung bringt. Viele Frauen erhalten prophylaktisch 12 bis 24 Stunden nach einem Blasensprung Antibiotika („verlängerter" Blasensprung) oder wenn sie eine Epiduralanästhesie hatten und Fieber bekommen. Das kann ein Zeichen für eine Infektion sein und würde den Einsatz von Antibiotika rechtfertigen; andererseits kann auch die Epiduralanästhesie selbst Auslöser für eine erhöhte Temperatur sein. Zum Glück werden häufig erst bei zwei klinischen Indikatoren für eine Infektion Antibiotika verabreicht.
- Eine spontane Geburt ist besser als ein Kaiserschnitt, weil das Baby auf dem Weg durch den Geburtskanal mit vaginalen und fäkalen Bakterien in Kontakt kommt. Das ist ausgesprochen gut, denn dann sind es diese Bakterien, die den Darm Ihres Babys bevölkern und nicht diejenigen der Krankenhausräumlichkeiten. Das Reinigen des Damms oder – noch schlimmer – das Auftragen von antimikrobiellen Produkten kann diesen wichtigen Übertragungsweg beeinträchtigen.
- Wenn Sie einen Kaiserschnitt haben, gibt es andere Möglichkeiten, wie Sie das Mikrobiom Ihres Babys schützen und anregen können, zum Beispiel:
  - Teilen Sie Ihrem Gynäkologen mit, dass Sie erst nach der Geburt Ihres Kindes der Gabe von Antibiotika zustimmen. Bei einem Kaiserschnitt ist die Gabe von Antibiotika zwar

unbedingt erforderlich, um eine Infektion zu vermeiden, aber es gibt keinen Grund, warum Sie diese nicht unmittelbar nach der Geburt Ihres Kindes bekommen sollten, damit es diesen nicht ausgesetzt ist.

- Verwenden Sie einen Scheidenabstrich, um das Mikrobiom Ihres Babys zu „besiedeln“ (sogenanntes *Vaginal Seeding*). Dazu nehmen Sie ein Stück sterilen Verbandsmull, der in sterile Kochsalzlösung getaucht wurde, falten ihn ziehharmonikaförmig und schieben das Ganze in Ihre Scheide. Lassen Sie es eine Stunde dort verbleiben. Entfernen Sie es kurz vor der OP und bewahren Sie es in einem sterilen Behälter auf. Unmittelbar nachdem Ihr Baby geboren wurde, sollte die zuständige Hebamme mit dem Mullstück Gesicht und Körper des Babys benetzen, damit es mit Ihren Bakterien bedeckt ist. Ich war bei Hunderten Geburten mit dabei, und die meisten Kaiserschnitte sind keine dringenden Notfälle, sodass in der Regel ausreichend Zeit ist, dies zu tun, bevor Sie in den OP-Saal kommen. Handelt es sich tatsächlich um einen echten Notfall-Kaiserschnitt, bei dem keine Zeit zu verlieren ist, kann dieser Prozess auch später noch durchgeführt werden.

- Babys, die zu Hause geboren und ausschließlich gestillt werden, verfügen über das beste Darm-Mikrobiom. Wenn Sie, aus welchen Gründen auch immer, nicht stillen wollen oder können, sollten Sie Ihrem Baby eventuell ein Probiotikum geben, das *Bifidobacterium infantis* enthält. Das ist ein wichtiges Bakterium, das in der Muttermilch enthalten ist und vorwiegend im Darm-Mikrobiom von gestillten Babys vorkommt. Durch Generationen von Säuglingen, die mit künstlicher Säuglingsnahrung groß wurden, häufigeren Kaiserschnitten und dem Einsatz von Antibiotika ist es stark zurückgegangen. Es lohnt sich, Ihr Baby damit zu versorgen, selbst wenn Sie stillen, weil Menschen in Industrieländern über wesentlich weniger *Bifidobacterium infantis* verfügen als jene, die in Entwicklungsländern leben, und das Bakterium von Generation zu Generation weitergegeben wird. Wenn Sie also nicht gestillt wurden und die Kette somit unterbrochen ist, dann können Sie es nicht an Ihr Kind weitergeben.

- Auch nach der Geburt setzt sich der Aufbau des Mikrobioms Ihres Kindes fort, und dabei ist jede Menge Körperkontakt mit nackter Haut sehr förderlich (es ist auch eine großartige Methode, um Menschen fernzuhalten, die Sie gerade nicht sehen wollen). Auch sollten Sie Ihr Baby nicht waschen. Ja, Sie haben richtig gehört: Ihr Baby muss nicht gewaschen werden. Warten Sie mindestens eine Woche, bevor Sie Ihr Baby zum ersten Mal waschen, und verwenden Sie dann nur klares Wasser.
- Lassen Sie Ihr Kind auch einmal Dreck in den Mund nehmen – das ist etwas, auf das Kinder offensichtlich genetisch programmiert sind. In früheren Zeiten hätten wir unser Gemüse nicht so sorgfältig abgewaschen und dadurch eher von den Bakterien auf seiner Oberfläche profitiert, aber heutzutage ist das nicht mehr der Fall und wir werden auch generell nicht mehr so schmutzig wie früher. In einem Teelöffel Dreck befinden sich mehr Mikroorganismen als es Menschen auf diesem Planeten gibt, also verfallen Sie nicht gleich in Panik, wenn Ihr Kind sich das auf den Boden gefallene Bonbon einfach wieder in den Mund steckt.

Die gute Nachricht ist, dass Ihr Mikrobiom schnell auf Änderungen in Ihrer Lebensweise reagiert, manchmal sogar innerhalb von vier Tagen. Wenn Sie Ihre Darmflora also verbessern wollen, dann sollten Sie Folgendes tun:

- Essen Sie viele verschiedene unbehandelte Lebensmittel.
- Stellen Sie fermentierte Lebensmittel wie Sauerkraut und Kimchi her und essen Sie jeden Tag einen Löffel davon (es sei denn, Sie leiden unter einer Histaminintoleranz).
- Verzehren Sie mehr Nahrungsmittel, die reich an Präbiotika sind – also ballaststoff- und faserreiche Dinge wie Süßkartoffeln, Karotten und Kürbis, die die guten Bakterien im Darm fördern.

Antibiotika

Antibiotika können Leben retten, aber sie werden viel zu häufig eingesetzt, weshalb Antibiotikaresistenzen mittlerweile zu einem echten Thema geworden sind. Schon die einmalige Gabe kann eine gesamte Spezies Ihrer Darmbakterien vernichten, und antimikrobielle Produkte wie Handreiniger stören nicht nur Ihren Hormonhaushalt und können potenziell Fruchtbarkeitsprobleme verursachen, sondern sie fördern auch die Antibiotikaresistenz. Es ist wesentlich besser, die Hände einfach nur gründlich mit Wasser und Seife zu reinigen (außer natürlich Sie arbeiten in einem Bereich, in dem absolute Hygiene oberstes Gebot ist). Tatsächlich sind mehr als 95 Prozent aller Bakterien harmlos und viele sind sogar nützlich. Bedenken Sie auch, dass Nutztiere routinemäßig Antibiotika erhalten, um sie vor Infektionen zu schützen, die allzu häufig aufgrund ihrer schlechten „Lebensbedingungen" eintreten. Kaufen Sie also, wann immer möglich, Bio-Fleisch, am besten von einem Anbieter, den Sie kennen.

Eine Ernährung, die größtenteils aus verarbeiteten Lebensmitteln besteht, viel Zucker und Alkohol enthält und wenig Ballaststoffe aufweist, bringt das Mikrobiom Ihres Darms aus dem Gleichgewicht, während ein Speiseplan mit viel Gemüse und Ballaststoffen förderlich ist. Probiotika versorgen Ihren Darm mit Bakterien, helfen beim Abnehmen und reduzieren Entzündungen. Auch Schlafmangel und zu viel Stress schaden Ihrem Mikrobiom, wohingegen fermentierte Lebensmittel wie Sauerteig, Sauerkraut und Kimchi sowie fermentierte Getränke wie Kefir und Kombucha (die man mittlerweile fast überall erhält, aber auch leicht selbst herstellen kann, siehe Anhang) das Wachstum hilfreicher Bakterien fördern (allerdings können sie bei histaminintoleranten Menschen auch Symptome hervorrufen).

Wenn kein Weg an der Einnahme von Antibiotika vorbeiführt, dann nehmen Sie sie, aber achten Sie darauf, im Anschluss wieder ein gutes Bakterienverhältnis im Darm herzustellen. In der Regel werden auch für Harnwegsinfektionen Antibiotika verschrieben, aber dies ist nicht empfehlenswert, weil der häufigste Risikofaktor für wiederkehrende Infektionen dieser Art der Einsatz von Breitband-Antibiotika ist. Es gibt jedoch einige einfache Heilmittel, die Sie immer zu Hause vorrätig haben sollten:

- Das Trinken von hausgemachter Graupen-Zitronen-Limonade führt zu einer starken Linderung der Symptome innerhalb von 24 Stunden und anschließend zur kompletten Heilung. Für die Zubereitung nehmen Sie 150 Gramm Gerstengraupen und spülen sie, bis das Wasser klar bleibt. Geben Sie die Graupen dann zusammen mit den Zesten zweier Zitronen, einem Teelöffel geriebenen Ingwer und 1,2 Liter Wasser in einen Kochtopf. Bringen Sie das Ganze zum Kochen und lassen Sie es anschließend rund zehn Minuten lang köcheln. Dann den Topf vom Herd nehmen und absieben, dabei die Flüssigkeit auffangen. Fügen Sie nun den Saft der beiden Zitronen hinzu (und auf Wunsch 4 Esslöffel Honig). Auf Raumtemperatur abkühlen lassen und über den Tag verteilt trinken.
- D-Mannose, der aktive Wirkstoff in Cranberrys und anderen Früchten wie Äpfeln, Pfirsichen, Orangen und Blaubeeren, kann als Nahrungsergänzung gekauft werden und ist fertig erhältlichem Cranberry-Saft vorzuziehen, denn dieser enthält jede Menge Zucker, der Harnwegsinfektionen verschlimmert.
- Wenn Sie wiederholt unter Harnwegsinfektionen leiden, dann sollten Sie sich um die Gesundheit Ihres Mikrobioms kümmern – speziell wenn Sie Antibiotika genommen haben, die neben den schlechten Bakterien auch die guten vernichten. Zwar verfügt Ihre Blase über eine eigene Zusammensetzung an Mikroorganismen, aber es ist wichtig, Ihr Darm-Mikrobiom zu verbessern, da dieses als Steuerzentrale für alle anderen Mikrobiome des Körpers fungiert.

Dünndarmfehlbesiedlung (SIBO)

Ihre Bakterien sind großartig und ein elementarer Teil von Ihnen, aber sie müssen wissen, wo sie hingehören. Die meisten haben ihren angestammten Platz im Dickdarm. Wenn diese Bakterien sich auf den Weg in den Dünndarm machen oder die im Dünndarm beheimateten Bakterien überhandnehmen, beginnen sie sich von der unverdauten Nahrung in Ihrem Dünndarm zu ernähren und verursachen eine Dünndarmfehlbesiedlung (SIBO). Zu den Ursachen hierfür zählen:

- Vorhandensein einer Infektion
- Schilddrüsenunterfunktion

- Physische Hindernisse wie Narbengewebe aufgrund von Operationen oder Morbus Crohn
- Schäden an Nerven und Muskeln im Darm
- Einnahme von Antibiotika und Steroiden
- Magensäuremangel; mögliche Ursachen hierfür sind das Älterwerden, Vorhandensein eines Bakteriums namens *Helicobacter pylori* im Magen, Verdünnen der Säure durch zu viel Flüssigkeit bei den Mahlzeiten, Einnahme von Medikamenten gegen Sodbrennen wie (freiverkäufliche) Säureblocker, Antihistaminika (die das SIBO-Risiko um bis zu 17 Prozent erhöhen) sowie Protonenpumpenhemmer (die das SIBO-Risiko um bis zu 53 Prozent erhöhen).
- Einige Experten glauben, dass es einen Zusammenhang zwischen der Einnahme oraler Empfängnisverhütungsmittel und dem Auftreten von SIBO gibt (ich hoffe, dass dies bald näher erforscht wird).
- Eine Ernährung, die reich an Zucker, Kohlenhydraten und Alkohol ist – das ist das Lieblingsessen von Darmbakterien! Wenn sie sich von diesen „leckeren" Stoffen ernähren, kommt ein Fermentierungsprozess in Gang, bei dem Wasserstoff entsteht, der wiederum Mikroben im Dünndarm füttert, die man als *Archaeen* bezeichnet. Verschlingen die Archaeen dann den Wasserstoff, entsteht Methan, was bedeutet, dass man bei SIBO sowohl zu viel Wasserstoff als auch zu viel Methan im Darm haben kann – oder anders gesagt: jede Menge Gas. Aufgeblähtheit, Aufstoßen und Flatulenz zählen daher zu den bekannten Symptomen von SIBO, ebenso wie:
  - Durchfall
  - Verstopfung
  - Bauchschmerzen
  - Nahrungsmittelunverträglichkeiten von z. B. Gluten, Laktose, Kasein, Fruktose
  - Histaminintoleranz
  - Leaky-Gut-Syndrom (durchlässige Darmwand)
  - Diagnose eines Reizdarmsyndroms oder einer entzündlichen Darmerkrankung
  - Vitamin- oder Mineralstoffmangel
  - Fettverwertungsstörungen

- Negative Reaktionen auf Probiotika, die *Lactobacillus* oder *Bifidobacterium* enthalten (weil diese die Bakterienzahl steigern und damit das Problem verschärfen)

Wenn Sie unter einem Reizdarmsyndrom (RDS) leiden, sind Sie mit hoher Wahrscheinlichkeit auch von SIBO betroffen, da es in 80 Prozent der RDS-Fälle nachgewiesen wurde und als eine der Ursachen angesehen wird. Die beste Diagnosemöglichkeit für SIBO ist ein Atemtest, bei dem Sie 12 Stunden lang nichts essen, dann etwas Zucker zu sich nehmen und 3 Stunden lang alle 15 Minuten in einen kleinen Ballon atmen, damit Ihr Atem auf Wasserstoff und Methan getestet werden kann. Sie können auch Ihren Urin untersuchen lassen, aber er gibt keine Auskunft darüber, welches Gas das Problem verursacht. Die Behandlung besteht darin, den Bakterien ihre bevorzugte Nahrung zu entziehen, etwa Alkohol und Zucker, und dann Antibiotika oder pflanzliche Antimikrobiotika wie Berberin einzusetzen, um die Bakterien abzutöten (letztere Variante ist offensichtlich die bessere, da Antibiotika unterschiedslos wirken und mehr Bakterien vernichten als nötig). Anschließend kann man vorsichtig damit beginnen, die guten Bakterien wieder aufzubauen, indem man fermentierte Lebensmittel verzehrt und ein SIBO-freundliches Probiotikum einnimmt – beispielsweise eines, das auf Bodenbakterien basiert.

Entgiften wie ein Profi

Sinn und Zweck von Östrogen besteht darin, es zu nutzen und dann wieder loszuwerden, und das Organ, das für den Abbau zuständig ist, ist Ihre Leber. Ist die Leber damit überfordert, haben Sie zu viel Östrogen im Blut und das führt zu PMS, starken Monatsblutungen, Aufgedunsenheit, Flüssigkeitsansammlungen, Menstruationsmigräne und einem erhöhten Risiko, an Brustkrebs zu erkranken. Um ihre Aufgaben gut erledigen zu können, benötigt Ihre Leber keinen extrem gründlichen Frühjahrsputz einmal im Jahr – sie braucht vielmehr das gesamte Jahr über Ihre Unterstützung. Die Leberentgiftung findet ständig statt, und auf diese Weise entledigt sich Ihr Körper auch des Östrogens, das nicht mehr benötigt wird. Das Ganze läuft in zwei Phasen ab: Im ersten Schritt wird das Östrogen in kleinere Einheiten aufgespalten, die Metaboliten oder Abbauprodukte, und im zweiten Schritt werden die Metaboliten von fettliebenden Molekülen in wasserlösliche umgewandelt. Steroidhormone wie Östrogen sind fettliebend und lösen sich nicht in Wasser, sodass sie schlecht über den Urin ausgeschieden werden können. Verschiedene Enzyme sorgen also dafür, dass sie in wasserlösliche Metaboliten umgewandelt werden, die dann von Urin und Gallenflüssigkeit aufgenommen und ausgeschieden werden können. Das Problem ist, dass die Abbauprodukte von Östrogen verschiedene Wege nehmen können. Einige davon sind gesund, während andere mit starken Blutungen, Brustspannen, PMS und hormonabhängigen Krebsarten verbunden sind; deshalb ist es äußerst wichtig, die guten Wege zu fördern. Das war die extrem vereinfachte Kurzfassung der Östrogenentgiftung. Und nun gibt es die beiden Phasen noch einmal im Detail:

Phase 1: Vorbereitung

In dieser Phase erledigt Ihre Leber die „Vorarbeit“, indem sie das Östrogen in kleinere Einheiten aufspaltet. Sie nimmt Östradiol und Östron (die beiden Hauptformen von Östrogen in Ihrem Körper) und wandelt sie in eines von drei Östrogen-Abbauprodukten um: 2-OH, 4-OH und 16-OH. Nennen wir sie der Einfachheit halber Route 2, Route 4 und Route 16. Von diesen Varianten ist Route 2 die sicherste. Route 4 *kann* funktionieren, aber sie hat eine Gabelung und ist nur sicher, wenn auch die richtige Richtung eingeschlagen wird. Wird der andere Weg gewählt, bei dem ein Enzym namens Chinon für die Umwandlung zuständig ist, dann steigt das Risiko, an bestimmten Krebsarten zu erkranken. Route 16 sollte immer vermieden werden, denn sie ist mit starken Monatsblutungen, Blutklumpen, Brustspannen und einem erhöhten Risiko verbunden, an hormonbedingten Krebsarten wie Brustkrebs zu erkranken. Es ist die Route, die die Dinge wachsen lässt – Ihre Gebärmutterschleimhaut, Ihre Brüste und auch Krebszellen.

Phase 1 wird beeinträchtigt durch eine Fehlernährung, mangelnde Proteinaufnahme, Alkohol, Schwermetallbelastung und die Einnahme von Medikamenten wie Paracetamol. Sie können die 2-OH-Route unterstützen und die Entgiftung in Phase 1 fördern, indem Sie Kohlgemüse wie Brokkoli, Grünkohl und Blumenkohl essen, die Diindolylmethan

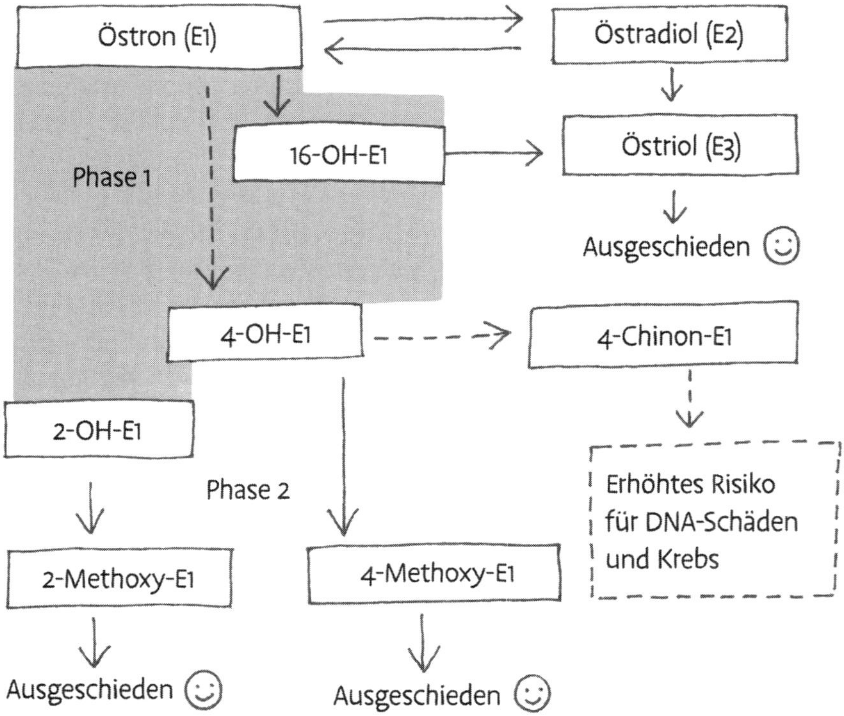

(DIM) enthalten. DIM fördert den gesunden Abbau von Östrogen durch eine geringere Bildung von 4-OH- und 16-OH-Metaboliten und eine Erhöhung der 2-OH-Metaboliten. Es ist auch als Nahrungsergänzungsmittel erhältlich. Andere Supplemente, die diese Phase unterstützen können, sind liposomales Glutathion, N-Acetylcystein und Resveratrol.

Am Ende von Phase 1 stehen die Abbauprodukte, die Sie nun „loswerden“ müssen, bevor sie wieder in den Blutkreislauf geraten und Ihnen Kummer bereiten. Damit dies funktioniert, muss eine Reaktion stattfinden.

Phase 2: Zugabe (Methylierung)

In diesem Schritt wird den in der ersten Phase entstandenen Östrogen-Abbauprodukten etwas hinzugefügt. Vor dieser Phase ist Östrogen fettlöslich. Stellen Sie sich einmal vor, Sie würden eine Badewanne mit

Wasser füllen, Öl hinzufügen und dann den Stöpsel ziehen – was würde passieren? Zwar liefe das Wasser ab, aber das Öl bliebe an den Wänden der Wanne haften und verschwände nicht im Abfluss. In Phase 2 wird den Östrogenmetaboliten ein hydrophiles Molekül hinzugefügt, das sie wasserlöslich macht, sodass sie Ihren Körper über Urin, Gallenflüssigkeit und Kot verlassen können. Während der Methylierung kommt eine Methylgruppe von Atomen hinzu, sodass aus 2-OH und 4-OH entsprechend 2-Methoxy und 4-Methoxy werden. Diese Namensänderung zeigt an, dass sie nun wasserlöslich sind.

Dr. Carrie Jones verwendet die Badewannen-Analogie, um die zwei Phasen der Leberentgiftung zu beschreiben: In Phase 1 füllt sich die Badewanne, in Phase 2 geht es um die Fähigkeit Ihres Körpers, die Wanne wieder zu leeren. Um die Symptome einer Östrogendominanz zu reduzieren und das Risiko damit verbundener Krebsarten zu senken, müssen beide Routen optimal funktionieren – Ihre Wanne muss mit dem richtigen Wasser gefüllt sein und Ihr Abfluss muss das Ganze auch wieder ablaufen lassen können.

Funktioniert Phase 2 nicht richtig, können Östrogen-Abbauprodukte den Körper nicht verlassen und die 4-OH-Metaboliten wählen die nicht ganz so grandiose Chinon-Enzymroute, wodurch sich das Krebsrisiko erhöht. Genetische Faktoren können diesen Prozess behindern, weshalb Gentests der entsprechenden Marker hilfreich für das Verständnis sein können, wie Sie Ihre Hormone methylieren. Wie gut Ihre Leber ihre Aufgaben erfüllen kann, hängt auch von den Chemikalien in Ihrer Ernährung, Ihren Pflegeprodukten und Ihrer Umgebung ab. Schwefelreiche Nahrungsmittel wie Eier, Knoblauch, Zwiebeln, Lauch, Pilze und Kohlsorten können den Methylierungsprozess unterstützen, ebenso wie Nahrungsergänzungen, z. B. S-Adenosylmethionin (SAMe), Magnesium und methylierte B-Vitamine. Auch eine ausreichende Flüssigkeitszufuhr ist natürlich hilfreich für die Ausscheidung. Außerdem ist es wichtig, auf möglichst wenig Umweltchemikalien im Essen, in Pflegeprodukten, in Ihrem Zuhause und am Arbeitsplatz zu achten, weil auch diese die Funktion Ihrer Leber beeinträchtigen können.

Natürlich ist Östrogen nicht nur schlecht, es ist sogar ein ziemlich großartiges Hormon, das für mehr als 400 Prozesse im Körper verantwortlich ist und viele gesundheitliche Vorteile bietet, indem es Herz,

Gehirn und Knochen schützt, die Stimmung hebt, Ihre Scheide feucht hält und die Schleimhaut Ihrer Gebärmutter jeden Monat anwachsen lässt, um optimale Bedingungen für eine Schwangerschaft zu schaffen. Es soll sich aber auch nicht länger als nötig in Ihrem Körper ansammeln. Östrogen auch wieder abzubauen, ist eine wichtige Aufgabe, denn jeder Mensch ist diesem Hormon über Nahrung und Umwelt ausgesetzt. Noch wichtiger ist es natürlich, wenn bei Ihnen Anzeichen einer Östrogendominanz auftreten, was vor allem der Fall sein kann, wenn Sie noch ein Teenager sind, in der Perimenopause stecken oder unter Endometriose leiden.

Östrogenüberschuss

Symptome eines Östrogenüberschusses treten auf, wenn der Östrogenspiegel im Verhältnis zum Progesteronspiegel hoch ist. Es ist daher wichtig, beide Hormone im Blick zu behalten. Wie Sie bereits wissen, ist es das Progesteron, das das Östrogen im Zaum hält. Wenn Sie also keinen regelmäßigen Eisprung haben oder nach dem Eisprung nicht ausreichend Progesteron produzieren, kann dies zu einem Östrogenüberschuss führen.

Hinweis

Ihr Östrogenspiegel kann niedrig sein, aber wenn er im Verhältnis zum Progesteron hoch ist, können Sie dennoch Anzeichen für einen Östrogenüberschuss haben. Es geht also vor allem um das Verhältnis zwischen diesen beiden Hormonen.

Zu den Anzeichen und Symptomen eines Östrogenüberschusses zählen:

- Starke Regelblutungen
- Brustspannen
- Zysten
- PMS
- Schmerzhafte Periode
- Endometriose

- Myome
- Menstruationsmigräne
- Stimmungsschwankungen und Reizbarkeit
- Launenhaftigkeit und Ausraster
- Depressionen
- Weinerlichkeit
- Schmerzen in der Zyklusmitte
- Vernebelter Kopf
- Gewichtszunahme in der Körpermitte
- Aufgeblähtheit, Aufgedunsenheit oder Wasseransammlungen
- Auffällige Abstriche

Ein Ungleichgewicht von Östrogen kann verursacht werden durch:

- Zyklen ohne Eisprung (häufig in der Teenagerzeit und Perimenopause)
- PCOS
- Mangelhafte Entgiftung von Östrogen
- Mangelernährung
- Histaminintoleranz
- Darmprobleme wie Verstopfung
- Hoher Cortisolspiegel, der die Progesteronrezeptoren blockiert
- Umweltgifte wie BPA und Phthalate, die sich in Plastik befinden und Östrogen nachahmen, was den Östrogenhaushalt beeinträchtigen kann.
- Alkoholkonsum
- Gewichtszunahme und Fettleibigkeit (da Fettzellen zusätzliches Östrogen produzieren)
- Diabetes
- Einige Autoimmunerkrankungen

Sie können einem Östrogenungleichgewicht entgegenwirken, indem Sie:

- die Leberentgiftung fördern und die Darmfunktion verbessern.
- mehr Ballaststoffe essen, um die Östrogenentgiftung über den Darm (und Stuhl) zu unterstützen.
- mehr Wasser trinken, um die Östrogenentgiftung über den Urin zu fördern.

- ausreichend schlafen. Es gibt einen Zusammenhang zwischen einer Störung des zirkadianen Rhythmus und der Auftretenshäufigkeit von Brust- und Kolorektalkrebs, von dem man annimmt, dass er mit der geringeren Melatoninausschüttung und der höheren Lichtexposition bei Nacht zusammenhängt.
- weniger Alkohol trinken.
- Sport treiben – speziell solche Sportarten, die hochintensiv sind und Sie zum Schwitzen bringen.
- Übergewicht abbauen.
- Brokkolisprossen essen. Sie können sie innerhalb von drei Tagen zu Hause ziehen, was sie zu einer einfachen und kostengünstigen Möglichkeit macht, Ihre Gesundheit zu fördern. Brokkolisprossen enthalten eine hohe Konzentration an Glucoraphanin und Sulforaphan. Diese Wirkstoffe sorgen dafür, dass jene Östrogenmetaboliten, die sich auf die ungesunde Chinon-4OH-Route machen, zum Beginn der Route zurückkehren; so haben sie die Chance, beim zweiten Mal den besseren Weg zu wählen. Sulforaphan hat zudem eine antioxidative, antimikrobielle, antidiabetische sowie krebs- und entzündungshemmende Wirkung und kann dabei helfen, vor Herz-Kreislauf- und neurodegenerativen Krankheiten zu schützen – also her mit den Brokkolisprossen!
- Nahrungsergänzungsmittel einnehmen, z. B. Kalzium-D-Glucarat, Jod (das die Östrogenrezeptoren weniger reizempfänglich macht), Vitamin D, N-Acetylcystein (NAC) und Resveratrol.

Wenn Sie wissen möchten, was sich im Hinblick auf Östrogen in Ihrem Körper tut (und das sollten wir alle wissen wollen), dann bietet der DUTCH-Test den genauesten und umfassendsten Einblick in den Östrogenspiegel und die Routen, die die Metaboliten nehmen.

Der DUTCH-Test

DUTCH steht für *Dried Urine Test for Comprehensive Hormones* und ist der Name eines umfangreichen Hormontests, bei dem auch Verarbeitung und Verstoffwechselung untersucht werden. Das Verfahren ist einfach: Sie müssen nur im Laufe des Tages und / oder Ihres Menstruationszyklus (je nachdem, worauf spezifisch untersucht wird) auf verschiedene Filterpapiere pinkeln und diese an ein entsprechendes Labor senden. Die Ergebnisse sollten Sie mit Ihrem behandelnden Arzt besprechen, der einen passenden Behandlungsplan mit Ihnen entwickeln kann.

Der Grad an detaillierten Informationen, die der DUTCH-Test liefern kann, ist beispiellos und übertrifft die aus Blut- oder Speichelproben erhaltenen Daten bei Weitem. Er erfasst nicht nur Ihre Hormonspiegel, sondern betrachtet auch die Hormon-Abbauprodukte und die Routen, die sie nehmen, was vor allem dann wichtig ist, wenn Sie wissen wollen, wie Sie Östrogen verarbeiten und ausscheiden. Auch das Überprüfen von Androgenen wie Testosteron kann aufschlussreich sein, denn es ist möglich, unauffällige Testosteronwerte zu haben, dennoch aber Symptome eines hohen Spiegels aufzuweisen, etwa Akne, dünner werdendes Kopfhaar und eine Zunahme von Gesichts- und Körperbehaarung (alles Symptome von PCOS), und zwar aufgrund der Art, wie Testosteron verstoffwechselt wird.

Der Test erfasst auch Cortisol und Cortison (die deaktivierte Form von Cortisol). Indem man beide zu vier verschiedenen Tageszeiten testet, kann eine Cortisol-Kurve erstellt werden (die am Morgen hoch sein und im Laufe des Tages abflachen sollte), um zu sehen, ob sie gesund ist oder von der Norm abweicht, was vor allem für das Verständnis von Erschöpfung, Unruhe, Stress, Depressionen, Libido und Schlafproblemen wichtig ist. Melatonin wird ebenfalls ausgewertet; es ist nicht nur in Bezug auf Schlafprobleme wichtig, sondern ist auch ein Antioxidans, und optimale Werte gehen mit einem geringeren Risiko einher, an Brustkrebs zu erkranken.

Sie können den DUTCH-Test beispielsweise durchführen, bevor Sie mit der Einnahme bioidentischer Hormone oder einer Hormonersatztherapie beginnen, um zu sehen, wie Sie Hormone verstoffwechseln und welche Wirkung diese Therapien entsprechend haben werden. Schilddrüsenhormone werden vom DUTCH-Test nicht erfasst, weil Urintests hier weniger aussagekräftig sind als Blutuntersuchungen. Einige der Marker, die getestet werden, können aber Hinweise auf die Schilddrüsenfunktion geben. Vor Kurzem ist der Test um organische Säuren ergänzt worden – ein Marker für Neurotransmitter, die bei Stimmungsschwankungen und Schlafproblemen interessant sein können. Der DUTCH-Test kann Ihnen helfen herauszufinden, warum Sie möglicherweise unter Folgendem leiden:

- Stimmungsschwankungen, Depressionen, innere Unruhe, Ängste
- PMS
- Geringes sexuelles Verlangen
- Unregelmäßige Menstruationszyklen
- Unfruchtbarkeit
- Erschöpfung
- Schlaflosigkeit
- Perimenopausale Symptome

Gesetzliche Krankenkassen übernehmen die Kosten für den DUTCH-Test nicht (eventuell eine private Zusatzversicherung, das müssen Sie erfragen). Der Test ist nicht gerade preiswert, aber er stellt auch eine Investition in einen schnellen Diagnoseprozess dar und ermöglicht die Entwicklung eines maßgeschneiderten Behandlungsplans. Das spart am Ende vielleicht Zeit und Geld, die Sie sonst für das Ausprobieren anderer Möglichkeiten verwenden würden, und er bietet zuverlässige Ergebnisse. Anbieter finden Sie im Internet oder über die Seite *www.dutchtest.com*.

Warum Ihre Verdauung Ihnen nicht scheißegal sein sollte

Östrogen wird zusammen mit anderen Hormonen und Giftstoffen auch über Ihre Galle ausgeschieden – eine von der Leber abgegebene Flüssigkeit –, und gelangt dann in Ihren Darm, sodass das Östrogen über den Stuhl ausgeschieden werden kann. Dieser wunderbare Prozess gerät jedoch in Schieflage, wenn die Bakterien in Ihrem Darm im Ungleichgewicht sind aufgrund von Entzündungen, Antibiotika und einer schlechten Ernährung oder wenn Sie unter Verstopfung leiden. Anstatt Ihren Körper zu verlassen, wird das Östrogen dann reabsorbiert und gerät erneut in den Blutkreislauf, sodass Sie nun unter den Symptomen eines Östrogenüberschusses leiden – leider schlecht.

Überlegen Sie einmal kurz, wie problemlos verarbeitete Nahrung Ihren Körper wieder verlässt. Ist Ihr Stuhlgang regelmäßig oder ist Ihr Darm manchmal träge? Eine gesunde Verdauung bedeutet, dass man pro Tag wenigstens einen zufriedenstellenden Stuhlgang hat, und damit meine ich einen Typ 4 auf der Bristol-Stuhlformen-Skala („wurstartig" mit glatter Oberfläche). Eine eventuelle Darmträgheit kann man verbessern, indem man mehr Wasser und Ballaststoffe (sprich: Gemüse) zu sich nimmt und für mehr Bewegung sorgt (entweder des gesamten Körpers oder gezielt im Bauchbereich durch Massagetechniken). Es ist kein Wunder, dass so viele Menschen unter Darmträgheit leiden – wir sitzen nahezu den ganzen Tag, trinken zu wenig und essen zu wenig Ballaststoffe. Und dann kommt noch hinzu, dass wohl kaum jemand sein großes Geschäft am Arbeitsplatz erledigen mag.

Die wichtige Botschaft zu diesem Thema lautet, dass Sie keinen ausgeglichenen Hormonhaushalt erwarten können, wenn Darm und Leber zu kämpfen haben.

Nahrung als Medizin

Auch wenn einige Menschen gut mit sehr präzisen Ernährungsvorgaben zurechtkommen, sieht es bei den meisten wohl eher anders aus, also werde ich mich bemühen, nicht allzu viele Vorschriften zu machen. Beginnen Sie am besten, indem Sie mehr Gemüse, Proteine und gesunde Fette (wie Avocado, Nüsse und Kerne, ölige Fischsorten, Oliven und Olivenöl) auf Ihren Speiseplan setzen. Als Nächstes arbeiten Sie daran, die nicht so guten Sachen zu reduzieren oder wegzulassen, also verarbeitete Lebensmittel und Zucker. Es gibt Hunderte von Methoden und Ernährungsweisen, und auf einige davon werde ich auch eingehen, aber ich möchte Sie vor allem daran erinnern, dass Sie Ihren Körper am besten kennen. Wenn Sie darauf achten, was Sie essen und wie Sie sich danach fühlen, dann werden Sie schon bald feststellen, was für Sie funktioniert und was nicht.

Über Ernährung nachzudenken und darüber zu sprechen, kann mitunter schwierig sein. Viele Menschen fühlen sich vorschnell verurteilt, und was wir zu uns nehmen, kann auch emotionale Gründe haben. Bevor wir uns daher bestimmte Arten von Nahrungsmitteln anschauen, sollten Sie sich einen Moment Zeit nehmen und sich daran erinnern, wie die Mahlzeiten in Ihrer Familie aussahen, als Sie ein Kind waren, und mit welchen Geschichten rund ums Essen Sie aufgewachsen sind. Dies sind einige typische Beispiele:

- Es gab nicht viel zu essen und Sie haben es entweder heruntergeschlungen, bevor es Ihnen jemand wegnehmen konnte (sodass Sie jetzt überhastet essen und kaum kauen), oder Sie fühlen sich ständig schuldig, weil Sie glauben, sich mehr zu nehmen als Ihnen eigentlich zusteht.
- Es gab reichlich zu essen, aber Mahlzeiten waren schwierig, weil Sie die Spannungen zwischen Ihren Eltern spüren konnten und dadurch selbst angespannt waren. Also aßen Sie eine Menge und versuchten dabei, Ihre eigenen Gefühle zu unterdrücken, oder Sie standen so unter Spannung, dass Sie nichts herunterbringen konnten – ein Muster, das sich bis ins Erwachsenenalter halten kann.
- Ihre Mutter (oder Ihr Vater) nahmen es persönlich, wenn Sie Ihren Teller nicht leer aßen, als würden Sie ihre Liebe ablehnen, also haben Sie sich daran gewöhnt, zu viel zu essen, und Ihr eigenes Gefühl dafür, wie viel und was Sie essen sollten, auszuschalten.
- Familienmitglieder machten Kommentare darüber, wie viel oder wie wenig Sie aßen, vielleicht in Zusammenhang mit Ihrer Statur und Ihrem Gewicht, sodass Sie nun penibel darauf achten, wie viele Kalorien und wie viel Fett Sie zu sich nehmen.
- Sie bekamen weniger zu essen oder bestimmte Dinge wurden Ihnen verwehrt, wenn Sie „böse" waren, und entsprechend bereitgestellt, wenn Sie „lieb" waren. Das ist eine ganz miese Nummer und leider weit verbreitet. Eltern müssen endlich damit aufhören, ihre Kinder mit Essen zu belohnen oder zu bestrafen.
- Ihre Familie hat Sie ermuntert, sich an der Vor- und Zubereitung von Mahlzeiten zu beteiligen, und Mahlzeiten waren eine entspannte

Angelegenheit, bei der Sie mit Ihren Lieben zusammensaßen und gemeinsam das Essen und Zusammensein genießen konnten.

Wir verfangen uns leicht in Gedanken darüber, was wir essen sollten und was nicht, aber es ist auch wichtig, sich zu überlegen, wo, mit wem und wie wir essen. Dazu habe ich folgende Empfehlungen:

- Essen Sie an einem Ort, der dazu geeignet ist, die Nahrungsverarbeitung zu fördern, also fern von Ihrem Schreibtisch und irgendwelchen Bildschirmen und auch nicht, während Sie zur Bushaltestelle hetzen.
- Drücken Sie vor jeder Mahlzeit mental auf die Pause-Taste. Atmen Sie dreimal tief durch, damit Ihr Nervensystem vom Kampf-oder-Flucht-Modus auf den Ruhen-und-Verdauen-Modus umschalten kann. Wenn es sich gut anfühlt, einen Moment lang Dankbarkeit zu spüren oder ein kurzes Gebet zu sagen, dann tun Sie es. Sie werden Ihr Essen achtsamer zu sich nehmen, wenn Sie vor dem ersten Bissen erst einmal mental herunterfahren.
- Essen Sie, bis Sie sich zu 80 Prozent gesättigt fühlen. Ihr Gehirn benötigt 20 Minuten, um zu Ihrem Magen aufzuschließen und das Signal zu empfangen, dass Sie satt sind. Langsam zu essen ist nicht nur gut für Ihre Verdauung, es gibt Gehirn und Magen auch die Möglichkeit, miteinander zu kommunizieren und ein Überessen zu vermeiden.
- Kauen Sie Ihr Essen. Vierzig Mal pro Bissen ist laut Forschungsergebnissen optimal, aber das kann sich lächerlich anfühlen, wenn Sie normalerweise nur zwei Mal kauen, also beginnen Sie einfach mit zehn Mal und schauen Sie, wie es Ihnen damit geht. Wenn Sie Ihr Essen gut kauen, dann ziehen Sie auch mehr Nährstoffe daraus. Es ist außerdem hilfreich für den Erhalt eines gesunden Gewichts, beugt Verdauungsstörungen vor und ist gut für Zähne und Kiefer.
- Legen Sie das Besteck zwischen den einzelnen Bissen aus der Hand. Das hilft dabei, langsamer zu essen und präsent zu sein, sodass Sie Ihr Essen in Ruhe kauen und genießen können.
- Essen Sie als erstes Proteine und Gemüse und prüfen Sie dann, ob überhaupt noch Platz für all die Kohlenhydrate ist, die Sie glaubten zu brauchen.

Bevor wir uns dem etwas schwierigen Thema einer gesunden Ernährung zuwenden (also den Lebensmitteln, die häufiger auf den Tisch kommen und jenen, die man eher meiden sollte), gilt es zunächst einmal, sich die Hauptziele vor Augen zu halten. Ihre Mahlzeiten sollten:

- Ihnen gut schmecken,
- viele Nährstoffe enthalten und vielfältig sein,
- Sie mit ausreichend Energie für den Tag versorgen,
- Ihnen helfen, ein gesundes Gewicht zu halten,
- die Gesundheit Ihres Mikrobioms fördern,
- Ihren Blutzuckerspiegel im Normbereich halten,
- Auf Ihre individuellen gesundheitlichen Probleme abgestimmt sein.

Essen – was kommt auf den Tisch?

Frühstück

Nehmen Sie innerhalb von einer Stunde nach dem Wachwerden Ihr Frühstück zu sich und lassen Sie es bloß nicht aus – es ist nämlich äußerst wichtig für einen ausgeglichenen Hormonhaushalt. Wenn Klientinnen mir erzählen, dass sie keine Zeit für das Frühstück haben, dann bitte ich sie, einmal darüber nachzudenken, wie viel Zeit sie auf das Äußere ihres Körpers verwenden (Waschen, Anziehen, Frisieren, Schminken) und was im Vergleich dazu für das Innere des Körpers an Zeit bleibt.

Süße Frühstücksflocken zählen nicht und Toast mit Marmelade auch nicht. Ihr Frühstück sollte immer Proteine und gesunde Fette enthalten, damit Ihr Blutzucker gleich am Morgen stabil bleibt. Das ist sogar noch wichtiger, wenn Sie unter PCOS leiden oder Ihre Periode gerade ausbleibt. Eier zählen zu meinen Frühstücksfavoriten, nicht zuletzt deshalb, weil sie so einfach zuzubereiten sind. Machen Sie sich ein Rührei und servieren Sie es auf Toast oder einer Tortilla mit ein wenig Avocado dazu oder füllen Sie ein Omelette mit vorgekochtem Gemüse. Wenn Sie es wirklich eilig haben, dann kochen Sie ein paar Eier vor, die Sie im Kühlschrank lagern, oder bereiten Sie am Abend vorher eine Gemüse-Frittata zu, sodass Ihr Frühstück an diesem (und dem folgenden) Morgen schon fertig ist. Hafer, Quinoa, Hirse und Amaranth können mit pflanzlicher Milch wie Hafer- oder Mandelmilch für Porridge verwendet und mit

Früchten, Nussbutter und Kernen verfeinert werden. Mir wäre es – ehrlich gesagt – allerdings am liebsten, wenn wir uns von unserer eher westlichen Form des Frühstücks verabschieden könnten. Ich liebe morgens gekochten Lachs mit gekochtem Gemüse oder Reis oder Quinoa, die alle vorgekocht werden können und sich in einer Pfanne schnell erhitzen lassen. Wenn Sie wirklich nicht der Frühstückstyp sind, dann wählen Sie einen Protein-Smoothie und stellen Sie sicher, dass Sie nicht zu spät zu Abend essen. (Früh am Abend zu essen, sorgt häufig für mehr Appetit am folgenden Morgen.) Wenn Sie Kohlenhydrate zu sich nehmen, dann sollten diese komplex sein, z. B. Vollkornprodukte oder stärkehaltige Gemüse. Koffein sollten Sie beim Frühstück oder danach konsumieren, nicht davor.

Regelmäßige Mahlzeiten

Drei über den Tag verteilte, zufriedenstellende Mahlzeiten und keine Snacks zwischendurch hat sich für viele Menschen bewährt, aber wenn Sie zu einem niedrigen Blutzuckerspiegel neigen oder unter hypothalamischer Amenorrhoe (siehe Seite 361) leiden, müssen Sie wahrscheinlich häufiger etwas essen, vielleicht alle 2,5 bis 3 Stunden. Ganz gleich, wie Sie es mit den Mahlzeiten halten, auslassen sollten Sie in keinem Fall eine, weil Ihr Blutzuckerspiegel darunter leiden wird. Bedenken Sie auch, dass Sie keine Kuh sind – Sie haben keine vier Mägen, die mit ständigem Grasen den ganzen Tag über klarkommen, also knabbern Sie nicht ständig an irgendetwas herum.

Sind Sie manchmal „hangry“?

Wenn ja, dann sind Sie nicht allein damit. Viele meiner Klientinnen neigen dazu, aufgrund eines instabilen Blutzuckerspiegels hungrig und gereizt zugleich zu sein (und zudem wahrscheinlich noch wackelig auf den Beinen, vergesslich und unruhig), denn das ist nahezu symptomatisch für unseren oft hektischen Alltag. Wir versuchen ständig, Dinge zu erledigen, und geben häufig anderen Menschen und dem Abarbeiten von Aufgaben den Vorrang vor unserem Bedürfnis, regelmäßig etwas zu essen. Oder wir sind

so vertieft in das, was wir gerade tun, dass wir den Hunger noch nicht einmal bemerken – und das bringt unseren Hormonhaushalt dann völlig durcheinander.
Ihr Blutzuckerspiegel wird bestimmt durch die Menge an Glukose, die sich in Ihrem Blut befindet, und er ist ständig in Bewegung. Es gibt zwei Blutzuckerzustände, die Probleme bereiten können: Das ist zum einen ein niedriger Blutzuckerwert, den man auch als Hypoglykämie bezeichnet. Hypoglykämie kann dazu führen, dass Sie grantig und reizbar sind, Ihnen übel ist, Sie verstärkt schwitzen und sich völlig ausgehungert fühlen. Wenn Ihr Blutzuckerspiegel niedrig ist, gieren Sie nach Zucker und Kohlenhydraten, weil diese das Problem am schnellsten beheben. Leider führen sie aber auch zu einem rapiden Blutzuckerabfall, was erneut Heißhunger und Instabilität auslöst. Ein wenig Hunger vor dem Essen ist in Ordnung, aber abzuwarten, bis man hypoglykämisch ist, nur weil es noch zwei Stunden bis zum Mittagessen sind, ist nicht gut. Wenn Sie zu Hypoglykämie neigen, dann ist es enorm wichtig, dass Sie regelmäßig genug essen, um eine Unterzuckerung zu vermeiden, und dass Sie bei jeder Mahlzeit Proteine zu sich nehmen.
Gewohnheiten, die zu einer Hypoglykämie beitragen, sind:

- Erst mehrere Stunden nach dem Aufwachen frühstücken oder das Frühstück ganz ausfallen lassen.
- Den Tag nur mithilfe von Koffein und Zucker überstehen.
- Den ganzen Tag über ständig futtern.
- Den Hunger mithilfe von Zigaretten und Koffein unterdrücken.
- Sport treiben, ohne die verbrauchten Kalorien aufzufüllen.

Wenn Sie etwas Süßes essen – sei es eine kleine Süßigkeit, ein Croissant, Nudeln oder Obst mit hohem Zuckergehalt – steigt Ihr Blutzuckerspiegel und Ihr Körper reagiert, indem er Insulin freisetzt. Das Insulin ermöglicht es den Zellen in Ihrem Körper, den

Zucker (Glukose) aufzunehmen, damit dieser entweder als Energie genutzt oder in Form von Körperfett gespeichert werden kann. So bleibt der Blutzucker im Gleichgewicht. Ständig erhöhte Insulinwerte können allerdings zu einer Insulinresistenz führen – dann reagiert Ihr Körper nicht mehr so gut auf das Insulin. Die Ursachen hierfür sind Übergewicht, eine kohlenhydratreiche Ernährung, Zucker und verarbeitete Lebensmittel sowie Bewegungsmangel. Eine Insulinresistenz kann zunächst ohne äußere Anzeichen verlaufen, aber mit fortschreitender Entwicklung können folgende Merkmale und Symptome auftreten:

- Ständige Müdigkeit, speziell nach dem Essen.
- Hungergefühl
- Schnelle Gewichtszunahme, vor allem um die Körpermitte, und Schwierigkeiten beim Abnehmen.
- Konzentrationsschwierigkeiten
- Bluthochdruck
- Hoher Cholesterinspiegel
- Verzehr von Süßigkeiten stillt den Heißhunger auf Süßes nicht.

Ein hoher Insulinspiegel ist also das andere Problem, weil er eine Kettenreaktion in Ihrem Hormonhaushalt auslöst. Der Cortisolspiegel (das Stresshormon) steigt, was problematisch ist, weil Cortisol und Progesteron um die gleichen Hormonrezeptoren konkurrieren, Cortisol das Progesteron aber knapp schlägt, was dann zu einem Progesteronmangel und einer entsprechenden Östrogendominanz führen kann. Insulinrezeptoren sitzen auch an Ihren Eierstöcken, und ein Überschuss an Östrogen kann bewirken, dass sie mehr Testosteron als Östrogen produzieren, was die Funktion der Eierstöcke beeinträchtigen, zu unregelmäßigen oder ausbleibenden Menstruationszyklen führen und eine stärkere Körperbehaarung und Akne auslösen kann (alles Indikatoren für PCOS, ein Syndrom mit einer starken Verbindung zur Insulinresistenz). Hohe Testosteronwerte können auch entstehen, weil zu viel Insulin zu einer Senkung des Sexualhormon-bindenden Globulins (SHBG) beiträgt – dem Protein, das Testosteron bindet, damit nicht alles auf einmal davon zur Verfügung steht. Fehlt es an SHBG, zirkuliert mehr Testosteron im Blutkreislauf. Eine Insulinresistenz kann zu Gewichtszunahme führen (die auch wieder zu PCOS beiträgt) und sich zu Diabetes entwickeln, was eine Behandlung so unglaublich wichtig macht.

Alle Farben des Regenbogens

Nehmen Sie pro Tag acht bis zehn Portionen Gemüse und – in geringerem Maße – Obst zu sich, und achten Sie darauf, dass verschiedene Farben enthalten sind.

Gemüse

Wenn Sie nur eine Veränderung an Ihrer Ernährung vornehmen, dann sollte sie darin bestehen, viel Gemüse in jede Mahlzeit einzubauen, die Sie zu sich nehmen. Gemüse ist vollgepackt mit unterschiedlichen Nährstoffen, die zur Vorbeugung und Heilung der meisten Krankheiten geeignet sind. Es ist auch eine gute Quelle für Ballaststoffe und fördert eine regelmäßige Verdauung. Es ist gut für Sie und es sollte bei jeder Mahlzeit mindestens die Hälfte Ihres Tellers bedecken. Man unterscheidet generell zwischen zwei Arten von Gemüse: stärkehaltigem und nicht stärkehaltigem. Nicht stärkehaltige Gemüsearten sind reich an Vitaminen und Mineralien, Ballaststoffen und Wasser und sie haben einen niedrigen glykämischen Index; das bedeutet, Sie können jede Menge davon essen. Zu den nicht stärkehaltigen Gemüsesorten zählen:

- Rohes und gekochtes Blattgemüse. Mischen Sie ruhig verschiedene Arten untereinander, es muss keine einsame Portion Eisbergsalat sein.
- Kohlgemüse wie Brokkoli, Blumenkohl, Rosenkohl, Pak Choi, Weißkohl, Blattkohl, Grünkohl, Rucola, Brunnenkresse und Rettich. Ihnen wird eine entzündungshemmende Wirkung nachgesagt, und weil sie über viele Ballaststoffe verfügen, können sie den Blutzucker regulieren, Gewichtsverlust fördern und den Abbau von überschüssigem Östrogen fördern.

Wenn Sie feststellen, dass Sie davon Blähungen bekommen, probieren Sie unterschiedliche Zubereitungstechniken aus und achten Sie darauf, ausreichend zu kauen. Wenn Sie ein Schilddrüsenleiden haben, sollten Sie Kohlgemüse stets gekocht essen, denn beim übermäßigen rohen Verzehr kann Ihr Darm strumigene Substanzen abgeben, die Ihren Bedarf an Jod erhöhen und die Schilddrüse schädigen können.
- Gurken, Sellerie, Karotten, grüne Bohnen und Pilze.
- Sprossen wie Alfalfa, Brokkoli und Mungbohnen; Sie können sie selbst zu Hause ziehen.
- Knoblauch, Zwiebeln und Artischocken.
- Auberginen und Paprika (obwohl diese bei einigen Menschen entzündliche Reaktionen auslösen können).

Stärkehaltige Gemüsesorten sind eine gute Quelle für Kohlenhydrate. Aus diesem Grund sind sie in der Regel auch sättigender. Sie können aber auch einen höheren glykämischen Index haben, also sollten Sie eher kleinere Mengen davon essen. Dennoch sind sie eine wesentlich bessere Kohlenhydratquelle als Getreide in Form von Weißbrot oder Nudeln. Zu den stärkehaltigen Gemüsesorten zählen:

- Süßkartoffeln (mein liebstes Superfood)
- Kartoffeln
- Kürbis (z. B. Butternut, Eichelkürbis, Spaghettikürbis und gelber Zentner)
- Pastinaken
- Kochbananen
- Mais (oft stark genetisch verändert, bitte nur in Maßen verzehren oder unveränderte Sorten wählen)
- Rote Bete

Obst

Früchte stecken voller Nähr- und Ballaststoffe und sind eine gesunde Quelle für Kohlenhydrate. Sie enthalten aber auch erhebliche Mengen an natürlichem Zucker, weshalb es sich auch empfiehlt, mehr Gemüse als Obst zu essen. Wählen Sie Früchte mit geringem Zuckergehalt und kombinieren Sie sie mit Proteinen und Fett, um ihre Wirkung auf den Körper auszugleichen. Zu den Früchten mit niedrigerem Zuckergehalt zählen:

- Beeren: Brombeeren, Blaubeeren, Cranberrys, Himbeeren, Erdbeeren
- Grapefruit
- Zitrone
- Limette
- Oliven (rein formal zählen sie tatsächlich zu den Früchten)
- Avocado (ebenfalls Früchte)
- Pfirsich
- Papaya

Zu den Früchten mit dem höchsten Zuckeranteil zählen:

- Mango
- Banane
- Ananas
- Weintrauben
- Feige
- Dattel
- Kirschen
- Granatapfel
- Kiwi

Kaufen Sie Bio-Qualität

Ich bin dafür, stets das beste Essen zu kaufen, das das Budget hergibt, und finde es extrem frustrierend, dass Nahrungsmittel mit geringem Nährwert so preiswert sind. Wenn Sie sich überlegen, für welche Bio-Lebensmittel Sie Ihr hart verdientes Geld ausgeben, dann sollten Sie sich die Liste mit dem „Dirty Dozen" anschauen, die jedes Jahr von der *Environmental Working Group* (EWG) herausgegeben wird, und das „dreckige Dutzend", also die zwölf am stärksten belasteten Obst- und Gemüsesorten des Jahres aufführt. Sie ändert sich jedes Jahr ein wenig, aber in der Regel befinden sich Erdbeeren, Spinat, Pfirsiche, Nektarinen, Kirschen und Äpfel darauf. Die EWG erstellt auch eine Liste der sogenannten „Clean Fifteen" – die fünfzehn saubersten Gemüse- und Obstsorten, die in der Regel am wenigsten mit Pestiziden belastet sind oder, anders gesagt, Erzeugnisse enthält, die nicht unbedingt aus dem Bio-Anbau sein müssen, falls Ihr Budget das nicht hergibt (die Internetseite finden Sie im Anhang).

Besonders wichtig sind Bio-Lebensmittel, wenn Sie schwanger werden wollen oder es sind. Wir wissen, dass sich Pestizide aus Nahrungsmitteln in der Nabelschnur von Neugeborenen nachweisen lassen (und andere Chemikalien), weshalb Sie darauf achten sollten, in der Schwangerschaft möglichst wenig mit diesen Stoffen in Berührung zu kommen.

Freunden Sie sich mit Fett an

Fett ist nicht so schlimm, wie man uns beigebracht hat. Jahrzehntelang galt es als Verursacher von Fettleibigkeit und Herz-Kreislauf-Problemen, und dennoch zeigen Forschungsergebnisse, dass es entscheidend für die Gesundheit ist. Ihr Gehirn besteht größtenteils aus Fett, und Sie benötigen Fett zum Aufbau von Zellmembranen und für die Schutzhülle Ihrer Nervenzellen. Fett ist eine wichtige Energiequelle, die dabei hilft, sich gesättigt zu fühlen und Blutzucker sowie Hormone zu regulieren. Wenn Nahrungsmitteln Fett entzogen wird oder eine Mahlzeit kein Fett enthält, essen Sie am Ende mehr davon, um den Sättigungspunkt zu erreichen. Die Abwesenheit von Fett kann daher zu Übergewicht beitragen – einmal abgesehen von der Tatsache, dass Lebensmittel mit geringem Fettanteil vollgepumpt sind mit Zucker und Salz, um den Geschmacksverlust auszugleichen, der durch den Fettentzug entsteht. Fett wird auch zur Aufnahme einiger Vitamine und Mineralstoffe in den Körper benötigt.

Einfach ungesättigte Fettsäuren sind bei Raumtemperatur flüssig, verfügen nur über eine Doppelbindung und sind sehr gut für Ihre Gesundheit. Olivenöl *extra vergine*, Avocadoöl, Kernöle und Nussöle sind gute Beispiele für gesunde Fettsäuren. Jüngste Forschungen zeigen, dass Olivenöl entgegen bisheriger Behauptungen auch bei höheren Temperaturen stabil bleibt und somit auch zum Kochen verwendet werden kann. Eier, Oliven und Avocados sind weitere Quellen für einfach ungesättigte Fettsäuren.

Mehrfach ungesättigte Fettsäuren können gesund sein, sind es aber nicht immer. In Form von Pflanzenölen wie Sonnenblumen-, Mais- und Rapsöl sind sie zumeist stark verarbeitet. Durch Hitze, Licht und Chemikalien, denen sie während der Verarbeitung ausgesetzt sind, werden die zerbrechlichen Doppelbindungen beschädigt und die Öle verlieren ihre gesundheitsfördernde Wirkung. Sie sind außerdem reich an Omega-6-Fettsäuren, die entzündungsfördernd wirken und man daher möglichst meiden sollte. Gesunde Omega-6-Fettsäuren stammen aus Nüssen und Samen und unraffinierten Ölen wie Sesamöl, Walnussöl und Nachtkerzenöl. Omega-3-Fettsäuren – also jenes gesunde Fett, das in öligem Fisch, Nüssen und Samen enthalten ist und den meisten von uns fehlt – sind sehr gesund, da sie zur Linderung von Entzündungen, Regelschmerzen, Wasseransammlungen, PMS, Akne, Insulinempfindlichkeit, Depressionen und Ängsten beitragen und gut für Haut, Haare und Nägel sind. Omega-3-Fettsäuren, und Fett auch ganz allgemein, sind lebenswichtig für die Zeit vor der Empfängnis, für die Schwangerschaft und die Zeit danach, da sie entscheidend für die Entwicklung des Babys sind.

Gesättigte Fette finden sich in Butter und anderen Milchprodukten, in Eiern, Fleisch und Kokosöl. Sie sind ein schwieriges Thema, weil nicht ganz klar ist, wie gut sie sind. Man liegt sicherlich nicht falsch, wenn man sagt, dass sie gesundheitliche Vorteile haben, aber nicht allzu häufig verzehrt werden sollten. Wie gut sie Ihnen tun, hat auch viel mit der Qualität der verwendeten Produkte zu tun. So sollten Sie beispielsweise darauf achten, stets Bio-Weidebutter zu verwenden.

Die einzige Art von Fett, von der man sich immer fernhalten sollte, sind die sogenannten Transfette. Sie finden sich in frittierten und fettigen Nahrungsmitteln und erscheinen auf Etiketten unter Bezeichnungen wie „gehärtetes Fett" oder „teilgehärtetes Fett". Transfette werden mit Herzerkrankungen, einem hohen Cholesterinspiegel und Fettleibigkeit in Verbindung gebracht und sie fördern die Östrogenpfade, die mit einem erhöhten Krebsrisiko in Verbindung gebracht werden.

Cholesterinreiche Nahrungsmittel wie Eigelb enthalten den essenziellen Nährstoff Cholin, den Sie während der Schwangerschaft zu sich nehmen sollten, da ein Mangel daran mit Schäden am Neuralrohr in Verbindung gebracht wird. Denken Sie daran, dass 60 Prozent des menschlichen Gehirns aus Fett besteht – für Ihr Baby ist es also sehr wichtig, dass Sie auch Fette zu sich nehmen, und Sie werden dadurch keine zusätzlichen Schwangerschaftskilos anhäufen. Das britische Gesundheitsministerium empfiehlt, zwei bis drei Mal pro Woche öligen Fisch zu essen. Sie können auch Omega-3-Fettsäuren als Nahrungsergänzung zu sich nehmen, wobei einige Menschen dabei über Aufstoßen klagen – und das ist bei Omega-3-Fettsäuren nicht so angenehm; testen Sie also gegebenenfalls Produkte verschiedener Hersteller. Auch ein Blick auf die Produktsicherheit lohnt sich, empfehlenswert sind Anbieter, die ihre Artikel regelmäßig auf Schwermetallbelastungen untersuchen lassen (Fische im Meer nehmen Giftstoffe und Quecksilber auf, und das wollen Sie schließlich nicht konsumieren). Wenn Sie sich vegetarisch oder vegan ernähren, können Sie statt Fischöl auch auf Omega-3-Fettsäuren zurückgreifen, die aus Algen gewonnen wurden.

Östrogen, Progesteron, DHEA (das „Mutterhormon", von dem sich andere Hormone ableiten), Cortisol und Testosteron werden aus Cholesterin aus Nahrungsfetten hergestellt – das bedeutet, dass Ihr Fettverzehr essenziell für die Hormonproduktion und Funktion ist. Wenn Sie hormonelle Beschwerden haben, dann sollten Sie sich einen Moment Zeit nehmen und einmal prüfen, wie viel Fett Ihre Ernährung enthält. Jede Mahlzeit, die Sie zu sich nehmen, sollte einen Anteil gesunder Fette enthalten. Eine Portion besteht aus ungefähr 1-2 Esslöffeln Öl, einer halben Avocado oder einem Schnapsglas Nuss- oder Samenöl.

Zu den Quellen für gesunde Fette zählen:

- Avocado
- Oliven
- Eier
- Nüsse und Samen
- Fette Kaltwasserfische wie Lachs
- Fettes Fleisch aus Weidehaltung
- Olivenöl, Leinsamenöl, Walnussöl und Avocadoöl in Dressings oder zum Beträufeln von Mahlzeiten

Ich bewahre auch immer das Fett auf, das oben auf selbst gemachter Brühe schwimmt, wenn sie abgekühlt ist, und verwende es zum Anbraten.

Hülsenfrüchte

Zu den Hülsenfrüchten zählen Bohnen, Kichererbsen, Linsen und Erbsen. Das sind pflanzliche Proteinlieferanten und hervorragende Quellen für Ballaststoffe und resistente Stärke – Stärke, die Ihnen hilft, die gesunden Bakterien in Ihrem Darm zu füttern und die mit Gewichtsverlust sowie einer verbesserten Blutzuckersteuerung, Insulinempfindlichkeit und Verdauung in Verbindung gebracht wird. Hülsenfrüchte sind zudem reich an Vitaminen und Mineralien, machen satt und sollen den Cholesterinspiegel senken, die Darmfunktion verbessern und das Risiko chronischer Erkrankungen mindern. Viele Menschen meiden Hülsenfrüchte, weil sie davon Blähungen bekommen, aber sie aus dem Speiseplan auszuklammern, ist eigentlich schade, denn sie sind eine einfache Lösung für Verdauungsprobleme wie Darmträgheit oder Verstopfung.

Wenn Sie feststellen, dass der Verzehr von Bohnen bei Ihnen Blähungen hervorruft, versuchen Sie es mit Einweichen, Keimen oder Fermentieren, da dies helfen kann, Blähungen zu vermeiden, und es erhöht den Nährwert. Menschen, die nach dem Verzehr von Bohnen unter Blähungen leiden, ernähren sich wahrscheinlich nicht sehr ballaststoffreich oder es mangelt ihnen an guten Bakterien für die Verarbeitung. Bei den meisten Menschen führt der tägliche Verzehr kleiner Mengen von Hülsenfrüchten innerhalb von zwei bis drei Wochen zu einem Abklingen der Beschwerden auf ein normales Maß.[1] Das liegt wahrscheinlich daran, dass der regelmäßige Verzehr von Hülsenfrüchten Ihren Darm in die Lage versetzt, die hilfreichen Bakterien zu produzieren, die Sie für eine gesunde Verdauung benötigen, wohingegen ein unregelmäßiger Verzehr bedeutet, dass Ihr Darm nicht in der Lage sein wird, damit entsprechend umzugehen; die Blähungen werden eher zunehmen. Wenn Sie mehr Hülsenfrüchte in Ihre Ernährung einbauen wollen, dann beginnen Sie mit einer kleinen Menge pro Tag (und sei es nur ein Löffel), sodass Sie Ihre Verdauung schrittweise daran gewöhnen. Wenn Sie wissen oder vermuten, dass Sie unter einem Reizdarmsyndrom oder einer Dünndarmfehlbesiedlung leiden oder extrem empfindlich auf Hülsenfrüchte reagieren, dann sollten Sie sich eventuell mit einem Ernährungsberater zusammensetzen, der Ihnen spezielle Empfehlungen geben kann, da einige Ansätze das Meiden oder Einschränken von Hülsenfrüchten befürworten.

Eier

Eier zählen wohl zu den gesündesten Lebensmitteln. Sie sind ein wahres Kraftpaket an Nährstoffen und eine wunderbare Proteinquelle. Wenn ich mit Klientinnen arbeite, die ihren Proteinkonsum steigern könnten – was auf nahezu alle zutrifft –, stehen Eier ganz oben auf meiner Empfehlungsliste. Sie müssen allerdings das Eigelb mitessen, wenn Sie vom Nährwert von Eiern profitieren möchten. Wenn Sie glauben, dass der Verzehr von Eigelb Ihren Cholesterinspiegel erhöht und somit auch das Risiko eines Herzinfarkts, dann sollten Sie wissen, dass bei 75 Prozent der Bevölkerung Cholesterin aus Nahrungsmitteln nur wenig Einfluss auf den Cholesterinspiegel hat. Die verbleibenden 25 Prozent sind sogenannte „Hyperresponder", bei denen Cholesterin aus der Nahrung sowohl den LDL-Wert („schlechtes" Cholesterin) als auch den HDL-Wert („gutes" Cholesterin) leicht ansteigen lässt, ohne dabei das Verhältnis beider Cholesterinarten zueinander zu verändern oder das Auftreten von Herzerkrankungen zu erhöhen. Kaufen Sie möglichst Bio-Eier aus Freilandhaltung oder schaffen Sie sich vielleicht sogar eigene Hühner an.

Fleisch und Fisch

Protein liefert die Bausteine für alle Strukturen in Ihrem Körper, ist eine wichtige Energiequelle und hält Ihren Blutzucker stabil. Fleisch und Fisch sind gute Proteinquellen und enthalten zudem wichtige Vitamine, Mineralien und Omega-3-Fettsäuren – es hängt allerdings viel davon ab, woher Sie die entsprechenden Erzeugnisse beziehen und wie Sie sie zubereiten.

Genauso wichtig wie das, was Sie essen, ist das, was Ihre Nahrungsquelle zuvor gegessen hat – vor allem bei Fisch und Fleisch. Nutztiere erhalten regelmäßig Antibiotika in niedriger Dosierung, um Infektionen zu vermeiden, die durch die unwürdigen Bedingungen gefördert werden, unter denen die Tiere meist gehalten werden. Rund 80 Prozent der auf dem Markt befindlichen Antibiotika werden an Tiere verfüttert. Außerdem werden sie häufig mit Wachstumshormonen vollgepumpt, wodurch auch Sie durch den Verzehr verstärkt Hormonen ausgesetzt sind, weshalb Sie besser auf Fleisch und Geflügel in Bio-Qualität umsteigen sollten – insbesondere wenn Sie auch Innereien essen oder aus den Knochen Brühe kochen. Bio-Lebensmittel können ganz schön ins Geld gehen, aber es gibt auch weniger beliebte, nährstoffreiche Stücke, die wunderbar schmecken und erschwinglich sind.

Größere Fische sind meist stärker quecksilberbelastet, also sollten Sie bei Thunfisch, Speerfisch, Schwertfisch, Zackenbarsch, Königsmakrele und Hai eher vorsichtig sein. Fische, die in der Regel weniger stark mit Quecksilber belastet sind, sind Sardinen, Anchovis, wilder Alaska-Lachs, Rotlachs, Krabben, Makrelen, Pollack, Shrimps, Krebse und Muscheln.

Makrelen, Sardinen und Lachs sind großartige Quellen für Omega-3-Fettsäuren. Wählen Sie möglichst Wildlachs, weil die in Farmen gezüchteten Lachse Antibiotika enthalten und häufig orangerosa gefärbt werden, während Wildlachs von Natur aus rosa ist und im Gegensatz zu den Exemplaren aus dem Zuchtbecken nicht mit Antibiotika und Chemikalien belastet ist.

Kohlenhydrate

Einfache Kohlenhydrate wie natürliche und raffinierte Zuckerarten, Nudeln und Weißbrot können dazu führen, dass Ihr Blutzucker rapide in die Höhe schnellt, wohingegen komplexe Kohlenhydrate wie brauner Reis, Quinoa, Hülsenfrüchte und stärkehaltiges Wurzelgemüse Energie langsamer freisetzen, was gut für den Blutzuckerspiegel ist. Den meisten Menschen würde es gut tun, weniger Kohlenhydrate und mehr Gemüse zu essen, aber man muss dafür nicht gleich ganz auf Kohlenhydrate verzichten. Wenn Sie das nämlich tun, kann Ihr Körper glauben, dass eine Nahrungsknappheit vorliegt und er wird den Eisprung lieber aussetzen als Energie darauf zu verschwenden. Komplexe Kohlenhydrate sind also besser, einfache sind nicht so gut. Und wie viel komplexe Kohlenhydrate sollten es sein? Eine kleine Handvoll ist für die meisten Menschen ausreichend, wenn sie gleichzeitig genügend Protein und nicht stärkehaltiges Gemüse essen.

Wasser

Beginnen Sie Ihren Tag stets mit Wasser. Es rehydriert Sie, hilft beim Wachwerden und unterstützt Ihren Darm dabei, in die Gänge zu kommen, bevor Sie das Haus verlassen. Die meisten Menschen sollten mehr Wasser trinken, aber wie viel genau, das ist schwer zu sagen, also empfehle ich Ihnen, auf Ihren Durst zu achten und auf Ihre Lippen, weil diese am schnellsten zeigen, wenn Sie unter Flüssigkeitsmangel leiden. Wenn Sie nach Ihrer Lippenpflege greifen, sollten Sie zuerst einmal überlegen, ob Sie vielleicht zu wenig Wasser getrunken haben. Wenn Sie tagsüber müde sind, trinken Sie ein Glas Wasser, bevor Sie auf Koffein und Zucker zurückgreifen, denn Dehydrierung macht sich auch in Form von Müdigkeit bemerkbar. Sobald Sie einmal beginnen, mehr zu trinken, werden Sie feststellen, dass Sie auch durstiger sind als zuvor. Das ist normal und ein Zeichen dafür, dass es Ihrem Körper gefällt, dass Sie mehr Wasser trinken. Denken Sie daran, dass Sie über Gemüse auch viel Wasser zu sich nehmen (von dem Sie ja nun mehr essen, stimmt's?), ebenso wie durch Suppen und andere nicht koffeinhaltige Getränke. Wenn Sie leicht frösteln, dann trinken Sie lauwarmes oder heißes Wasser und Kräutertee. Vermeiden Sie Wasser aus dem Kühlschrank oder mit Eiswürfeln. Kaltes Wasser ist ein Schock für den Körper und nach Auffassung der chinesischen Medizin dämpft es unser Verdauungsfeuer. Raumtemperatur ist wesentlich besser – heben Sie sich das Eis für einen Gin Tonic auf. Und überfluten Sie Ihren Magen nicht mit Wasser, während Sie essen, weil das die Verdauungssäfte verdünnen kann. Versuchen Sie lieber, 30 bis 60 Minuten vor dem Essen ein Glas Wasser zu trinken.

Was Sie vermeiden sollten

Nahrung hält uns am Leben und viele Menschen auf diesem Planeten haben nur begrenzten Zugang zu Lebensmitteln, selbst in den Industriestaaten. Gleichzeitig leiden immer mehr Menschen unter Orthorexie, bei der man davon besessen ist, nur „gesunde" Lebensmittel zu sich zu nehmen und solche zu vermeiden, die nicht gesund sind – häufig bis zu dem Punkt, an dem Mahlzeiten komplett ausgelassen werden, wenn nichts „Gesundes" verfügbar ist. Wenn es also um Ernährung geht, dann sollten Sie im Hinblick darauf, was gut für Sie ist und was nicht, achtsam, aber nicht verbissen sein. Es gilt, den goldenen Mittelweg zu finden zwischen der Erkenntnis einerseits, welche Nahrung Ihnen gerade nicht gut tut, und der Angst andererseits vor bestimmten Lebensmitteln. Schließlich soll Essen auch einfach noch Spaß machen.

Tödliches weißes Pulver

Nein, ich meine nicht Kokain. Ich rede über eine stark abhängig machende Substanz, der Ratten sogar den Vorzug vor Kokain geben – die Rede ist von Zucker. Unsere DNA lässt uns auf Nahrung fliegen, die jede Menge Energie verleiht, weil es in unserer Vergangenheit als Jäger und Sammler wichtig war, dass wir all jene seltenen Gelegenheiten ergriffen, von energiereicher Nahrung zu profitieren. Allerdings beschränkte sich zuckerreiche Nahrung damals auf Beeren, denn Schokoriegel oder Karamelleiscreme waren noch nicht erfunden.

Es gibt viele schicke Zuckervarianten, darunter auch sogenannte „natürliche" Zucker wie:

- Agavensirup
- Ahornsirup
- Dextrose
- Galaktose
- Glukose
- Honig
- Kokosblütenzucker
- Laktose
- Maissirup
- Maltose
- Melasse
- Reissirup
- Rohrzucker
- Saccharose

Sie sollten diese Dinge weitestgehend meiden, denn je mehr Sie davon essen, umso stärker steigt Ihr Heißhunger darauf. Außerdem bringen sie Ihr Mikrobiom durcheinander und verursachen Entzündungen, Übergewicht, Blutzuckerschwankungen und den typischen Energieeinbruch am Nachmittag. Sie schädigen die Nebennieren und beeinträchtigen die Stressreaktion. Wenn wir über Zucker reden, dann meine ich das weiße *und* das braune Zeug, ebenso wie Kohlenhydrate wie Brot, Frühstücksflocken, Reis und Nudeln (auch die Vollkornvarianten), die alle zu Glukose verstoffwechselt werden.

Sobald diese Stoffe aufgespalten sind, gibt Ihre Bauchspeicheldrüse ein Hormon namens Insulin ab. Insulin reguliert den Zuckeranteil in Ihrem Blut, indem es den Körperzellen signalisiert, dass sie die Glukose aus dem Blut aufnehmen und im Zellinneren einlagern sollen. Wie empfindlich Sie auf Insulin reagieren, bestimmt daher, wie effektiv Ihr Körper Kohlenhydrate verwertet. Für die meisten Menschen gilt: Je empfindlicher, desto besser, denn dann muss Ihr Körper nur eine kleine Menge Insulin ausschütten, um diese Aufgabe zu erledigen. Ist Ihre Insulinempfindlichkeit hingegen gering, müssen Sie viel mehr Insulin produzieren, um die Glukose aus dem Blut zu bekommen, was zu einer sogenannten Insulinresistenz führen kann und Sie anfälliger macht für Fettleibigkeit und Typ-2-Diabetes. Eine zu hohe Insulinproduktion kann auch den Eisprung stören und wird mit PCOS in Verbindung gebracht.

Sie können Ihre Insulinempfindlichkeit verbessern, indem Sie ausreichend schlafen, Sport treiben, mehr Ballaststoffe zu sich nehmen, überschüssiges Gewicht loswerden, Stress abbauen und Ihren Zuckerkonsum reduzieren.

Milchprodukte

Milchprodukte sind ein umstrittenes Thema. In der westlichen Welt wachsen wir in dem Glauben auf, dass wir jede Menge Kalzium zu uns nehmen müssen, Milch eine hervorragende und gesunde Kalziumquelle ist und dass das Trinken von Milch unsere Knochen stark macht. Es gibt allerdings keinen medizinischen Nachweis dafür, dass wir die Milch von Tieren unbedingt brauchen. Wenn Sie sich regelmäßig bewegen und gesunde Mahlzeiten mit viel Blattgemüse zu sich nehmen, dann nehmen Sie höchstwahrscheinlich schon eine ausreichende Menge Kalzium auf, ohne Milchprodukte verzehren zu müssen. Eine über 12 Jahre laufende Studie der Harvard University ergab, dass der Konsum von Milchprodukten das Risiko von Knochenbrüchen nicht senkt.[2] Gesundheitsämter haben die empfohlene Tagesdosis an über die Nahrung zugeführtem Kalzium reduziert und empfehlen mittlerweile Sport zur Erhöhung der Knochendichte.

Wenn ich mit Klientinnen darüber spreche, Milchprodukte einmal versuchsweise zu meiden, erkläre ich ihnen Folgendes:

- Ein Großteil der Kuhmilch enthält jede Menge synthetische Hormone, die die Kühe bekommen, um die Milchproduktion aufrechtzuerhalten, unter anderem Östrogen, Testosteron, Progesteron, Cortisol und Insulin. Wenn Sie diese Hormone über Milchprodukte zu sich nehmen, kann dies die eigene Hormonproduktion stören.
- Milchkühe erhalten im Durchschnitt zwei Antibiotika-Behandlungen pro Jahr – einmal vorbeugend und einmal zur Behandlung von Mastitis (eine Entzündung des Euters). Der Nachweis, dass bei Nutztieren eingesetzte Antibiotika zu antibiotikaresistenten Entzündungen bei Menschen führen, existiert schon seit Jahren.
- Wenn Klienten nicht auf Kuhmilch verzichten wollen, dann bitte ich sie, vollfette Varianten zu wählen und nur begrenzte Mengen davon zu verzehren. Milch mit geringem Fettgehalt und fettfreie Milch helfen nicht beim Abnehmen. Tatsächlich können sie sogar zur Gewichtszunahme beitragen und die Eierstockfunktion beeinträchtigen.[3] Wenn Milch

entfettet wird, wird damit auch die Aufnahme und Nutzung der fettlöslichen Vitamine A und D reduziert, die für die Knochengesundheit benötigt werden. Außerdem wandert das Kalzium dann eher in das Weichteilgewebe des Körpers statt in Ihre Knochen.

- Milchprodukte fördern bei einigen Menschen Entzündungen, wahrscheinlich aufgrund eines in Kuhmilch enthaltenen Proteins namens A1-Kasein, wohingegen Milchprodukte mit A2-Kasein meist besser vertragen werden. A2-Milchprodukte stammen von bestimmten Rinderrassen, zum Beispiel Jersey-Rindern. Auch Produkte aus Schaf- oder Ziegenmilch enthalten A2-Kasein (wenn auch Sie Käse lieben, werden Sie sicher erfreut sein zu hören, dass zu den A2-Käsesorten Fetakäse, Halloumi, Manchego, Pecorino, Ricotta, Roquefort und natürlich Ziegenkäse zählen).

Wenn Sie nicht auf Kuhmilchprodukte verzichten möchten, dann entscheiden Sie sich für Erzeugnisse mit vollem Fettgehalt, aus Weidehaltung und mit möglichst niedriger hormoneller Belastung.

Gluten: Der Sündenbock des 21. Jahrhunderts

Eine Glutenintoleranz ist keine Lebensmittelallergie, sondern vielmehr eine Autoimmunreaktion, die z. B. Depressionen und Erschöpfung auslösen kann. Wenn Sie kein Gluten vertragen, dann können Sie den Proteinanteil, der in vielen Getreidesorten enthalten ist, nicht verdauen. Nehmen Sie dennoch Gluten zu sich, sieht Ihre Darmschleimhaut es als Fremdkörper an und löst eine Immunreaktion aus, die das Problem beheben soll. Diese Reaktion verursacht jedoch Entzündungen, schädigt die Darmschleimhaut und verursacht Verdauungsprobleme wie Aufgeblähtheit, Krämpfe, Durchfall, Verstopfung und Blähungen sowie Müdigkeit. Die ständige Immunreaktion führt zu Erschöpfung und der Unfähigkeit, Vitamine und Mineralstoffe aus der Nahrung zu resorbieren, was noch mehr Erschöpfung und Mangelerscheinungen nach sich zieht. Wenn Sie unter Endometriose leiden, empfehle ich Ihnen dringend eine glutenfreie Ernährung, weil so die damit verbundenen Schmerzen stark abnehmen können. Bei Hashimoto-Thyreoiditis werden 51,48 Prozent der Betroffenen positiv auf glutenspezifische entzündliche Antikörper getestet und bei 15,98 Prozent fallen auch Untersuchungen auf die entzündlichen Antikörper, die mit Zöliakie in

Verbindung gebracht werden, positiv aus. Wenn Sie also unter Hashimoto leiden, sollten Sie einmal 6 bis 12 Monate auf Weizen und andere glutenhaltige Getreide verzichten und schauen, was passiert.

Sie sollten aber auch wissen, dass Weizen für die meisten Menschen die Hauptquelle für Präbiotika in der Nahrung ist. Präbiotika sind Nahrungsbestandteile, die das Wachstum oder die Aktivität der günstigen Mikroorganismen im Darm beeinflussen. Wenn wir auf Weizen verzichten, dann senken wir die Aufnahme von Präbiotika erheblich und sehen daher einen Rückgang in der Anzahl der lebenden Mikroorganismen im Darm, die sich vom Weizen ernährt haben. So können sich ungesunde Bakterien vermehren, die zuvor von den Probiotika in Schach gehalten wurden, was zu einem ungesunden Mikrobiom und Entzündungen führt. Um dies zu vermeiden, sollten Sie verstärkt andere Präbiotika zu sich nehmen, bevor Sie auf Weizen verzichten, und eventuell zusätzlich ein Supplement mit Präbiotika und Probiotika einnehmen.

Zu den präbiotischen Nahrungsmitteln zählen:

- Chicorée
- Knoblauch
- Kohlgemüse
- Rohhonig
- Spargel
- Topinambur
- Zwiebeln
- Resistente Stärke (die sich in Reis und Kartoffeln befindet, die gekocht und abgekühlt wurden, ebenso wie in grünen Bananen und anderen Lebensmitteln)

Einige Menschen stellen fest, dass sie Sauerteigbrot und Pizza vertragen, aber wenn Sie histaminintolerant sind wie ich, dann kann Sauerteig Symptome auslösen, weil er fermentiert ist.

Molekulare Mimikry

Die Fähigkeit Ihres Immunsystems, schädliche Moleküle zu erkennen, funktioniert nicht immer einwandfrei. Wenn die Form eines Moleküls einem bekannten Übeltäter ausreichend ähnelt, wird das Immunsystem es angreifen, und das kann bei Milchprodukten und

Gluten passieren. Fünfzig Prozent aller Menschen, die empfindlich auf Gluten reagieren, erleben diese molekulare Täuschung mit einem Molekül, das sich in einigen Milchprodukten findet und als Kasein bezeichnet wird. Ihr Immunsystem reagiert aufgrund der Ähnlichkeit dann nicht nur auf Gluten, sondern auch auf Kasein. Wenn Sie also planen, auf Gluten zu verzichten, dann sollten Sie gleich reinen Tisch machen und auch Milchprodukte weglassen.

Alkohol

Alkohol bringt Ihre Hormone durcheinander, indem er den Östrogenspiegel erhöht und eine Östrogendominanz fördert. Schränken Sie Ihren Alkoholkonsum so weit wie möglich ein, trinken Sie Alkohol erst nach dem Essen und trinken Sie immer viel Wasser dazu. Alkohol hat auch einen hohen Zuckeranteil und einige Formen enthalten mehr davon als andere, also entscheiden Sie sich im Zweifelsfall lieber für ein Glas Wein als für Rum mit Cola. Und obwohl Rotwein Resveratrol enthält, ein hoch entzündungshemmendes Antioxidans, schlägt die in einem Glas enthaltene Menge nicht weiter zu Buche – was jetzt aber nicht heißen soll, dass Sie sich gleich eine ganze Flasche genehmigen sollten.

Ernährungsformen

Ich bin der Ansicht, dass es keine ideale Ernährungsform gibt, denn zum einen sind wir alle verschieden, zum anderen ist eine Ernährung, die mit Zwanzig gut für Sie war, mit Vierzig oder Sechzig möglicherweise nicht mehr ideal. Nachfolgend finden Sie die Ernährungsformen, auf die ich in meiner Praxis häufig stoße und die möglichen Probleme, zu denen sie führen können, sodass Sie selbst feststellen können, ob eine bestimmte Form Ihre hormonelle Gesundheit und Fortpflanzungsfähigkeit eher fördert oder ihr schaden könnte.

Vegane und vegetarische Ernährung

Es gibt Veganer und Vegetarier, die viele nährstoffreiche Pflanzengerichte zu sich nehmen und darauf achten, ausreichend Protein, gesunde Fette und wichtige Mineralstoffe wie Kupfer und Zink aufzunehmen. Und dann gibt es die Vegetarier, deren Speiseplan eher jenem gleicht, den ich als Teenager hatte und der vor allem Käse beinhaltet. Die erste Variante ist eindeutig die gesündere, aber selbst bei sorgfältiger Planung wird es Vegetariern und Veganern nicht immer leicht fallen, ausreichend Protein, gesunde Fette, Vitamine und Mineralstoffe zu sich zu nehmen.

Im Laufe der Jahre hat ein näherer Blick auf die Ernährungstagebücher meiner Klienten in der Mehrzahl der Fälle gezeigt, dass Protein erst beim Abendessen auf den Tisch kam, und das ist ein Problem, weil dadurch nicht nur eine Blutzuckerinstabilität eintreten kann, sondern bei unzureichender Proteinzufuhr auch nicht genügend Aminosäuren vorhanden sind, um eine ausreichende Menge an Schilddrüsenhormonen zu produzieren. Die gute Nachricht ist, dass der Verzehr von mehr pflanzlichen Lebensmitteln bedeutet, dass der Östrogenspiegel in Ihrem Blut 15 bis 20 Prozent niedriger sein könnte als bei Ihren Fleisch verzehrenden Freunden.

Wenn ich mit einer Klientin arbeite, die unter Nährstoffmangel leidet und insbesondere dann, wenn die Periode ausgeblieben ist oder sie versucht schwanger zu werden, versuche ich immer herauszufinden, auf welche Weise sich tierisches Protein in die Ernährung integrieren lässt. Wenn Sie aus ethischen Gründen kein Fleisch essen möchten, dann werden Sie sich auch nicht dazu überreden lassen und das ist natürlich vollkommen in Ordnung. Allerdings ernähren sich die meisten, die in meine Praxis kommen, vegan oder vegetarisch, weil sie so erzogen wurden oder glauben, das wäre besonders gesund. Diese Kandidatinnen kann ich dann meistens davon überzeugen, Suppen und Soßen etwas Hühnerbrühe hinzuzufügen oder ein wenig Fleisch zu essen, und stelle fest, dass sie schnell und positiv darauf reagieren. Es ist natürlich nichts Schlechtes, Vegetarier zu sein, aber wenn es um die Hormongesundheit geht, kann eine vegetarische oder vegane Ernährung ihren Preis haben.

Ketogene Ernährung

Das Ziel einer ketogenen Ernährung besteht darin, wenig Kohlenhydrate und viel gesundes Fett zu sich zu nehmen, sodass der Körper in einen Stoffwechselzustand gerät, den man als Ketose bezeichnet. Indem man dem Körper die Energiequelle Zucker (aus Kohlenhydraten) weitestgehend vorenthält, stellt er auf die Energiegewinnung aus Fett um und ist gezwungen, seine Fettdepots umzuwandeln. Dadurch kann es in einigen Fällen zu einem schnellen Abbau von Körperfett kommen und auch zu einer höheren Denkleistung. Aber eine ketogene Ernährung sorgt auch für unregelmäßige Menstruationszyklen, Müdigkeit und einen Anstieg der Produktion des Stresshormons Cortisol, was in der Folge zu Entzündungen und einer Gewichtszunahme führen kann. Aus diesem Grund sollte man gewissenhaft überdenken, wie gut diese Ernährungsform individuell geeignet ist.

Intervallfasten

Intervallfasten, auch intermittierendes Fasten genannt, bedeutet, dass man zum Beispiel ein bis zwei Mal pro Woche 16 bis 24 Stunden lang nichts isst; es wird mit Gewichtsabnahme, verbesserten Blutzuckerwerten und einem geringeren Risiko einer Diabetes-Erkrankung in Verbindung gebracht – bei Männern! Bei Frauen hingegen kann der Verzicht auf regelmäßige Mahlzeiten eine Katastrophe sein, weil unsere Körper dieses kleine Experiment als eine Art Hungersnot ansehen und in den Überlebensmodus wechseln kann. Der Menstruationszyklus wird ausgeschaltet – weil er in mageren Zeiten Energieverschwendung bedeutet – und die Stressreaktion wird ausgelöst, denn überraschenderweise bedeutet Hungern Stress für den Körper.

Betreibt man das Intervallfasten hingegen so, dass man nach einem 12-stündigen Essensfenster eine 12-stündige Pause einlegt, dann sieht die Sache gleich anders aus. Praktisch bedeutet dies, dass Sie Ihr Abendessen einige Stunden vor dem Zubettgehen einnehmen, danach nichts mehr essen und dann morgens wieder ganz normal frühstücken. Wenn Sie gerne um 7:30 Uhr frühstücken, beenden Sie Ihr Abendessen spätestens um 19:30 Uhr. Ich persönlich halte Intervallfasten für ein sehr gesundes Essverhalten, was jedoch nicht bedeutet, dass Sie das Intervall jeden Tag einhalten müssen. Auch eignet sich der Ansatz nicht, wenn Sie schon einmal Essstörungen hatten, zu niedrigem Blutzucker neigen, unter hypothalamischer Amenorrhoe leiden oder schwanger sind.

Paleo-Ernährung

Die Paleo-Ernährung liegt gerade ziemlich im Trend und ich mag daran, dass sie auf großartigen Prinzipien basiert: dem Verzehr von unverarbeiteter echter Nahrung und gesunden Fetten, von jeder Menge Gemüse und Erzeugnissen, die lokal und biologisch sind und aus Weidehaltung stammen. Außerdem wird auf entzündungsfördernde Nahrungsmittel wie Gluten, Milchprodukte und Soja verzichtet. Es handelt sich allerdings auch um eine kohlenhydratarme Ernährung, und das verträgt nicht unbedingt jeder, weshalb eine Paleo-Ernährung ebenso wie eine ketogene Ernährung eine Stressreaktion auslösen kann. Kohlenhydrate sollte man nicht grundsätzlich verteufeln, es geht eher darum, sie sparsam einzusetzen und die gesünderen Varianten zu bevorzugen. Die Paleo-Ernährung schließt auch den Verzehr von Hülsenfrüchten aus, was nicht immer sinnvoll ist, weil Hülsenfrüchte für all jene, die wenig tierisches Protein aufnehmen, eine wichtige Proteinquelle auf Pflanzenbasis darstellen.

Schlaf ist wichtig

Frauen erleben Schlaf anders als Männer, und es ist die Menstruation, die den Hauptunterschied zwischen den Geschlechtern ausmacht. Wenn Östrogen und Progesteron ihr zyklisches Auf und Ab beginnen, übernehmen sie auch die Regulierung des Schlaf-Wach-Rhythmus, und im Laufe Ihres Lebens steigt die Wahrscheinlichkeit, dass Sie Schlafstörungen entwickeln. Zu dem Zeitpunkt, an dem wir unsere perimenopausalen und postmenopausalen Jahre erreichen, leiden 53 Prozent aller Frauen unter schlechtem Schlaf, haben Probleme mit dem Ein- und Durchschlafen und bekommen generell nicht ausreichend Schlaf. Nachtschweiß, Harndrang und RLS (das Symptom der „ruhelosen" Beine) beeinflussen unsere Fähigkeit, gut zu schlafen. Und dann sind da noch all die Jahre mit dem unterbrochenen Schlaf, wenn wir Eltern werden, und der sogenannte Ammenschlaf, also die erhöhte Wachsamkeit, die einige Mütter nicht abstellen können, obwohl sie den Schlaf dringend nötig hätten.

Wenn Sie über lange Phasen nicht genug schlafen, dann steigert das Ihren Appetit, bringt Ihren Blutzucker durcheinander und verringert Ihre Fähigkeit, Fett zu verbrennen – und zwar aufgrund einer erhöhten Produktion von Ghrelin, das Ihren Appetit anregt, und niedrigeren Mengen an Leptin, einem Hormon, das den Hunger unterdrückt und

Ihrem Gehirn meldet, dass Sie Energie haben. Wenn ich von zu wenig Schlaf rede, dann bedeutet das, dass schon eine Nacht mit schlechtem Schlaf ausreicht, um diese Wirkung zu erzeugen. Zusätzlich entwickeln Sie Heißhunger auf Kohlenhydrate und Zucker, die Sie nicht gut verwerten können. Schlafmangel löst Infektionen aus, schwächt das Immunsystem und lässt Sie stärker zu Übergewicht, Diabetes, Autoimmun- und Herz-Kreislauf-Erkrankungen neigen. Er erhöht das Krebsrisiko, macht Sie anfälliger für Stress, launisch und hundemüde.

Schlaf ist ein kritischer Faktor. Wenn ich jemanden behandle, der Schlafprobleme hat – ganz gleich, welche anderen Gesundheitsprobleme zusätzlich vorliegen – steht das Verbessern des Schlafs für mich ganz oben auf der Liste, weil ohne ausreichenden und guten Schlaf sich auch bei anderen Beschwerden nur begrenzt Fortschritte erzielen lassen. Mein Ziel ist, dass meine Klientinnen:

- problemlos einschlafen, nachdem sie sich eine halbe Stunde entspannt haben und ins Bett gegangen sind,
- spätestens um 22 Uhr in der Horizontalen sind,
- 7 bis 9 Stunden lang tief und fest schlafen (weniger Stunden sind mit einer ganzen Palette an negativen gesundheitlichen Folgen verbunden),
- weder unter Nachtschweiß noch unter verstörenden oder aufreibenden Träumen leiden,
- am Morgen frisch und erholt aufwachen.

Ein erhöhter Cortisolspiegel am Abend kann das Einschlafen nahezu unmöglich machen, also lohnt es sich herauszufinden, was Ihnen Stress bereitet – vielleicht hilft es zum Beispiel, auf den Spinning-Kurs um 19 Uhr zu verzichten. Natürlich ist Sport gut und Schwitzen hilft Ihnen dabei, überschüssiges Östrogen auszuscheiden, aber was bedeutet Sport für Ihre Nebennieren? Sie erhalten die Botschaft, dass es etwas Bedrohliches gibt, vor dem Sie mit aller Macht fliehen wollen. Wenn Ihr Kursleiter zur Motivation ins Megafon brüllt und Sie wie wild in die Pedale treten und schwitzen, glaubt Ihr Körper, ein Säbelzahntiger wäre hinter Ihnen her, also erhöht er den Cortisolausstoß und Sie werden, obwohl Sie nach dem Training absolut erschöpft sind, im Bett liegen und nicht in den Schlaf finden.

Eine weiteres wichtiges Hormon, das mit dem Schlafthema verbunden ist, ist Melatonin – sozusagen der Dracula unter den Hormonen, weil es sich nur abends und nachts zeigt. Es wird von der Zirbeldrüse in Ihrem Gehirn ausgeschüttet. Tagsüber tut sich hier nichts, aber sobald die Sonne untergeht und es dunkel wird, kommt die Zirbeldrüse in Schwung und beginnt mit der Produktion von Melatonin, das dann ins Blut abgegeben wird und Ihrem Körper mitteilt, dass es Zeit zum Schlafengehen ist. Während der Nacht bleibt der Melatoninspiegel hoch und sinkt erst am Morgen auf nahezu Null ab. Weil es im Sommer früher hell wird, fällt es uns in den Sommermonaten entsprechend leichter, morgens hellwach zu sein. Wenn es Ihnen schwer fällt, morgens in die Gänge zu kommen, öffnen Sie sofort nach dem Aufwachen die Vorhänge und lassen Sie Licht ins Zimmer – lassen Sie Ihre Zirbeldrüse wissen, dass es für Sie an der Zeit ist, wieder in die Gänge zu kommen. Wenn Sie morgens zu kämpfen haben, ist Ihre Cortisol-Aufwachreaktion nicht optimal, deshalb fühlen Sie sich groggy und sind auf Koffein angewiesen.

Ihr Körper mag die Regelmäßigkeit. Wenn Sie zu relativ festen Zeiten am Tag essen, Sport treiben, aufwachen und einschlafen, kann er sich darauf einstellen, was als Nächstes kommt, und das bedeutet zum Beispiel, dass Ihre Zirbeldrüse genau weiß, wann sie mit der Ausschüttung von Melatonin beginnen sollte und sie dies auch jeden Tag zur gleichen Zeit tut. Das ist wichtig, weil Melatonin den Schlafzyklus bereits Stunden vor dem tatsächlichen Einschlafen einleitet. Wenn Sie um 22 Uhr eingeschlafen sind, dann funktioniert die Melatonin-Produktion optimal; Bildschirme, die viel blaues Licht abstrahlen, können am Abend die Produktion dieses schlafeinleitenden Hormons erheblich verzögern. Einige Medikamente wie Beta-Blocker oder nichtsteroidale Entzündungshemmer können, wenn sie am Abend eingenommen werden, die Melatonin-Produktion ebenfalls unterdrücken. Sprechen Sie also mit Ihrem Arzt über eine Anpassung der Einnahmezeiten, wenn Sie das Gefühl haben, dass Ihr Schlaf beeinträchtigt sein könnte.

Melatonin wirkt sich auch auf den Menstruationszyklus aus. Obwohl unsere Art sich das ganze Jahr über fortpflanzen kann (im Vergleich zu anderen Säugetieren, die dies nur zu bestimmten Jahreszeiten tun), gibt es durchaus jahreszeitliche Schwankungen bei den Empfängnisraten in nördlichen Ländern, ebenso wie bei den Erfolgsraten künstlicher

Befruchtungen. Das deutet darauf hin, dass Lichtmenge und Melatonin einen Einfluss auf unsere Fortpflanzung haben. Einige Forschungsergebnisse lassen auch vermuten, dass eine Verbindung zwischen Melatonin und Ovulation, Regelmäßigkeit des Zyklus und der Progesteronproduktion in der zweiten Zyklushälfte besteht. Melatonin soll auch eine Rolle beim Übergang in die Menopause spielen, wobei die altersbedingte Störung des zirkadianen Rhythmus zu einem unregelmäßigen Zyklus und dem Ausbleiben der Periode führt. Außerdem geht das Einleiten des Schlafs mit einem Absinken der Körperkerntemperatur einher, das stark mit der Melatonin-Produktion verbunden ist, und dieses Absinken ist bei Frauen nach der Menopause wesentlich geringer ausgeprägt. Eine Studie fand heraus, dass eine Nahrungsergänzung mit Melatonin innerhalb von zwei bis drei Menstruationszyklen die Schlafqualität verbessern sowie Regelschmerzen lindern kann[4] und besser wirkt als der nichtsteroidale entzündungshemmende Wirkstoff Meloxicam.

Die meisten Klientinnen, die mit hypothalamischer Amenorrhoe zu mir kommen (also ihre Regel nicht bekommen, siehe Seite 361), leiden auch unter Schlafproblemen. Meist schlafen sie ohne Probleme ein, sind dann aber irgendwann mitten in der Nacht hellwach. Neben Akupunktur empfehle ich meistens, vor dem Zubettgehen noch eine Kleinigkeit zu essen, die Protein und Fett enthält. Der Grund hierfür ist, dass Sie – sofern Sie nicht schlafwandeln und nachts den Kühlschrank plündern – nachts natürlich nichts essen. Sind Sie dann unterzuckert, muss Ihr Körper dies kompensieren, um den Blutzucker stabil zu halten. Das erreicht er, indem er Cortisol freisetzt, welches das Gehirn stimuliert und es anweist, dass Sie jetzt besser aufwachen und etwas essen sollten. Sie können Ihren Schlaf auf folgende Weise verbessern:

- Tanken Sie tagsüber möglichst viel helles Licht und halten Sie sich so häufig wie möglich unter freiem Himmel auf.
- Sorgen Sie dafür, dass Ihr Schlafzimmer kühl und gut belüftet ist.
- Stellen Sie sicher, dass der Raum nachts dunkel ist. Lichtundurchlässige Vorhänge und Rollos können hier wirklich hilfreich sein.
- Ersetzen Sie stimulierende LED-Glühbirnen durch normale Glühbirnen, die ein sanfteres Licht abgeben.
- Trinken Sie nach 14 Uhr keine koffeinhaltigen Getränke mehr.

- Trinken Sie am Abend weniger, wenn Ihre volle Blase Sie nachts aufweckt (und suchen Sie einen Akupunkteur auf, wenn das Problem trotzdem bestehen bleibt).
- Essen Sie drei Stunden vor dem Zubettgehen nichts mehr.
- Vermeiden Sie Alkohol und Zucker vor dem Schlafengehen.
- Nehmen Sie am Tag ausreichend Protein und Fett zu sich, damit Ihr Blutzuckerspiegel ausgeglichen ist. Wenn Sie dazu neigen, aufgrund von niedrigem Blutzucker aufzuwachen, dann erlauben Sie sich vor dem Zubettgehen einen kleinen Snack aus Proteinen und Fett.
- Vermeiden Sie ein Nickerchen am Tag.
- Sport und Bewegung verbessern zwar den Schlaf, aber dieser ist trotzdem wichtiger als Sport, also sollte Schlaf an erster Stelle stehen.
- Wenn Sport am Abend Sie zu sehr anregt und nicht abschalten lässt, dann versuchen Sie es einmal mit einer anderen Sportart, beispielsweise restorativem Yoga.
- Erwägen Sie die Einnahme von Nahrungsergänzungsmitteln wie Magnesium, B-Vitaminen, 5-Hydroxytryptophan (5-HTP) und Melatonin.
- Hören Sie sich eine geführte Meditation an oder nehmen Sie vor dem Zubettgehen ein warmes Bad.
- Nutzen Sie ätherische Öle wie Lavendel, Weihrauch, Vetiver, Ylang Ylang, Zedernholz und Kamille.
- Haben Sie stets beruhigende Tees im Haus wie Kamillen- oder Baldriantee.
- Schauen Sie vor dem Zubettgehen nicht auf Bildschirme und Displays, die blaues Licht abstrahlen.

Blaulicht? Besser nicht!

Es gab einmal eine Zeit, und sie ist noch gar nicht so lange her, als wir nach der Arbeit einfach abschalteten. Wenn wir Arbeit mit nach Hause nahmen, dann waren es entweder Papiere oder ein Problem, über das wir nachdenken und das wir vielleicht zu Hause mit dem Partner besprechen wollten. Wir aßen zu ziemlich regelmäßigen Zeiten, hörten Musik oder Radio und – kaum zu glauben! – unterhielten uns miteinander und hatten Sex! Dann kam eine aufregende neue Entwicklung: ein magischer Kasten namens Fernseher. Und schon setzten wir uns lieber aufs Sofa und schauten uns etwas an, anstatt Nähe zu pflegen und unseren Stresspegel zu senken. Als Nächstes kamen dann die ersten Mobiltelefone, bei denen man lächerlich lange brauchte, um einen relativ kurzen Text zu schreiben. Klingeltöne und der neuartige Vibrationsalarm versetzten uns immer wieder in Alarmzustand und trieben unsere Stresshormone in die Höhe. Und schließlich kam die Krönung des Ganzen: das Smartphone, unser Suchtmittel Nummer 1. Und dann fingen die Dinge an, wirklich in die Hose zu gehen.

Kennen Sie das, wenn Sie sich in einem dunklen Raum befinden und jemand auf sein Smartphone schaut und das ganze Gesicht ist unheimlich blau beleuchtet? Dieses blaue Licht beeinflusst Ihre Hormone massiv, und es strahlt nicht nur von Ihrem Smartphone aus, sondern auch von Ihrem E-Book-Reader, Ihrem Laptop, Ihrem Tablet und Ihrem Fernseher – von allen Geräten mit einem digitalen Bildschirm. Tatsächlich findet sich dieses blaue Licht praktisch überall, denn es wird sogar von der Sonne abgegeben, und ist der Grund, warum der Himmel blau aussieht. Ihr Schlaf-Wach-Rhythmus wird durch das Licht geregelt, dem Sie ausgesetzt sind, und bis vor Kurzem war es in unserer evolutionären Entwicklung allein die Sonne, die uns mit Licht versorgte. Dann kamen Glühbirnen und elektronische Geräte, die uns auch den Abend erhellen und dem Körper so die Botschaft vermitteln, dass es zwar 23 Uhr ist, er aber trotzdem wach und aufmerksam bleiben sollte. Aus diesem Grund stören Bildschirme am Abend Ihre Fähigkeit, gut ein- und durchzuschlafen.

Wenn Sie am Abend und in der Nacht blauem Licht ausgesetzt sind, dann steigt Ihre Wachsamkeit, die Melatonin-Produktion sinkt um 55 Prozent und wird außerdem verzögert (das bedeutet, dass Sie auch mehr Zeit benötigen, um einzuschlafen). Menge und Timing Ihres REM-Schlafs sind gestört (das ist die erholsame Schlafphase, in der die Teile Ihres Gehirns aktiviert werden, die für Lernen und das Speichern von Erinnerungen zuständig sind) und Sie sind am Morgen weniger wach und aufmerksam.[5]

Die Nutzung von Mobilgeräten wird auch mit einer sinkenden Produktion der Schilddrüsenhormone TSH, T3 und T4 in Verbindung gebracht,[6] und Sie müssen nur wenige Stunden am Tag mit dem Telefon verbringen, damit dies eintritt – keine unwichtige Information, wenn man bedenkt, dass der durchschnittliche Gebrauch zwischen zwei und fünf Stunden am Tag liegt. Auf wie viele Telefonstunden kommen Sie?

Folgende Maßnahmen können hilfreich sein:

- Schalten Sie Ihr Telefon zu bestimmten Zeiten am Tag einfach aus (71 Prozent aller Briten tun das nie).[7] Stecken Sie es in eine Schublade und konzentrieren Sie sich auf das, was vor Ihrer Nase liegt – oder schalten Sie das Telefon zumindest auf lautlos und stellen Sie die Vibration aus.
- Halten Sie Ihre Geräte vom Körper fern – in einer Tasche oder Ecke – und nehmen Sie sie nicht mit ins Schlafzimmer.
- Hören Sie zwei Stunden vor dem Zubettgehen auf, elektronische Geräte zu benutzen (etwa ein Drittel aller Briten schauen unmittelbar vor dem Zubettgehen noch aufs Handy).
- Sollte all das nicht helfen oder möglich sein, investieren Sie in eine Brille, die blaues Licht filtert, und tragen Sie sie abends, wenn Sie noch elektronische Geräte verwenden, um Ihren zirkadianen Rhythmus nicht zu stören. Sie können helfen, die Produktion von Melatonin anzuregen, also sollten Sie sie in Betracht ziehen, wenn Sie Schlafprobleme haben und nicht auf Bildschirme verzichten wollen.
- Installieren Sie auf Ihrem Computer und anderen Geräten eine Blaulichtfilter-App. Diese Software passt die Bildschirmfarbe an die Tageszeit an.
- Lesen Sie ein echtes Buch, anstatt Ihren E-Reader zu verwenden.
- Tauschen Sie Leuchtstoffröhren und LED-Leuchten gegen normale Glühbirnen aus, die weniger blaues Licht erzeugen.
- Wenn Sie wirklich ein Nachtlicht benötigen – weil Sie beispielsweise ein Baby haben, das nachts gefüttert werden muss oder Sie zur Toilette müssen –, dann verwenden Sie eine rote Glühbirne, weil dieses Licht mit geringerer Wahrscheinlichkeit Ihren zirkadianen Rhythmus beeinträchtigt und die Melatonin-Produktion unterdrückt.
- Verwenden Sie in der dunkleren Jahreszeit Kerzen statt von Glühbirnen.

Hormonaktive Substanzen

Hormonaktive Substanzen sind überall und sie sind nicht gut. Es sind synthetische Stoffe, die Ihren Hormonhaushalt stören, und sich in Kunststoffen, Pestiziden, Flammschutzmitteln, Chemikalien und Wassersystemen befinden. Wahrscheinlich atmen Sie sie ein, trinken sie, essen sie, schmieren sie auf Ihre Haut, reinigen Ihre Küche damit und stecken Sie in ihre Vagina. Sie lassen sich sogar in Follikeln und der Nabelschnur von Neugeborenen nachweisen.

In ihrem Aufbau ähneln hormonaktive Substanzen jenen Hormonen, die Ihr Körper produziert, beispielsweise Östrogen. Sie werden auch als Hormonnachahmer bezeichnet, weil sie Hormone imitieren und an die Rezeptoren von Hormonen andocken. Hormone funktionieren wie ein Schlüssel-Schloss-System (siehe Seite 43). Die Hormondrüsen setzen Hormone frei, die im Blutkreislauf durch Ihren Körper wandern, bis sie ihr Ziel erreichen, dort andocken und eine Reaktion auslösen. Jedes Hormon hat eine andere Form, und so wie ein Schlüssel nur ein bestimmtes Schloss aufschließen kann, passt auch jedes Hormon nur an eine bestimmte Rezeptorstelle und übt genau dort eine Wirkung aus, wo es gebraucht wird. Hormonaktive Substanzen sind kleine Biester, weil sie auf drei unterschiedlichen Wegen dafür sorgen können, dass der Hormonspiegel steigt oder fällt:

1. Die hormonaktive Substanz passt gut genug in das Schlüsselloch, um den Körper glauben zu machen, es handele sich dabei um ein natürlich hergestelltes Hormon. Der Nachahmer kann ein Signal auslösen, das stärker ist als jenes, das von Ihren natürlichen Hormonen abgegeben wird, was zur Über- oder Unterproduktion von Hormonen führen kann. So kann es beispielsweise zu einem Östrogenüberschuss kommen oder zu einer Schilddrüsenunterfunktion oder ein Signal kann zum falschen Zeitpunkt abgegeben werden.
2. Die hormonaktive Substanz passt in das Schlüsselloch, kann das Schloss aber nicht öffnen, sodass keine Reaktion stattfindet. Dennoch besetzt sie das Schlüsselloch und hindert Ihre körpereigenen Hormone daran, anzudocken und das Schloss zu öffnen, sodass die normale Hormonsignalgebung fehlt.
3. Hormonaktive Substanzen können auch die Art und Weise beeinflussen, in der natürliche Hormone und Rezeptoren hergestellt werden.

Die klinischen Nachweise für die Auswirkungen von hormonaktiven Substanzen sind gering, aber es gibt umfangreiche Tierversuche, die belegen, dass sie Folgendes auslösen können:

- Probleme mit dem weiblichen Fortpflanzungsapparat, einschließlich eines verfrühten Einsetzens von Pubertät und Menstruation, Probleme damit, schwanger zu werden, sowie eine verfrühte Menopause.
- Vermehrtes Auftreten von Brust-, Eierstock- und Prostatakrebs.
- Zunahme von Immundefekt- und Autoimmunerkrankungen sowie neurologischen Erkrankungen.
- Abnahme der männlichen Fruchtbarkeit und weniger Geburten von Jungen.
- Veränderungen bei männlichen Fortpflanzungsorganen.

Zu den am verbreitetsten hormonaktiven Substanzen zählen:

- **Bisphenol A (BPA)** findet sich in vielen Kunststoffen und zahllosen Produkten, die wir täglich verwenden: Lebensmittelbehältern, Wasserflaschen, Babyflaschen, Thermopapier (auf dem Kassenbons ausgedruckt werden), Innenbeschichtungen von Aludosen, Milchtüten, optischen Linsen, Zahnversiegelungen, Wassersammelbehältern und Wasserrohren. Aufgrund seiner Produktion gelangen jedes Jahr rund 100 Tonnen davon in die Umwelt, sodass es bereits in Staubpartikeln und Trinkwasser nachgewiesen wurde. Das bedeutet, dass wir es so weit wie möglich vermeiden sollten, damit in Kontakt zu kommen. BPA wird mit einer verfrühten Pubertät, Brustkrebs und Unfruchtbarkeit in Verbindung gebracht.
- **Phthalate** sind das, was Kunststoff weich macht. Sie befinden sich in Lebensmittelverpackungen, die sich heutzutage kaum umgehen lassen. Sorgen Sie aber in jedem Fall dafür, dass Sie zu Hause für die Aufbewahrung von Lebensmitteln Glasbehälter verwenden statt Frischhaltefolie oder Plastikdosen, die Sie übrigens von Geschirrspülern, Gefrierschränken und Mikrowellen fernhalten sollten, weil warme und kalte Temperaturen für die Freisetzung von Phthalaten sorgen. Sie finden sich auch in Styroporbechern, Babyspielzeug, PVC, Vinylbelägen, Duschvorhängen, Shampoo, Haarspray, Parfüm und Nagellack. Phthalate werden in Verbindung gebracht mit Problemen bei Eisprung und Fruchtbarkeit, Fettleibigkeit, Typ-2-Diabetes und Krebs.
- **Pestizide**, die häufig beim Obst-, Getreide- und Gemüseanbau verwendet werden, und eventuell auch in Ihrem Garten, sind bekannte hormonaktive Substanzen, die zudem krebserregend sein können. Sie

befinden sich auch in Fleisch und in Milchprodukten, sofern die Tiere pestizidbelastetes Futter bekommen haben.

- **Tenside** aus Reinigungsprodukten. Alles, was schäumt, enthält Tenside (auf dem Etikett als Sulfate angegeben), also zum Beispiel Gesichtsreiniger, Duschgel und Shampoo. Tenside entfernen Öl und können daher eine anfängliche Trockenheit bewirken, gefolgt von einer Überproduktion von Talg (der öligen Substanz, die von Ihren Hautdrüsen produziert wird, um sie zu nähren und ihre Feuchtigkeit zu erhalten), weil Ihr Körper aufgrund der Trockenheit glaubt, mehr Talg produzieren zu müssen.
- **Parabene** findet man in Shampoo, Seife und Duschgel, Zahnpasta und anderen Kosmetikartikeln.
- **Dioxine** sind bekannt als langlebige organische Schadstoffe, weil sie – einmal freigesetzt – lange benötigen, um sich abzubauen. Sie entstehen durch Müllverbrennung (auch bei Ihnen im Garten) und Brennstoffe wie Holz, Kohle und Öl sowie das Bleichen von Zellstoff und Papier mit Chlor. Sie sind hochgiftig und können krebserregend sein sowie schädliche Auswirkungen auf unsere Fruchtbarkeit und die Umwelt haben. Zu den weiteren möglichen Effekten zählen eine Schädigung des Immunsystems und des Hormonhaushalts. Sie finden sich in gebleichten Produkten wie Kaffeefiltern und Tampons.
- **Lösungsmittel** in Nagellack und Nagellackentfernern.

Die Liste der möglichen Quellen kann beängstigend wirken, wobei ich es ermutigend und motivierend finde, dass eine Studie herausfand, dass durch die Verwendung von Produkten ohne Phthalate, Parabene und Phenole die Konzentrationen dieser Stoffe in nur drei Tagen um 20-45 Prozent verringert werden konnten.[8] Sie können Ihr Risiko senken, indem Sie Stück für Stück vorgehen und bei den Produkten beginnen, die Sie am häufigsten verwenden, beispielsweise den Dingen, die Sie täglich zum Waschen und Eincremen verwenden. Im Folgenden finden Sie hierzu einige nützliche Tipps:

- Wählen Sie möglichst oft Bio-Lebensmittel, speziell wenn es um Fleisch und Milchprodukte geht oder um die Obst- und Gemüsesorten, die sich auf der EWG-Liste mit dem „Dreckigen Dutzend“ befinden, um Erzeugnisse mit einem hohen Anteil an Pestiziden zu vermeiden (siehe Anhang).

- Schauen Sie nach, wie Ihre Kosmetikartikel abschneiden; auch hierfür gibt es Apps, die Sie sich auf das Handy laden können, um direkt beim Einkaufen den Barcode zu scannen und sauberere Lösungen zu finden (siehe Anhang). Tauschen Sie zuerst die Produkte aus, die Sie am häufigsten oder großflächigsten verwenden, etwa Duschgel oder Feuchtigkeitscreme.
- Lagern Sie Lebensmittel und Getränke in Behältern aus Glas oder Edelstahl.
- Vermeiden Sie Konserven- und Getränkedosen, weil sie innen meist mit BPA beschichtet sind (obwohl einige Unternehmen auch BPA-freie Dosen verwenden).
- Kaufen Sie Lebensmittel in Gläsern statt in Dosen.
- Frieren Sie Lebensmittel nicht in Plastik ein und erwärmen Sie sie auch nicht darin.
- Lagern Sie Wasserflaschen aus Plastik im Schatten, da die Wärme dazu führen kann, dass BPA ins Wasser gelangt.
- Filtern Sie Ihr Trinkwasser.
- Verwenden Sie keine hormonelle Empfängnisverhütung, da diese von Natur aus ein hormonaktiver Stoff ist.
- Nehmen Sie keine Belege an, die auf Thermopapier gedruckt sind, wenn Sie sie nicht wirklich benötigen; tragen Sie eventuell Handschuhe, wenn Sie bei der Arbeit damit zu tun haben.
- Verwenden Sie keine Plastikdeckel auf Ihrem To-go-Kaffee, weil die Wärme des Kaffees dazu führen kann, dass eventuell enthaltenes BPA austritt.
- Verwenden Sie keine Handdesinfektionsmittel oder andere antimikrobielle Produkte.
- Geben Sie Ihre Kleidung nicht in die chemische Reinigung und verwenden Sie keine Trocknertücher in Ihrem Trockner zu Hause.
- Verwenden Sie natürliche Haushaltsreiniger und Waschmittel.
- Wählen Sie bei Produkten wie Kaffeefiltern, Tampons und Toilettenpapier ungebleichte Varianten. Die US-Umweltschutzbehörde hat ausgerechnet, dass allein die Verwendung gebleichter Kaffeefilter zu einer lebenslangen Dioxinaufnahme führt, die noch verträgliche Werte überschreitet.

- Wenn Sie zu Hause Teppichboden verlegen, dann wählen Sie kein synthetisches Material und lüften Sie anschließend ausgiebig, da die Lösungsmittel im Kleber ebenfalls hormonaktive Substanzen sind.
- Stellen Sie zu Hause und am Arbeitsplatz Pflanzen auf, die die Luft reinigen und mit Sauerstoff anreichern.

Es ist nicht egal, was Sie in Ihre Scheide stecken

Genau wie alle anderen Körperöffnungen verfügt Ihre Vagina über eine Schleimhaut, und alles, was mit ihr in Kontakt kommt, kann die Schleimhaut und Ihr vaginales Mikrobiom stören. Genau, Sie haben richtig gelesen – auch Ihre Scheide hat ihre ganz eigene Bakteriengemeinschaft.

Ihre Scheide ist hoch durchlässig und nimmt leicht Chemikalien über die Schleimhaut auf. Tampons, Waschmittel, Chlor aus Schwimmbädern, Intimwaschlotionen (die Sie übrigens *nicht* brauchen), Spermizide, Penisse und Gleitmittel – selbst natürliche – können das Gleichgewicht Ihrer Scheidenflora stören, ebenso wie Rauchen. Wenn die fünf wichtigsten Bakterienstämme in Ihrer Vagina im Vergleich zu den in geringerer Anzahl vorhandenen Stämmen in Unterzahl geraten, kann dies zu Pilzinfektionen und bakterieller Vaginose führen.

Seit Kurzem wird Kokosöl als ein hervorragendes natürliches Gleitmittel angepriesen, aber es ist antimikrobiell und kann daher die Scheidenflora beeinträchtigen.

Mittlerweile sollten Sie bereits ein Gefühl dafür entwickelt haben, wie Sie Ihre hormonelle Gesundheit und die Ihrer Fortpflanzungsorgane (und natürlich auch die Ihrer Verdauung!) verbessern können. Im nächsten Kapitel werfen wir einen Blick auf einzelne Probleme und Beschwerden und schauen uns an, wie und warum sie entstehen und was man dagegen tun kann.

Kapitel 9

Wenn es nicht rund läuft

Wenn die Gebärmutter einer Frau nicht im Gleichgewicht ist,
dann ist sie selbst es auch nicht.
– Don Elijio Panti, Maya-Schamane aus Belize –

Bevor wir uns genauer anschauen, was in punkto Hormone und Fortpflanzungssystem alles schiefgehen kann, sollten wir uns zunächst einmal ins Gedächtnis rufen, wie eine gesunde und normale Periode beziehungsweise ein gesunder Menstruationszyklus aussehen. Wie immer gilt auch hier: Überlegen Sie, was für Sie persönlich normal ist. Achten Sie ansonsten vor allem auf Veränderungen, wenn Ihre Periode also beispielsweise bislang alle 29 Tage kam und es nun 23 Tage sind und die Blutung erheblich stärker oder schwächer ausfällt als zuvor. Das ist eine signifikante Veränderung, die es wert ist, untersucht und behandelt zu werden.

- Auch wenn die durchschnittliche Länge eines Menstruationszyklus 28 Tage beträgt[1], sind nur 12,4 Prozent der Zyklen tatsächlich so lang. Eine Zykluslänge von 21 bis 35 Tagen wird als normal angesehen, obwohl ich aus meiner Praxiserfahrung heraus das Gefühl habe, dass gerade im Hinblick auf die Fruchtbarkeit 26 bis 32 Tage ein optimaler Bereich sind und kürzere oder längere Zyklen einer Behandlung bedürfen.
- Die Periode hält meist 2 bis 7 Tage an. Das Optimum sind für mich 5 Tage, da eine kürzere oder längere Regel ein Zeichen für ein Ungleichgewicht sein kann.
- Prämenstruelle Schmierblutungen sollten innerhalb von 24 Stunden zur Periode werden. Wenn Sie längere Zeit vor Ihrer Periode Schmierblutungen haben, kann dies auf einen Progesteronmangel hindeuten, den man auch als Lutealphasendefekt bezeichnet.
- Der Blutfluss der Periode sollte stetig und weder zu stark noch zu schwach sein.

- Obwohl es für die westliche Medizin unerheblich ist, welche Farbe das Menstruationsblut hat und ob es Klümpchen enthält, beziehen Praktizierende der chinesischen Medizin die Farbe des Bluts und das Vorhandensein eventueller Klümpchen in ihre Diagnose mit ein.
- Wenn es um Krämpfe geht, dann sind leichte Krämpfe im Unterbauch, die keinen Einsatz von Schmerzmitteln erfordern und Ihr Leben nicht großartig beeinträchtigen, zu erwarten, aber alles, was schmerzhafter ist oder wenn zusätzlich andere Körperteile wie Rücken, Hüften und Oberschenkel betroffen sind, ist nicht in Ordnung.
- Ihr Zervixschleim sollte mit dem Näherrücken des Eisprungs sichtbar sein, immer feuchter und glitschiger werden und idealerweise zumindest an einem Tag Eiklar ähneln.
- Unterschiede in Appetit, Energie, Stimmung, Libido und Interesse an sozialen Aktivitäten sind zu 100 Prozent normal (das gilt übrigens für alle Menschen, unabhängig davon, ob sie einen Menstruationszyklus haben oder nicht).

So viele Probleme – und Ihre Periode ist das Hauptproblem

Wenn Sie bereits vermuten, dass etwas nicht stimmt, oder Sie beim Lesen dieses Kapitels das Gefühl haben, dass Sie betroffen sein könnten, dann suchen Sie bitte unbedingt Ihren Arzt oder einen anderen qualifizierten Therapeuten auf. Wir sehen es viel zu häufig als normal an, dass menstruelle Symptome unser Schicksal sind, und es ist an der Zeit, das zu ändern. Frauen werden in der Gesundheitsfürsorge ohnehin benachteiligt, denn Forschungen zeigen, dass Krankenhauspersonal die Schmerzen von Frauen weniger ernst nimmt, weniger Zeit bei weiblichen Patienten verbringt und generell dazu neigt, körperliche Schmerzen als „emotional" oder „Einbildung" abzutun, auch wenn Untersuchungen zeigen, dass die Schmerzen tatsächlich vorhanden sind.[2] Aus diesem Grund werden Frauen auch häufiger Beruhigungsmittel und Psychopharmaka verschrieben anstatt der Schmerzmittel, die sie eigentlich benötigen würden. Der Unterschied verschärft sich noch, wenn man nicht weiß ist.

Meine wichtigste Empfehlung lautet, für sich selbst einzustehen und sich Ärzte und Behandler zu suchen, die Ihnen zuhören und gemeinsam mit Ihnen an einem passenden Therapieplan arbeiten. Die meisten Probleme kann man mithilfe passender Ernährung, manuellen Therapien wie Physiotherapie für Frauen, der Arvigo®-Technik und Methoden aus der Chinesischen Medizin wie Akupunktur und Kräutern lösen, mindern oder zumindest besser in den Griff bekommen. Es gibt auch eine Menge einfacher Dinge, die Sie selbst tun können und die ich in diesem Teil des Buchs aufliste. Müssen Sie alles befolgen, was ich hier vorschlage und einen erheblichen Teil Ihres Einkommens aufwenden, um sich ständig Hilfe zu holen? Nein, keineswegs. Aber sich kurzzeitig einer Behandlung zu unterziehen, damit die Dinge in Bewegung kommen, ist meiner Ansicht nach eine sinnvolle Investition. Viele Anbieter haben mittlerweile gestaffelte Preise, und es gibt (in Großbritannien; Anm. d. Übers.) immer mehr Gesundheitszentren, die Behandlungen wie Akupunktur zugänglich und erschwinglich machen. Gehen Sie nur zu zugelassenen Therapeuten und am besten zu solchen, die Ihnen von einem vertrauenswürdigen Menschen empfohlen wurden. Ich habe bereits einige Nahrungsergänzungsmittel genannt, die sinnvoll sein können, empfehle aber auch hier immer die Zusammenarbeit mit einem naturheilkundlich tätigen Therapeuten, der unter Berücksichtigung Ihrer Gesundheit und Lebensweise passende Vorschläge machen kann.

Bei einigen Beschwerden kann durch die hier gegebenen Empfehlungen schnell eine Besserung eintreten, bei anderen kann es eine Weile dauern. Ein unreifes Follikel benötigt mehrere Monate, um es bis zum Eisprung zu schaffen, also werden Sie die Ergebnisse dessen, womit Sie nun beginnen, erst nach der Reifung der sich jetzt entwickelnden Follikel sehen. Aus diesem Grund empfehle ich, dass Sie einen Vorschlag ausprobieren und für mindestens drei Monate durchhalten, bevor Sie entscheiden, ob es hilfreich war oder nicht.

Die Arvigo®-Therapie

Die Arvigo®-Therapie basiert auf der alten Maya-Technik der Bauchmassage (auch: ATMAT für *Arvigo Techniques of Maya Abdominal Therapy*). Dabei werden vorwiegend Massagetechniken angewandt, um Durchblutung, Lymphfluss, Nerven und Energiefluss im Becken zu verbessern, Menstruationsprobleme zu lindern, Fertilität und Verdauung zu fördern und Organe, die ihre Position verändert haben – beispielsweise bei einer gekippten Gebärmutter oder einer Gebärmuttersenkung –, wieder aufzurichten. Während einer Sitzung lernt man auch, die Massage bei sich selbst durchzuführen. Schon fünf Minuten am Tag sind ausreichend, um die Wirkung zu spüren. Ich mag daran vor allem, dass man nicht darauf angewiesen ist, jede Woche zu Behandlungen zu gehen. Stattdessen sieht man den Therapeuten vielleicht ein oder zwei Mal pro Monat zur unterstützenden weiteren Behandlung, aber wenn Sie gewissenhaft selbst massieren, dann reicht eventuell sogar eine einzige Sitzung aus. Die Arvigo®-Therapie ist ausgesprochen heilsam, wenn Sie Probleme haben, schwanger zu werden, eine Fehlgeburt oder eine traumatische Geburt hatten. Sie eignet sich hervorragend, um den eigenen Körper kennenzulernen und gibt Ihnen eine extrem einfache und effektive Möglichkeit, sich für den Rest Ihres Lebens gut um sich selbst zu kümmern.

Prämenstruelles Syndrom (PMS) und Prämenstruelle Dysphorische Störung (PMDS)

Ich gehe einfach einmal davon aus, dass entweder Sie oder jemand, den Sie kennen, unter PMS leidet. Doch auch wenn PMS zu den Menstruationsproblemen gehört, über die am häufigsten gesprochen wird, sind sich Mediziner immer noch uneins darüber, was das prämenstruelle Syndrom eigentlich ist und ob es überhaupt existiert, ganz zu schweigen davon, wodurch es ausgelöst wird und wie man es behandelt. Wir benutzen den Begriff PMS häufig, um zu beschreiben, wie wir uns vor Beginn der Periode fühlen und verhalten, aber es gibt auch eine Menge körperlicher Anzeichen und Symptome, die in der zweiten Zyklushälfte auftreten können und PMS zugeschrieben werden, einschließlich:

- Akne
- Innere Unruhe
- Konzentrationsschwierigkeiten
- Desinteresse

- Aufgeblähtsein
- Verdauungsstörungen wie Darmträgheit oder Durchfall
- Brustspannen
- Veränderungen in Appetit und sexuellem Verlangen
- Ungeschicklichkeit
- Heißhunger auf Süßes und Salziges
- Weinerlichkeit
- Niedergeschlagenheit
- Abgeschlagenheit
- Kopfschmerzen
- Reizbarkeit
- Gelenkschmerzen
- Schlaflosigkeit
- Migräne
- Muskelschmerzen
- Übelkeit und Erbrechen
- Rückzug
- Selbstmordgedanken
- Gewichtszunahme

Bei einer derart langen Liste erstaunt es nicht weiter, dass wir alle zumindest unter einem PMS-Symptom leiden – laut neuesten Forschungsergebnissen sind rund 90 Prozent aller Frauen von PMS betroffen. Das bedeutet allerdings nicht, dass wir heulend auf dem Klo sitzen oder vor Wut ins Kissen beißen, denn solche Statistiken beziehen auch körperliche Symptome mit ein, die diese Zykluszeit betreffen. Eine Studie aus dem Jahr 2014, in der das Auftreten von prämenstruellen depressiven Symptomen untersucht wurde, stellte allerdings keinen Zusammenhang zwischen der Konzentration von Fortpflanzungshormonen und Symptomen von Depression fest[3], und eine Prüfung wissenschaftlicher Literatur über PMS, die 2012 durchgeführt wurde, kam zu dem Schluss, dass die Studien keine klaren Belege für die Existenz eines bestimmten prämenstruellen „Schlechte-Stimmung-Syndroms" lieferten.[4] Was also ist dieses PMS, über das alle reden? Es ist absolut vernünftig zu erwarten, dass hormonelle Veränderungen im Verlauf des Zyklus das Auftreten des einen oder anderen Symptoms auslösen, und wie Sie bereits den vorangegangenen Kapiteln entnommen haben, halte ich viele der körperlichen, emotionalen und Verhaltensänderungen, die wir im Zyklus durchlaufen, für gesund, normal und sogar vorteilhaft. Ich weiß aber aus meiner Ausbildung, meiner eigenen Erfahrung und natürlich den Berichten meiner Klientinnen, dass diese Symptome schwierig, unangenehm und in einigen Fällen extrem kräftezehrend sein können. Bei manchen wird die Ursache ein hormonelles Ungleichgewicht sein, das PMS verursachen oder dazu beitragen kann, etwa sinkende

Hormonspiegel kurz vor Beginn der Periode, aber wenn es um Stimmungsveränderungen geht, wie sie einige von uns erleben, dann glaube ich, dass unsere Hormone einfach nur etwas ans Tageslicht bringen, das die ganze Zeit schon vorhanden ist, aber in der ersten Zyklushälfte vom Östrogen übertüncht wird.

An welchem Punkt wird PMS zu einem Krankheitsbild?

Im Jahr 2013 schlugen die Wellen hoch, als das *Diagnostic and Statistical Manual of Mental Disorders* (DSM-5) die prämenstruelle dysphorische Störung (PMDS) als offizielle Diagnose aufnahm – als erste und einzige Diagnose mit einer Verbindung zum Menstruationszyklus. PMDS ist eine extreme Form von PMS. Zu den Symptomen können Depressionen, extreme Reizbarkeit, Ängste, Selbstmordgedanken, Überforderungsgefühle, Panikattacken und Weinkrämpfe zählen. Betroffene haben häufig das Gefühl, ein gespaltenes Leben zu führen – vergleichbar mit Dr. Jekyll und Mr. Hyde. Die extremen Symptome treten vor der Menstruation auf und verabschieden sich erst dann wieder, wenn die Periode beginnt. Bis zum Eisprung geht es den Betroffenen dann ziemlich gut. Aufgrund des abrupten, zyklischen Wechsels zwischen dem Gefühl, dass alles entweder großartig oder aber furchtbar ist, wird PMDS häufig als bipolare Störung mit schnellem Verlauf diagnostiziert.

Um eine PMDS-Diagnose zu erhalten, müssen mindestens fünf der folgenden Anzeichen und Symptome nachweisbar vorhanden sein, darunter in jedem Fall eines der ersten vier:

1. Ausgeprägte Veränderungen der Stimmung oder erhöhte Sensibilität
2. Ausgeprägte Reizbarkeit oder Wut oder eine Zunahme persönlicher Konflikte
3. Ausgeprägte depressive Stimmung, Gefühle der Hoffnungslosigkeit oder selbstkritische Gedanken
4. Ausgeprägte Ängstlichkeit und Anspannung, hohe Nervosität
5. Geringes Interesse an gewohnten Aktivitäten
6. Konzentrationsschwierigkeiten
7. Lethargie und ausgeprägter Energiemangel

8. Ausgeprägte Appetitveränderungen (zum Beispiel Essattacken und Heißhunger auf bestimmte Nahrungsmittel)
9. Übermäßige Schläfrigkeit und/oder Schlaflosigkeit
10. Gefühl der Überforderung oder Kontrollverlust
11. Körperliche Symptome (z. B. anschwellende oder schmerzende Brüste, Gelenk- oder Muskelschmerzen, Aufgeblähtheit, Gewichtszunahme)

All diese Symptome müssen in der Woche auftreten, bevor Ihre Periode einsetzt, sich mit beginnender Blutung bessern und dürfen in der Woche nach der Periode nur noch minimal vorhanden oder müssen sogar ganz verschwunden sein. Sie müssen in den meisten Menstruationszyklen der vergangenen 12 Monate aufgetreten und schwerwiegend genug sein, um Arbeit, Ausbildung, Sozialleben und Beziehungen zu beeinträchtigen.

In den meisten Menstruationszyklen erlebe ich definitiv mindestens eines der ersten vier Symptome, und in Bezug auf die gesamte Liste, ist bei mir zwischen fünf Symptomen und der kompletten Liste alles möglich. Aber obwohl ich die diagnostischen Kriterien erfülle, leide ich meiner Meinung nach nicht unter PMDS – weil meine Symptome nicht schwerwiegend genug sind und weil ich mich dagegen wehre, als Person abgestempelt zu werden, die unter einer Geistesstörung leidet. Schließlich habe ich aus meinen Zyklusaufzeichnungen gelernt, dass mein Erleben damit zusammenhängt, dass ich dazu neige, meine Gefühle zu unterdrücken und meine Bedürfnisse nicht offen zu formulieren (die meine Mitmenschen im Übrigen gerne erfüllen würden, wenn sie von ihrem Vorhandensein wüssten). Aber das ist mein Erleben und Verständnis und mir ist bewusst, dass es anderen anders ergehen kann. Kommen wir also zurück zu Ihnen und der Frage, wo man die Trennlinie zieht zwischen dem, was normal und gesund ist, und einem Krankheitsbild.

Ich glaube, dass Sie Ihren Menstruationszyklus und die Frage, ob das, was Sie in Ihrem Herbst erleben, ein zu behandelndes Leiden ist, am besten selbst beurteilen können. Schätzungen zufolge sind zwischen drei und acht Prozent der Frauen von PMDS betroffen, und diese leiden sehr darunter. PMDS wird häufig durch eine Schwangerschaft, Fehlgeburt und die Perimenopause ausgelöst oder verstärkt und zudem mit einem erhöhten Risiko für postnatale Depressionen und Selbstmord in Verbindung gebracht.

Man geht davon aus, dass es sich bei PMDS um eine genetische Störung handelt.[5] Studien haben gezeigt, dass Betroffene, die eine genetische Variation von ESR1 (Östrogenrezeptor-Subtyp alpha) aufweisen, wahrscheinlich im Zyklusverlauf sensibler für die Wirkungen von Östrogen und Progesteron sind und Zellen besitzen, die anders auf diese Hormone reagieren.[6] Diese Untersuchungen wurden im Zuge von Forschungsreihen durchgeführt, und Sie werden wahrscheinlich beim Erstellen einer Diagnose nicht darauf getestet.

PMDS kann mit anderen psychischen Erkrankungen einhergehen wie Depressionen, Ängsten und bipolaren Störungen, die sich entsprechend prämenstruell verschlimmern. Man bezeichnet dies auch als prämenstruelle Exazerbation. Auch bestehende körperliche Symptome können sich verschlimmern, beispielsweise Verdauungsprobleme.

Die Klassifizierung schwerer Formen von PMDS als psychiatrische Erkrankung ist nicht unumstritten. Einige argumentieren, dass so ein vollkommen natürlicher körperlicher Prozess medikalisiert wird, Frauen als hormonelle Bürde abgestempelt werden und es nur um die Profite der Pharmaindustrie geht. Es gibt zwar viele, die von einer Diagnose der hier aufgeführten Anzeichen und Symptome profitiert haben, aber für jegliche Form von Beschwerden gibt es auch mindestens ein großes Pharmaunternehmen, das daran verdient. Wir müssen uns also fragen, wem etwas nutzt – uns oder der Pharmaindustrie? Doch auch wenn Vorsicht geboten ist, glaube ich, dass von PMDS Betroffene tatsächlich Unterstützung benötigen und manchmal eben auch in Form von Medikamenten, denen natürlich eine Diagnose vorausgehen muss. Selektive Serotonin-Wiederaufnahmehemmer (SSRI) mit Wirkstoffen wie Fluoxetin, Sertralin und Paroxetin können verschrieben werden, um die psychischen Symptome von PMS und PMDS zu lindern, und da diese Linderung bereits nach ein bis zwei Tagen eintritt, müssen sie auch nicht den gesamten Zyklus hindurch eingenommen werden. Stattdessen beginnt man mit der Einnahme, wenn die Symptome beginnen, und beendet sie, sobald die Periode einsetzt. Das sorgfältige Aufzeichnen des Zyklus hilft festzustellen, wann die Symptome für gewöhnlich beginnen und aufhören, sodass Sie ein Gefühl dafür entwickeln können, wann

Sie am besten mit der Einnahme von SSRI und der Anwendung anderer hilfreicher Strategien beginnen.

Praxistipps für PMS und PMDS

- Wenn Sie bei der Arbeit oder zu Hause einen Großteil der anfallenden Aufgaben übernehmen, oder es Ihnen schwer fällt zu sagen, was Sie stört, dann tun Sie etwas dagegen. Finden Sie eine Möglichkeit, das zum Ausdruck zu bringen, was Sie bislang immer wieder heruntergeschluckt haben.
- Werden Sie gut darin, etwas abzulehnen („Nein", „Lieber nicht" und „Darüber muss ich erst einmal nachdenken").
- Essen Sie regelmäßig etwas und lassen Sie gerade in der Lutealphase keine Mahlzeit aus. Sorgen Sie für einen stabilen Blutzuckerspiegel, indem Sie viel Protein und gesunde Fette zu sich nehmen.
- Verzichten Sie auf Nahrungsmittel, die Entzündungen im Körper auslösen (siehe Seite 282).
- Wenn Sie Symptome eines niedrigen Östrogenspiegels (siehe Seite 140) oder eines Östrogenüberschusses (siehe Seite 300) aufweisen und/oder Ihr Progesteronspiegel niedrig ist (siehe Seite 205), befolgen Sie die entsprechenden Tipps.
- Testen Sie in der prämenstruellen Phase sowohl Sport als auch Ruhe und schauen Sie, was Ihnen gut tut.
- Nehmen Sie eventuell Nahrungsergänzungsmittel ein, z. B. Magnesium, B-Vitamine, Omega-3-Fettsäuren und Mönchspfeffer (*Agnus castus*).
- Überprüfen Sie, ob eine eventuelle Histaminintoleranz (siehe Seite 286) zu PMS / PMDS beitragen oder die Symptome verstärken könnte.
- Sprechen Sie mit Ihrem Arzt, wenn Sie glauben, unter PMDS zu leiden, und bitten Sie um eine Überweisung zu einem Spezialisten für psychische Gesundheit.

Regelschmerzen

Rund 84 Prozent aller Frauen leiden unter primärer Dysmenorrhoe[7] – das sind Regelschmerzen, die nicht durch ein anderes Leiden wie Endometriose oder Myome verursacht werden. Während leichte Krämpfe im Unterbauch im Rahmen sind, sollten sie nicht ein solches Ausmaß annehmen, dass Sie Ihre Tätigkeit unterbrechen oder zu Schmerzmitteln greifen müssen. Die meisten von uns wachsen in dem Glauben auf, dass selbst starke Regelschmerzen aufgrund ihrer weiten Verbreitung normal sind. Sind sie aber nicht. Weder weisen wir irgendeine Art von Konstruktionsfehler auf, noch werden wir für Evas Ursünde im Paradies bestraft, sprich: Es ist nicht unser Los, diese Schmerzen hinzunehmen. Wenn Sie also zu den 50 Prozent gehören, die ihre Regelschmerzen als schwer beschreiben, dann leiden Sie bitte nicht im Stillen weiter vor sich hin.

Aber wodurch werden diese Schmerzen überhaupt verursacht? Gegen Ende des Zyklus, kurz vor dem Einsetzen der Periode, beginnt die Schleimhaut in der Gebärmutter sich abzubauen. Dabei werden Prostaglandine freigesetzt, die eine Kontraktion der Gebärmutter bewirken, um den Blutverlust während der Periode zu begrenzen. Es kommt zu Regelschmerzen, wenn Sie zu viele Prostaglandine freisetzen, wie dies bei den meisten Menstruierenden mit schweren Krämpfen der Fall ist. Prostaglandine bereiten das Nervensystem auf Schmerz vor und steigern die Schmerzreaktion, was zu quälenden Kontraktionen und noch mehr Schmerzsignalen an das Gehirn führt. Und als wäre das nicht genug, sind sie auch noch verantwortlich für Übelkeit, Erbrechen und das, was man im Englischen so schön als „Period Poops“ (Periodendurchfall) bezeichnet – die Prostaglandine lassen manchmal auch den Darm krampfen, weshalb Sie in extremen Fällen auch einige Stunden auf dem Klo verbringen können.

Manche Betroffenen leiden unter stärkeren und anormalen Gebärmutterkontraktionen, die zu einer Zunahme des Drucks in der Gebärmutter führen können und einer eingeschränkten Sauerstoffzufuhr zu den kontrahierenden Muskeln, was die Schmerzen zusätzlich verstärkt. Messungen zufolge können diese Kontraktionen so schmerzhaft sein wie Wehen kurz vor der Geburt. Ich habe selbst unter extremen Regelschmerzen gelitten und ein Kind zur Welt gebracht – und ich darf Ihnen versichern, dass ich Wehen jederzeit dieser Art von Regelschmerz vorziehen würde.

Hilfe in Form von Arzneimitteln bieten nichtsteroidale Entzündungshemmer (NSAID) wie Ibuprofen, wobei Forschungen gezeigt haben, dass eine Wärmetherapie in Form einer heißen Wärmflasche, eines Heizkissens oder eines heißen Bads ebenso wirkungsvoll sein kann.[8]

Die Pille wird häufig als erste Maßnahme gegen Regelschmerzen angeboten, aber es gibt viele andere Behandlungsmöglichkeiten, ohne gleich Ihr gesamtes Fortpflanzungssystem auf Eis zu legen. Wie Sie wissen, verhindert die Pille eine Empfängnis, indem sie den Eisprung verhindert. Ohne Eisprung wird aber auch kein gesundheitsförderndes Progesteron produziert. Außerdem kann die Pille eine Reihe unangenehmer Nebenwirkungen haben.

Wenn ein Kinderwunsch besteht, dann empfehle ich Ihnen dringend, sich eingehend um Ihre Regelschmerzen zu kümmern, bevor Sie versuchen schwanger zu werden, denn aus Sicht der chinesischen Medizin kann ein Zusammenhang bestehen zwischen all den Symptomen, die sich hinter Regelschmerzen verbergen, und Fruchtbarkeitsproblemen sowie Komplikationen in der Schwangerschaft und bei der Geburt. Jetzt haben Sie die Chance, all das anzugehen, bevor Sie schwanger werden, was nicht nur aufgrund geringerer Regelschmerzen lohnend ist, sondern auch Schwangerschaft und Geburt erleichtern wird.

Schmerzen sind nicht normal. Schmerzen bedeuten, dass Ihr Körper um Hilfe bittet, und Schmerzmittel, auch wenn sie manchmal ein Retter in der Not sind, stellen die Hilfeschreie nur stumm. Natürlich ist das ihre Aufgabe, aber können Sie sie nehmen und trotzdem versuchen herauszufinden, was Ihr Körper von Ihnen will?

Wenn Sie mit Ihrem Arzt über Regelschmerzen sprechen, wird er Ihr Becken untersuchen, um zu prüfen, ob er Auffälligkeiten ertasten kann. Weiter gehen die Untersuchungen meist nicht, und in der Regel wird der Arzt zu dem Schluss kommen, dass nichts auf solch eine Anomalie hindeutet. Der Vorschlag lautet dann meist, stärkere Schmerzmittel zu nehmen oder hormonell zu verhüten. Wenn Sie beim Lesen der nachfolgenden Abschnitte über Endometriose und Adenomyose das Gefühl haben, diese Erkrankungen könnten eventuell für Ihre Schmerzen verantwortlich sein, dann bestehen Sie darauf, dass Ihr Arzt Sie an einen Spezialisten überweist. Es dauert im Durchschnitt siebeneinhalb Jahre, bis Endometriose diagnostiziert wird, manchmal sogar viel länger, und das ist nicht akzeptabel.

Praxistipps für Regelschmerzen

- Gönnen Sie sich Ruhe oder kommen Sie in Bewegung. Wenn Sie den gesamten Zyklus hindurch wöchentlich Sport treiben, dann sorgt dies für eine Verringerung der Schmerzen.[9] Aber wie sieht es mit Sport aus, während Sie Ihre Tage haben? Ich habe die Erfahrung gemacht, dass bei einigen Klientinnen Sport während der Periode menstruationsbedingte Symptome (Regelschmerzen, Stimmungsschwankungen, Kopfschmerzen usw.) lindern kann, weil Bewegung laut chinesischer Medizin die Energie in Fluss bringt und die den Symptomen zugrunde liegenden Blockaden aufweicht. Bei anderen wiederum, die eher unter Mangelzuständen leiden, verursacht Sport während der Periode eine Erschöpfung, sodass hier nährende Aktivitäten wie gutes Essen und Ausruhen angesagt sind (und ja, Ausruhen ist auch eine Tätigkeit, wir sehen es nur nicht als solche an, weil wir Vorankommen und Bewegung einen höheren Stellenwert einräumen).

- Rauchen, sowohl aktiv als auch passiv, wird mit Regelschmerzen in Verbindung gebracht, also streichen Sie diese Angewohnheit.
- Reduzieren Sie Entzündungen, indem Sie auf Zucker, Alkohol und Milchprodukte verzichten oder deren Konsum zumindest einschränken, speziell in der zweiten Zyklushälfte. Mir ist bewusst, dass das nicht einfach ist. Wenn Sie sich also zunächst auf eine Sache konzentrieren möchten, dann verzichten Sie auf Milchprodukte. Meine Klientinnen haben bereits innerhalb von nur einem Zyklus oder bis hin zu drei Zyklen positive Auswirkungen festgestellt.
- Verzichten Sie auf Nachtschattengewächse. Kartoffeln, Auberginen, Paprika und Tomaten haben bei Menschen, die empfindlich darauf reagieren, eine entzündungsfördernde Wirkung. Wenn Sie herausfinden möchten, ob Sie betroffen sind, dann verzichten Sie für einige Wochen darauf und spüren Sie nach, wie Sie sich fühlen. Beginnen Sie dann wieder mit dem Verzehr und beobachten Sie die Reaktionen Ihres Körpers.
- Ziehen Sie eine Histaminintoleranz in Betracht (siehe Seite 286).
- Magnesium können Sie während des gesamten Zyklus zu sich nehmen. Magnesiumglycinat wird leicht vom Körper aufgenommen und führt nicht zu Durchfall, wohingegen Magnesiumcitrat die Darmtätigkeit anregt, was hilfreich sein kann, wenn Sie zu Verstopfung neigen (wenn Sie nicht wenigstens einmal am Tag ein großes Geschäft erledigen, sollte dies die Variante Ihrer Wahl sein). Magnesium ist auch großartig, wenn Sie unter PMS (siehe Seite 344), PCOS (siehe Seite 379), Migräne oder Schlafstörungen leiden.

- B-Vitamine – speziell B_1 und B_2 – sind dafür bekannt, dass sie Regelschmerzen lindern können. Am besten ist es allerdings, einen Vitamin-B-Komplex einzunehmen, in dem alle B-Vitamine enthalten sind, denn sie sind alle wichtig für Ihre Gesundheit und arbeiten zusammen.
- Omega-3-Fettsäuren wirken stark entzündungshemmend[10] und stellen bei der Linderung von Regelschmerzen sogar Ibuprofen in den Schatten.
- Kurkumin ist ein Molekül, das in Kurkuma enthalten ist. Es handelt sich um einen weiteren starken Entzündungshemmer, der besonders hilfreich ist, wenn Sie unter Endometriose, Adenomyose oder schweren Blutungen leiden. Mit Kurkuma zu kochen reicht nicht aus, um einen signifikanten Effekt zu erzielen, da es nur zu 3 Prozent aus Curcumin besteht. Sie können Kurkumin als Nahrungsergänzung zu Mahlzeiten einnehmen, da es in Kombination mit Fett am besten vom Körper aufgenommen wird.
- Nichtsteroidale Entzündungshemmer wie Ibuprofen wirken, indem sie die Produktion von Prostaglandinen senken. Sie nehmen sie am besten, sobald Ihre Periode beginnt. (Wenn Sie Schmerzmittel nehmen und diese zu 100 Prozent wirken, dann ist das großartig, aber Sie sollten sich bewusst machen, dass Sie ohne Schmerzen wahrscheinlich einfach weitermachen wie bisher. Erinnern Sie sich daher selbst daran, langsamer zu machen, denn selbst wenn Sie den Schmerz nicht spüren, hat Ihr Körper dennoch zu kämpfen, also helfen Sie ihm ein bisschen.)
- Wärmetherapie – eine schicke Bezeichnung für ein heißes Bad oder eine Wärmflasche – kann die Durchblutung fördern und Schmerzen lindern. Daten aus zwei klinischen Versuchen legen den Schluss nahe, dass sie ebenso wirkungsvoll sein kann wie eine Behandlung mit nichtsteroidalen Entzündungshemmern.[11]
- Rizinusölpackungen auf dem Unterbauch können die Durchblutung des Beckens fördern und Regelschmerzen lindern. Eine Anleitung hierzu finden Sie auf Seite 112.
- Akupunktur, Kräuter und Körperbehandlungen in Form von Physiotherapie, Reflexzonenmassage und Arvigo®-Therapie (siehe Seite 343) können ein rettender Anker sein, wenn es um Regelschmerzen geht.
- Sie können einem Basisöl wie Mandelöl (Olivenöl *extra vergine* und Kokosöl aus der Küche funktionieren auch wunderbar) ätherische Öle hinzufügen. Als Aromatherapeutin nutze ich oft folgende Öle, da sie

schmerz- oder krampflindernd sind beziehungsweise den Menstruationsfluss regulieren: Schwarzer Pfeffer, Kamille, Muskatellersalbei, Fenchel, Jasmin, Wacholder, Lavendel, Myrrhe, Majoran, Pfefferminze, Rose und Rosmarin.

- Melatonin als Nahrungsergänzung lindert nachweislich Regelschmerzen und sorgt für besseren Schlaf.[12]
- Transkutane elektrische Nervenstimulation (TENS) klingt zwar zunächst, als sei es eine Art von Folter, tatsächlich handelt es sich aber um ein kleines batteriebetriebenes Kästchen mit Drähten, an deren Enden sich Klebepads befinden, die Sie am Unterbauch und unteren Rücken anbringen. Sanfter elektrischer Strom stimuliert den betroffenen Bereich, was die Schmerzsignale reduziert, die an Ihre Wirbelsäule und Ihr Gehirn gehen, und die Produktion von schmerzlindernden Endorphinen fördert. Sie können die Stromstärke regulieren und spüren meist nicht mehr als ein leichtes Kribbeln. Die Geräte sind nicht sehr teuer und oft gebraucht erhältlich, weil sie häufig einmalig zur natürlichen Schmerzlinderung bei Geburten verwendet werden. Wenn Sie eine kleinere Variante bevorzugen, die auch unter der Kleidung getragen werden kann, bietet ein TENS-Gerät namens *Livia* eine kostspieligere, aber diskrete Möglichkeit.
- Orgasmen, durch penetrativen oder nicht-penetrativen Sex, zusammen mit dem Partner oder im Alleingang (je nach Belieben). Sie helfen, indem sie schmerzlindernde Endorphine und Oxytocin freisetzen.
- Halten Sie Ihre Gebärmutter warm. In der chinesischen Medizin und vielen Kulturen weltweit wird großer Wert darauf gelegt, dass Füße, Unterbauch und Rücken warm gehalten und weder Zugluft noch Kälte ausgesetzt werden (also Adieu ihr bauchfreien Tops und Ballerinas). Auch soll man während der Periode sowie nach einer Fehlgeburt oder Geburt nicht in kaltem Wasser schwimmen. Ich habe keine wissenschaftlichen Forschungsergebnisse gefunden, die dies stützen, aber ich weiß aus Erfahrungsberichten, dass dieser Ratschlag hilfreich sein kann, und ich finde außerdem, dass es sich lohnt, überliefertem Wissen Beachtung zu schenken und es nicht gleich als „Ammenmärchen“ abzutun.
- Cannabidiol-Öl oder CBD-Öl stammt von Hanfpflanzen, aber es hat keine berauschende Wirkung und macht nicht „high“ wie dies bei Marihuana der Fall ist (dafür ist ein anderes Cannabinoid namens THC

verantwortlich). Der Einsatz von CBD weckt zunehmendes Interesse, einschließlich seiner Verwendung zur Schmerzlinderung bei Regelschmerzen, indem es als Creme oder Öl aufgetragen oder in Form von Kapseln oder einer Flüssigkeit eingenommen wird.
- Beenden Sie Ihre schlechte Beziehung oder Ihren miesen Job. Im Laufe der Jahre hatte ich viele Klientinnen, deren Regelschmerzen komplett verschwanden, nachdem sie eine ungeliebte Arbeit oder eine nicht funktionierende Beziehung hinter sich gelassen hatten.

Endometriose

Endometriose ist eine Krankheit, bei der Gewebe, das der Gebärmutterschleimhaut ähnelt (aber nicht mit ihr identisch ist), an anderen Stellen im Körper auftaucht. Das können die Fortpflanzungsorgane sein (Uterus, Eileiter, Eierstöcke), das hintere Gebärmutterband (*Ligamentum sacrouterinum*), das Bauchfell (die Membran, die Ihren Bauch überzieht) oder andere Räume zwischen Blase, Uterus / Vagina und Rektum. Das Gewebe kann auch auf der Blase, im Darm und anderen weiter entfernten Körperbereichen auftauchen wie Zwerchfell, Lungen, und, in seltenen Fällen, Augen und Gehirn.

Jeden Monat durchläuft dieses Endometriumgewebe den gleichen Prozess wie Ihre Gebärmutterschleimhaut, es pumpt sich also auf, fällt in sich zusammen und blutet, allerdings mit dem Unterschied, dass Blut und Gewebe den Körper nicht durch die Vagina verlassen können, wie dies bei der Periode der Fall ist. Stattdessen entstehen Entzündungen, die erhöhte Blutzufuhr und Blutandrang bewirken, was wiederum eine Immunreaktion auslöst sowie Verklebungen und Narbenbildung. In fortgeschrittenen Fällen werden Organe, die durch Bänder und Gewebe im Becken gehalten werden und einen gewissen Bewegungsspielraum haben sollten, durch Narbengewebe fixiert, und wenn es zu Bewegungen kommt – bei Eisprung, Sex oder Stuhlgang – kann dies unerträgliche Schmerzen auslösen.

Zehn Prozent aller Frauen leiden unter Endometriose. Zu den Symptomen, die sich während der Teenagerzeit oder später im Leben entwickeln können, zählen chronische Beckenschmerzen, schmerzhafte Perioden, Schmerzen beim Sex, Rückenschmerzen, Unfruchtbarkeit,

Magen-Darm-Probleme, Schmerzen beim Stuhlgang, Schmerzen beim Sport, Blasenschmerzen und übermäßiger Harndrang, Müdigkeit, Erschöpfung und Depressionen. Es gibt Fälle, bei denen Betroffene viel Gewebe aufweisen, aber nicht unter massiven Schmerzen leiden, während andere nur minimal betroffen sind, aber aufgrund des Bereichs – wenn dieser beispielsweise nah an einem Nerv liegt – durch die Schmerzen komplett lahmgelegt werden.

Es handelt sich zweifelsohne um ein Leiden, das starke Auswirkungen auf Alltag, Arbeit und Beziehungen haben kann. Leider sind viele Ärzte noch nicht ausreichend geschult in Diagnose und Behandlung. Schrecklicherweise und trotz der Häufigkeit des Auftretens dauert es in der Regel sechs bis zwölf Jahre, bis die Krankheit diagnostiziert wird.

Ihr Arzt mag bei Beckenuntersuchungen und Scans Symptome feststellen, die auf Endometriose hindeuten, aber er kann sie nicht eindeutig diagnostizieren, denn dazu bedarf es einer Laparoskopie – einer Form der minimalinvasiven Chirurgie, bei der durch einen kleinen Schnitt in der Bauchwand ein Glasfaserinstrument eingeführt wird, um innere Organe und Gewebe zu betrachten. Dies sollte in der Regel durch einen versierten Chirurgen erfolgen, damit gefundenes Gewebe auch fachgerecht entfernt werden kann.

Im Fall einer Operation gibt es zwei Optionen: das versprengte Gewebe wird entweder weggeschnitten (Exzision) oder im Rahmen einer Ablation abgetragen. Im allgemeinen ist die Entfernung durch einen fähigen Chirurgen die beste Option.[13] Im Laufe der Jahre hatte ich viele Klientinnen, die trotz mehrerer Ablationen, bei denen Endometriose-Herde weggebrannt wurden, nur kurzzeitig von einer Linderung der Schmerzen und Symptome profitierten. Außerdem kam es verstärkt zu zusätzlichem Narbengewebe und Problemen, weshalb ich, wann immer möglich, die Exzision-Chirurgie empfehle. Das bedeutet, einen sehr guten Chirurgen zu finden und sicherzustellen, dass die Krankenkasse die Kosten für die Operation auch übernimmt. Hinzu kommen unter Umständen Reisekosten, wenn der Chirurg nicht vor Ort ist, und eventuell die Einbeziehung eines weiteren Chirurgen, falls Sie beispielsweise Endometriose-Herde im Bereich von Darm oder Zwerchfell haben, die ein Gynäkologe nicht entfernen kann. Um Ihnen eine Vorstellung davon zu geben, wie schwierig die Sache sein kann: Es wird geschätzt, dass es in

Großbritannien nur eine Handvoll Spezialisten gibt, die diese Art von Operation durchführen können, und von den etwa 400.000 Gynäkologen in den USA sind es gerade einmal 150. (Eine Arztsuche und Übersicht über zertifizierte Endometriose-Zentren hierzulande bietet die Europäische Endometriose-Liga; Anm. d. Übers.) Wenn Sie auf der Suche nach einer Liste passender Chirurgen (im angelsächsischen Raum) sind, empfehle ich Ihnen, der (englischsprachigen) Facebook-Gruppe *Nancy's Nook Endometriosis Education* beizutreten und sich umfassend über Endometriose und ihre Behandlungsmöglichkeiten zu informieren. (Bitte beachten Sie, dass es sich um eine Wissensbasis handelt, nicht um eine Selbsthilfegruppe.)

Eine Schwangerschaft kann die Schmerzen zunächst verstärken, aber in einigen Fällen kann sie auch dazu führen, dass die Symptome aufgrund des enormen Anstiegs der Progesteronproduktion nachlassen. Es ist allerdings nicht so, dass eine Schwangerschaft Endometriose „heilt“ – ebenso wenig übrigens wie die Entfernung der Gebärmutter. Eine Hysterektomie ist nur in einer geringen Anzahl der Fälle angebracht, denn wenn Endometriose-Herde an anderen Stellen als der Gebärmutter vorliegen, wie dies häufig der Fall ist, dann ist es nur logisch, dass eine Entfernung der Gebärmutter nichts bringt. Jedes Jahr werden aufgrund eines überholten Verständnisses der Krankheit zahllose unnötige Hysterektomien durchgeführt.

Operationen sind nicht immer notwendig. Tatsächlich kann bei Endometriose durch Ernährung, Akupunktur und Kräuter sowie Körpertherapie viel erreicht werden. Häufig reichen diese Methoden auch aus, um die Symptome in den Griff zu bekommen, oder sie können parallel zu einer OP eingesetzt werden. Es muss kein „Entweder-Oder“ sein – wichtig ist vor allem, dass Sie den Weg wählen, der einzig und allein für Sie richtig ist, und der wird für viele eine Operation beinhalten.

Wenngleich Medikamente bei Betroffenen einige Symptome unterdrücken können, handelt es sich hierbei nicht um eine Behandlung, sondern lediglich um ein hilfreiches „Pflaster“. Hormonelle Empfängnisverhütung kann das Wachstum von Endometriose-Herden nicht steuern. Einige Patientinnen stellen sogar fest, dass ihre Endometriose durch die Anwendung der Pille fortschreitet, sodass die Symptome zwar während der Einnahmezeit gemildert werden, sich aber nach dem

Absetzen der Pille stark verschlimmern. Wirkstoffe wie Leuprorelin, ein GnRH-Analogon (Markennamen: Enantone, Trenantone, Lucrin u. a.), die die Eierstöcke stilllegen und so einen menopausalen Zustand herstellen, können gravierende Nebenwirkungen haben und dürfen auch nicht langfristig verwendet werden. Und auch hier gilt: Sie behandeln die Endometriose nicht. Die Presse feierte jüngst, dass die amerikanische Arzneimittelzulassungsbehörde FDA den Wirkstoff Elagolix (Markenname in den USA: Orilissa) zugelassen hat – das erste neue Endometriose-Medikament, das seit einem Jahrzehnt auf den Markt kommt –, aber es wird vom gleichen Pharmaunternehmen hergestellt, das auch das Patent für Medikamente mit dem Wirkstoff Leuprorelin besitzt. Dieses Patent läuft in nächster Zeit aus, sodass kostengünstigere Generika auf den Markt kommen werden; das könnte zumindest ein Teil der Motivation des Herstellers sein, ein „verbessertes" Medikament zu entwickeln, dessen Patent das Unternehmen erneut hält.

Um es noch einmal ganz deutlich zu sagen: Hormonelle Methoden können die Symptome verbessern, tragen aber nicht zur Heilung einer Endometriose bei. Jede Hormonbehandlung zur Unterdrückung von Endometriose kann dazu führen, dass das Gewebe bei einer eventuellen Operation schwerer zu finden und zu entfernen ist, und Sie sollten die Einnahme mit Ihrem Chirurgen besprechen, und zwar lange vor der tatsächlichen OP, damit Sie wissen, wann Sie sie am besten absetzen.

Vielleicht fragen Sie sich, wie es dazu kommt, dass jemand an Endometriose erkrankt? Leider gibt es keine Theorie, die alle Fälle erklären kann. Im Jahr 1927 stellte Dr. John Sampson die Theorie vor, dass retrograde Menstruation (wenn ein Teil des Menstruationsbluts „rückwärts" über die Eileiter in die Bauchhöhle fließt) für Endometriose-Herde verantwortlich sei. Obwohl diese Theorie einige Schwachstellen aufweist, wird sie immer noch häufig herangezogen, was den Umgang mit der Krankheit nicht unbedingt erleichtert. Endometriose-Herde ähneln zwar der Gebärmutterschleimhaut, aber wenn man sie unter dem Mikroskop betrachtet, erkennt man schnell, dass sie keineswegs identisch sind. Außerdem tritt eine retrograde Menstruation bei rund 90 Prozent aller Menstruierenden auf, aber nur 10 Prozent leiden unter Endometriose.[14] Hinzu kommt, dass es seltene Fälle gibt, bei denen sogar Männer darunter leiden, sodass retrograde Menstruation schon allein aus diesem Grund als Ursache ausfällt. Andere Theorien nennen Probleme bei der embryonalen Entwicklung, das Abwandern von Stammzellen (die die Gebärmutterschleimhaut in jedem Zyklus regenerieren) in andere Körperbereiche und die Fehlfunktion bestimmter Gene. Es gibt sicher eine genetische Komponente, denn wenn nahe Angehörige darunter leiden, steigt die Wahrscheinlichkeit, ebenfalls davon betroffen zu sein. Eine Studie fand Endometriose bei neun Prozent weiblicher Föten[15], was darauf hindeutet, dass es sich um eine Krankheit handelt, mit der man geboren und die dann später im Leben durch bestimmte Faktoren ausgelöst wird, beispielsweise durch das Einsetzen der Menstruation und den Kontakt mit Chemikalien wie Dioxinen und Xenoöstrogenen (die Östrogen nachahmen).

Wenn Sie unter Endometriose leiden, dann reagieren Ihre Gene nicht nur übermäßig stark auf Östrogen, was das Wachstum von Endometrium-Gewebe fördert, sondern dieses Gewebe produziert auch sein eigenes Östrogen, was dazu führt, dass alle Betroffenen zu einer Östrogendominanz neigen. Zusätzlich werden die Progesteronrezeptoren beeinträchtigt und die Entzündungen der Endometriose-Herde bewirken, dass sie weniger gut auf Progesteron ansprechen – das Hormon, das Östrogen in Schach hält –, was zu weiterem Gewebewachstum führt. Aus diesem Grund hilft die Gabe von Progesteron nur selten, weil die Rezeptoren nicht darauf reagieren.

Es kann sich wie eine ausweglose Situation anfühlen, aber es gibt Dinge, die helfen können. Schauen Sie sich die Informationen zum Östrogenüberschuss auf Seite 300 an, tun Sie etwas für Leber und Darm und lesen Sie im Anhang nach, wo Sie Unterstützung finden können. Und besorgen Sie sich vor allem ein erstklassiges Team aus Fachkräften für Naturheilkunde, Akupunktur und Physiotherapie.

Praxistipps für Endometriose

- Endometriose kann nur durch eine Bauchspiegelung (Laparoskopie) diagnostiziert werden, und wenn bei der Operation Gewebe gefunden wird, wird es gleich entfernt. Daher sollten Sie sich hierfür einen erfahrenen Chirurgen suchen.
- Die Tipps zu den Regelschmerzen gelten auch für die Behandlung von Endometriose. Es ist ausgesprochen wichtig, dass Sie sowohl etwas gegen

den Östrogenüberschuss tun als auch gegen Entzündungen vorgehen, denn Endometriose erzeugt beides und verschlimmert sich dadurch.

- Forschungen legen nahe, dass CBD-Öl eine gute Hilfe für Endometriose-Kranke sein kann, da es sowohl Schmerzen nimmt als auch die Ausbreitung der Krankheit einschränkt.[16]
- Endometriose wird auch mit niedrigen Vitamin-D-Werten in Verbindung gebracht.[17] Ein Bluttest kann Aufschluss darüber geben, ob Sie ergänzend Vitamin D einnehmen sollten oder nicht.
- Eine glutenfreie Ernährung kann die Symptome erheblich verringern. Bei einer Studie mit unter Endometriose leidenden Frauen, die nicht an Zöliakie – einer schweren Form von Glutenunverträglichkeit – litten, zeigte sich bei 75 Prozent der Teilnehmerinnen eine signifikante Abnahme der Schmerzen, nachdem sie sich ein Jahr lang glutenfrei ernährt hatten.[18]
- Verzichten Sie auf Fleisch und Milchprodukte, die voller Hormone stecken. Ihre eigenen Hormone im Gleichgewicht zu halten, ist schon schwierig genug, ohne dass Sie noch die Hormone von Tieren aus Massentierhaltung ergänzen müssten. Wählen Sie Fleisch und Milchprodukte in Bio-Qualität und aus Weidehaltung.
- Hilfreiche Nahrungsergänzungen können Omega-3-Fettsäuren, Kurkumin, Magnesium und Vitamin-B-Komplexe sein.

Adenomyose

Adenomyose ist eine Erkrankung der Gebärmutter, bei der Zellen, die normalerweise nur in der Uterusschleimhaut (Endometrium) vorkommen, in die tieferen Muskelschichten der Gebärmutter (Myometrium) wandern, was zu Symptomen wie Schmerzen und starken Blutungen führt. Die Symptome überschneiden sich häufig mit denen einer Endometriose und man kann durchaus an beiden Erkrankungen leiden. Schätzungen zufolge leiden 20 bis 35 Prozent aller Frauen darunter, wobei keine genaue Klarheit darüber herrscht, denn eine definitive Diagnose ist schwer zu erzielen. Adenomyose kann aufgrund von Ultraschall- oder MRT-Untersuchungen vermutet werden, aber bei einigen Betroffenen sind die Bilder auch nicht aussagekräftig, sodass diese Diagnosemöglichkeit nicht zuverlässig ist. Im Rahmen einer Biopsie kann Endometrium-Gewebe entnommen und auf Anzeichen für Adenomyose untersucht werden, aber wenn das entfernte Gewebe nicht aus einem betroffenen Bereich stammt, ist auch dies nicht aussagekräftig, und das Verfahren selbst könnte eine Adenomyose auslösen. Die einzige Möglichkeit für eine eindeutige Diagnose besteht in der Entfernung und Untersuchung des gesamten Uterus – und Sie werden mir sicherlich zustimmen, wenn ich sage, dass das eigentlich keine Option ist.

Die Ursachen für Adenomyose sind unklar, aber zu den Risikofaktoren zählen chirurgische Eingriffe an der Gebärmutter, Schwangerschaftsabbrüche oder Kaiserschnitte ebenso wie eine Östrogendominanz. Da jedoch auch Teenager unter Adenomyose leiden, die niemals Sex hatten, geschweige denn schwanger waren, sind Eingriffe und Schwangerschaftsabbrüche mit Ausschabung nicht der alleinige Grund.

Medikamente, die Hormone unterdrücken – wie Kombi-Pille, Hormonspirale und hoch dosierte Progestine – können neben anderen Formen der Hormonsuppression zur Linderung einiger Symptome beitragen, haben aber häufig Nebenwirkungen und können zumeist nicht langfristig verwendet werden.

In einigen Fällen mag ein chirurgischer Eingriff vorgeschlagen werden, wenn die Krankheit mithilfe von Ultraschall oder einem MRT-Scan klar lokalisiert werden konnte. Es handelt sich hierbei allerdings um einen Eingriff, der nicht nur höchste Präzision erfordert, sondern auch einen erheblichen Blutverlust und lediglich geringe Schmerzlinderung bewirken kann. Auch wenn es nach so einem Eingriff nur selten zu Schwangerschaften kommt, sind diese mit einer hohen Zahl an Komplikationen verbunden. Derzeit stellt eine Totaloperation die einzige Option dar, um Adenomyose komplett zu heilen, aber die Ernährungs-, Lebensweise- und Behandlungstipps in den Abschnitten über Regelschmerzen und Endometriose können zu einer Linderung der Symptome beitragen.

Ausbleibende Periode

Schwangerschaft, Stillzeit, Menopause und einige Formen hormoneller Empfängnisverhütung können dazu führen, dass Sie Ihre Tage nicht mehr bekommen; man nennt das Amenorrhoe. Wenn Ihre Periode jedoch seit mehr als drei Monaten ausbleibt und keine der oben genannten Ursachen zutrifft, sollten Sie herausfinden, was in Ihrem Körper vorgeht. Wenn Sie noch keinen Schwangerschaftstest gemacht haben, sollten Sie das natürlich zuerst tun, um diese Möglichkeit auszuschließen. Es gibt zwei Arten von Amenorrhoe: primäre Amenorrhoe (wenn Sie noch nie Ihre Tage hatten) und sekundäre Amenorrhoe (wenn Sie Ihre Periode hatten, sie aber mittlerweile ausbleibt). Ich möchte mich hier auf die sekundäre Amenorrhoe konzentrieren, denn ich sehe zahlreiche Fälle davon in meinem Beratungsalltag. Sie kann durch Folgendes ausgelöst werden:

- Medikamente, die die Regelmäßigkeit des Zyklus beeinflussen können, wie Antidepressiva und Neuroleptika sowie Mittel zur Blutdruckregulierung, gegen Allergien sowie zur hormonellen Empfängnisverhütung.
- Das Asherman-Syndrom, bei dem sich in der Gebärmutter Narbengebilde bildet (meist in Folge einer Verletzung), was den normalen zyklischen Auf- und Abbau der Gebärmutterschleimhaut verhindern kann.
- Ein Tumor an der Hypophyse, durch den Ihr Zyklus durch die Ausschüttung eines Hormons namens Prolaktin unterdrückt wird (diese Tumore sind meist gutartig).
- Vorzeitige Ovarialinsuffizienz, eine belastende Situation, bei der bereits vor dem Alter von 40 Jahren ein Verlust der Eierstockfunktion und eine vorzeitige Menopause eintritt.
- Eine Über- oder Unterfunktion der Schilddrüse.
- Eine Erkrankung namens hypothalamische Amenorrhoe (HA), bei welcher der Hypothalamus in Ihrem Gehirn die Ausschüttung des Gonadotropin-freisetzenden Hormons (GnRH) verlangsamt oder einstellt – jenes Hormons also, das den Menstruationszyklus einleitet. Das Leiden tritt häufig nach dem Absetzen der Pille auf, denn während der Einnahme stellt der Hypothalamus die Kommunikation mit den Eierstöcken ein und es kann eine Weile dauern, bis diese wieder aufgenommen wird. HA tritt auch auf, wenn es Probleme mit Ihrer Ernährung, Ihrem Trainingspensum oder Ihrem Stresspegel gibt.
- Polyzystisches Ovarialsyndrom (PCOS), ein hormonelles Ungleichgewicht, das die Ovulation stört und lange, unregelmäßige Zyklen verursacht (weitere Informationen hierzu finden Sie auf Seite 379).

Ich habe viele Klientinnen behandelt, deren Periode ausgeblieben ist. Einige von ihnen warteten darauf, dass sich ihr Zyklus nach dem Absetzen der Pille wieder einstellte und andere hatten einfach ein, zwei oder sogar zehn Jahre lang keine Regel mehr. Bei der Mehrzahl der Betroffenen war die Ursache für die ausbleibende Periode eine hypothalamische Amenorrhoe oder PCOS. Auf PCOS werde ich später noch eingehen, daher werfen wir hier zunächst einmal einen Blick auf die HA.

Wenn Sie keinen regelmäßigen Zyklus haben, werden die meisten Ärzte die Einnahme der Pille empfehlen, damit Sie wieder eine Blutung haben. Das Problem dabei ist, dass man mit Einnahme der Pille keine echte Periode hat, denn sie verhindert ja den Eisprung. Was Sie bekommen, sind sogenannte Entzugs- oder Abbruchblutungen. Diese Blutungen treten ein, wenn Ihr Körper einem rapiden Hormonabfall ausgesetzt ist, der dadurch zustande kommt, dass Sie die Placebo-Tabletten aus Ihrem Blister nehmen oder Ihr Hormonpflaster bzw. Ihren Vaginalring nicht mehr verwenden. Zwar ist das regelmäßige Abstoßen der Gebärmutterschleimhaut wichtig, weil es das Risiko von Endometrium-Krebs senkt, aber eine echte Periode ist dennoch vorzuziehen, damit Sie all die gesundheitlichen Vorteile nutzen können, die sich aus der Ovulation ergeben. Wenn Ihre Periode sich verabschiedet hat, dann geht es vor allem darum, dass Ihr Hormonsystem die Kommunikation wieder aufnimmt, also hilft die Einnahme der Pille, die diese Kommunikation unterbricht, leider gar nichts, im Gegenteil – sie kann sogar eine Heilung der HA verhindern.[19]

Überleben hat immer Vorrang vor der Fortpflanzung. Wenn Ihr Körper also beschließt, das dies keine sichere oder gesunde Zeit für eine Empfängnis ist, teilt Ihr Gehirn Ihren Eierstöcken mit, sie sollen den Betrieb einstellen, weshalb Sie dann weder einen Eisprung haben noch Ihre Regel. Das kann passieren, wenn Sie lange unter erhöhtem Stress stehen oder wenn Ihr Körper das Gefühl hat, dass es sich um magere Zeiten handelt und es daher nicht ideal ist, ein menschliches Wesen in die Welt zu setzen. Dies kann aufgrund eines der folgenden Szenarien der Fall sein:

- Sie essen nicht genug oder nicht die richtigen Dinge. Ihr Körper benötigt Eiweiß, Fett und Kohlenhydrate, um Hormone herzustellen. Wenn Sie sich daher fett-, kalorien-, eiweiß- oder kohlenhydratarm ernähren, hat Ihr Körper Probleme damit, Fortpflanzungshormone herzustellen. Er geht dann davon aus, dass die Zeiten gerade schlecht beziehungsweise mager sind.

- Sie lassen Mahlzeiten aus, haben eine Essstörung oder essen nicht häufig genug, um Ihren Energieverbrauch auszugleichen. Sie können sich supergesund ernähren, ausreichend Fett und Eiweiß zu sich nehmen, aber wenn Sie fünf Mal pro Woche CrossFit betreiben oder für einen Marathon trainieren, dann kann das Ihr Fortpflanzungssystem überfordern.

Bleibt Ihre Periode aus, ist es wirklich wichtig herauszufinden, woran es liegen kann, speziell wenn es um eine Unterscheidung zwischen HA und PCOS geht, denn bei HA sollten Sie in der Regel mehr essen und weniger Sport treiben, wohingegen Gewichtsverlust bei PCOS ein wichtiger Faktor zur Besserung der Symptome ist. Aus diesem Grund sollte es nicht zu Verwechslungen kommen und die Probleme nicht ungewollt durch falsche Behandlung verschlimmert werden. Wenn Sie herausfinden möchten, warum Ihre Periode ausbleibt, wird Ihr Arzt zur Erstellung eines passenden Behandlungsplans wahrscheinlich die folgenden Hormone untersuchen: TSH (Thyreoidea-stimulierendes Hormon, siehe auch folgender Kasten), Prolaktin, FSH, LH, Testosteron und ein Protein namens Sexualhormon-bindendes Globulin (SHBG). Diese erste Testrunde reicht zumeist aus, um die Ursache für Ihre Amenorrhoe zu bestimmen. Weitergehende Untersuchungen können dem Herausfinden von Details dienen. Ein normaler TSH-Spiegel kann bei Fehlen von Anzeichen und Symptomen, die auf eine dysfunktionale HHO-Achse hindeuten, nur eine Schilddrüsenunterfunktion ausschließen. Eine fehlende Periode ist allerdings ein Anzeichen dafür, dass die Kommunikation in der HHO-Achse (Hypothalamus-Hypophysen-Ovar-Achse) gestört ist, was umfangreichere Schilddrüsenuntersuchungen erforderlich macht (siehe Seite 365).

Praxistipps für Amenorrhoe

- Essen Sie mehr! Insbesondere Eiweiß und gesunde Fette, die Ihr Körper zur Hormonproduktion benötigt. Wenn Ihre derzeitige Ernährung keine oder nur wenige Kohlenhydrate umfasst, dann sollten Sie die Zufuhr erhöhen. Ich empfehle in der Regel, dass Klientinnen mit HA alle zweieinhalb bis drei Stunden etwas essen. Das sind drei Mahlzeiten am Tag und gesunde Snacks zwischendurch, die Eiweiß enthalten. Auf diese Weise erhält der Körper die Botschaft, dass die Nahrung nicht knapp ist, und Sie verfügen über ausreichend Energie für einen Menstruationszyklus. Eine Zunahme des Body-Mass-Index (BMI) hat häufig zur Folge, dass Sie Ihre Periode wieder bekommen.[20]

- Reduzieren Sie Intensität und Häufigkeit Ihrer sportlichen Aktivitäten und konzentrieren Sie sich auf restoratives Training, das Ihre Stresshormone ins Lot bringt und Energie aufbaut wie sanftes Yoga, Tai Chi, Qigong, Schwimmen oder einfach nur Spazierengehen. In diesem Fall ist weniger tatsächlich mehr.
- Sie sollten vor allem darauf achten, was Sie essen und wie viel Sie essen, aber Nahrungsergänzungen wie Magnesium, Zink und Mönchspfeffer können ebenfalls hilfreich sein.
- Der Verzehr von Samen und Kernen (siehe Seite 135) kann die Hormonproduktion und einen ausgewogenen Hormonhaushalt unterstützen.
- Fördern Sie die Rückkehr Ihrer Periode durch Behandlungen wie Akupunktur, Kräuter und Arvigo®-Therapie.
- Sorgen Sie gut für sich und setzen Sie Prioritäten.

Ein Wort zu Schilddrüsenfunktionstests

Diese Art von Untersuchungen sind recht kostspielig, und viele Ärzte bewerten die Schilddrüsenfunktion ausschließlich anhand des TSH-Werts. Das sogenannte Thyreoidea-stimulierende Hormon oder TSH wird von der Hypophyse im Gehirn ausgeschüttet und regt Ihre Schilddrüse dazu an, Schilddrüsenhormone freizusetzen. Wenn Ihre Schilddrüse optimal arbeitet, kommunizieren Hypophyse und Schilddrüse wie beiläufig miteinander und halten die Dinge am Laufen. Ist die Schilddrüsenfunktion eingeschränkt, muss die Hypophyse lauter werden, damit die Schilddrüse in die Gänge kommt, und das tut sie, indem sie höhere Mengen an TSH ausschüttet. Das bedeutet, dass ein höherer TSH-Wert darauf hindeutet, dass Ihre Hypophyse besonders hart arbeitet, um eine schlappe Schilddrüsenfunktion auszugleichen. Ist der TSH-Wert hingegen niedrig, kann es sein, dass Ihre Schilddrüse Überstunden schiebt und Sie unter einer Überfunktion leiden. Die Frage ist nun, was ist normal? Wenn es um den TSH-Wert geht, gibt es durchaus unterschiedliche Ansichten.

Der Normbereich für den TSH-Wert liegt zwischen 0,4 und 4,5 mU/L, was von vielen Ärzten als zu großzügig eingestuft wird. Auf der Grundlage von Forschungen, die darauf hindeuten, dass der obere Wert angepasst werden sollte, geht die Tendenz dahin, den Normalwert auf 0,4–2,5 mU/L zu senken, speziell wenn es um Fragen von Fruchtbarkeit und Schwangerschaft geht. Wenn der TSH-Wert hoch ist, dann deutet dies auf eine Schilddrüsenunterfunktion hin. Was aber ist, wenn Ihr TSH-Wert in den neu definierten Bereich fällt? Bedeutet das, dass mit Ihrer Schilddrüse alles in Ordnung ist? Die Antwort lautet leider: vielleicht ja, vielleicht nein.

Wenn das TSH Ihre Schilddrüse dazu anregt, die Hormonproduktion zu steigern, dann produziert diese vier verschiedene Hormontypen, die der Einfachheit halber als T1, T2, T3 und T4 bezeichnet werden, wobei hauptsächlich T4 hergestellt wird. Ordnet Ihr Arzt also zusätzlich zum TSH-Test die Untersuchung eines weiteren Wertes an, dann geht es dabei vermutlich um freies T4 (fT4). Warum ist es „frei"? Die meisten Ihrer Schilddrüsenhormone sind im Blut an Trägerproteine gebunden. Es ist der geringe Prozentsatz an „freien" Hormonen, die eine Wirkung im Körper entfalten und für Probleme sorgen können, also ist es natürlich sinnvoll, speziell diese zu untersuchen. Ein hoher fT4-Wert kann auf eine Überfunktion, ein niedriger auf eine Unterfunktion der Schilddrüse hindeuten.

Doch auch bei normalen TSH- und fT4-Werten können Sie trotzdem unter einer Schilddrüsenunterfunktion leiden. Damit es überhaupt genutzt werden kann, muss T4 zunächst in freies T3 (fT3) umgewandelt werden. Wenn Ihre Laborwerte also einen niedrigen fT3-Wert anzeigen, ist es möglich, dass Sie Symptome einer

Schilddrüsenunterfunktion aufweisen, weil Ihr Körper das T4 nicht sehr gut umwandelt (sogenannte Konversionsstörung). Es gibt eine weitere inaktive Form von Schilddrüsenhormon namens *reverses* T3 (rT3), das sich an Rezeptoren für freies T3 anhängen und sie blockieren kann. Dadurch agiert es wie eine Bremse – ein nützlicher Mechanismus in Zeiten von Stress oder Krankheit, wenn der Körper seinen Stoffwechsel verlangsamen will, damit Sie Ihre Energie zur Genesung nutzen können und sie nicht in die Muskeln wandert. Ist der rT3-Wert hoch, dann wandeln Sie vermutlich zu viel T4 in rT3 um anstatt in fT3, und das wiederum löst Symptome einer Schilddrüsenunterfunktion aus, *obwohl* die TSH- und T4-Werte im Normbereich sind.

Aber was ist, wenn TSH, fT4, fT3 und rT3 allesamt unauffällig sind? Bedeutet das, dass dann alles im grünen Bereich ist? Nicht ganz. Ihre Schilddrüsenwerte können zwar normal sein, aber möglicherweise sind die Schilddrüsenantikörper erhöht – sie sind ein Marker und Anzeichen für eine Autoimmunerkrankung namens Hashimoto-Thyreoiditis. Wenn Sie während der Schwangerschaft positiv auf Schilddrüsenantikörper getestet werden, deutet dies auf eine subklinische Schilddrüsenunterfunktion hin und Sie haben ein erhöhtes Risiko, eine Postpartum-Thyreoiditis zu entwickeln.

Viele Frauen leiden unter einer Schilddrüsenunterfunktion, wobei man davon ausgeht, dass es zahlreiche unentdeckte Fälle gibt, obwohl sie häufig zu Fruchtbarkeitsproblemen, wiederholten Fehlgeburten (aufgrund des erhöhten Bedarfs an Schilddrüsenhormonen in der Schwangerschaft), Depressionen und Übergewicht führt. Inzwischen glaubt man, dass 1 bis 2 Prozent der Bevölkerung unter einer Schilddrüsenunterfunktion leiden, dass sie 8 bis 10 Mal häufiger bei Frauen auftritt und dass die Wahrscheinlichkeit, an ihr zu erkranken, mit dem Alter steigt. Jüngste groß angelegte Studien aus Norwegen deuten darauf hin, dass die Verbreitungsrate sogar noch höher liegt, denn 9 Prozent der befragten Frauen gaben an, dass bei ihnen zuvor schon einmal eine

Schilddrüsenstörung diagnostiziert wurde, und bei 4,8 Prozent handelte es sich um eine Schilddrüsenunterfunktion.[22] Laut eines Berichts aus Colorado wiesen 9,5 Prozent der Teilnehmer an einer Studie erhöhte TSH-Werte (> 5,1 mU/L) auf – ein Anzeichen für eine Unterfunktion der Schilddrüse.[23]

Wenn Sie Symptome haben, die auf eine Schilddrüsenunterfunktion hindeuten (wie die unten aufgeführten), dann sprechen Sie bitte Ihren Arzt auf einen umfangreichen Schilddrüsenfunktionstest an. Wenn Ihre TSH- und T4-Werte „normal" sind und Ihr Arzt nicht bereit ist, weitere Tests zu veranlassen, die Sie für notwendig halten, dann sollten Sie in Betracht ziehen, einen anderen Arzt aufzusuchen oder die Untersuchung selbst zu bezahlen, wenn Ihnen dies möglich ist. Hilfestellungen dazu, wie Sie eine korrekte Diagnose bekommen und am besten mit Ihrem Arzt zusammenarbeiten, finden sich z. B. in zahlreichen Selbsthilfegruppen, die auch im Internet vertreten und sicherlich auch in der Nähe Ihres Wohnortes zu finden sind.

Folgende Anzeichen deuten auf eine Schilddrüsenunterfunktion hin:

- Schlappheit, speziell beim Aufwachen, die sich im Laufe des Tages bessern kann
- Zusätzliches Gewicht, das Sie schwer bis gar nicht wieder abnehmen
- Erhöhte Cholesterinwerte
- Frieren beziehungsweise kalte Hände und Füße
- Wassereinlagerungen oder geschwollene Knöchel
- Verminderte Schweißabsonderung
- Depressionen
- Trockene, raue Haut
- Trockene Haare
- Dünne, brüchige Fingernägel
- Haarverlust, speziell des äußeren Drittels von Augenbrauen und/oder Wimpern

- Libidoverlust
- Stuhlgang, der sich nicht vollständig anfühlt oder nicht täglich stattfindet
- Kurzatmigkeit
- Herzklopfen
- Schlaflosigkeit
- Kribbeln in Händen und Füßen
- Muskel- oder Gelenkschmerzen beziehungsweise schwacher Muskeltonus („War das Öffnen einer Weinflasche schon immer so anstrengend?“)
- Wiederkehrende Kopfschmerzen oder Migräne
- Schwindel
- Konzentrationsstörungen, „lahm“ im Kopf
- Träge Reflexe
- Erhöhte Anfälligkeit für Blutergüsse
- Starke Regelblutungen
- Unfruchtbarkeit
- Fehlgeburten

Eine Unterfunktion (Hypothyreose) kann verursacht werden durch:

- Hashimoto-Thyreoiditis
- Jodmangel
- Gutartiger Hypophysentumor, der Ihre Fähigkeit einschränkt, TSH zu produzieren (kommt relativ selten vor)
- Eingriffe an der Schilddrüse und Bestrahlungen, die die Produktion von Schilddrüsenhormonen entweder mindern oder stoppen
- Stress und hohe Cortisolwerte, die TSH hemmen
- Chemikalien, die endokrine Funktionen beeinträchtigen
- Goitrogene (strumigene Substanzen, die einen Kropf verursachen)
- Vitamin- und Mineralstoffmangel

Eine Schilddrüsenüberfunktion (Hyperthyreose) kann Gewichtsverlust, einen schnellen oder unregelmäßigen Puls, Herzklopfen, Nervosität und innere Unruhe, Schlaflosigkeit, Durchfall, Kurzatmigkeit, Schwäche, Müdigkeit, Zittern und Zucken, Hitzeempfindlichkeit und eine Schwellung hervorrufen, die man als Struma bezeichnet.
Sie können Ihre Schilddrüse unterstützen, indem Sie:

- Ihre Verdauung verbessern. Ein Leaky-Gut-Syndrom (siehe Seite 284) kann zu Schilddrüsenproblemen führen, also verzichten Sie auf problematische Nahrungsmittel und nutzen Sie Knochenbrühe, um Ihren Darm zu heilen.
- testen, ob Sie eine Glutenunverträglichkeit haben.
- sich nährstoffreich ernähren und Ihr Essen gut kauen.
- einfach einmal Ihr Handy beiseite legen. Bereits zwei Stunden Gebrauch täglich können die TSH-Werte ansteigen und T4-Werte sinken lassen.[24]
- ausreichend schlafen (siehe Seite 332), denn wenn Sie weniger als sechs Stunden Schlaf bekommen, dann kann dies ebenfalls zu auffälligen TSH- und T4-Werten führen.[25]
- ein mögliches Hormonungleichgewicht angehen (siehe Seite 212), denn sowohl zu viel als auch zu wenig Cortisol kann die Schilddrüsenfunktion beeinträchtigen.
- Koffein vermeiden.
- hormonaktive Substanzen meiden.
- jede Menge Sonnenschein tanken.
- überprüfen lassen, wie hoch Ihr Vitamin-D-Spiegel ist und gegebenenfalls eine entsprechende Nahrungsergänzung einnehmen. Ein Mangel an Vitamin D wird bei Hashimoto-Patienten mit einem Anstieg der Schilddrüsenantikörper in Verbindung gebracht.[26]
- mithilfe von Sport Ihre Schilddrüsenfunktion fördern, wobei übermäßiges Training den Cortisolwert ansteigen lässt, was sich dann wiederum negativ auf die Schilddrüsenhormone auswirkt.

- herausfinden, was Ihnen Stress bereitet und Gegenmaßnahmen ergreifen.

Kurze und leichte Perioden

In der Regel wird eine Periode, die weniger als zwei Tage anhält, als kurz betrachtet. Da kurze und leichte Perioden jedoch in der chinesischen Medizin als Anzeichen eines Mangels gelten, gehe ich eher von einer Periode aus, die weniger als drei Tage anhält beziehungsweise bei der die Blutung leicht und eher pinkfarben ist als rot.

„Früher war meine Periode ziemlich heftig, manchmal blutete ich sogar meine Kleidung durch, aber in den letzten Jahren ist es viel besser geworden. Sie ist jetzt leicht, kaum mehr vorhanden, und ich blute nur wenige Tage." Das erzählte Jess mir zu Beginn unserer Zusammenarbeit. Sie hatte Probleme, schwanger zu werden, was auch der Grund war, warum sie mich aufgesucht hatte. Dabei war ihr gar nicht in den Sinn gekommen, dass ihre kurze und leichte Periode ein Anzeichen dafür war, dass ihr Menstruationszyklus alles andere als optimal war. Perioden, die kurz und leicht sind, erlebe ich häufig in meinem Beratungsalltag. Sie deuten auf einen Mangel hin, der nach früherem starken Blutverlust (starke Regelblutung, Fehlgeburten, Geburten, Operationen), der langfristigen Einnahme der Pille, unzureichender Ernährung und einem Übermaß an Arbeit, Sport oder Feiern auftreten kann.

Auch hier empfiehlt sich als erstes ein Schwangerschaftstest, denn eine Regelblutung, die plötzlich leichter wird, kann auch ein Anzeichen für eine Schwangerschaft sein. Eine weitere Möglichkeit ist, dass in Ihrem vorherigen Zyklus kein Eisprung erfolgte, was dazu führt, dass die Periode etwas anders ausfällt. Wenn Sie nicht genau wissen, ob Sie einen Eisprung haben oder nicht, dann können Sie den gesamten Zyklus hindurch Ihre Basaltemperatur messen. Sie sollten auch die Östrogen- und Eisenwerte überprüfen lassen, da niedrige Werte verhindern können, dass sich die Gebärmutterschleimhaut korrekt aufbaut. Auch dies führt meist zu Blutungen, die kürzer und leichter sind.

Wenn Ihre Periode immer schon kürzer war, dann ist mit Ihnen womöglich alles in Ordnung und die entsprechende Länge ist einfach richtig für Sie. In meiner Praxis stelle ich allerdings immer wieder fest, dass viele Klientinnen, die immer schon kurze und leichte Perioden hatten und daher laut chinesischer Medizin unter einem Mangel leiden, sich schon seit Langem vegetarisch oder vegan ernähren. Ich habe gar nichts gegen diese Art der Ernährung einzuwenden und habe mich selbst acht Jahre lang vegetarisch ernährt. Es gibt allerdings Zeiten, in denen ich mich frage, ob diese Ernährungsweise für alle meine Klientinnen geeignet ist. Und ja, auch ich neige zu Mangelerscheinungen.

Lange und / oder schwere Perioden

Ich könnte mich jetzt darüber auslassen, wie stark Ihre Blutung in Maßeinheiten sein müsste, um als schwer zu gelten, aber ich halte das nicht für besonders sinnvoll. Wenn Sie unter schweren Regelblutungen leiden, dann wissen Sie das bereits, weil:

- selbst die dicksten und größten Binden und Tampons nicht immer ausreichen.
- Sie nachts aufstehen und Binde oder Tampon wechseln müssen.
- Sie eventuell Tampons und Binden oder Tampons und Periodenunterwäsche gleichzeitig verwenden.
- Sie häufiger alles durchbluten.
- sich in Ihrem Menstruationsblut ab und an auch größere Blutklumpen befinden.
- Sie während Ihrer Regel am liebsten zu Hause sind, denn dort haben Sie immer ein Badezimmer in Reichweite.
- Sie sich aufgrund des hohen Blutverlusts, der unter Umständen mit einer Anämie verbunden ist, total erschöpft fühlen.

Starken Regelblutungen liegt meist ein hormonelles Ungleichgewicht zugrunde, bei dem ein Östrogenüberschuss und / oder ein Progesteronmangel herrscht. Betroffen sind daher vor allem Heranwachsende und alle, die sich in den perimenopausalen Jahren befinden – also Zeiten im Leben, in denen das Östrogen im Verhältnis zum Progesteron oft die Oberhand gewinnt, weil Sie weniger häufig einen Eisprung haben und daher keine ausreichenden Mengen an Progesteron produzieren. Nur

20 bis 45 Prozent aller Jugendlichen haben im ersten Jahr ihrer Periode Zyklen mit Eisprung[27], wobei sich diese Zahl nach fünf Jahren auf 75 Prozent erhöht.[28] Es kann also eine Weile dauern, bis der Hormonhaushalt ausgeglichen ist. Hinzu kommt, dass sich die Hormonrezeptoren, die das im Blut zirkulierende Östrogen auffangen, bei Teenagern erst an das Vorkommen von Östrogen gewöhnen müssen, sodass sie sehr stark darauf reagieren. Die Östrogendominanz, die häufig der Grund für starke Blutungen ist, wird auch mit Erkrankungen wie Endometriose, Adenomyose und Myomen in Verbindung gebracht und sollte daher nicht unter den Tisch gekehrt werden.

Viele Frauen, die unter starken Regelblutungen leiden, neigen auch zu einer erhöhten Produktion von Prostaglandinen in der Gebärmutterschleimhaut, wenn die Periode startet. Prostaglandine sind eine gute Sache, denn sie helfen der Gebärmutter sich zusammenzuziehen und ihre Schleimhaut abzustoßen. Sind sie jedoch im Übermaß vorhanden, verursachen sie Entzündungen und Schmerzen, weshalb alle, deren Periode stärker ausfällt, häufig auch unter ziemlichen Regelschmerzen leiden. Es erklärt auch, warum nichtsteroidale Entzündungshemmer und das Befolgen einer entzündungshemmenden Ernährung wie jener, die ich auf Seite 283 beschrieben habe, zur Linderung von starken Blutungen und Regelschmerzen beitragen kann. Der Einsatz von nichtsteroidalen Entzündungshemmern wie Ibuprofen oder Mefenaminsäure kann den Blutverlust um 20 bis 40 Prozent verringern.[29]

Starke Regelblutungen können auch ein Anzeichen für eine Schilddrüsenunterfunktion sein. In rund 20 Prozent der Fälle ist eine angeborene Blutgerinnungsstörung namens „von-Willebrand-Syndrom" der Auslöser, was zu starken Blutungen führt. [30] Wenn Ihre Periode immer schon heftig war und Sie häufiger nach Zahnbehandlungen, einer Geburt oder einer OP unter starken Nachblutungen gelitten haben, dann bitten Sie Ihren Arzt eine Untersuchung auf das von-Willebrand-Syndrom, Thrombozytopenie und Funktionsstörungen der Thrombozyten zu veranlassen, denn Gerinnungsstörungen dieser Art sind nicht so selten wie man gemeinhin annimmt und können mit Arzneimitteln behandelt werden, die die Blutung stoppen. Manche Verwenderinnen der Kupferspirale[31] oder der Depo-Provera®-Dreimonatsspritze[32] stellen ebenfalls fest, dass sie – meist im ersten

Jahr der Nutzung – länger und / oder stärker bluten, was vermutlich mit Gefäßveränderungen im Uterus zusammenhängt. Längere Perioden können auf einen Zyklus ohne Eisprung hinweisen (anovulatorische Zyklen sorgen oft für ein echtes Durcheinander), und wenn Sie eine heftige Blutung haben, obwohl dies sonst nicht der Fall ist, kann es auch sein, dass Sie schwanger waren und eine Fehlgeburt erlitten haben.

Wenn Sie Ihre Tage haben, muss der Körper ein feines Gleichgewicht finden. Das Blut muss flüssig genug sein, um abfließen zu können, und zugleich so stark gerinnen, dass Sie nicht zu viel Blut verlieren. Zu diesem Zweck setzt der Körper einerseits Gerinnungshemmer ein (Proteine, die das Blut am Gerinnen hindern), andererseits bilden sich bei starken Blutungen Klumpen, um den Blutverlust einzuschränken, und diese können zahlreich und manchmal ziemlich groß sein. Sie können auch auftreten, wenn sich Blut in der Scheide angesammelt hat (beispielsweise weil Sie die ganze Nacht gelegen haben) oder auch in der Gebärmutter (wenn eine Krankheit wie Adenomyose die Kontraktionsfähigkeit des Uterus einschränkt oder Myome oder Polypen in der Gebärmutter den Fluss behindern). Wenn Sie das Gefühl haben, dass sich in Ihrem Menstruationsblut viele Klumpen befinden, sollten Sie mit Ihrem Arzt darüber sprechen.

Hormonelle Verhütungsmittel wie die Pille und die Spirale werden häufig als Mittel zur Behandlung starker Regelblutungen eingesetzt, wobei sie zwar den Blutverlust senken können (um bis zu 90 Prozent bei Mirena®)[33], die Ursache jedoch nicht behandeln. Für alle, die nicht hormonell verhüten oder aber schwanger werden wollen, stellen sie sowieso keine Alternative dar. Einige Anwenderinnen hormoneller Verhütungsmittel stellen sogar fest, dass ihre Periode tatsächlich stärker wird und sie unter Durchbruchblutungen leiden, bei denen man außerhalb der Tage blutet, an denen die Entzugsblutung stattfindet.

Tranexamsäure, während der Periode in Pillenform eingenommen, hilft das Blut zum Gerinnen zu bringen und verhindert so starke Blutverluste, aber sie ist umstritten, weil durch die Einnahme gleichzeitig das Thromboembolie-Risiko steigt, denn es kann ein Blutklümpchen entstehen, das ein Gefäß blockieren und am Ende in die Lunge oder das Gehirn wandern kann. Da hormonelle Verhütungsmittel bereits mit dem Risiko einer Gerinnselbildung einhergehen, wird sie in diesem Fall ohnehin nicht verabreicht.

In Fällen einer schweren Anämie und insbesondere bei Vorhandensein von Myomen, werden manchmal hormonelle Arzneimittel verschrieben, die als GnRH-Analoga bezeichnet werden. Sie stoppen die Produktion von Sexualhormonen und unterdrücken den Eisprung, wodurch sie quasi einen temporären menopausalen Zustand herstellen.

Eine Endometriumablation, bei der die Gebärmutterschleimhaut abgeschabt oder zerstört wird[34], führt in 80 bis 90 Prozent der Fälle zu einer verminderten Blutung, birgt aber auch ein 25- bis 50-prozentiges Risiko, eine Amenorrhoe zu entwickeln (das Ausbleiben der Periode). Diese Methode ist also für Frauen mit Kinderwunsch keine wirkliche Alternative, zumal sie außerdem mit einem erhöhten Fehlgeburtsrisiko[35], Blutungen während der Schwangerschaft, vorzeitigen Wehen und anormaler Plazentaentwicklung einhergeht. Die Behandlung eignet sich auch nicht für all jene, bei denen ein erhöhtes Risiko besteht, an einem Endometriumkarzinom zu erkranken.

Als letzte Behandlungsoption gibt es noch die Hysterektomie, die natürlich eine sehr radikale Lösung darstellt. Ich habe mit mehreren Klientinnen gearbeitet, deren Termin für ihre Totaloperation schon feststand und wir es dennoch durch Behandlungen sowie Änderungen an Ernährung und Lebensweise geschafft haben, die Blutungen unter Kontrolle zu bekommen. Bei anderen funktionierten diese Strategien nicht gut genug, sodass sie sich für eine Hysterektomie entschieden, in dem Wissen, dass dies die absolut richtige Entscheidung für sie war. Auch sie habe ich bei der Akzeptanz dieser Entscheidung unterstützt.

Sie können Ihren Arzt bitten, dass er einen Bluttest auf Eisenmangelanämie durchführt, die sich aus starkem Blutverlust ergeben, aber auch eine Ursache für diesen sein kann. In diesem Fall kann eine Ernährungsumstellung und die zusätzliche Gabe von Eisen hilfreich sein.

Praxistipps für lange / schwere Regelblutungen

- Wenn Sie während Ihrer Tage Ibuprofen nehmen, kann dies den Blutfluss halbieren, was eine einfache und nützliche Interventionsmöglichkeit sein kann (gerade wenn Sie darauf warten, dass andere präventive Maßnahmen greifen).

- Eisen als Nahrungsergänzung kann helfen, um sich von einem starken Blutverlust zu erholen und künftige heftige Blutungen zu verhindern.[36]
- Die zusätzliche Einnahme von Kurkumin, dem aktiven Inhaltsstoff in Kurkuma, lindert starke Perioden und ist hilfreich bei Regelschmerzen.
- Laut einer Studie hilft die Einnahme von Hirtentäschelkraut bei der Reduzierung von Blutungen besser als Mefenaminsäure.[37]
- Wenn Sie Symptome eines Östrogenüberschusses beziehungsweise eines niedrigen Progesteronspiegels aufweisen, sollten Sie die Praxistipps im entsprechenden Abschnitt befolgen.

Kurze Zyklen

Technisch gesehen ist ein kurzer Zyklus weniger als 21 Tage lang. Ich betrachte bei meiner Arbeit allerdings bereits Zyklen, die weniger als 26 Tage lang sind, als kurz, denn wenn ein Zyklus weniger Tage umfasst, dann deutet das darauf hin, dass entweder die erste Zyklushälfte zu kurz ist (was mit einer geringeren Wahrscheinlichkeit für eine Empfängnis einhergeht)[38] oder die zweite (was einhergeht mit Problemen, schwanger zu werden und es zu bleiben).[39] Manchmal ist es auch eine Kombination aus beidem.

In jedem Menstruationszyklus müssen Follikel und Eizelle heranwachsen und reifen, und wie bei den meisten Dingen im Leben erfordert das Zeit, Energie und Nährstoffe. Wenn Ihr Eisprung relativ früh stattfindet, dann ist das freigesetzte Ei wahrscheinlich nicht so vollständig entwickelt, wie es sein könnte, weshalb häufig versucht wird, diese Phase zu verlängern, vor allem wenn ein Kinderwunsch besteht.

Wenn Sie einen kurzen Zyklus haben, der eine Ausnahme darstellt, dann liegt das vermutlich daran, dass eine teilweise gereifte Zelle aus einem früheren Zyklus dem gewöhnlichen Absterbeprozess entgangen ist. Stattdessen hat sie nun sozusagen einen Vorsprung und benötigt weniger Zeit für die Reifung, was zu einem frühzeitigen Eisprung führt.

In der frühen Perimenopause kommt es häufig vor, dass sich der Zyklus um ein paar Tage verkürzt, denn wenn die Eierstockfunktion nachlässt, muss das Gehirn mehr Aufwand betreiben, um Ihre Eierstöcke zur Freisetzung einer Eizelle zu bewegen, weshalb es größere

Mengen an follikelstimulierendem Hormon (FSH) ausschüttet. Das führt zu einer früheren Entwicklung des Follikels und daher auch einer früheren Ovulation und einem kürzeren Zyklus. Kürzere Zyklen können auch ein Anzeichen dafür sein, dass kein Eisprung stattgefunden hat, wobei man nicht vergessen sollte, dass dies auch bei bis zu dreißig Prozent klinisch gesunder Zyklen vorkommt.

Wenn Sie vermuten, dass Ihre erste Zyklushälfte eine normale Länge aufweist und die zweite Hälfte verkürzt ist, dann produzieren Sie möglicherweise nicht genug Progesteron. Durch das Aufzeichnen Ihrer Basaltemperatur können Sie feststellen, ob und wann ein Eisprung stattfindet und welche Phase Ihres Zyklus entsprechend kürzer ist. Das Aufzeichnen Ihrer Basaltemperatur kann Ihnen viel über Ihren Zyklus verraten, zur Deutung der Daten kann es jedoch manchmal ratsam sein, die Hilfe einer erfahrenen Beraterin heranzuziehen. Ein Hormontest auf FSH, LH und Östradiol (E2) am dritten Tag Ihres Zyklus kann hilfreich sein. Zu einem späteren Zeitpunkt können die Ergebnisse unzuverlässig sein, speziell bei kurzen Zyklen. Ein Progesterontest in der Mitte der Lutealphase – die Sie durch Aufzeichnen Ihrer Basaltemperatur bestimmen können – kann Aufschluss darüber geben, ob Sie einen Eisprung haben und Ihr Gelbkörper ausreichend Progesteron produziert, um die zweite Hälfte Ihres Zyklus zu unterstützen.

Praxistipps für kurze Zyklen

- Ich arbeite gerne eine gewisse Vorlaufzeit mit Klientinnen, bevor sie versuchen, schwanger zu werden, damit wir mithilfe von Akupunktur den Zyklus möglichst verlängern können. Am besten sind drei oder mehr aufeinander folgende Zyklen mit optimaler Länge, bevor der erste Versuch gestartet wird. Das Verschieben der Schwangerschaftsplanung um einen solchen Zeitraum macht manchen Klientinnen zunächst Angst, gerade wenn sie das Gefühl haben, dass ihnen die Zeit ohnehin schon davonläuft. Mir ist es allerdings wichtig, dass meine Klientinnen nicht nur mit Leichtigkeit schwanger werden, sondern auch eine gesunde, stabile Schwangerschaft erleben, und die Voraussetzung dafür sind gesunde und reife Eizellen.
- Wenn Ihre Lutealphase kurz ist, fördern Sie die Progesteronproduktion (siehe Seite 205).

Lange und unregelmäßige Zyklen

Ein Zyklus, der mehr als 35 Tage umfasst, wird als lang angesehen. Er tritt ein, wenn der Eisprung verzögert ist, denn die Lutealphase ist auf 12 bis 16 Tage Länge festgelegt. Bei langen Zyklen ist es also immer die erste Zyklusphase, die zu lang ist. Der Grund hierfür ist eine langsame Follikelentwicklung, vielleicht aufgrund einer niedrigen oder verminderten FSH-Sensibilität oder eines niedrigen Östrogenspiegels, die beide ein natürlicher Teil des Alterungsprozesses sind.

Lange Zyklen sind typisch für die Teenagerjahre und die Perimenopause. Nach dem Auftreten der ersten Periode kann es eine Weile dauern, bis der Zyklus eine Regelmäßigkeit aufweist, und wenn keine weiteren Symptome auftreten, ist dies nichts, was untersucht und behandelt werden müsste. Wenn Sie sich in der Perimenopause befinden (dem Zeitraum, bevor Ihre Periode sich endgültig verabschiedet und in dem Sie Wechseljahressymptome haben), dann kann Ihr Zyklus etwas aus dem Takt geraten, sodass Sie eventuell kürzere Zyklen haben oder kürzere und längere sich abwechseln. Das hängt zum Teil damit zusammen, dass Ihre Eierstöcke jeden Monat ein bisschen länger brauchen, um in die Gänge zu kommen, also schüttet Ihr Körper mehr FSH aus, was zu kürzeren Zyklen führen kann. Außerdem ovulieren Sie eventuell seltener, was sowohl längere als auch kürzere Zyklen zur Folge haben kann (und schon wieder ist der fehlende Eisprung schuld).

Wenn Klientinnen unregelmäßige oder lange Zyklen haben, empfehle ich gerne das Aufzeichnen der Basaltemperatur, denn es hilft, den Zeitpunkt des Eisprungs zu bestimmen. Wenn Sie diesen kennen, können Sie leicht ausrechnen, wann Ihre Periode beginnen wird, und einige Klientinnen haben festgestellt, dass umfangreichere Aufzeichnungen ihres Zyklus (wie wir sie in Teil II ausführlich besprochen haben) sogar eine regulierende Wirkung auf ihren Zyklus hatten.

Wenn Sie nur einen einzigen ungewöhnlich langen Zyklus haben, lässt sich ein möglicher Grund mithilfe eines Schwangerschaftstests klären. Sind Ihre Zyklen hingegen ständig verlängert, sollten Sie die Ursache untersuchen lassen, denn obwohl Sie sich vielleicht in der Perimenopause befinden, wird bei 90 Prozent aller von Oligomenorrhoe (unregelmäßigen Zyklen) und Amenorrhoe (keine Periode) Betroffenen PCOS diagnostiziert.[40]

Polyzystisches Ovarialsyndrom (PCOS)

PCOS ist die Hormonstörung, die im gebärfähigen Alter am häufigsten auftritt. Sie betrifft weltweit etwa 15 Prozent aller Frauen[41], wobei ihre Bezeichnung mit zunehmendem Wissen über das Syndrom immer unzutreffender erscheint. In der Vergangenheit reichte das per Ultraschall festgestellte Vorhandensein einer Reihe von Zysten an den Eierstöcken aus, um die Diagnose PCOS zu erhalten. Zu dieser Zystenbildung kommt es, wenn sich in der Gruppe der Follikel, die in die engere Wahl für den Eisprung kommen, kein dominantes Follikel bildet und somit kein Eisprung stattfindet. Stattdessen bilden die unterentwickelten Follikel kleine Zysten, die auf der Oberseite der Eierstöcke sitzen. Dieses Phänomen ist keineswegs selten und betrifft etwa 25 Prozent.[42] Sogar 14 Prozent all jener, die mit der Pille verhüten, weisen solche Zysten auf, sodass ihr Vorhandensein als einziges Diagnosekriterium nicht ausreicht.

Stattdessen wird empfohlen, dass Ärzte die sogenannten Rotterdam-Kriterien anwenden, bei denen zwei der folgenden drei Kriterien erfüllt sein müssen, um eine PCOS-Diagnose zu stellen: Störung der Eierstockfunktion (keine oder nur gelegentliche Ovulation, klassifiziert als weniger als zehn Perioden pro Jahr), klinische und / oder biochemische Anzeichen einer erhöhten Menge an Androgenen in Form von Akne oder Hirsutismus (starker Haarwuchs am Körper) beziehungsweise hohe Androgenmengen im Blut sowie polyzystische Eierstöcke. Einige Experten haben die Rotterdam-Kriterien kritisiert, weil sie glauben, sie würden zu Fehl- oder Überdiagnosen bei PCOS führen. Stattdessen hat die internationale Gesellschaft Androgen Excess and PCOS Society empfohlen, PCOS als vorwiegend hyperandrogene Störung anzusehen und somit die Definition zu überarbeiten, damit sie Hyperandrogenämie (Hirsutismus und / oder zu viele Androgene) und Störungen der Eierstockfunktion (seltene oder fehlende Ovulation und / oder polyzystische Eierstöcke) umfasst. Auf diese Weise wären die Rotterdam-Kriterien eingeschlossen, aber eine Hyperandrogenämie müsste für die Diagnose zwingend vorliegen.

Androgene

Androgene sind eine Gruppe von Hormonen (von denen Testosteron zu den bekanntesten gehört), die klassischer- und fälschlicherweise als „männliche" Hormone gelten, aber für die Gesundheit aller Geschlechter wichtig sind. Sie tragen dazu bei, dass wir uns motiviert und energiegeladen fühlen, ein gutes Gleichgewicht zwischen Muskelmasse und Körperfett aufweisen, Knochenschwund vermeiden, Lust auf Sex haben und sie unterstützen zudem die Fruchtbarkeit. Androgene spielen bei Frauen bei über 200 Vorgängen eine Rolle, und obwohl der Spiegel bei Männern wesentlich höher liegt, liegen Androgene auch bei Frauen in größerer Menge vor als Östrogene. Doch wie bei allen Hormonen geht es vor allem um das Verhältnis. Hohe Mengen an Androgenen, wie sie häufig bei PCOS auftreten, können zum Verlust der Kopfhaare, Akne und Hirsutismus führen – Haarwuchs an bestimmten Stellen von Gesicht und Körper, wie an Oberlippe, Kinn, Unterarmen, Bauch und Brustmitte.

Es lohnt sich, die verschiedenen Androgene kennenzulernen, denn dann wissen Sie nicht nur, worüber Ihr Arzt redet, sondern verstehen auch, warum es kurzsichtig ist, PCOS als reines Eierstockproblem zu behandeln. Ihre Androgene sind:

- Testosteron: Ein Viertel Ihres Testosterons stammt von den Nebennieren (die oben auf Ihren Nieren sitzen). Weitere 25 Prozent stammen aus den Eierstöcken und 5 Prozent aus der Umwandlung eines anderen Hormons in Ihrem Blut namens Androstendion. Testosteron ist ein wichtiges Hormon, wenn es um Energie, Motivation und sexuelles Verlangen (Libido) geht sowie um das Entwickeln von Muskelmasse und die Unterstützung der Knochengesundheit. Ist Ihr Testosteronspiegel niedrig, leiden all diese wichtigen Aspekte darunter.
- DHEA wird hauptsächlich von den Nebennieren produziert, wobei etwa 10 Prozent von den Eierstöcken stammen und Ihr Gehirn ebenfalls einiges produziert, um sich vor Schäden

durch einen zu hohen Cortisolspiegel zu schützen. DHEA führt dazu, dass Sie Körpergeruch, Achselhaare und Schambehaarung entwickeln, und es kann an bestimmten Stellen im Körper (wie der Vagina) in Östrogene umgewandelt werden. Ab der Menopause ist es die einzige Quelle für Sexualhormone für alle Gewebe, mit Ausnahme des Uterus. Der DHEA-Spiegel ist am Morgen hoch und am Abend niedrig (was bei Untersuchungen bedacht werden muss). Seine Produktion erreicht in den Zwanziger-Jahren ihren Höhepunkt und nimmt ab 30 ab. Auch einige Medikamente – z. B. die Pille sowie Arzneistoffe wie Metformin, Steroide und Opioide – können den Spiegel senken.

- DHEA-S wird von den Nebennieren produziert. Von allen Steroidhormonen sind DHEA und DHEA-S diejenigen, die am stärksten im Körper vertreten sind, obwohl ihr Spiegel mit zunehmendem Alter sinkt. Im Jahrzehnt nach der Menopause findet sich rund 70 Prozent weniger davon in Ihrem Blut als im jungen Erwachsenenalter. Wenn es um den Unterschied zwischen PCOS (mit häufig erhöhtem Spiegel) und HA (mit häufig niedrigem Spiegel) geht, kann ein Test auf DHEA-S sich als sehr nützlich erweisen.
- Androstendion wird jeweils zur Hälfte von Eierstöcken und Nebennieren produziert und ist ein Vorläuferhormon, das in Testosteron und Östron (eines Ihrer Östrogene) umgewandelt wird.
- DHT regt die Produktion von Öl an, das verstopfte Poren und Akne verursacht, die ein weiterer Indikator für PCOS ist. Produziert wird es vor allem von Eierstöcken und Nebennieren.

Wenn wir uns bewusst machen, dass ein großer Anteil der Androgene von den Nebennieren hergestellt wird, dann wird deutlich, dass PCOS kein reines „Eierstockproblem“ ist. Die Nebennierenfunktion muss ebenfalls geprüft und angegangen werden.

Ein Androgenüberschuss kann durch hohe Insulinwerte, starkes Übergewicht, übermäßigen Sport und eine nährstoffarme Ernährung verursacht werden. Zu den Anzeichen und Symptomen zählen:

- Menstruationszyklen, die 35 Tage überschreiten
- Akne
- Starke Körperbehaarung (Oberlippe, Kinn, Brust, Bauch, Arme)
- Haarausfall
- Fettige Haut / fettiges Haar
- Verstärkter Körpergeruch
- Instabiler Blutzucker
- Fleischwarzen
- Unfruchtbarkeit
- Reaktivität, Reizbarkeit und Stimmungsschwankungen

Sie können die Androgenproduktion verringern, indem Sie einfache Kohlenhydrate und Zucker meiden und Ihr Übergewicht reduzieren. Folgende Nahrungsergänzungsmittel können ebenfalls hilfreich sein: Zink, weiße Pfingstrose, Süßholz, DIM (Diindolylmethan), Reishi-Pilze, Grüntee-Extrakt und Sägepalme.
Ein niedriger Androgenspiegel kann durch die Pille und andere hormonelle Verhütungsformen, fettarme Ernährung, Alkohol, Bewegungsmangel, Diabetes, Schilddrüsenunterfunktion, hohe Prolaktinwerte, Funktionsstörungen der Nebennieren (in denen ein Viertel des Testosterons produziert wird) und eine verminderte Funktion der Eierstöcke (ein weiteres Viertel des gesamten Testosterons wird in den Eierstöcken produziert) ausgelöst werden. Zu den Anzeichen und Symptomen zählen:

- Geringe Libido
- Schmerzen beim Sex
- Weniger starke Orgasmen
- Geringeres Selbstvertrauen
- Zu wenig Feuchtigkeit

- Weniger Muskelmasse
- Motivationsmangel

Sie können Ihren Androgenspiegel anheben, indem Sie für ausreichend Schlaf und nährstoffreiche Mahlzeiten sorgen und Krafttraining betreiben (speziell für die Beine).

PCOS ist ein Syndrom, für das Menschen eine genetische Veranlagung haben, und es kann sich aufgrund seiner zahlreichen Symptome auf unterschiedliche Weise zeigen. Zu diesen zählen unregelmäßige oder lange Zyklen, Gewichtszunahme, Probleme beim Abnehmen, Fruchtbarkeitsstörungen, Akne, starke Behaarung an Körperstellen, an denen Sie sie wahrscheinlich nicht haben wollen (wie Kinn, Arme, Brust, Bauch) sowie Haarausfall, wo Sie ihn auch nicht haben wollen, nämlich am Kopf.

Forscher und Gesundheitsdienstleister beschreiben zunehmend häufig verschiedene Typen von PCOS. Es ist der Versuch, die verschiedenen Arten, wie sich das Syndrom äußert, zu gruppieren und die beste Vorgehensweise für eine Behandlung zu finden. Die Diagnose PCOS ist bestürzend, denn nicht nur sind die Symptome unangenehm, sondern das Syndrom selbst wird auch in Verbindung gebracht mit Fruchtbarkeitsstörungen, Insulinresistenz, Typ-2-Diabetes, Schwangerschaftsdiabetes, Herz-Kreislauf-Erkrankungen sowie Depressionen und Insuffizienzgefühl (geringes Selbstwertgefühl). Die gute Nachricht ist, dass es auf einfache Änderungen an Ernährung und Lebensweise gut anspricht, und Sie durch das Ergreifen einiger Maßnahmen Ihre Symptome erheblich reduzieren sowie Ihren Zyklus, Ihre Fruchtbarkeit, Ihre Haut und Ihre Gesundheit ganz allgemein verbessern können.

Und nun raten Sie einmal, wie die Schulmedizin in der Regel PCOS „behandelt“? Richtig geraten! Natürlich mit dem üblichen Allheilmittel, der Pille. Zwar ist das angestrebte Ziel (die Regulierung des Zyklus) nicht verkehrt, aber die Pille kann eben genau dies nicht leisten, weil sie die Ovulation ja verhindert. Bei PCOS ist der Eisprung aber ein wichtiges Ziel, denn er führt zur Menstruation, und es ist wichtig für Ihre Fortpflanzungsfähigkeit, dass die Gebärmutterschleimhaut regelmäßig abgestoßen wird. Obwohl die Pille dies durch das Herbeiführen von

Abbruchblutungen erreichen kann, kann sie auch bereits nach dreimonatiger Einnahme die Insulinresistenz verschlimmern[43] (mit der PCOS-Betroffene sowieso schon ein Problem haben) und zu einer Gewichtszunahme beitragen (während bei den meisten PCOS-Fällen ein Gewichtsverlust angestrebt wird, denn eine 5-prozentige Reduzierung des Körpergewichts kann bereits zu einer erheblichen Besserung der Symptome führen). Außerdem sind die Pillen, die am häufigsten bei PCOS eingesetzt werden, auch jene mit dem höchsten Risiko für eine Entwicklung von Blutgerinnseln (und wenn Sie unter PCOS leiden, ist Ihr Risiko sowieso schon erhöht).

Setzen Sie die Pille ab, kann es manchmal Monate oder Jahre dauern, bis der Eisprung wieder einsetzt, und während dieser Zeit können Zysten auf den Eierstöcken entstehen, weil die ausgewählten Eizellen sich nach einem ausbleibenden Eisprung an der Oberfläche der Eierstöcke sammeln. Einige Pillenformen lösen auch einen kurzzeitigen Anstieg der Androgene aus.

Metformin ist ein Arzneimittel, das blutzuckersenkend wirkt und häufig zur Behandlung der mit PCOS einhergehenden Insulinresistenz verschrieben wird. Bei einer Insulinresistenz reagieren die Körperzellen nicht mehr ordnungsgemäß auf das Hormon Insulin und es kann zu Typ-2-Diabetes kommen. Häufig hat das Medikament Nebenwirkungen in Form von Übelkeit und Erbrechen, Durchfall, Aufgeblähtheit und Bauchbeschwerden. Andere Maßnahmen wie Sport, eine gesunde Ernährung und Nahrungsergänzungsmittel erweisen sich daher oft als bessere Alternative zur Verbesserung einer Insulinresistenz.

Bei Teenagern kommen polyzystische Ovarien häufig vor, weil in jungen Jahren viele Follikel produziert werden. Ebenso häufig und normal sind unregelmäßige Zyklen (es kann nach der ersten Blutung zwei bis fünf Jahre dauern, bis Zyklen mit Eisprung auftreten und der Zyklus regelmäßiger wird), hohe LH- und Androgenwerte und Insulinresistenz. Es wird daher empfohlen, dass nur Teenager, die *alle drei* Rotterdam-Kriterien erfüllen, mit PCOS diagnostiziert werden. Wenn keine eindeutigen Anzeichen und Symptome für PCOS vorliegen, dann sollte man mit einer Diagnose bis zu den Zwanzigern warten, weil solch eine Diagnose das Vertrauen in den eigenen Körper beeinflusst und für einen eventuell unnötigen Einsatz der Pille sorgt.

Labortests sind wichtig, um zwischen PCOS und hypothalamischer Amenorrhoe (HA) zu unterscheiden, denn bei einer PCOS-Diagnose wird man Sie möglicherweise dazu anhalten, Ihre Kalorienzufuhr zu beschränken, während Sie im Fall von HA auf Kalorien angewiesen sind, damit Ihre Menstruation wieder einsetzt.

PCOS ist kein reines Eierstockproblem: Ihre Nebennieren produzieren ungefähr die gleiche Menge an Testosteron und Androstendion wie die Eierstöcke und außerdem den Großteil von DHEA sowie das gesamte DHEA-S. Aus diesem Grund sollte die Nebennierenfunktion überprüft werden und Sie sollten nach Wegen suchen, um Stress zu begrenzen. Rund die Hälfte Ihres Testosterons wird in Ihrem Körperfett produziert, weshalb eine Reduzierung des Körpergewichts zu einer Besserung der Anzeichen eines Androgenüberschusses wie Akne und Hirsutismus führen kann. Etwa 30 bis 75 Prozent aller von PCOS Betroffenen leiden unter Übergewicht, aber nicht alle Übergewichtigen leiden unter PCOS, und einige Erkrankte sind sogar schlank.

Zu den Untersuchungen, die das Vorhandensein von PCOS bestätigen und andere Leiden mit ähnlichen Anzeichen und Symptomen ausschließen können, zählen:

- Messung von Nüchterninsulin oder Glukosetoleranztest
- HbA1c (Hämoglobin A1c) gibt Aufschluss über den durchschnittlichen Blutzucker in den vergangenen zwei bis drei Monaten
- FSH, LH und Östradiol, vorzugsweise am 3. Tag Ihrer Periode gemessen (das kann natürlich schwierig sein, wenn Sie vielleicht nur zweimal im Jahr Ihre Periode haben; in diesem Fall geht ein beliebiger Tag).
- Progesteron (vorzugsweise gemessen in der Mitte der Lutealphase, auch hier kann das Timing schwierig sein).
- 17-Hydroxyprogesteron, ein Hormon, das auf eine Hormonstörung hinweisen kann, die zu Cortisolmangel und Androgenüberschuss führen kann.
- Prolaktin, ein Hormon, das den Menstruationszyklus unterdrücken kann.
- Testosteron, SHBG, Androstendion und DHEA-S
- Cortisol-Tagesprofil
- Lipidprofil, um auf Cholesterin und andere Fette im Blut zu testen.

- Alle Schilddrüsenhormone (TSH, fT3, fT4, rT3) sowie Schilddrüsenantikörper. Meiner Erfahrung nach neigen Ärzte dazu, nicht alle Schilddrüsenhormone zu untersuchen, was bei PCOS allerdings wichtig ist, da ein zugrunde liegendes Schilddrüsenproblem all Ihre Bemühungen zur Linderung der Symptome zunichte machen kann.
- Vitamin-D-Serumspiegel. Rund 85 Prozent aller PCOS-Betroffenen leiden unter einem Vitamin-D-Mangel, der mit Übergewicht sowie einem Stoffwechsel- und Hormonungleichgewicht verbunden wird, weshalb die Bestimmung des Wertes und eine eventuelle Nahrungsergänzung sinnvoll sind.
- Transvaginaler Ultraschall, um die Eierstöcke auf Zysten zu untersuchen.

Praxistipps für PCOS

- Ich kann nicht oft genug betonen, wie hilfreich die Zusammenarbeit mit naturheilkundlich orientierten Therapeuten sein kann. Sie können einen optimalen Ernährungs- und Trainingsplan für Sie aufstellen. Wir sind alle unterschiedlich, und was bei einigen funktioniert, hilft anderen vielleicht gar nicht. Das trifft vor allem bei PCOS zu, gerade im Hinblick auf die vielen Arten, wie es sich manifestieren kann.
- Im Allgemeinen erweist sich eine Ernährung mit entzündungshemmenden Nahrungsmitteln als hilfreich (siehe Seite 282). Es ist ausgesprochen wichtig, ein ausgewogenes Verhältnis zwischen Gewichtsverlust (wenn Sie übergewichtig sind), Insulinausschüttung und Stabilisierung des Blutzuckers zu erreichen, was nicht immer leicht ist. Gerade deshalb sind Heilpraktiker hier häufig die besten Ansprechpartner.
- Verringern Sie Ihren Stress, denn er kann zu hohen Cortisol- und Androgenwerten führen, und PCOS kann ein Problem der Nebennieren sein.
- Verbessern Sie die Darm- und Leberfunktion.
- Trainieren Sie! Krafttraining kann die Insulinempfindlichkeit um 24 Prozent verbessern.[44] Auch hochintensives Intervalltraining, Yoga und Pilates sind gut geeignet. Übermäßiges Kardiotraining (etwa um abzunehmen) kann zu einer Stressreaktion führen, was den Hormonhaushalt zusätzlich ins Ungleichgewicht bringt. Langsames und stetiges Training kann sich hier als die bessere Wahl erweisen.
- Rizinuspackungen für den Unterbauch.

- Nahrungsergänzungsmittel, die helfen können: Inositol, D-Chiro-Inositol, Berberin, N-Acetylcystein (NAC), Omega-3-Fettsäuren, Chrom, Grüner Tee (Epigallocatechingallat, kurz EGCG) als Extrakt oder in Form von mehreren Tassen Tee am Tag, Magnesium, B-Vitamine, Vitamin D, Zink, weiße Pfingstrose, Süßholz, Mönchspfeffer, Dong Quai, Melatonin, Reishi-Pilze, Probiotika … Ich könnte die Liste endlos fortsetzen. Es gibt viele Möglichkeiten, PCOS durch eine Ernährungsumstellung und Nahrungsergänzungen zu verbessern. Auch wenn Sie sich zunächst vielleicht durch die Vielzahl an Möglichkeiten erschlagen fühlen, ist die Botschaft doch positiv, denn sie bedeutet, dass es Möglichkeiten gibt, die sich speziell bei Ihren Symptomen als hilfreich erweisen können. Nun müssen Sie nur noch einen Therapeuten finden, der sich mit PCOS auskennt und zusammen Ihren optimalen Behandlungsplan festlegen.

Eierstockzysten

Funktionelle Eierstockzysten sind solche, die vollkommen normal sind. Sie entstehen, wenn sich entweder ein in der Entwicklung befindliches Follikel mit Flüssigkeit füllt oder wenn sich der Gelbkörper, der sich nach dem Eisprung bildet, mit Flüssigkeit oder Blut füllt. Beide Arten können einen Durchmesser von bis zu sechs Zentimetern erreichen, wobei viele keinerlei Symptome verursachen und die meisten sich innerhalb von wenigen Menstruationszyklen von selbst wieder auflösen. Meiner Erfahrung nach wird dies Patientinnen nur selten erklärt, was oft zu unnötigen Tränen und schlaflosen Nächten führt.

Zu den von Zysten verursachten Symptomen zählen unter anderem Beschwerden oder Schmerzen im Beckenbereich. Das können plötzliche stechende Schmerzen beim Platzen einer Zyste sein; wenn sie einen Stiel aufweist, der sich verdreht und die Blutzufuhr der Zyste unterbrochen ist; Schmerzen, weil die Zyste groß genug ist, um auf umliegende Organe und Strukturen wie Blase und Rektum zu drücken; Probleme beim Stuhlgang; Schmerzen bei penetrativem Sex; häufiger Harndrang; Veränderungen an Zyklus oder Periode; Völlegefühl und Aufgeblähtheit.

Zysten werden per Ultraschall oder MRT diagnostiziert, häufig eher beiläufig bei der Untersuchung anderer Beschwerden, und zumeist wird entschieden, sie erst einmal zu beobachten, da sie in der Regel von alleine wieder verschwinden. Ist dies nicht der Fall, werden die Zysten größer oder verursachen sie Symptome, kann eine Laparoskopie empfohlen werden. In manchen Fällen ist auch eine reguläre Operation erforderlich.

Dermoidzysten (manchmal auch als Ovarialteratome bezeichnet) neigen dazu, ziemlich groß zu werden – manchmal weisen sie bis zu 15 Zentimeter Durchmesser auf oder sogar mehr. Sie entwickeln sich aus Keimzellen, die zu Eizellen werden, und da Eizellen die Fähigkeit haben, unterschiedliche Gewebearten und Strukturen zu bilden, können sie Haare und Fett, aber auch Zahn- oder Knochenteile enthalten. Diese Art von Zyste macht 20 Prozent der gutartigen Geschwülste an den Eierstöcken aus. In der Regel rufen sie keine Symptome hervor, werden meist zufällig entdeckt und üblicherweise operativ entfernt.

Zystadenome entwickeln sich aus Zellen, die die Oberfläche der Eierstöcke bedecken. Es gibt zwei Haupttypen: Seröse Zystadenome sind meist klein, muzinöse Zystadenome können sehr groß werden (bis zu einem Durchmesser von 30 Zentimetern) und eventuell Druck auf andere Organe ausüben wie Blase und Darm, was zu Verstopfung und Schmerzen sowie häufigem Harndrang führen kann.

Zysten werden bei Ultraschalluntersuchungen entdeckt, die dann meist einige Monate später wiederholt werden, um zu prüfen, ob die Zyste sich bereits von selbst aufgelöst hat. Ihr Arzt kann Ihr Blut auf ein Protein namens CA 125 testen lassen, da dieses ein Tumormarker für Eierstockkrebs ist (rund 5 Prozent aller Eierstockzysten sind bösartig). Wenn Sie immer wieder unter funktionellen Zysten leiden, sollten Sie Ihren Arzt bitten, Ihre Schilddrüse zu untersuchen, da eine Schilddrüsenfehlfunktion eine Ursache hierfür sein kann. Zysten müssen normalerweise nicht behandelt werden, da sie meist von selbst wieder verschwinden. Die Arvigo®-Therapie und Rizinusölpackungen können allerdings hilfreich sein und insgesamt die Fortpflanzungsfähigkeit unterstützen, weshalb sie sich meiner Meinung nach immer lohnen.

Myome

Gebärmuttermyome sind gutartige Geschwülste, die sich aus Muskelzellen bilden und auf oder in der Muskelschicht des Uterus angesiedelt sind. Die meisten wachsen in der Gebärmutterwand und werden als intramural bezeichnet. Liegen sie direkt unterhalb der Gebärmutterschleimhaut, werden sie als submukös bezeichnet. Wenn submuköse Myome mittels eines Stiels mit der Schleimhaut verbunden sind, handelt es sich um gestielte Myome. Wachsen sie von der Gebärmutter aus in andere Bereiche im Becken, werden sie als subserös bezeichnet.

In den gebärfähigen Jahren zählen Myome zu den am häufigsten auftretenden gutartigen Tumoren und 77 Prozent aller Frauen haben irgendwann im Leben ein Myom. Myome sind auch die häufigste Ursache für eine Hysterektomie, obwohl rund 50 Prozent der Betroffenen keine Symptome haben und nichts davon wissen, bis das Vorhandensein bei einer Ultraschalluntersuchung in der Schwangerschaft festgestellt wird.

Zu den Problemen, die Myome hervorrufen können, zählen schwere und / oder schmerzhafte Perioden, dysfunktionale Uterusblutungen zwischen zwei Perioden, Eisenmangelanämie, Beckenschmerzen, häufiger Harndrang (wenn das Myom gegen die Blase drückt) oder Verstopfung (wenn Darm oder Rektum betroffen sind). Je nach Größe, Anzahl und Position kann es auch zu Problemen mit Fruchtbarkeit und Schwangerschaft kommen. Myome werden mit einem Hormonungleichgewicht wie einem Östrogenüberschuss in Verbindung gebracht. Sie können daher nach der Menopause schrumpfen, wenn die Hormonproduktion nachlässt. Sie treten häufiger bei Menschen auf, die familiär vorbelastet sind, sowie bei Menschen afrikanischer Abstammung.[45]

Sofern ein Myom nicht übermäßig groß ist oder Probleme verursacht, wird meist abgewartet und beobachtet. Es wird Sie sicher nicht überraschen zu hören, dass zu den Medikamenten zur Behandlung der Symptome von Myomen die Pille zählt. Zur Unterdrückung von Hormonen werden auch GnRH-Analoga herangezogen, die einen menopausalen Zustand erzeugen, meist aber nur vor einer Operation eingesetzt werden. GnRH-Analoga können eine 50-prozentige Verkleinerung eines Myoms bewirken, wobei dieses allerdings nach Beenden der Einnahme innerhalb weniger Monate wieder auf die ursprüngliche Größe anwächst.

Zu den medizinischen Optionen zählen nicht-invasive Verfahren, bei denen die Blutzufuhr zum Myom unterbrochen wird, wie die Uterusembolisation, bei der ein Katheter in eine Arterie im Bein eingeführt und durch die Arterien geleitet wird, die die Gebärmutter mit Blut versorgen, bis die Arterie erreicht ist, die das Myom versorgt. An diesem

Punkt werden über den Katheter kleine Plastikteilchen injiziert, um das Myom von der Blutversorgung abzutrennen.

Problematische Myome können auch chirurgisch entfernt werden. Eine Myomektomie ist minimal-invasiv und beinhaltet das Entfernen des Myoms per Laparoskopie durch einen winzigen Schmitt in der Bauchdecke oder bei einem relativ großen Myom durch einen regulären chirurgischen Eingriff. In schweren Fällen kann auch eine Hysterektomie empfohlen werden.

Zur Reduzierung der Größe von Myomen kann Akupunktur eingesetzt werden. Arzneimittel der traditionellen chinesischen Medizin können ebenfalls hilfreich sein, müssen aber von jemandem verschrieben werden, um ihren sicheren Gebrauch zu gewährleisten. Einiges können Sie auch selbst tun, indem Sie zum Beispiel:

- die Hinweise zu einem Östrogenüberschuss von Seite 300 befolgen.
- eine Ernährungsweise wählen mit wenig rotem Fleisch und viel grünem Gemüse.
- reichlich Omega-3-Fettsäuren zu sich nehmen, indem Sie fetten Fisch essen oder Fischöl als Nahrungsergänzung nehmen (beziehungsweise Algen, wenn Sie keinen Fisch essen).
- Ihren Alkoholkonsum verringern, da es einen starken Zusammenhang zwischen Alkohol und Myomen gibt.[46]
- Rizinusölpackungen, Arvigo®-Therapie und chinesische Kräuter nutzen, um die Durchblutung des Unterbauchs zu verbessern und die Größe der Myome zu verringern.

Ich hoffe, dass dieses Kapitel Ihnen geholfen hat, mögliche Probleme zu identifizieren, die bei Ihnen Symptome verursachen, und dass es Ihnen erste Informationen zu Möglichkeiten der Behandlung geliefert hat. Viele Beschwerden können mithilfe der hier genannten Vorschläge gelindert oder auch komplett geheilt werden. Dennoch sollten Sie Hilfe suchen, wenn Sie sie benötigen. Im Anhang finden Sie Vorschläge für weiterführende Literatur und Hinweise darauf, wo Sie qualifizierte Hilfe finden können.

Nachwort

Ich habe dieses Buch vor allem mit dem Ziel geschrieben, dass Sie sich wohl in Ihrer Haut fühlen und Ihren Körper und seine Abläufe besser verstehen. Da ich seit einem Jahrzehnt Frauen mit Menstruations- und Fertilitätsproblemen berate und unterstütze, weiß ich mittlerweile, dass die meisten von uns mit unzureichendem Wissen über den eigenen Körper aufgewachsen sind, und wie stärkend dieses Wissen sein kann.

Ich wollte auch deutlich machen, was alles normal ist, und gleichzeitig die Wichtigkeit des Nachsuchens um medizinische Hilfe betonen – in welcher Form auch immer es Ihnen geeignet erscheint –, wenn die Dinge nicht so laufen wie sie sollten. Denn laut eines Berichts von *Public Health England* leidet die Mehrheit von uns unter Problemen mit den Fortpflanzungsorganen.[1] Genauer gesagt zeigten die Ergebnisse, dass 80 Prozent aller Frauen im vergangenen Jahr mindestens ein entsprechendes Symptom aufwiesen. Die Hälfte der Befragten berichtete über Menstruationsprobleme, wobei die Zahl in der Altersgruppe zwischen 16 und 24 Jahren mit 75 Prozent am höchsten lag. Doch obwohl die Probleme offensichtlich weit verbreitet sind, suchten weniger als die Hälfte aller Frauen professionelle Hilfe, und zwar unabhängig von der Schwere ihrer Symptome. Ich kann gar nicht oft genug betonen, wie wichtig es ist mit Ihrem Arzt und / oder einem qualifizierten naturheilkundlich tätigen Therapeuten über gynäkologische oder hormonelle Probleme zu sprechen. Es ist nicht Ihr Los im Leben, Schmerzen und Leid auszuhalten, und Sie haben das Recht auf eine gute gesundheitliche Versorgung, die Ihre Symptome lindert und Ihre Lebensqualität erhöht.

Neben der Notwendigkeit einer angemessenen Behandlung ist es wichtig, dass wir unsere Probleme auch ansprechen, denn nur dann haben medizinische Statistiken den notwendigen Realitätsbezug und spiegeln unsere tatsächlichen Erfahrungen wider. Möglicherweise wandern so auch mehr Gelder in Forschungen im Bereich der Reproduktionsmedizin. Wenn wir zusätzlich die Ärzte, Therapeuten und alle anderen Behandler über positive und negative Ergebnisse informieren, einschließlich möglicher Nebenwirkungen, sorgt dies für Effizienz und mehr Sicherheit für alle.

Wie auch immer Sie die Informationen in diesem Buch nutzen werden, ich hoffe, es hat dazu beigetragen, dass Sie Ihren Körper besser kennengelernt haben und dass Sie die Vorteile der Zyklusaufzeichnung sehen. Wenn Sie noch nicht damit begonnen haben, dann bietet das Zyklusrad auf der folgenden Seite eine bequeme Einstiegsmöglichkeit in eine möglicherweise lebensverändernde Erfahrung (so war es zumindest für mich). Ein Blanko-Zyklusrad können Sie kostenlos auf meiner Website herunterladen (siehe Anhang).

Als ich noch jeden Monat unter höllischen Schmerzen litt, habe ich meine Periode immer gefürchtet. Ich liebte die Person, die ich im Frühling und im Sommer war, und fühlte mich in diesen Jahreszeiten zu Hause. Meine Beziehung zum Winter hingegen war bestenfalls schwierig. Durch das Aufzeichnen meines Zyklus wurde mir bewusst, dass die ersten beiden Tage meiner Periode die einzigen waren, an denen ich mir tatsächlich genug Zeit nahm, mich um mich selbst zu kümmern, und das auch nur, weil ich gar keine andere Wahl hatte als mich mit einer Wärmflasche und einer Packung Ibuprofen im Bett zu verkriechen. Ich hätte natürlich immer so weitermachen und mich regelmäßig mit Schmerztabletten vollstopfen können, aber das hätte auch bedeutet, meinen Körper zu ignorieren. Stattdessen entschied ich mich dafür, ihm endlich zuzuhören. Ich lauschte den gesamten Zyklus hindurch auf die Bedürfnisse meines Körpers und arbeitete mich mithilfe eines TCM-Therapeuten und eines Ernährungsberaters durch den Schmerz. Und ich bin froh, dass ich es getan habe, denn obwohl es mir damals nicht bewusst war, ist in dieser Zeit etwas Wichtiges entstanden: ein Bewusstsein dafür, wer ich bin und wo mein Platz in der Welt ist, was beides letztendlich zur Entstehung dieses Buchs führte.

Wohin wird die *Superpower* Ihrer Periode Sie führen?

ANHANG

Das hier abgebildete Zyklusrad, wie ich es zum Aufzeichnen meines eigenen Zyklus verwende, ist ein Beispiel. Sie können auf meiner Internetseite *www.maisiehill.com* kostenlos ein leeres Zyklusrad herunterladen.

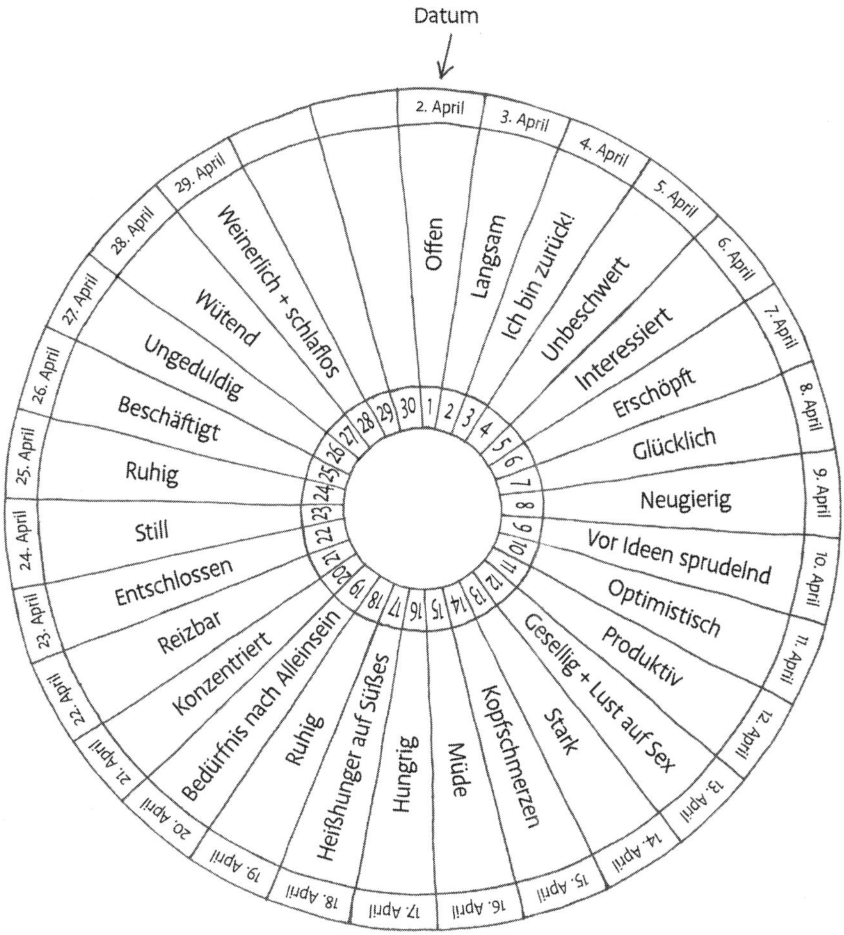

Glossar

Amenorrhoe Das Ausbleiben der Periode während der fruchtbaren Jahre.

Androgene Eine Gruppe von Hormonen, die landläufig als „männlich" angesehen werden, die aber Menschen jeglichen Geschlechts aufweisen. Testosteron ist ein Beispiel für ein Androgen.

Anovulatorischer Zyklus Ein Menstruationszyklus, in dem kein Eisprung stattfindet; daher wird vom Gelbkörper auch kein Progesteron produziert.

Basaltemperatur Die niedrigste Körpertemperatur, die in körperlicher Ruhe erreicht wird. Sie wird unmittelbar nach dem Aufstehen am Morgen gemessen. Da die Temperatur nach dem Eisprung und in der zweiten Zyklushälfte höher ausfällt, kann man anhand der Werte den Zeitpunkt des Eisprungs bestimmen.

Bisphenol A (BPA) Eine hormonaktive Substanz, die Östrogen nachahmt. Sie befindet sich in vielen Artikeln, von Wasserflaschen und Nahrungsmittelbehältern bis hin zu dem Thermopapier, auf das Kassenzettel gedruckt werden. BPA kann Brustkrebs sowie andere Krankheiten und Auffälligkeiten verursachen.

Cortisol Ein Hormon, das von den Nebennieren produziert wird und eine große Anzahl von Prozessen im Körper steuert, einschließlich des Blutzuckerspiegels und der Immunreaktion. Es wird auch als Antwort auf Stress freigesetzt.

Endometrium Die Gebärmutterschleimhaut, die sich in jedem Zyklus in Vorbereitung auf die mögliche Einnistung einer befruchteten Eizelle aufbaut und während der Menstruation abgestoßen wird, wenn keine Empfängnis stattgefunden hat.

Entzugsblutung Die monatliche Blutung, die sich einstellt, wenn mit der Pille hormonell verhütet wird. Sie stellt sich ein, wenn es zum Absinken (beziehungsweise Entzug) von Hormonen kommt durch eine Pillenpause oder die Einnahme der Placebo-Pillen. Sie führt zu einer Abstoßung der Gebärmutterschleimhaut.

Follikel Ein mit Flüssigkeit gefülltes Säckchen, das eine unreife Eizelle enthält. Beim Eisprung wird die reife Eizelle aus dem Follikel freigesetzt, der dann in sich zusammenfällt und zum Gelbkörper wird.

Follikelphase Die erste Hälfte des Menstruationszyklus, beginnend mit dem Eintreten der Periode und endend mit dem Eisprung. In dieser Zyklushälfte wachsen und reifen die Follikel, bis ein Follikel beim Eisprung eine Eizelle freisetzt. In dieser Phase wächst die Gebärmutterschleimhaut an, um sich auf die Einnistung einer befruchteten Eizelle vorzubereiten.

Follikelstimulierendes Hormon (FSH) Ein Hormon, das von der Hypophyse produziert wird und die Follikel in den Eierstöcken dazu anregt, zu wachsen und zu reifen.

Gelbkörper Nach dem Eisprung fällt der Follikel, der die „Eizelle des Monats" enthielt, in sich zusammen und bildet den Gelbkörper – eine temporäre Drüse, die in der zweiten Zyklushälfte Progesteron produziert und freisetzt.

Gonadotropin-freisetzendes Hormon (GnRH) Ein vom Hypothalamus ausgeschüttetes Hormon, das die Hypophyse dazu anregt, FSH und LH freizusetzen.

Hirsutismus Übermäßiger Haarwuchs an Gesicht und Körper, häufig verursacht durch einen Überschuss an Androgenen.

Hormonaktive Substanz Chemische Stoffe in Nahrungsmitteln, Pestiziden, Pflegeprodukten, Kunststoffen und Lösungsmitteln, die das Hormonsystem und seine Funktion beeinträchtigen.

Hormonsystem Die hormonproduzierenden Drüsen in Ihrem Körper, z. B. Hypophyse, Hypothalamus, Schilddrüse, Nebennieren und Eierstöcke.

Hypothalamische Amenorrhoe (HA) Wenn die Periode ausbleibt, weil der Hypothalamus die Produktion von GnRH stoppt oder verlangsamt.

Hysterektomie Die chirurgische Entfernung der Gebärmutter. Wenn Eierstöcke und Gebärmutterhals ebenfalls entfernt werden, wird dies als totale Hysterektomie bezeichnet, werden sie nicht entfernt, handelt es sich um eine partielle Hysterektomie.

Lutealphase Die zweite Hälfte Ihres Zyklus, sie dauert vom Eisprung bis zum Beginn der Periode, mit einer Länge von etwa 12 bis 16 Tagen.

Luteinisierendes Hormon (LH) Ein Hormon, das von der Hypophyse produziert wird. Der starke Anstieg von LH gegen Ende der ersten Zyklushälfte löst den Einsprung und die Entwicklung des Gelbkörpers aus.

Menarche Die erste Periodenblutung im Leben.

Menopause Das Ende der Menstruationszeit, das offiziell ein Jahr nach der letzten Periode erreicht wird.

Menstruation Die Blutung wird als Periode bezeichnet.

Menstruationszyklus Beginnt mit dem ersten Tag der Periode und endet, wenn die nächste Periode beginnt.

Mikrobiom Die Gemeinschaft der Mikroorganismen, die Ihren Körper beziehungsweise bestimmte Bereiche Ihres Körpers – wie Darm und Scheide – bevölkern und viele Körperprozesse ausführen, einschließlich der Produktion von Hormonen.

NFP Natürliche Familienplanung, auch als symptothermale Methode bezeichnet; NFP ist eine zur Empfängnisverhütung angewandte Methode, die auf der Bestimmung der fruchtbaren Tage des weiblichen Menstruationszyklus beruht. Dabei werden zyklische Schwankungen der Basaltemperatur und die Veränderung des Zervikalschleims oder des Gebärmutterhalses nach bestimmten Regeln ausgewertet.

Östrogen Der Oberbegriff für die drei Arten von Östrogen: Östradiol, Östron und Östriol. Östrogen ist verantwortlich für die Entwicklung und Steuerung des weiblichen Fortpflanzungssystems, ist aber auch bei Männern vorhanden.

Östrogenentgiftung Die Arten, wie Ihr Körper Östrogen verstoffwechselt beziehungsweise verarbeitet.

Ovulation Wenn ein Follikel eine reife Eizelle freisetzt, kommt es zum Eisprung.

Perimenopause Der Zeitraum, bevor die Periode endet und in dem hormonelle Veränderungen stattfinden, die sich in Form von Symptomen wie Hitzewallungen und Schlaflosigkeit äußern können.

Postpartum Der fortlaufende Zeitraum nach einer Entbindung.

Prämenstruelle dysphorische Störung (PMDS) Eine schwere Form von PMS, die im Prämenstruum psychische und physische Probleme hervorruft und sich wenige Tage nach Beginn der Periode auflöst.

Prämenstruelles Syndrom (PMS) Die körperlichen und seelischen Symptome, die im Prämenstruum auftreten können.

Prämenstruum Die Woche oder zwei Wochen vor der Menstruation.

Pregnenolon Ein von den Nebennieren hergestelltes Hormon, das eine Vorstufe für mehrere andere Hormone darstellt, z. B. Cortisol, Östrogen, Progesteron und Testosteron.

Progesteron Das von den Eierstöcken produzierte Hormon, das für die Aufrechterhaltung einer Schwangerschaft erforderlich ist.

Progestin Ein synthetisches Hormon, das Progesteron ähnelt, aber nicht identisch damit ist.

Schilddrüsenüberfunktion Wenn die Schilddrüse überaktiv ist und zu viele Schilddrüsenhormone produziert (Hyperthyreose).

Schilddrüsenunterfunktion Wenn die Schilddrüse nur schwach aktiv ist und zu wenig Schilddrüsenhormone produziert (Hypothyreose).

Sexualhormon-bindendes Globulin (SHBG) Ein Protein, das von der Leber produziert wird und sich an überschüssige Hormone wie Östrogen und Testosteron bindet.

Testosteron Ein Hormon, das zu den Androgenen zählt. Es wird bei Frauen in kleinen Mengen von den Nebennieren und Eierstöcken produziert und ist bei Männern in größeren Mengen vorhanden.

Vagina Die Scheide, eine innen liegende Röhre, die Vulva und Gebärmutterhals miteinander verbindet.

Vulva Ihre externen Genitalien, einschließlich Klitoris und Schamlippen. Anders gesagt: alles, was Sie von Ihren Fortpflanzungsorganen mit bloßem Auge sehen können.

Zyklusbewusstsein Eine Methode zur Bestimmung fruchtbarer und nicht fruchtbarer Tage im Menstruationszyklus, unter anderem durch das Aufzeichnen der Basaltemperatur. Kann eingesetzt werden, um schwanger zu werden oder eine Schwangerschaft zu vermeiden.

Ressourcen

Eine Vorlage zum Aufzeichnen Ihres Zyklus erhalten Sie kostenlos unter: *maisiehill.com/chartmycycle*

Weiterführende Literatur

Benia, Deirdre und Cooper Owens: *Medical Bondage: Race, Gender, and the Origins of American Gynaecology*

Bennet, Jane: *A Blessing Not a Curse*

Briden, Lara: *Die Perioden-Werkstatt* (Verlag Lara Briden)

Dusenbery, Maya: *Doing Harm: The Truth About How Bad Medicine and Lazy Science Leave Women Dismissed, Misdiagnosed, and Sick*

Eddo-Lodge, Reni: *Warum ich mit Weißen nicht länger über Hautfarbe spreche* (Tropen Verlag)

Haselton, Martie: *Hormonal: How Hormones Drive Desire, Shape Relationships, and Make Us Wiser*

Holly Grigg-Spall: *Sweetening the Pill*

Lorde, Audre: *Your Silence Will Not Protect You: Essays and Poems*

McCulloch, Fiona: *8 Steps to Reverse Your PCOS*

Medling, Amy: *PCO-Syndrom heilen* (mvg Verlag)

Nagoski, Emily: *Komm, wie Du willst* (Knaur)

Pope, Alexandra und Jane Bennett: *The Pill: Are You Sure it's for You?*

Pope, Alexandra und Sjanie Hugo-Wurlitzer: *Wild Power* (Trias)

Roberts, Dorothy: *Killing the Black Body: Race, Reproduction, and the Meaning of Liberty*

Saini, Angela: *Inferior: How Science Got Women Wrong – and the New Research That's Rewriting the Story*

Schiller, Rebecca: *Your No Guilt Pregnancy Plan: A revolutionary guide to pregnancy, birth and the weeks that follow*

Weschler, Toni: *Familienplanung* (mvg Verlag)

Anm. d. Verlags: Die hier genannten Informationen entsprechen nur teilweise den Angaben in der englischen Originalausgabe. Sie wurden für den deutschsprachigen Raum angepasst.

Internetseiten

bleedingwhiletrans.com, um mehr über Transgender-Perioden zu lernen.

Clue ist eine kostenlose Menstruationskalender-App (erhältlich bei Google Play oder im App Store).

de.daysy.me ist ein Zykluscomputer, der das Zyklusbewusstsein nutzt, um Ihnen zu sagen, wann Sie fruchtbar sind und wann nicht. Es gibt noch weitere Anbieter von Zykluscomputern, bitte informieren Sie sich im Internet.

endowhat.com ist die Homepage über einen Dokumentarfilm zum Thema Endometriose (in englischer Sprache)

frauenaerzte-im-netz.de ist die Homepage des Berufsverbands der Frauenärzte in Deutschland und informiert u. a. über PMS und PMDS (zu finden über die Rubrik „Erkrankungen").

histaminintoleranz.ch bietet umfangreiche Informationen für den Umgang mit einer Histaminintoleranz.

krebsinformationsdienst.de ist die Seite des Deutschen Krebsforschungszentrums und bietet Informationen zum Thema Brustkrebs und Früherkennung. Anleitungen zum Selbstabtasten finden sich im Internet, z. B. auf den Seiten Ihrer Krankenkasse.

modernwomen.bigcartel.com bietet den Mondkalender *Many Moons Lunar Planner* von Sarah Gottesdiener an.

Nancy's Nook mit Informationen über Endometriose und Diskussionsgruppen (in englischer Sprache): *https://www.facebook.com/groups/418136991574617/*

NFP-online.com informiert über Natürliche Familienplanung (NFP) und Zyklusbewusstsein.

pcos-selbsthilfe.org ist ein Zusammenschluss von Selbsthilfegruppen aus Deutschland und bietet zahlreiche Informationen sowie Beratung von Betroffenen für Betroffene an.

profamilia.de ist eine gemeinnützige Organisation, die Informationen zu Verhütung und sexuell übertragbaren Krankheiten sowie Schwangerschaftsberatung bietet.

Ansprechpartner

Akupunktur: *daegfa.de* (Deutschland), *akupunktur.at* (Österreich), *sacam.ch* (Schweiz)

Arvigo®-Therapie: *arvigotherapy.com* (auch in deutscher Sprache verfügbar)

Endometriose: *endometriose-liga.eu* bietet eine Arztsuche im europäischen Raum und eine Übersicht über zertifizierte Zentren.

Naturheilkunde: *zaen.org* (Zentralverband der Ärzte für Naturheilverfahren und Regulationsmedizin, mit PLZ-Verzeichnis für Deutschland)

Physiotherapie: *physio-deutschland.de*, hier kann die Suche gezielt nach Beschwerden wie „Beckenboden", „Senkungen" u. a. eingegrenzt werden.

Medizinische Tests und andere Untersuchungen

Atlas Biomed bietet DNA- und Mikrobiom-Tests: *atlasbiomed.com/de*

Das British Gut Project ist eine Zusammenarbeit zwischen dem TwinsUK Team am King's College London und dem American Gut Project und soll dem Verständnis der britischen Darmflora dienen. Auch hier erfahren Sie etwas über die Gesundheit Ihres Mikrobioms und unterstützen gleichzeitig die Forschung: *britishgut.org*

Nähres zum DUTCH-Test finden Sie unter: *dutchtest.com* (In Deutschland ist die Untersuchung möglich über das Institut für Umweltmedizin in Wolfhagen)

Lifecode Gx bietet Gentests, die Informationen über Östrogenpfade, Histamin, Entgiftung und Methylierung geben. Die Firma sitzt in Großbritannien, ermöglicht aber auch Untersuchungen für Patienten aus anderen europäischen Ländern: *lifecodegx.com*

Der Oura-Ring ist ein Analysegerät mit App, das am Finger getragen wird und zeigt, wie Ihr Körper auf Ihre Lebensweise reagiert. Dazu analysiert der Ring Ihren Schlaf, wie aktiv Sie sind, welche täglichen Rhythmen Sie haben und wie Ihr Körper reagiert: *ouraring.com*

Nahrungsergänzungsmittel

Es gibt unzählige Anbieter, Produktformen und Zusammenstellungen, bitte lassen Sie sich von Ihrem Arzt, Heilpraktiker oder in Ihrer Apotheke beraten.

Menstruationsartikel

Periodenunterwäsche z. B. von ooshi-berlin.de, femtis.de, koramikino.de u. a.

Waschbare Binden und Slipeinlagen aus Baumwollstoff gibt es von zahlreichen Anbietern, eine Recherche im Internet lohnt sich.

Menstruationsschwämme oder Soft-Tampons gibt es in Drogeriemärkten oder bei diversen Anbietern im Internet.

Binden und Tampons in biologischer Qualität gibt es inzwischen von zahlreichen Herstellern, z. B. in Drogeriemärkten, Reformhäusern, Bio-Supermärkten oder auch online.

Menstruationstassen gibt es ebenfalls von zahlreichen Herstellern, z. B. in Drogeriemärkten, Reformhäusern, Bio-Supermärkten oder auch online.

Wiederverwendbare Applikatoren für Tampons gibt es vom britischen Hersteller Dame unter: wearedame.co (internationaler Versand möglich).

Sex und Beziehungen

Frauenfreundliche Sexshops (teilweise mit Shop im Internet bzw. Bestellmöglichkeit per E-Mail) sind z. B. blog.fraublum.de, pussypleasure.de, liebens-wert.at, femintim.ch

Donutförmige Kissen, mit deren Hilfe die Penetrationstiefe angepasst und Schmerzen verringert werden können, gibt es von Ohnut.co (mit internationalem Versand, es gibt aber auch Online-Shops in Deutschland).

Nachhaltige Kondome gibt es z. B. von Einhorn oder Fairhüterli

Hinter dem Namen *thehavelockclinic.com* verbirgt sich ein Team spezialisierter Ärzte und Psychologen, die sexuelle Probleme in ihren Kliniken und per Skype behandeln und zudem hervorragende Online-Therapie-Workshops anbieten, an denen Sie anonym teilnehmen können (in englischer Sprache).

Essen, Küche und Zuhause

Bienenwachstücher stellen eine natürliche Alternative für Frischhaltefolie aus Kunststoff dar. Sie sind im Internet erhältlich oder in Drogeriemärkten.

Anbieter von *Bio-Fleisch aus Weidehaltung* finden Sie z. B. über SlowFood oder über weidefleisch.org, dort kann man nach PLZ-Gebiet suchen.

Unter ewg.org/foodnews finden Sie die (jährlich aktualisierten) Angaben der Environmental Working Group zu Pestiziden in Lebensmitteln, inklusive der Liste mit den am stärksten belasteten Produkten (*Dirty Dozen)* und den am wenigsten belasteten Produkten (*Clean Fifteen*).

Glasbehälter gibt es im Einzelhandel oder online in diversen Shops.

Kochgeschirr aus Gusseisen gibt es ebenfalls im Einzelhandel oder online.

Lebensmitteleinkaufsgenossenschaften gibt es unter: foodcoops.de

Biokisten mit regionalen Produkten gibt es fast überall, eine Suche nach Anbietern im Internet lohnt sich.

Informationen zum *nachhaltigen Fischfang* finden sich unter seafoodwatch.org (Informationen nur in englischer Sprache). Deutschsprachige Informationen finden sich auf den Seiten von z. B. Greenpeace oder WWF.

Informationen zu *Wasserfiltern* geben z. B. die Verbraucherzentralen.

Anleitungen zu *Eigenherstellung von Kefir und Kombucha* gibt es z. B. bei utopia.de.

Hautpflege und Kosmetika

Natürliche, vegane Bio-Produkte für Haut und Haar sowie Kosmetika gibt es in Drogeriemärkten, Reformhäusern, Apotheken, Bio-Supermärkten und natürlich auch online.

Die kostenlose App ToxFox des BUND lässt sich auf dem Smartphone installieren. Wird der Barcode gescannt, liefert die App Informationen über möglicherweise enthaltene *Schadstoffe* in Kosmetika und anderen Alltagsprodukten.

Neem-Paste eignet sich als Ersatz für konventionelle Zahnpasta.

Deodorants oder andere Kosmetika lassen sich auch selbst herstellen, zahlreiche Anleitungen gibt es im Internet z. B. auf utopia.de.

Referenzen

Informationen über das Fortpflanzungssystem und den Menstruationszyklus wurden folgenden Texten entnommen:

Fritz, M.A. and Speroff, L. (eds.) (2011) *Clinical Gynaecologic Endocrinology and Infertility.* 8th ed. Philadelphia: Lippincott Williams and Wilkins.

Johnson, M.H. (2018) *Essential Reproduction.* 8th ed. Hoboken, NJ: Wiley.

Leung, P.C.K. and Adashi, E.Y. (eds.) (2004) *The Ovary.* 2nd ed. San Diego: Elsevier.

Nicolle, L. and Woodriff Beirne, A. (eds.) (2010) *Biochemical Imbalances in Disease.* London: Singing Dragon.

Kapitel 1

1. https://inews.co.uk/news/health/female-anatomy-identify-vagina-vulva-eve-appeal/
2. Aerts, L. *et al* (2017) The prevalence of clitoral adhesions in women presenting to the sexual medicine practice, *The Journal of Sexual Medicine*, 14(4), p. e11o.
3. Battaglia, C. *et al* (2008) Menstrual cycle-related morphometric and vascular modifications of the clitoris, *The Journal of Sexual Medicine*, 5(12), S. 2853–2861.
4. Battaglia, C. *et al* (2011) Sexual behavior and oral contraception: A pilot study, *The Journal of Sexual Medicine*, 9(2), S. 550–557.
5. Battaglia, C. *et al* (2014) Clitoral vascularization and sexual behavior in young patients treated with drospirenone-ethinyl estradiol or contraceptive vagina ring: A prospective, randomized, pilot study, *The Journal of Sexual Medicine*, 11(2), S. 471–480.
6. Herbenick, D. *et al* (2017) Women's experiences with genital touching, sexual pleasure, and orgasm: Results from a U.S. probability sample of women ages 18 to 94, *Journal of Sex and Marital Therapy*, 44(2), S. 201–212.

7. Fisher, C. *et al* (1983) Patterns of female sexual arousal during sleep and waking: Vaginal thermoconductive studies, *Archives of Sexual Behaviour*, 12(2), S. 97–122.
8. Mackenzie, J. (2017) *Vagina surgery 'sought by girls as young as nine'*. [Online]. Available from: https://www.bbc.co.uk/news/ health-40410459 [Abgerufen am 3.3.2018].
9. Aslan, E. and Bechelaghem, N. (2018) To 'douche' or not to 'douche': hygiene habits may have detrimental effects on vaginal microbiota, *Journal of Obstetrics and Gynaecology*, 38(5), S. 678–681.
10. Kyrgiou, M. *et al* (2016) Adverse obstetric outcomes after local treatment for cervical preinvasive and early invasive disease according to cone depth: systematic review and meta-analysis, *The British Medical Journal*, p. 354.
11. Talbot, P. and Riveles, K. (2005) Smoking and reproduction: the oviduct as a target of cigarette smoke, *Reproductive Biology and Endocrinology*, 3(52).
12. Bouyer, J. *et al* (2003) Risk factors for ectopic pregnancy: a comprehensive analysis based on a large case-control, population-based study in France, *American Journal of Epidemiology*, 157(3), S. 185–194.

Kapitel 2

1. Vollman, R. F. (1977) *The Menstrual Cycle*, New York; Knopf, S. 51–52.
2. Scutt, D. and Manning, J.T. (1996) Symmetry and ovulation in women, *Human Reproduction*, 11(11), S. 2477–2480.
3. Hampton, K. and Mazza, D. (2009) Should spontaneous or timed intercourse guide couples trying to conceive?, *Human Reproduction,* 24(12), S. 3236–3237.
4. Clue (2017) *Do menstrual cycles sync? Unlikely, finds Clue data.* [Online]. Available from:https://helloclue.com/articles/cycle-a-z/do-menstrual-cycles-sync-unlikely-finds-clue-data [Abgerufen am 4.2.2018]
5. Kovavisarach, E., Lorthanawanich, S. and Muangsamran, P. (2016) Presence of sperm in pre-ejaculatory fluid of healthy males, *Journal of the Medical Association of Thailand*, 99 Supplement 2, S. 38–41.
6. Zukerman, Z., Weiss, D.B. and Orvieto, R. (2003) Does preejaculatory penile secretion originating from Cowper's gland contain sperm?

Journal of Assisted Reproduction and Genetics, 20(4), S. 157–159. And: Politch, J.A., Mayer, K.H. and Anderson, D.J. (2016) HIV-1 is undetectable in pre-ejaculatory secretions from HIV-1-infected men on suppressive HAART, *AIDS*, 30(12), S. 1899–1903.
7. Fritz, M.A. and Speroff, L. (eds.) (2011, p. 1134) *Clinical Gynecologic Endocrinology and Infertility*. 8th ed. Philadelphia: Lippincott Williams and Wilkins.
8. Dasharathy, S.S. *et al* (2012) Menstrual bleeding patterns among regularly menstruating women, *American Journal of Epidemiology*, 175(6), S. 536–545.
9. Testart, J., Frydman, R. and Roger, M. (1982) Seasonal influence of diurnal rhythms in the onset of the plasma luteinizing hormone surge in women, *Journal of Clinical Endocrinology and Metabolism*, 55(2), S. 374–377.
10. Fukuda, M. *et al* (2001) Characteristics of human ovulation in natural cycles correlated with age and achievement of pregnancy, *Human Reproduction*, 16(12), S. 2501–2507.
11. Ross, J.A. *et al* (2013) Ovum transmigration after salpingectomy for ectopic pregnancy, *Human Reproduction*, 28(4), S. 937–941.

Kapitel 3

1. Bowman, V. (2018) Woman in Nepal dies after being exiled to outdoor hut during her period, *The Guardian*, 12 January 2018. [Online]. Available from: https://www.theguardian.com/global-development/2018/jan/12/woman-nepal-dies-exiled-outdoor-hut-period-menstruation [Abgerufen am 27.3.2018].
2. YouGov (2017) *82% of women say their employers make no accommodations for period pain*. [Online]. Available from: https://today.yougov.com/ topics/lifestyle/articles-reports/2017/08/23/82-women-say-their-employers-make-no-accommodation [Abgerufen am 3.6.2018].
3. Reference for Business [no date] *Company Profile, Information, Business Description, History, Background Information on Tambrands Inc.* [Online]. Available from: https://www.referenceforbusiness.com/history2/43/Tambrands-Inc.html [Abgerufen am 7.7.2018].

4. Plan International UK (2017) *Plan International UK's research into period poverty and stigma*. [Online]. Available from: https://plan-uk.org/media-centre/plan-international-uks-research-on-period-poverty-and-stigma [Abgerufen am 17.1.2018].
5. WaterAid (2018) *Menstrual hygiene management in schools in South Asia*. [Online]. Available from: https://washmatters.wateraid.org/publications/menstrual-hygiene-management-in-schools-south-asia [Abgerufen am 2.8.2018].
6. Markle, M. (2017) 'Periods affect potential', *Time*, [Online]. Available from: http://time.com/4694568/meghan-markle-period-stigma/ [Abgerufen am 2.4.2018].
7. Quint, C. (2018) *Period Positive*. [Online]. Available from: https://periodpositive.wordpress. com/news/ [Abgerufen am 6.7.2018].
8. Plan International UK (2018) *Locked Out*. [Online]. Available from: https://plan-uk.org/act-for-girls/girls-rights-in-the-uk/break-the-barriers-our-menstrual-manifesto/ locked-out [Abgerufen am 5.6.2018].
9. Unilever [no date] We can't wait, a report on sanitation and hygiene for women and girls. [Online]. Available from: https://www.unilever.com/Images/we-can-t-wait-a-report-on-sanitation-and-hygiene-for-women-and-girls-november-2013_tcm244-425178_1_en.pdf [Abgerufen am 6.6.2018].
10. Cleveland Clinic (2014) Hormone headaches and menstrual migraines. [Online]. Available from: https:// my.clevelandclinic.org/health/diseases/8260-hormone-headaches-and-menstrual-migraines [Abgerufen am 5.12.2017].
11. Schooler, D. *et al* (2005) Cycles of shame: menstrual shame, body shame, and sexual decision-making, *Journal of Sex Research*, 42(4), S. 324–334.
12. Mauskop, A., Altura, B.T. and Altura, B.M. (2002) Serum ionized magnesium levels and serum ionized calcium/ ionized magnesium ratios in women with menstrual migraine, *Headache*, 42(4), S. 242–248.
13. Calhoun, A.H. and Gill, N. (2017) Presenting a new, non-hormonally mediated cyclic headache in women: end-menstrual migraine, *Headache*, 57(1), S. 17–20.
14. Laatikainen, T. *et al* (1985) Plasma B-endorphin and the menstrual cycle, *Fertility and Sterility*, 44(2), S. 206–209.

Kapitel 4

1. Scutt, D. and Manning, J.T. (1996) Symmetry and ovulation in women, *Human Reproduction*, 11(11), S. 2477–2480.
2. Sherwin, B.B. (1994) Estrogen and cognitive functioning in women: Lessons we have learned, *Behavioural Neuroscience*, 126(1), S. 123–127.
3. Yim, J., Petrofsky, J. and Lee, H. (2018) Correlation between mechanical properties of the ankle muscles and postural sway during the menstrual cycle, *The Tohoku Journal of Experimental Medicine*, 244(3), S. 201–207.

Kapitel 5

1. Fessler, D.M.T. (2003) No time to eat: An adaptationist account of periovulatory behavioural changes, *The Quarterly Review of Biology*, 78(1), S. 3–21.
2. Scutt, D. and Manning, J.T. (1996) Symmetry and ovulation in women, *Human Reproduction*, 11(11), S. 2477–2480.
3. Nagoski, E. (2014) I drew this graph about sexual desire…I think it might change your life. 16 June. *The Dirty Normal.* [Online]. Available from: https://www.thedirtynormal.com/post/2014/06/16/i-drew-this-graph-about-sexual-desire-and-i-think-it-might-change-your-life/ [Abgerufen am 22.6.2018].
4. Panzer, C. *et al* (2006) Impact of oral contraceptives on sex hormone-binding globulin and androgen levels: a retrospective study in women with sexual dysfunction, *The Journal of Sexual Medicine*, 3(1), S. 104–113.
5. Panzer, C. *et al* (2006) Impact of oral contraceptives on sex hormone-binding globulin and androgen levels: a retrospective study in women with sexual dysfunction, *The Journal of Sexual Medicine*, 3(1), S. 104–113.
6. Caruso, S. *et al* (2014) Do hormones influence women's sex? Sexual activity over the menstrual cycle, *The Journal of Sexual Medicine*, 11(1), S. 211–221.
7. The American College of Obstetricians and Gynecologists (2017) *When sex is painful.* [Online]. Available from: https://www. acog.org/-/media/For-Patients/faq020.pdf [Abgerufen am 20.9.2018].

8. Peters, K.M. *et al* (2007) Prevalence of pelvic floor dysfunction in patients with interstitial cystitis, *Urology*, 70(1), S. 16–18.
9. Weinstock, L.B., Klutke, C.G. and Lin, H.C. (2008) Small intestinal bacterial overgrowth in patients with interstitial cystitis and gastrointestinal symptoms, *Digestive Diseases and Sciences*, 53(5), S. 1246–1251.
10. Prior, J.C. *et al* (2015) Ovulation Prevalence in Women with Spontaneous Normal-Length Menstrual Cycles – A Population-Based Cohort from HUNT3, Norway, *PLoS One*, 10(8).
11. De Souza M.J. *et al* (2007) Severity of energy-related menstrual disturbances increases in proportion to indices of energy conservation in exercising women, *Fertility and* Sterility, 9788(4), S. 971–975.
12. Chavarro, J.E. *et al* (2009) A prospective study of dietary carbohydrate quantity and quality in relation to risk of ovulatory infertility, *European Journal of Clinical Nutrition*, 63(1), S. 78–86.
13. Chavarro, J.E. *et al* (2009) Caffeinated and alcoholic beverage intake in relation to ovulatory disorder infertility, *Epidemiology*, 20(3), S. 374–381.
14. Leeners, B. *et al* (2017) Ovarian hormones and obesity, *Human Reproduction Update*, 23(3), S. 300–321.
15. Roney, J.R. and Simmons, Z.L. (2017) Ovarian hormone fluctuations predict within-cycle shifts in women's food intake, *Hormones and Behavior*, 90, S. 8–14.
16. Reichmann, M.E. *et al* (1993) Effects of alcohol consumption on plasma and urinary hormone concentrations in premenopausal women, *Journal of the National Cancer Institute*, 85(9), S. 722–727.
17. Schliep, K.C. *et al* (2015) Alcohol intake, reproductive hormones, and menstrual cycle function: a prospective cohort study, *The American Journal of Clinical Nutrition*, 102(4), S. 933–942.
18. Royal College of Psychiatrists (2018) *Alcohol and depression*. [Online]. Available from: https://www.rcpsych.ac.uk/healthadvice/problemsanddisorders/alcoholdepression.aspx [Abgerufen am 2.10.2018].
19. Moline, M.L., Broch, L. and Zak, R. (2004) Sleep in women across the life cycle from adulthood through menopause, *The Medical Clinics of North America*, 88, S. 705–736.
20. Sung, E. *et al* (2014) Effects of follicular versus luteal phase-based strength training in young women, *SpringerPlus*, 3, p. 668.

21. Herzberg, S. D. *et al* (2017) The effect of menstrual cycle and contraceptives on ACL injuries and laxity: A systematic review and meta-analysis, *Orthopaedic Journal of Sports Medicine*, 5(7).
22. Aron, A. *et al* (2000) Couples' shared participation in novel and arousing activities and experienced relationship quality, *Journal of Personality and Social Psychology*, 78, S. 273–284.
23. Stel, M. and Vonk, R. (2010) Mimicry in social interaction: benefits for mimickers, mimickees, and their interaction. *British Journal of Psychology*, 101(2), S. 311–323.

Kapitel 6

1. Tsetsos, K., Chater, N. and Usher, M. (2012) Salience driven value integration explains decision biases and preference reversal, *PNAS*, 109(24), S. 9659–9664.
2. Conway, C. *et al* (2007) Salience of emotional displays of danger and contagion in faces is enhanced when progesterone levels are raised, *Hormones and Behavior*, 51(2), S. 202–206.
3. Ussher, J. and Perz, J. (2008) Empathy, egalitarianism and emotion work in the relational negotiation of PMS: the experience of women in lesbian relationships, *Feminism and Psychology*, 18(1), S. 87–111.
4. Dye, L. and Blundell, J.E. (1997) Menstrual cycle and appetite control: implications for weight regulation. *Human Reproduction*, 12(6) S. 1142–1151.
5. Muti, P. *et al* (1998) Alcohol consumption and total estradiol in premenopausal women, *Cancer Epidemiology, Biomarkers and Prevention*, 7(3) S. 189–203.
6. Gold, E. *et al* (2007) Diet and lifestyle factors associated with premenstrual symptoms in a racially diverse community sample: study of women's health across the nation (SWAN), *Journal of Women's Health*, 16(5).
7. Ebrahim, I.O. *et al* (2013) Alcohol and sleep: effects on normal sleep, *Alcoholism, Clinical and Experimental Research*, 37(4), S. 539–549.
8. Lane, J.D. *et al* (1992) Menstrual cycle effects on caffeine elimination in the human female, *European Journal of Clinical Pharmacology*, 43(5) S. 543–546.

9. Vgontzas, A.N. *et al* (1998) Chronic insomnia and activity of the stress system: a preliminary system, *Journal of Psychosomatic Research*, 45(1) S.21–31, and Vgontzas, A.N. *et al* (2001) Chronic insomnia is associated with nyctohemeral activation of the hypothalamic-pituitary-adrenal axis: clinical implications, *Journal of Clinical Endocrinology Metabolism*, 86(8) S. 3787–3794.
10. Van den Berg, R. *et al* (2016) A single night of sleep curtailment increases plasma acylcarnitines: Novel insights in the relationship between sleep and insulin resistance, *Archives of Biochemistry and Biophysics*, Jan 1: S. 145–151.
11. Jehan, S. *et al* (2016) Sleep and premenstrual syndrome, *Journal of Sleep Medicine and Disorders*, 3(5).
12. Samadi, Z., Taghian, F. and Valiani, M. (2013) The effects of 8 weeks of regular aerobic exercise on the symptoms of premenstrual syndrome in non-athlete girls, *Iranian Journal of Nursing and Midwifery Research*, 18(1) S.14–19, and Ghanbari, Z., Manshavi, F.D. and Jafarabadi, M. (2008) The effect of three months regular aerobic exercise on premenstrual syndrome, *Journal of Family and Reproductive Health*, 2(4), S. 167–171.
13. Martin, N. and Montagne, R. (2017) Nothing protects black women from dying in pregnancy and childbirth, *ProPublica*. [Online]. Available from: https://www.propublica.org/article/nothing-protects-black-women-from-dying-in-pregnancy-and-childbirth [Abgerufen am 7.7.2018].
14. Chandra, A., Copen, C.E. and Stephen, E.H. (2013) Infertility and impaired fecundity in the United States, 1982–2010: Data from the National Survey of Family Growth, *National Health Statistics Reports; no. 67.* Hyattsville, MD: National Center for Health Statistics.
15. Bower, J.K. *et al* (2009) Black-white differences in hysterectomy prevalence: The CARDIA study, *American Journal of Public Health*, 99(2), S. 300–307.
16. MBRRACE-UK (2018) *Saving Lives, Improving Mothers' Care: Lessons learned to inform maternity care from the UK and Ireland Confidential Enquiries into Maternal Deaths and Morbidity 2014–16*, Oxford: National Perinatal Epidemiology Unit, University of Oxford.
17. Gray, R. *et al* (2009) Towards an understanding of variations in infant mortality rates between different ethnic groups in England and Wales,

in: *Inequalities in Infant Mortality Project Briefing Paper 3*, Oxford: National Perinatal Epidemiology Unit.
18. Hoffman, K.M. *et al* (2016) Racial bias in pain assessment and treatment recommendations about biological differences between blacks and whites, *PNAS*, 113(16), S. 4296–4301.
19. Chatman, D.L. (1976) Endometriosis and the black woman, *The Journal of Reproductive Medicine*, 16(6), S. 303–306.
20. Hoffman, K.M. *et al* (2016) *Ibid.*
21. Staton, L.J. *et al* (2007) When race matters: disagreement in pain perception between patients and their physicians in primary care, *Journal of the National Medical Association*, 99(5), S. 532–538.
22. Goyal, M.K. *et al* (2015) Racial disparities in pain management of children with appendicitis in emergency departments, *JAMA Pediatrics*, 169(11), S. 996–1002.
23. PBS [no date]. *The Puerto Rico Pill Trials.* [Online]. Available from: https://www.pbs.org/wgbh/americanexperience/features/pill-puerto-rico-pill-trials/ [Abgerufen an 21.6.2018].
24. Roberts, D. (1997) *Killing the Black Body.* Vintage Books.
25. Kaufman, C.E. (2000) Reproductive control in apartheid South Africa, *Population Studies*, 54(1), S. 105–114.
26. Van Den Berg, A.E. and Custers, M.H. (2011) Gardening promotes neuroendocrine and affective restoration from stress, *Journal of Health Psychology*, 16(1), S. 3–11.

Kapitel 7

1. Borsos, A. *et al* (1988) Ovarian function after the menarche and hormonal contraception, *International Journal of Gynaecology and Obstetrics*, 27(2), S. 249–253.
2. Metcalf, M.G. *et al* (1983) Incidence of ovulation in the years after menarche, *Journal of Endocrinology*, 97(2), S. 213–219.
3. World Health Organization multicenter study on menstrual and ovulatory patterns in adolescent girls. II. Longitudinal study of menstrual patterns in the early postmenarcheal period, duration of bleeding episodes and menstrual cycles. World Health Organization Task Force on

Adolescent Reproductive Health, *Journal of Adolescent Health Care*, 7(4), S. 236–244.

4. Nose-Ogura, S. *et al* (2018) Low bone density in elite female athletes with a history of secondary amenorrhea in their teens, *Clinical Journal of Sport Medicine*.
5. Prior, J.C. *et al* (1994) Amenorrhea and anovulation: Risk factors for osteoporosis that precede menopause, in: Lorrain J., Plouffe L., Ravnikar V.A., Speroff L. and Watts N.B. (eds) *Comprehensive Management of Menopause. Clinical Perspectives in Obstetrics and Gynecology*. New York: Springer, S. 79–96.
6. Skovlund, C.W. *et al* (2016) Association of hormonal contraception with depression, *JAMA Psychiatry*, 73(11), S. 1154–1162.
7. Khalili, H. *et al* (2013) Oral contraceptives, reproductive factors and risk of inflammatory bowel disease, *Gut*, 62(8), S. 1153–1159.
8. Panzer, C. *et al* (2006) Impact of oral contraceptives on sex hormone-binding globulin and androgen levels: a retrospective study in women with sexual dysfunction, *The Journal of Sexual Medicine*, 3(1), S. 104–113.
9. Battaglia, C. *et al* (2011) Sexual behaviour and oral contraception: a pilot study, *The Journal of Sexual Medicine*, 9(2), S. 550–557.
10. Kailasam, C. and Cahill, D. (2008) Review of the safety, efficacy and patient acceptability of the levonorgestrel-releasing intrauterine system, *Patient Preference and Adherence*, 2, S. 293–302.
11. Behre, H.M. *et al* (2016) Efficacy and safety of an injectable combination hormonal contraceptive for men, *The Journal of Clinical Endocrinology and Metabolism*, 101(12), S. 4779–4788, and, Mathew, V. and Bantwal, G. (2012) Male contraception, *Indian Journal of Endocrinology and Metabolism*, 16(6), S. 910–917.
12. Talukdar, N. *et al* (2012) Effect of long-term combined oral contraceptive pill use on endometrial thickness, *Obstetrics and Gynaecology*, 120 (2 Pt 1), S. 348–354.
13. Birch Peterson, K. *et al* (2015) Ovarian reserve assessment in users of oral contraception seeking fertility advice on their reproductive lifespan, *Human reproduction*, 30(10), S. 2364–2375.

14. Palmery, M. *et al* (2013) Oral contraceptives and changes in nutritional requirements, *European Review for Medical and Pharmacological Sciences*, 17(13), S. 1804–1813.
15. Jackson, E. and Glasier, A. (2011) Return of ovulation and menses in postpartum nonlactating women: A systematic review, *Obstetrics and Gynecology*, 117(3), S. 657–662.
16. Stagnaro-Green, A. (2012) Approach to the patient with postpartum thyroiditis, *The Journal of Clinical Endocrinology and Metabolism*, 97(2), S. 334–342.
17. Stagnaro-Green, A. (2012) *Ibid.* 'women who develop postpartum thyroiditis have a 25–30 per cent chance of developing hypothyroidism within the following 5–10 years': Keely, E.J. (2011) Postpartum thyroiditis: An autoimmune thyroid disorder which predicts future thyroid health, *Obstetric Medicine*, 4(1), S. 7–11.
18. Prummel, M.F., and Wiersinga, W.M (2005) Thyroid peroxidase autoantibodies in euthyroid subjects, *Best Practice and Research: Clinical Endocrinology and Metababolism*,19, S.1–15.
19. Forsgren, C. *et al* (2012) Vaginal hysterectomy and risk of pelvic organ prolapse and stress urinary incontinence surgery, *International Urogynecology Journal*, 23(1), S. 43–48.
20. Felicetta, J.V. (1987) Thyroid changes with aging: significance and management, *Geriatrics*, 42(1), S. 86–92.
21. Surks, M.I. *et al* (2004) Subclinical thyroid disease: a scientific review and guidelines for diagnosis and management, *JAMA*, 291(2), S. 228–238.
22. Cohen L.S. *et al* (2006) Risk for new onset of depression during the menopausal transition: the Harvard study of moods and cycles, *Arch Gen Psychiatry*, 63(4), S. 385–390.
23. Bliss, C. (2018) What trans and non-binary menstruators should know about periods, *Seventeen*, 1 June 2018. [Online]. Available from: https://www.seventeen.com/health/a20963434/trans-and-non-binary-periods/ [Abgerufen am 20.6.2018].
24. Bliss, C. (2018) *Ibid.*

Kapitel 8

1. Winham, D.M. and Hutchins, A.M. (2011) Perceptions of flatulence from bean consumption among adults in 3 feeding studies, *Nutrition Journal*, 10:128.
2. Feskanich, D. *et al* (1997) Milk, dietary calcium, and bone fractures in women: a 12-year study, *American Journal of Public Health*, 87(6), S. 992–997.
3. Chavarro, J.E. *et al* (2007) A prospective study of dairy foods intake and anovulatory infertility, *Human Reproduction*, 22(5), S. 1340–1347.
4. Keshavarzi, F. *et al* (2018) Both melatonin and meloxicam improved sleep and pain in females with primary dysmenorrhoea – results from a double-blind cross-over intervention pilot study, *Archives of Women's Mental Health*, 21(6), S. 601–609.
5. Chang, A-M. *et al* (2015) Evening use of light-emitting eReaders negatively affects sleep, circadian timing, and next-morning alertness, *Proceedings of the National Academy of Sciences of the United States of America*, 112(4), S. 1232–1237.
6. Mortavazi, S. *et al* (2009) Alterations in TSH and thyroid hormones following mobile phone use, *Oman Medical Journal*, 24(4), S. 274–278.
7. Wakefield, J. (2018) Phone and internet use: number of mobile calls drops for first time, *BBC*, 2 August 2018. [Online]. Available from: https://www.bbc.co.uk/news/technology-45033302 [Abgerufen am 21.8. 2018].
8. Jiskra, J. *et al* (2003) IgA and IgG antigliadin, IgA anti-tissue transglutaminase and antiendomysial antibodies in patients with autoimmune thyroid diseases and their relationship to thyroidal replacement therapy, *Physiological Research*, 52(1), S. 79–88.
9. Harley, K.G. *et al* (2016) Reducing phthalate, paraben, and phenol exposure from personal care products in adolescent girls: findings from the HERMOSA intervention study, *Environmental Health Perspectives*, 124(10), S. 1600–1607.

Kapitel 9

1. Vollman, R. F. (1977) *The Menstrual Cycle*, New York; Knopf, S. 51–52.
2. Hoffmann, D.E. and Tarzian, A.J. (2001) The girl who cried pain: A bias against women in the treatment of pain, *The Journal of Law, Medicine and Ethics*, 29(1), S. 13–27.
3. Prasad, A. *et al* (2014) Depressive symptoms and their relationship with endogenous reproductive hormones and sporadic anovulation in premenopausal women, *Annals of Epidemiology*, 24(12), S. 920–924.
4. Romans, S.R. *et al* (2012) Mood and the menstrual cycle: A review of prospective data studies, *Gender Medicine*, 9(5), S. 361–384.
5. Huo, L. *et al* (2007) Risk for premenstrual dysphoric disorder is associated with genetic variation in ESR1, the estrogen receptor alpha gene, *Biological Psychiatry*, 62(8), S. 925–933.
6. Dubet, N. *et al* (2016) The ESC/E(Z) complex, an intrinsic cellular molecular pathway differentially responsive to ovarian steroids in premenstrual dysphoric disorder, *Molecular Psychiatry*, 22(18), S. 1172–1184.
7. Grandi, G. *et al* (2012) Prevalence of menstrual pain in young women: what is dysmenorrhoea?, *Journal of Pain Research*, 5, S. 169–174.
8. Akin, M. *et al* (2004) Continuous, low-level, topical heat wrap therapy as compared to acetaminophen for primary dysmenorrhoea, *Journal of Reproductive Medicine*, 49(9), S. 739–745.
9. Dehnavi, Z.M., Jafarnejad, F. and Kamali, Z. (2018) The effect of aerobic exercise on primary dysmenorrhoea: a clinical trial study, *Journal of Education and Health Promotion*, 7(3).
10. Zafari, M., Behmanesh, F., and Mohammadi, A.A. (2011) Comparison of the effect of Omega-3 Fatty Acids and ibuprofen on treatment of severe pain in primary dysmenorrhoea, *Caspian Journal of Internal Medicine*, 2(3), S. 279–282.
11. Wang, S.F., Lee, J.P. and Hwa, H.L. (2009) Effect of transcutaneous electrical nerve stimulation on primary dysmenorrhoea, *Neuromodulation*, 12 (4), S. 302–309, and Kannan, P. and Claydon, L.S. (2014) Some physiotherapy treatments may relieve menstrual pain in women with primary dysmenorrhoea: a systematic review, *Journal of Physiotherapy*, 60(1), S. 13–21.

12. Keshavarzi, F. *et al* (2018) Both melatonin and meloxicam improved sleep and pain in females with primary dysmenorrhoea – results from a double-blind cross-over intervention pilot study, *Archives of Women's Mental Health*, 21(6), S. 601–609.
13. Pundir, J. *et al* (2017) Laparoscopic excision versus ablation for endometriosis-associated pain: an updated systematic review and meta-analysis, *Journal of Minimally Invasive Gynecology*, 24(5), S. 747–756.
14. Halme, J. *et al* (1984) Retrograde menstruation in healthy women and in patients with endometriosis, *Obstetrics and Gynaecology*, 64(2), S. 151–154.
15. Signorile, P.G. *et al* (2009) Ectopic endometrium in human foetuses is a common event and sustains the theory of müllerianosis in the pathogenesis of endometriosis, a disease that predisposes to cancer, *Journal of Experimental and Clinical Cancer Research*, 28(1), p. 49.
16. Bouaziz, J. *et al* (2017) The clinical significance of endocannabinoids in endometriosis pain management, *Cannabis and cannabinoid research*, 2(1), S. 72–80.
17. Ciavattini, A. *et al* (2017) Ovarian endometriosis and vitamin D serum levels, *Gynaecology Endocrinology*, 33(2), S. 164–167.
18. Marziali, M. *et al* (2012) Gluten-free diet: a new strategy for management of painful endometriosis related symptoms? *Minerva Chirurgica*, 67(6), S. 499–504.
19. Falsetti, L. *et al* (2002) Long-term follow-up of functional hypothalamic amenorrhea and prognostic factors, *Journal of Clinical Endocrinology Metabolism*, 87(2), S. 500–505.
20. Falsetti, L. *et al* (2002) Long-term follow-up of functional hypothalamic amenorrhea and prognostic factors, *Journal of Clinical Endocrinology Metabolism*, 87(2), S. 500–505.
21. The Practice Committee of the American Society for Reproductive Medicine (2012) Evaluation and treatment of recurrent pregnancy loss: a committee opinion, *Fertility and Sterility*, 99(1), S. 103–111.
22. Asvold, B.O., Vatten, L.J. and Bjøro, T. (2013) Changes in the prevalence of hypothyroidism: the HUNT study in Norway, *European Journal of Endocrinology*, 169(5), S. 613–620.
23. Canaris, G.J. *et al* (2000) The Colorado thyroid disease prevalence study, *Archives of Internal Medicine*, 160(4), S. 526–534.

24. Mortavazi, S. *et al* (2009) Alterations in TSH and thyroid hormones following mobile phone use, *Oman Medical Journal*, 24(4), S. 274–278.
25. Kessler, L. *et al* (2010) Changes in serum TSH and free T4 during human sleep restriction, *Sleep*, 33(8), S. 1115–1118.
26. Unal, A.D. *et al* (2014) Vitamin D deficiency is related to thyroid antibodies in autoimmune thyroiditis, *Central European Journal of Immunology*, 39(4), S. 493–497.
27. Borsos, A. *et al* (1988) *Ibid.*
28. Metcalf, M.G. *et al* (1983) *Ibid.*
29. Lethaby, A., Augood, C. and Duckitt, K. (2000) Nonsteroidal anti-inflammatory drugs for heavy menstrual bleeding, *The Cochrane Database of Systematic Reviews*, 2.
30. Edlund, M. *et al* (1996) On the value of menorrhagia as a predictor for coagulation disorders, *American Journal of Hematology*, 53 (4), S. 234–238. Kadir, R.A. *et al* (1998) Frequency of inherited bleeding disorders in women with menorrhagia, *Lancet*, 351(9101), S. 485–489.
31. Hubacher, D., Chen, P.L. and Park, S. (2009) Side effects from the copper IUD: do they decrease over time?, *Contraception*, 79(5), S. 356–362.
32. Jacobstein, R. and Polis, C.B. (2014) Progestin-only contraception: injectables and implants, *Best Practice and Research. Clinical Obstetrics and Gynaecology*, 28(6), S. 795–806.
33. *BMJ* (2004) 328:1199.
34. Royal Devon and Exeter NHS Foundation Trust (2017) *Endometrial Ablation*. [Online]. Available from: https:// www.rdehospital.nhs.uk/documents/patient-information-leaflets/gynaecology/patient-information-leaflet-endometrial-ablation.pdf [Abgerufen am 21.6.2018].
35. Kohn, J.R. *et al* (2017) Pregnancy after endometrial ablation: a systematic review, *BJOG*, 125(1), S. 43–53.
36. Taymor, M.L., Sturgis, S.H. and Yahia, C. (1964) The etiological role of chronic iron deficiency in production of menorrhagia, *JAMA*, 187, S. 323–327.
37. Naafe, M. *et al* (2018) Effect of hydroalcoholic extracts of capsella bursa-pastoris on heavy menstrual bleeding: A randomized clinical trial, *Journal of Alternative and Complementary Medicine*, 24(7), S. 694–700.
38. Small, C.M. *et al* (2006) menstrual cycle characteristics: associations with fertility and spontaneous abortion, *Epidemiology*, 17(1), S. 52–60.

39. Mesen, T.B. and Young, S.L. (2015) Progesterone and the luteal phase, a requisite to reproduction, *Obstetrics and Gynecology Clinics of North America*, 42(1), S. 135–151.
40. Allahbadia, G. and Merchant, R. (2011) Polycystic ovary syndrome and impact on health, *Middle East Fertility Society Journal*, 16(1), S. 19–37.
41. Ding, T. *et al* (2017) The prevalence of polycystic ovary syndrome in reproductive-aged women of different ethnicity: a systematic review and meta-analysis, *Oncotarget*, 8(56), S. 96351–96358.
42. Polson, D.W. *et al* (1988) Polycystic ovaries – a common finding in normal women, *Lancet*, 1(8590), S. 870–872.
43. Adeniji, A.A. *et al* (2016) Metabolic effects of a commonly used combined hormonal oral contraceptive in women with and without polycystic ovary syndrome, *Journal of Women's Health*, 25(6), S. 638–645.
44. Van Der Heijden, G.J. *et al* (2010) Strength exercise improves muscle mass and hepatic insulin sensitivity in obese youth, *Medicine and Science in Sports and Exercise*, 42(11), S. 1973–1980.
45. Templeman, S.F. *et al* (2009) Risk factors for surgical removed Myoms in a large cohort of teachers, *Fertility and Sterility*, 92(4), S. 1436–1446.
46. Templeman, S.F. *et al* (2009) Risk factors for surgical removed Myoms in a large cohort of teachers, *Fertility and Sterility*, 92(4), S. 1436–1446.

Nachwort

1. Public Health England (2018) *What do women say?* Reproductive health is a public health issue: London.

Danksagung

Zunächst einmal möchte ich allen bei Bloomsbury danken, vor allem meiner Lektorin Charlotte Croft. Als wir uns trafen, wusste ich, dass wir beide dieses Buch für wichtig hielten und eine gemeinsame Herzensangelegenheit daraus machen würden. Ich bin ihr und Holly Jarad ausgesprochen dankbar für ihre Begeisterung und harte Arbeit, für das Stellen aller notwendigen Fragen und dafür, dass ich am Ende nichts kürzen und alle mir wichtigen Informationen unterbringen durfte. Weiterer Dank gebührt Katherine Macpherson und Lizzy Ewer für die Weiterbearbeitung, Helen Crawford-White für das perfekte Cover und Jasmine Parker für ihre wunderbaren Illustrationen.

Ich danke auch meiner fabelhaften Agentin Julia Silk, die mir bewusst gemacht hat, dass dieses Buch wichtig ist und mich dazu angetrieben hat weiterzumachen, wenn ich als Mutter nicht einmal wusste, woher ich die Zeit zum Beantworten von E-Mails nehmen sollte, geschweige denn zum Schreiben eines ganzen Buches, und die im vergangenen Jahr auf so viele verschiedene Weisen meine Hand gehalten und manchmal auch ein Glas Wein darin platziert hat.

Alexandra Pope und Sjanie Hugo Wurlitzer bin ich dankbar dafür, dass sie mich die inneren Jahreszeiten des Zyklus gelehrt haben und ich die Informationen in diesem Buch verwenden durfte, und natürlich dafür, dass sich mein eigenes Erleben meines Zyklus gewandelt hat.

Ein herzliches Dankeschön geht an Jane Bennett, Layla Saad, Mars Lord, Holly Grigg-Spall, Sarah Gottesdiener, Catarina, Sandra, Natalie, Cass Bliss und Kenny Jones dafür, dass sie mich ihre Worte verwenden ließen, was dieses Buch zu einem besseren Buch gemacht hat. Danke an all meine Klientinnen, deren Geschichten ich in anonymisierter Form nutzen durfte, und an Dr. Carrie Jones für ihre Bereitschaft, dieses Buch gegenzulesen und mir beim Klären von Einzelheiten zu helfen. Ash Ambirge danke ich für das Finden des Begriffs „Zyklusstrategie" und Jen Sincero für die Ziegengeschichte.

Weiterer Dank geht an all meine Freunde und Lehrer, die mich inspiriert, gefördert und ausgebildet haben: Christine Hall, Hilary Lewin, Rosita Arvigo, Diane Macdonald, Nicole Jardim, Jessica Drummond, Giusi Pezzotta, Jani White, Martin Benwell, Kim Wager, Ian Appleyard, Nicola Goodall, Kicki Hansard, Naomi Absalom und Michaela Christmann. Dank an Reina James für ihre Weisheit und sanfte Unterstützung, dank derer ich mich selbst und meinen Platz in der Welt finden durfte. Lisa Lister hat mir gesagt, dass die Welt mein Wissen benötigt – ein steter Ansporn für mich weiterzumachen. Danke auch an Jason Stein für seine wiederholte Aufforderung zu schreiben und an alle Mitglieder der Heart Crew, die mich unterstützt haben. Das frühe Interesse von Pippa Wright und Brigid Moss, die mir Mut machten, hat den ganzen Prozess ins Rollen gebracht – vielen Dank. Sophie Heawood danke ich dafür, dass sie mich zitiert hat, und meiner Grundschullehrerin Mrs Thompson dafür, dass sie mir sagte, ich könne schreiben und solle es auch tun.

Danke an Amy Redmond und Anna Jones, meine größten Unterstützerinnen, dass Ihr an mich und diese Arbeit geglaubt und so eifrig die Trommel dafür gerührt habt. Danke an alle Frauen, die ihre Erfahrungen mit mir geteilt haben – sei es in meinem Behandlungsraum, im Kreißsaal, bei einem meiner Workshops oder im Bus. Es war mir stets eine Ehre.

Ich danke allen meinen Freunden: Holly Barringer, Ainslie McLennan, Charlotte Frische, Sharmin und Fergus Jackson, Anna Batchelor, Samantha Holmes, Andy Allen und Nikole Lowe. Danke an die Frauen von Margate, dass Ihr mir Mut gemacht habt, vor allem an Gemma Pearson, Catherine Dawson, Anna Fewster, Cynthia Lawrence John, Jenefer Odell und Rosie Ray. An alle im *The Rabbit Hole* geht mein Dank dafür, dass Ihr mir einen Platz gegeben habt, um zu jammern und zu feiern und für all die Unterstützung bei der Bewältigung von Arbeit und Mutterschaft. Rebecca Schiller gilt mein Dank, weil sie mir gezeigt hat, dass es möglich ist, mir gesagt hat, dass ich eine Agentin brauche, mir Julia vorgestellt hat und mich beim Einhalten der Termine unterstützt hat. Danke an Boe und Henry vom *Mar Mar* – Euer Kaffee und Eure Croissants gaben mir Kraft für dieses Buch, zusammen mit Euren wunderbaren Pflanzen. Danke an Richard und Craig, dass Ihr so wundervolle Nachbarn seid, für all die Momente der Ruhe, die Ihr mir geschenkt habt und dafür, dass Ihr Interesse an Vaginas vorgetäuscht habt. Danke an Paula Toogood und alle von *Space for Play*, dass Ihr so gut für Nelson gesorgt habt – ohne Euch wäre dieses Buch nicht zustandegekommen.

Natalie und Christos Georgas danke ich für ihre Großzügigkeit und Unterstützung. Nat, Du hast mich eingesammelt, wenn ich am Boden war, und Du wusstest stets, wie Du mich wieder motivieren konntest. Du hast mich nahezu täglich gerettet und ich bin ewig dankbar für unsere Freundschaft.

Octavia Bright erschien wie eine Seegöttin in Margate, als ich begann, dieses Buch zu schreiben, und ging wieder, als die Arbeit daran beendet war. Wenn die See rau war, warst Du entweder da, um die Wogen zu glätten, oder halfst mir, noch tiefer einzutauchen. Ich hoffe, Du siehst beim Lesen dieses Buches, dass unsere Gespräche Spuren hinterlassen haben. Vielen Dank.

Danke, Mama, für Deine Liebe und dafür, dass Du an mich geglaubt hast – alles in diesem Buch kam von Dir. Sam, es gibt nicht genug Worte auf dieser Welt, um zu beschreiben, was Du mir bedeutest. Ich bin stolz, Dich zum Bruder und zum Freund zu haben und ich bin dankbar für all Deine Hilfe und Deine fortwährende Inspiration. Danke an meinen Sohn Nelson – Deine Ankunft in dieser Welt hat mich motiviert, besser zu werden, und so viele Teile dieses Buchs entstanden in meinem Kopf während der vielen Momente, in denen ich Dich nachts gestillt habe. Und schließlich gilt mein Dank Dir, Paul, für Deine Liebe und dafür, dass Du an mich geglaubt hast, dass Du mein fester Anker bist und für alles, das Du getan hast, damit ich meinen Traum verwirklichen konnte. Danke, dass Du mir das Schreiben dieses Buches ermöglicht hast und noch da warst, als ich es abgeschlossen hatte. Du bist mein absoluter Lieblingsmensch.

Stichwortverzeichnis

D

E

F

Über die Autorin

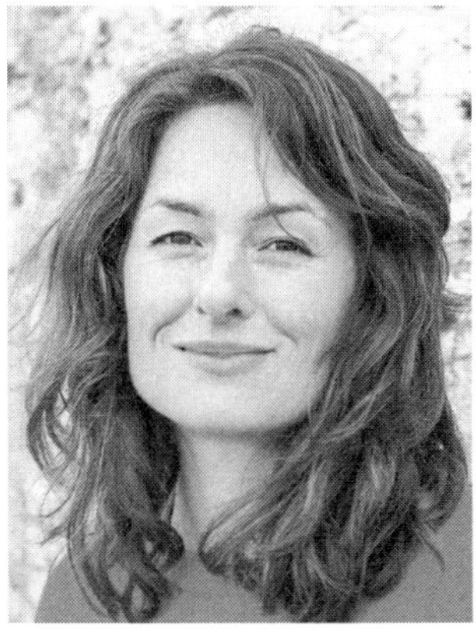

© Jo Bridges

Wenn es um Themen rund um die Menstruation und Fruchtbarkeit geht, ist Maisie Hill ein unglaublicher Quell an Wissen und Erfahrung. Mit ihrer großen Bandbreite an Behandlungsmethoden unterstützt sie seit 2006 Frauen im Umgang mit Zyklus- und Fruchtbarkeitsproblemen und verhilft ihnen zu einem ausgeglichenen Hormonhaushalt. Weil sie sich leidenschaftlich und engagiert für Frauen und ihre Gesundheitsprobleme einsetzt, wird sie zuweilen auch als „Womb Whisperer" („Gebärmutterflüsterin") bezeichnet. Man erkennt Maisie Hill sofort an ihren auffälligen Tattoos und ihrem ansteckenden Lächeln und sie beeindruckt ihre Klientinnen gleichermaßen mit ihren wissenden Händen und ihrer positiven Ausstrahlung.

Ihre Fähigkeit, andere zu behandeln, entdeckte sie – zumindest aus ihrer eigenen Sicht – bereits mit acht Jahren. Tatsächlich war ihre Mutter höchst erstaunt, als sie entdeckte, wie Maisie den Rücken ihres kleinen Bruders mit einem Kamm bearbeitete (hätte sie seinerzeit etwas über Gua-Sha-Massagen gewusst, wäre sie bestimmt begeistert gewesen). Seit sie damals ausgeschimpft wurde, wie sie ihren Bruder und zwei seiner Freunde „behandelt" hatte, machte Maisie Hill einen Bachelor-Abschluss in chinesischer Akupunktur und schloss Ausbildungen in Arvigo®-Therapie, Fußreflexzonenmassage, Aromatherapie und Akupunktur für Kinder ab, ohne dabei ihren ganz eigenen Behandlungsansatz aus den Augen zu verlieren.

Maisie Hills Interesse für Frauengesundheit begann, als sie im Alter von zwanzig Jahren und ohne Kinderwunsch das Buch *Familienplanung* von Toni Weschler las. Nachdem sie jahrelang die Pille genommen hatte, womit sie sich körperlich und seelisch nicht gut fühlte, suchte sie nach neuen Wegen, um ihr Fortpflanzungssystem zu verstehen und einen Zugang dazu zu finden. Durch das Buch entdeckte sie nicht nur eine Verhütungsmethode, die ihr entgegenkam, sondern war auch beeindruckt von den Fähigkeiten ihres Körpers und verblüfft, dass niemand ihr bislang diese wertvollen Informationen hatte zukommen lassen. So entstand ihr leidenschaftlicher Wunsch, mehr über den Menstruationszyklus zu erfahren.

Zahlreiche Fortbildungen zum Thema Frauengesundheit später hilft Maisie Hill nun selbst Frauen die Kraft ihres Menstruationszyklus zu entdecken. Im Jahr 2017 rief sie den *Womb Tang Clan* ins Leben, ein Online-Coaching-Programm, das Frauen rund um den Globus helfen soll zu verstehen, wie Hormone arbeiten und wie sie die einzelnen Zyklusphasen optimal zum Erreichen bestimmter Ziele nutzen können. Für einige Frauen bedeutet dies beispielsweise zu wissen, wann sie vor Selbstbewusstsein strotzen und Meetings souverän bewältigen, während es für andere eher darum geht herauszufinden, wann der optimale Zeitpunkt ist, um schwanger zu werden. Für praktisch alle Frauen ist es hingegen wichtig zu wissen, wann es an der Zeit ist, einen Gang herunterzuschalten, „Nein" zu sagen und für sich selbst zu sorgen. Und das ist eine ziemlich coole Sache.

Mehr als ein Jahrzehnt hat Maisie Hill Hunderte von Familien während der Schwangerschaft als Doula begleitet. Sie leitet Geburtskurse der *Red-Tent*-Bewegung und ist eine bekannte Größe im Doula-Mentoring-Programm der Initiative *Birdsong Brooklyn*.

Maisie Hill brennt dafür, Frauen die Mechanismen ihres Fortpflanzungssystem näher zu bringen, sodass sie ihren Menstruationszyklus und ihre Hormone verstehen und optimal für sich nutzen können.

Internet: www.maisiehill.com
Instagram: www.instagram.com/_maisiehill_
Facebook: www.facebook.com/maisiehillwombwhisperer
Twitter: www.twitter.com/maisiehill